Ольга Бело

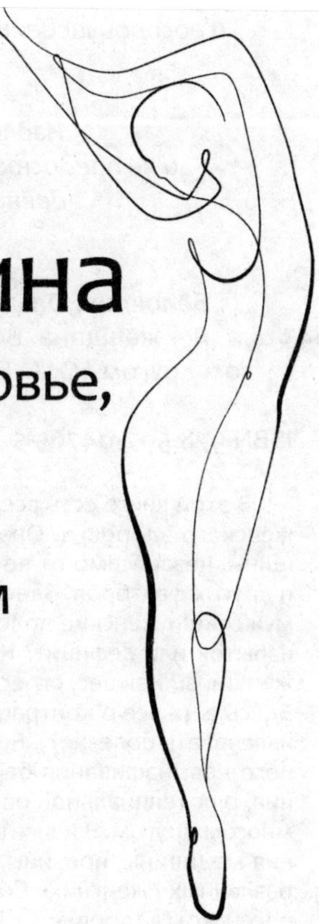

Я — женщина

Все о женском здоровье, контрацепции, гормонах и многом другом

Издательство АСТ
Москва

УДК 618
ББК 57.1
Б43

Белоконь, Ольга Александровна.
Б43 Я – женщина. Все о женском здоровье, контрацепции, гормонах и многом другом / О. А. Белоконь. — Москва: Издательство АСТ, 2020. — 448 с.

ISBN 978-5-17-114765-5

В этой книге есть все, что должна знать любая из вас. Это настоящая энциклопедия женского здоровья. Она по праву должна находиться в каждом доме у каждой женщины, независимо от ее возраста, интересов, наличия/отсутствия «женских» болезней и других факторов. Здесь есть все, что нужно знать о гормонах: зачем женщине нужны мужские и женские половые гормоны, какова их роль и функция, чем опасен их переизбыток или дефицит? Какова роль щитовидной железы в репродуктивном здоровье женщины? Как вес, стресс и возраст могут отражаться на вашем менструальном цикле? Здесь есть все о контрацепции (так ли страшны КОК, как о них говорят, и могут ли они излечивать болезни?). Большой раздел книги посвящен проблеме бесплодия и привычного невынашивания беременности. Есть и об интимной гигиене, о вреде спринцевания, о потенциальной опасности тампонов и менструальных чаш, о молочной железе и многом другом. В книге вы найдете самые последние научные исследования и достижения медицины, причины, современные и эффективные методы диагностики и лечения различных «женских» болезней. Бесценные и достоверные знания о самом важном — о женском здоровье.

УДК 618
ББК 57.1

ISBN 978-5-17-114765-5

СОДЕРЖАНИЕ

Сокращения

17-ОП — 17-оксипрогестерон
АЛТ — аланинаминотрансфераза
АМГ — антимюллеров гормон
АСТ — аспартатаминотрансфераза
АФС — антифосфолипидный синдром
БАД — биологически активная добавка
БВ — бактериальный вагиноз
ВДКН — врожденная дисфункция коры надпочечников
ВЗОМТ — воспалительные заболевания органов малого таза
ВИЧ — вирус иммунодефицита человека
ВМС — внутриматочная спираль
ВОЗ — Всемирная организация здравоохранения
ВПЧ — вирус папилломы человека
ГнРГ — гонадотропин-рилизинг-гормон
ДГЭА — дегидроэпиандростерон
ДГЭА-с — дегидроэпиандростерон-сульфат
ИМТ — индекс массы тела
ИППП — инфекции, передаваемые половым путем
ИФА — иммуноферментный анализ
КОК — комбинированные оральные контрацептивы
КТ — компьютерная томография
ЛГ — лютеинизирующий гормон
ЛПВП — липопротеиды высокой плотности
ЛПНП — липопротеиды низкой плотности
МГТ — менопаузальная гормональная терапия
МРТ — магнитно-резонансная томография
НПВП — нестероидные противовоспалительные препараты
ПМДР — предменструальное дисфорическое расстройство
ПМС — предменструальный синдром
РМЖ — рак молочной железы
СПИД — синдром приобретенного иммунодефицита
СПКЯ — синдром поликистозных яичников
Т3 — трийодтиронин
Т4 — тироксин

ТТГ — тиреотропный гормон
УЗИ — ультразвуковое исследование
ФГА — функциональная гипоталамическая аменорея
ФДТ — фотодинамическая терапия
ФСГ — фолликулостимулирующий гормон
ХГЧ — хорионический гонадотропин человека
ЧПОК — чисто прогестиновые оральные контрацептивы
ЭКО — экстракорпоральное оплодотворение
AGC — атипичные железистые клетки
ASC — атипичные плоскоклеточные клетки
ASC-H — атипичные плоскоклеточные клетки, не исключающие плоскоклеточное интраэпителиальное поражение высокой степени тяжести
ASC-US — атипичные плоскоклеточные клетки неопределенного значения
CIN — цервикальная интраэпителиальная неоплазия
DHA — докозагексаеновая кислота
EPA — эйкозапентаеновая кислота
FDA — Управление по контролю за качеством пищевых продуктов и лекарственных средств США
HLA — человеческие лейкоцитарные антигены
HSIL — интраэпителиальное поражение высокой степени тяжести (high-grade squamous intraepithelial lesion)
LSIL — интраэпителиальное поражение низкой степени тяжести (low-grade squamous intraepithelial lesion)
MTHFR — метилентетрагидрофолатредуктаза
MTR — метионин синтаза
MTRR — метионин синтаза редуктаза
PAI — ингибитор активации плазминогена

ПРЕДИСЛОВИЕ

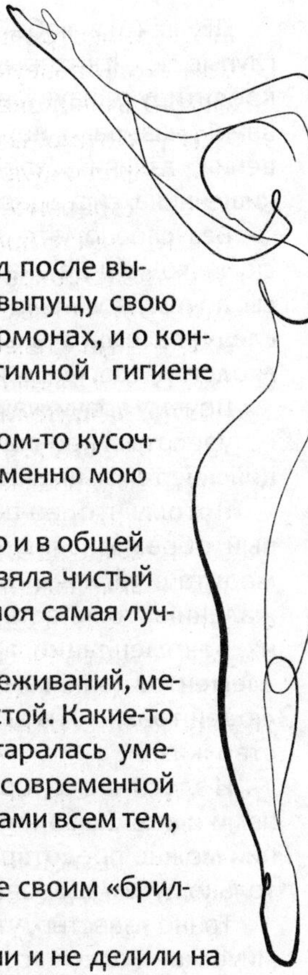

Дорогие мои, я не могу поверить, что ровно через год после выхода моей первой книги «Я беременна, что делать?» я выпущу свою вторую большую книгу о женском здоровье. Здесь и о гормонах, и о контрацепции, о гинекологических заболеваниях, об интимной гигиене и многом другом.

И я очень рада, что именно сейчас, в эту минуту на каком-то кусочке нашей большой планеты вы стоите и держите в руках именно мою книгу.

Признаться честно, писать я ее начала еще зимой 2018-го и в общей сложности это заняло у меня почти год. Тогда я просто взяла чистый лист бумаги и написала свою первую строчку: «Это будет моя самая лучшая книга для каждой женщины».

Я вложила в нее много сил, времени, знаний, своих переживаний, местами она мне кажется сложной, местами достаточно простой. Какие-то темы написаны очень подробно, какие-то менее, но я старалась уместить в нее максимум самой важной, нужной, правдивой и современной информации. Мне хотелось выговориться и поделиться с вами всем тем, что я знаю и чему верю.

Эта книга особенная, и я ее очень люблю. Я называю ее своим «бриллиантом».

Я «сражалась» с издательством, чтобы ее не сокращали и не делили на две части, я хочу, чтобы вы действительно получили удовольствие от ее прочтения и могли бы с уверенностью ее рекомендовать своей подруге, маме, дочке, кому бы то ни было еще.

Каждое слово здесь выверено, подкреплено научными данными и не является плодом моего воображения.

В медицине есть законы, есть фундамент, как и в любой другой науке. Например, точно известно, что ДНК — это структура живой клетки, а не гвоздя, равно как и любой авиаконструктор знает, что у самолета должно быть два крыла и турбины, благодаря которым он сможет лететь, и нельзя заправлять самолет дистиллированной водой вместо керосина, иначе с места он не сдвинется.

К сожалению, в медицине сегодня происходят ужасные вещи, так как появились «авиаконструкторы», обещающие полет самолета без турбин, крыльев и керосина.

Да, как и в любой другой сфере, в ней есть троечники, двоечники, просто глупые люди, которые своими словами и действиями делают ужасные вещи: дискредитируют науку, интерпретируют как могут (хотят) научные данные/исследования, называют норму отклонением, создают свои нормы и теории возникновения различных заболеваний (теория доминирования эстрогенов, «дырявого» кишечника, системного кандидоза и пр.).

Безусловно, это всегда звучит очень понятно и привлекательно, и вместо скучного «мы не знаем», у вас наконец-то якобы появляются ответы на вопросы, почему возникло то или иное заболевание и что с этим делать. И объяснение следует всегда очень простое: высокий эстроген, какие-нибудь паразиты, плохая экология, еда, «дыры» в кишечнике и пр.

Почему врачи, как я их называю, «бадологи» или вообще не врачи, а какие-то натуропаты и прочие люди, любящие рассуждать на медицинские и околомедицинские темы, имеют такой успех и армию «верующих»?

Потому что, во-первых, они рассказывают о том, как важно вести здоровый образ жизни. Достаточно спать, избегать стрессов (займитесь йогой, медитацией, найдите психотерапевта и пр.), правильно питаться (здесь, к сожалению, тоже есть много «перекосов», личного мнения, опыта, и не всегда их рекомендации адекватные), восполнять дефициты витаминов и микроэлементов (запасы железа, витамина D и пр.), и абсолютному большинству людей только эти рекомендации сильно помогают и значимо улучшают качество жизни.

И здесь на все 100 % я согласна со всеми «бадологами», натуропатами, шаманами и кем бы то ни было еще. Поскольку абсолютное большинство заболеваний можно предотвратить/улучшить их течение или даже полностью устранить только путем здорового образа жизни.

Точно известно, что сахарный диабет второго типа или инфаркт на фоне ишемической болезни сердца часто является прямым следствием многолетнего поедания «джанк-фуда» — калорийной пищи с низкой биологической ценностью и высоким содержанием жиров и сахара. И с высокой вероятностью, если у вас, например, есть ожирение и синдром поликистозных яичников (СПКЯ), от СПКЯ не останется и следа, если вы просто похудеете, и я пишу об этих механизмах в одноименной главе этой книги.

НО! Вы должны понимать, что не все болезни возникают из-за плохого образа жизни, не все болезни можно вылечить с помощью сна, правильного питания и медитации, и БАДы не способны ничего излечивать. Они могут восполнять дефициты витаминов и микроэлементов, но на этом их «волшебные» свойства заканчиваются.

«Медицина — это бизнес, — говорят некоторые, — врачам верить нельзя, «биг-фарма» хочет всех «закормить» своими лекарствами и таблетками и не хочет, чтобы люди выздоравливали».

Производство хлеба — это тоже бизнес: кто-то вырастил пшеницу, испек хлеб, привез в магазин, а вы пришли и купили, съели и завтра придете еще.

И так во всем. Вы пользуетесь электричеством и платите за это деньги, покупаете мобильные телефоны, компьютеры, даже за эту книгу вы заплатили деньги, потому что для нее нужно было изготовить бумагу, отпечатать, отредактировать и пр.

Вы ходите на работу и получаете за это деньги, врач лечит людей и тоже получает за это деньги, потому что ему тоже нужно есть, одеваться, оплачивать коммунальные услуги, содержать своих детей и пр.

Почему производство лекарств называют бизнесом, а производство БАДов нет?

Знаете ли вы, какие они дают доходы? Знаете ли вы, что та самая «биг-фарма» была бы счастлива продавать БАДы, гомеопатию и препараты с недоказанной эффективностью в объемах всего человечества, если бы это было утверждено профессиональными медицинскими сообществами, например FDA и пр.?

Потому что это намного большие деньги, это намного выгоднее, не требует таких интеллектуальных вложений, исследований, как, например, производство лекарств от рака или вирусного гепатита.

Вот у нас есть список из 20–30 БАДов — покупайте, пейте и будете здоровы. Фарма счастлива, только вот люди не очень, потому что мы сразу вернемся к той продолжительности жизни, которая была у нас еще 100–200 лет назад, и очень многие болезни снова станут смертельными.

Вы представьте себе мир сегодня без антибиотиков, гормонов, препаратов для химиотерапии, без хирургии, аппаратов искусственной вентиляции легких, протезов, искусственных сердечных клапанов и всего остального. У нас уже был такой мир, и мы точно знаем, как в нем жилось, откройте учебник истории.

Да, как-то выжили, да, не вымерли, но сейчас численность населения более 7 миллиардов и продолжительность жизни уже более 80–90 лет в некоторых странах и, по прогнозам, будет только расти. И нет, ребятушки, это не благодаря БАДам, а благодаря науке, научно-техническому прогрессу и доказательной медицине.

Доказательная медицина — это как раз таки камень преткновения для многих фармакологических компаний, которые хотели бы продавать и производить больше лекарств, но не могут, потому что лекарства должны быть эффективны, польза от их приема должна перевешивать возможные побочные эффекты, должен быть понятен механизм его действия, пути всасывания, метаболизма и пр.

Производить реально работающие лекарства — это очень сложно, долго и дорого. Это не БАДы наштамповать в огороде и написать на баночке: «Лекарство от всех болезней», «Лекарство для дураков и откровенного заработка денег».

Для этого нужны годы исследований, понимание механизмов возникновения болезней, поиск активного вещества, способного оказывать биологическое действие, исследование в пробирке, иногда на животных, затем людях, всесторонние проверки и критика, куча неудач, и только некоторые, только малая часть действительно становятся лекарствами и получают одобрение, появляются в официальных клинических рекомендациях.

Получают ли люди с продажи лекарств прибыль? Получают.

Плохо ли это? Если вы считаете, что, покупая хлеб или новую машину, кто-то с ваших же денег получил прибыль и это плохо, тогда и этот вариант не будет для вас исключением.

Но если вы способны мыслить логически и понимаете, что БАДы тоже не даются никому бесплатно и с них люди получают еще большую прибыль, что платить нужно даже за воду из крана, то вас такие странные мысли не должны посещать и верить в такие алогизмы вы тоже не будете.

Благодаря всем этим лекарствам мы спасаем жизни, и от любого из них вы можете отказаться, это, в конце концов, ваша жизнь и ваше законное право.

Некоторые скажут: «Вы врач из системы, вас учили неправильно, вы зомбированы, у вас неправильные знания».

Так говорят люди, которые чаще всего оболванены какими-то псевдоспециалистами типа натуропатов или врачами, которые «расширили» свое сознание и постигли знания нового уровня (у человека в норме должно быть не два глаза, а три, ДНК состоит не из двух цепей, а пяти и пр.).

Это выглядит очень смешно и нелепо: о какой системе и зомбировании идет речь? Получается, если у человека есть специальное образование, он шесть лет занимается изучением анатомии, физиологии, биохимии, патофизиологии, учится основам хирургии, видит своими глазами, как выглядят клетки, человеческое сердце, почки, каким образом работает слуховой и зрительный анализатор, какие изменения в клетках происходят при раке, он учится неправильно?

Смею предположить, что тогда и физики, и химики, и биологи, и астрофизики, и инженеры, и математики тоже учатся «неправильным» знаниям, и в целом достаточно прочесть одного блогера или натуропата, почитать несколько исследований на пабмеде или методичек, глянуть пару вебинаров в Сети, чтобы мамочке в декрете знать причину возникновения всех болезней и смело заявлять, что прививки неэффективны и «биг-фарма» нас убивает. Ну, пусть тогда эти люди после почтения методичек строят самолеты или космические корабли, посмотрев вебинар, или изобретают лекарство от рака, прочитав методичку.

Скажу по секрету, что медицинский институт дает общие знания о человеческом организме и медицине. Далее, кто на что учился, как говорится. Кто-то уйдет в мир своих фантазий и теорий больших заговоров, будет рассказывать, что «протекающий» кишечник можно «подлатать» БАДами; глисты у вас точно есть, потому что левая пятка все время чешется, и их лучше всего «изгонять» молодым растертым козлиным копытом в полнолуние; что пиявки во влагалище высосут всю «плохую» лимфу, «снимут» застой и «обновят» эндометрий; что синдром Дауна — совсем не генетическое заболевание и цинк с магнием способен излечить от носительства антител к щитовидной железе или к фосфолипидам.

Ну а кто-то, типа меня, будет занудно и сложно доказывать обратное просто потому, что верит, что добро всегда побеждает зло и что людей со здравым смыслом все равно больше и адекватная и правдивая информация нужна всем.

Кто-то скажет: «Доказательная медицина себя скомпрометировала, ходили мы к врачам, знаем, каково это, больше не хотим».

Ошибочно предполагать, что врачи, работающие на территории СНГ, — все доказательные. Минимум в 90 % случаев это не так!

Пожалуйста, не рассуждайте о доказательной медицине, если вам назначили иммуностимуляторы для лечения/снижения вирусной нагрузки/снижения активности вируса папилломы человека; гормоны якобы для излечивания от СПКЯ; поставили диагноз «фиброзно-кистозная мастопатия» и назначили БАДы, или сказали, что миома матки «рассосется» от приема КОК. Это не доказательная медицина и никогда таковой не была! Это ересь, глупость и к доказательной медицине не имеет никакого отношения.

Огромное количество врачей даже близко не работают по принципам доказательной медицины, не знают, что это такое, как это работает, и не хотят знать!

Не надо рассуждать о доказательной медицине, когда вы пошли совсем не к доказательному врачу и получили совершенно абсурдные рекомендации. Это все равно, что говорить, что если кто-то регулярно имеет двойки по математике, то это математика плохая. Если двоечники не могут ее понять — это проблемы двоечников, а не математики. Двоечники не делают математику плохой, а доказательная медицина совсем не такая, какой многие себе представляют, наивно и ошибочно полагая, что любой врач из поликлиники или крутого частного центра — это доказательный врач!

Доказательная медицина работает в интересах людей, максимально лишена конфликта интересов, настолько, насколько это возможно в современном мире, и ничего лучшего на сегодняшний день мы не имеем. Она не шаблонная, не отменяет индивидуальный подход, а только способствует ему, и не требует «тупого» следования протоколу, потому что нужно еще иметь клиническое и логическое мышление, суметь поставить верный диагноз и выбрать подходящий протокол, метод диагностики или лечения. Плохо о доказательной медицине говорят люди, которые вообще не понимают, что она собой представляет и как она устроена.

В 2019 году я была на летней стажировке в США в городе Чикаго, и кроме развитости системы здравоохранения меня еще поразили люди: они задают немного другие вопросы, и уровень медицинской грамотности среди населения в целом немного выше.

Доказательная медицина является основой системы здравоохранения всех развитых стран, а гомеопатия и другие нетрадиционные методы существуют там только потому, что таким образом государство проявляет толерантность к людям, к их выбору, ведь нам известно, что плацебо тоже работает.

Вспомните Кашпировского, лечение заряженной водой, сахарными «капсулами», китайскими трусами и пр.

Метод плацебо очень хорошо известен и изучен, и некоторым не очень больным и хорошо внушаемым людям прекрасно помогает. Но это не официальная медицина, никогда ею не будет, потому что не все люди верят в Деда Мороза и некоторым действительно нужна помощь и эффективные лекарства, а не заряженная вода, которую, кстати, можно очень дорого и довольно успешно продавать, зарабатывая на воздухе баснословные деньги.

В медицине все сложно и одно вытекает из другого. Любой нормальный врач учится каждый день и понимает всю ее сложность.

Эта книга для тех, у кого есть реальные и вымышленные проблемы со здоровьем — да, и такое бывает. Для тех, кто по умолчанию ведет здоровый образ жизни, не курит, не пьет, не ест маргарин, колбасу три раза в день 365 дней в году и не пьет «Кока-Колу» вместо простой воды на завтрак, обед и ужин. Для тех, кто и так понимает эти простые истины, важность здорового образа жизни, правильного питания и нормального сна, способен справляться со стрессами и кто понимает, что формула воды — H_2O, а не O_2H, и хочет понять, как обстоят дела на самом деле с его реальными или ложными проблемами.

В этой книге я пишу в том числе о том, как сильно у нас иногда злоупотребляют лекарствами, гормонами, залечивают, не знают норм, как понять, у того ли врача вы наблюдаетесь и в правильном ли направлении двигаетесь. О механизмах возникновения тех или иных заболеваний и возможности влияния на них.

Есть ли у науки ответы на все вопросы? Конечно же, нет, но есть на многие, и она не перестает их искать.

Некоторым людям действительно сложно фильтровать информацию и делать выбор. Люди любят, чтобы этот выбор кто-то делал за них.

Как-то я написала статью о грудных имплантатах, она оказалась для многих недостаточно резкой и категоричной, я же не написала в ключе, что грудные имплантаты «убивают», «у вас же может быть рак», серома, осложнения после операции и пр. Я написала ровно, нейтрально, без склонения в чью-либо сторону, потому что любой человек принимает решение, исходя из сложившейся ситуации!

Ведь машины тоже убивают, но мы их покупаем и не пересядем снова на лошадей, которые тоже, кстати, могут убить. И самолеты падают, дома рушатся, землетрясения случаются, люди ошибаются, и от радиации нам никуда не деться.

У кого-то был рак, удаление молочных желез, и для кого-то грудные имплантаты — это возможность снова надеть купальник, а кто-то откажется от этой затеи, пойдет на откровенную фотосессию и заявит на весь мир, что ей это все не нужно, она здорова и принимает свое тело таким, каким оно есть сегодня, без молочных желез и даже сосков, ее любят муж, дети, и ей все равно на мнение окружающих!

И это прекрасно!

Почему мы живем в мире алогизмов и неспособности людей мыслить и делать свой выбор? Почему производство антибиотиков — это бизнес, а производство БАДов, что еще прибыльнее и имеет колоссальные обороты, — это не бизнес, а как бы норма?

В этой книге нет выдумок, она лишена этих самых алогизмов, здесь все по правде, так, как есть на самом деле.

Будьте думающими, знающими, открытыми, спокойными, счастливыми, пусть все ваши мечты и желания исполняются!

Спасибо вам огромное за ваше доверие, желание знать больше, за ваш выбор моей книги.

Здоровья вам и вашим близким!

ГОРМОНЫ РЕПРОДУКТИВНОЙ СИСТЕМЫ. БИОЛОГИЧЕСКАЯ РОЛЬ И ФУНКЦИИ

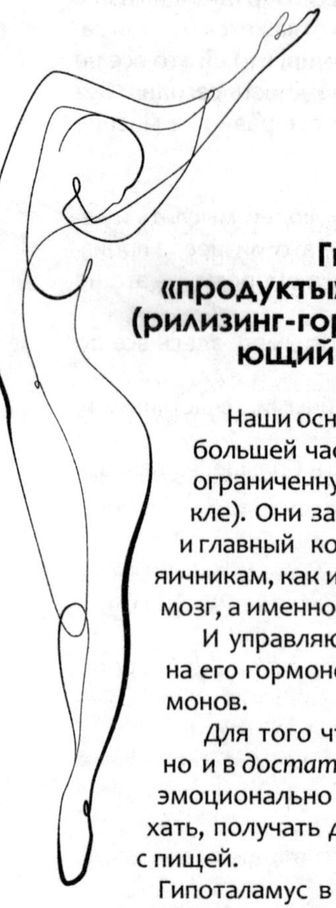

Гипоталамус, гипофиз и их основные «продукты» для репродуктивной системы женщины (рилизинг-гормоны (либерины), фолликулостимулирующий гормон, лютеинизирующий гормон)

Наши основные репродуктивные органы (речь сейчас о яичниках по большей части) не имеют автономии (хотя нет, имеют, но довольно ограниченную, об этом подробнее будет в главе о менструальном цикле). Они зависимы от всего организма, от других органов и систем, и главный контролирующий орган, «управленец», который говорит яичникам, как и что делать, в какой последовательности, — это головной мозг, а именно такие его структуры, как гипоталамус и гипофиз.

И управляют они яичниками, а именно процессом фолликулогенеза на его гормонозависимой стадии, путем выработки специфических гормонов.

Для того чтобы гипоталамус и гипофиз правильно, последовательно и в *достаточном количестве* вырабатывали гормоны, нужно быть эмоционально стабильными, иметь достаточный вес, высыпаться, отдыхать, получать достаточное количество энергии и питательных веществ с пищей.

Гипоталамус в пульсирующем режиме вырабатывает гонадотропин-рилизинг-гормон (ГнРГ). В ответ на выработку ГнРГ гипофиз (маленькая железа в головном мозге) начинает вырабатывать лютенизирующий (ЛГ) и фолликулостимулирующий гормоны (ФСГ) в кровоток.

И уже эти гормоны (ФСГ и ЛГ) влияют на гонады (то есть яичники), и в них происходит выработка таких гормонов, как эстрадиол, прогестерон, тестостерон, андростендион, а также других веществ (ингибин, активин), которые играют важную роль в регуляции работы репродуктивной системы.

Выработку гормонов в гипоталамусе и гипофизе также регулирует уровень половых гормонов в крови, потому что репродуктивная система работает по принципу обратной связи.

Снижение уровней одних гормонов автоматически стимулирует выработку других гормонов в большем количестве, чтобы повысить уровень первых, и наоборот: рост одних гормонов автоматически снижает выработку других.

Это достаточно сложный материал, но по-другому именовать структуры головного мозга и гормоны не могу, все должно называться своими именами. Далее будет немного проще.

Физиологические функции

Гонадотропин-рилизинг-гормон (ГнРГ), ЛГ и ФСГ регулируют целый ряд важных функций, включая запуск половой дифференцировки и полового созревания, а также производство половых стероидных гормонов у взрослых, фертильность, способность к зачатию и вынашиванию.

У женщин ФСГ способствует росту и развитию фолликулов, тогда как ЛГ имеет решающее значение для овуляции. Именно выброс большого количества ЛГ в середине цикла способствует разрыву доминантного фолликула и выходу из него яйцеклетки.

Также ЛГ способствует выработке андрогенов (мужских половых гормонов, являющихся предшественниками эстрадиола) в яичниках и поддерживает жизнь желтого тела яичника.

Последующее высвобождение половых гормонов яичником (эстрадиола и прогестерона) оказывает модулирующее действие на функцию гипоталамуса и гипофиза.

Как только в сыворотке крови увеличивается содержание эстрадиола, прогестерона или тестостерона, автоматически уменьшается выработка ЛГ и ФСГ — как я уже сказала выше, это и есть работа по принципу обратной связи.

Следовательно, если есть проблемы с менструальным циклом, с помощью обычного анализа крови на определение уровней ЛГ, ФСГ и эстрадиола можно сразу понять, является ли причиной нарушения проблема работы системы «гипоталамус — гипофиз», или первопричина в яичниках и это они не отвечают на стимуляцию.

Концентрации ЛГ и ФСГ будут высокими у женщин, у которых первичная проблема в яичниках, и низкими или нормальными у женщин с заболеваниями гипоталамуса или гипофиза, при этом также будет низкая концентрация эстрадиола в сыворотке.

Эстрогены

Одни из самых важных гормонов в организме женщины, хотя значимость других нельзя умалять, — это эстрогены. Они оказывают действие на огромное количество органов и систем и делают нас женщинами, именно такими, какие мы с вами есть сегодня.

И нужно хотя бы немного понимать их роль и физиологию. Остановимся на них подробнее.

Эстрогены иногда ошибочно называют исключительно женскими гормонами, хотя на самом деле они производятся как в организме женщины, так и мужчины, однако их роль у мужчин не такая значимая и присутствуют они у них в намного меньшем количестве.

Все гормоны — это жизненно важные вещества, так называемые химические посланники. Они несут информацию от одной группы клеток к другим, от одного органа к другому. В организме человека гормоны влияют практически на каждую клетку, орган и его функцию. Они регулируют наш рост, развитие, обмен веществ, сексуальность, репродукцию, пищеварение, реакцию на стресс и даже наше настроение.

Выработка эстрогенов и их роль для женщины

Эстрогены ответственны за рост и развитие женских половых признаков и репродукции, как у людей, так и у животных.

Термин «эстроген» включает в себя группу химически сходных гормонов: эстрон, эстрадиол и эстриол.

Эстрогены вырабатываются в яичниках, надпочечниках и жировой ткани, эстрадиол и эстрон — в основном в яичниках, тогда как эстриол — преимущественно плацентой во время беременности.

У женщин эстрогены циркулируют в крови и связываются с эстрогеновыми рецепторами на поверхности клеток в тканях-мишенях, оказывая воздействие на молочные железы, матку, головной мозг, кости, печень, сердце и другие органы и ткани.

Основным эстрогеном у женщин репродуктивного возраста является эстрадиол, который вырабатывается в наибольшей степени в яичниках растущим доминантным фолликулом.

Эстрадиол контролирует рост слизистой оболочки полости матки (эндометрия) в течение первой фазы менструального цикла, подробнее об этом в главе про эндометрий.

Эстрогены вызывают изменения в молочных железах в подростковом возрасте и во время беременности, готовя грудь к лактации, и регулируют другие метаболические процессы, включая рост костной ткани и уровни холестерина.

Кости

Эстроген помогает предотвратить потерю костной ткани.

Состояние, когда кости становятся слишком хрупкими и ломкими, называется остеопорозом.

Наш организм постоянно «строит» и «реконструирует» кость, а также у нас есть естественные процессы резорбции кости (ее разрушения).

Примерно до 30 лет процессы регенерации костной ткани превалируют над процессами резорбции, и как только уровень эстрогена начинает снижаться, регинерация замедляется, и процессы потери костной ткани могут превалировать. Таким образом, после менопаузы организм больше разрушает костной ткани, чем синтезирует.

! *За первые 10 лет от наступления менопаузы женщина теряет до 30 % костной ткани; одновременно ухудшается и качество кости.*

Хотя после наступления менопаузы скорость потери костной массы постепенно снижается, сохранение костных структур сильными и здоровыми для предотвращения остеопороза становится более сложной задачей, но вполне реальной. Об этом пара слов в главе про климакс.

Влагалище и мочевыводящие пути

Эстрогены поддерживают эластичность и толщину стенок влагалища, способствуют выработке смазки, поддерживают рост и размножение «хороших» бактерий во влагалище.

Когда уровень эстрогенов сильно снижается (в период менопаузы, например), появляется сухость влагалища, его стенки истончаются, уменьшается количество смазки, половые акты могут становиться весьма болезненными.

Кроме того, слизистая оболочка мочеиспускательного канала (уретры), которая выводит мочу из мочевого пузыря наружу, истончается, могут нарушаться процессы мочеиспускания и возникать дискомфорт в области уретры.

У небольшого числа женщин может наблюдаться увеличение частоты инфекций мочевыводящих путей, риски возникновения которых можно устранить с помощью местной терапии эстрогенами.

Действие эстрогенов

1. Ускорение обмена веществ:

- способствуют накоплению жировой ткани;
- стимулируют рост эндометрия (утолщают его);
- увеличивают размеры матки во время полового развития;
- способствуют выработке влагалищной смазки;

- утолщают стенки влагалища;
- поддерживают сосудистый тонус и кожную регенерацию;
- уменьшают резорбцию кости, увеличивают ее образование;
- способствуют синтезу белка;
- увеличивают синтез продукции в печени глобулина, связывающего мужские половые гормоны.

2. Коагуляция:

- увеличивают уровни циркулирующих факторов свертываемости 2, 7, 9, 10, плазминогена;
- уменьшают уровень антитромбина III;
- увеличивают адгезию тромбоцитов;
- увеличивают уровень фактора фон Виллебранда (эстроген → ангиотензин II → вазопрессин);
- увеличивают концентрацию ингибиторов активации плазминогена 1-го и 2-го типов (PAI-1 и PAI-2) также через ангиотензин II.

3. Липидный обмен:

- увеличивают содержание липопротеидов высокой плотности (ЛПВП), триглицеридов;
- уменьшают содержание липопротеидов низкой плотности (ЛПНП), отложение плохого «жира» в сосудах.

4. Поддерживают баланс жидкости в организме.
5. Замедляют моторику кишечника.
6. Поддерживают рост гормоночувствительного рака молочной железы (РМЖ).
7. Усиливают действие окситоцина в миометрии.
8. Скачок уровня эстрогенов вызывает выброс ЛГ, который затем запускает овуляцию, высвобождая яйцеклетку из фолликула.
9. Способствуют возникновению сексуального влечения.
10. Эстрогены ответственны за развитие вторичных половых признаков у женщин в период полового созревания, включая развитие молочных желез, расширение бедер и распределение жировой ткани по женскому типу.
11. И наоборот, андрогены (мужские половые гормоны) отвечают за рост волос на лобке и теле, а также за прыщи и запах пота.
12. Эстрогены оказывают положительное влияние на когнитивные функции, память и настроение.
13. Уровни эстрогенов варьируются в течение менструального цикла, причем самый высокий уровень наблюдается в конце фолликулярной фазы непосредственно перед моментом овуляции.

14. Метаболизм (выведение из организма) эстрогенов происходит преимущественно в печени и в меньшей степени в других тканях. И выводятся они в основном почками в виде конъюгатов с мочой.

Избыток эстрогенов возникает:

- при ожирении, так как жировая ткань является источником гормонов;
- серьезных заболеваниях печени (нарушается метаболизм, распад и выведение эстрогенов);
- возникновении гормонопродуцирующих опухолей яичников или надпочечников, например;
- приеме эстрогенов извне.

Избыток эстрогенов чреват возникновением многих заболеваний, в том числе:

- миомы матки;
- эндометриоза;
- рака молочной железы и эндометрия;
- гиперплазии (чрезмерного утолщения).

Также могут быть:

- тяжелые менструальные кровотечения;
- тяжелый предменструальный синдром (ПМС);
- усталость;
- снижение либидо;
- депрессия и/или тревога.

Дефицит эстрогенов у женщин возникает при недостаточной выработке их в яичниках, так как это основной орган, производящий их в репродуктивном возрасте, или недостаточной стимуляции работы яичников вышележащими управляющими структурами (гипоталамус, гипофиз).

Причины недостаточной выработки эстрогенов яичниками:

- операции на яичниках, когда удаляют их часть (резекция яичника или полное удаление одного или обоих яичников);
- химиотерапия;
- облучение, аутоиммунное повреждение яичниковой ткани;
- истощение овариального резерва (запаса яйцеклеток в яичниках);
- первичная яичниковая резистентность, когда яичники нечувствительны к стимулирующему воздействию ФСГ и ЛГ;
- естественная или преждевременная менопауза;
- вторичная или первичная гипоталамо-гипофизарная аменорея.

В последней ситуации с яичниками все в порядке, проблема в отсутствии стимулирующего воздействия гормонов системы «гипоталамус — гипофиз», яичникам никто не говорит, что им нужно работать, а принимать решение самостоятельно они в этой ситуации не способны.

Симптомы дефицита эстрогенов:

- нарушения менструального цикла, приливы;
- проблемы со сном;
- сухость и истончение стенок влагалища;
- снижение сексуального влечения;
- перепады настроения;
- сухость кожи;
- у некоторых женщин может возникать менструальная мигрень.

Эстрогены широко используются в акушерско-гинекологической практике при следующих ситуациях:

- преждевременной менопаузе (до 40 лет) — в комбинации с прогестероном, если не удалена матка (см. главу о климаксе);
- лечении тяжелых симптомов климакса (см. главу о климаксе) — в комбинации с прогестероном, если не удалена матка;
- гипоталамо-гипофизарной аменорее (см. соответствующую главу);
- проблемах с эндометрием (см. главу «Тонкий эндометрий»);
- проведении стимуляции овуляции кломифена цитратом;
- для женской контрацепции — в составе комбинированных гормональных препаратов в комбинации с прогестероном (комбинированный оральный контрацептив (КОК), гормональный пластырь, вагинальное гормональное кольцо).

Препараты, которые блокируют действие эстрогенов, так называемые антиэстрогены, используются для поддерживающей терапии в некоторых ситуациях у женщин с РМЖ.

Теория о доминировании эстрогенов как причине всех женских болезней

Вы знаете, что я практикующий врач, который придерживается принципов доказательной медицины. В целом на сегодняшний день в развитых странах никакой другой медицины не существует, врачи не делятся на «доказателей» и представителей альтернативной/функциональной/интегративной медицины.

Безусловно, и в США есть представители последней, но они «за бортом». Это врачи, которые не работают со страховыми компаниями, они взаимодействуют с определенным кругом специалистов, которым чужд научно-технический прогресс. Они обычно не делают прививки своим детям, отрицают существование некоторых болезней, считают, что медицина — это бизнес «биг-фармы», и придерживаются теории всемирного заговора, который направлен на истребление здоровых и думающих людей.

Превентивная медицина существует, и она всегда была и будет частью доказательной.

Это все то, о чем я пишу в этой книге.

Это скрининги различных заболеваний и раннее их выявление, своевременное и эффективное лечение.

Это профилактика и предотвращение многих заболеваний с помощью образа жизни, питания, своевременного восполнения различных доказанных, а не выдуманных дефицитов.

Это исследование генома и раннее предотвращение возможных болезней, это генная инженерия, вакцинация и многое другое.

Когда я окончила институт, мое представление о том, что такое доказательная медицина, было весьма расплывчатым. Институт дал общие базовые знания об анатомии, физиологии, патанатомии, патофизиологии, фармакологии, терапии, хирургии, педиатрии, акушерстве и гинекологии, это фундамент, на который будет наслаиваться все остальное.

После института любой теперь уже почти врач (должна быть еще интернатура/ординатура от года до трех лет) ныряет с головой в океан практической медицины. Теперь ему интересны тонкости врачевания, разбор клинических протоколов и рекомендаций, тех или иных схем лечения, конкретных препаратов и научных исследований.

Это совсем иной жизненный опыт, приобретение иных навыков и знаний. Здесь очень важно, кто на что учился. Ибо если у человека изначально была очень слабая база, он так же слабо продолжает идти по пути практической медицины, которая имеет массу проблем в развивающихся странах и где стать не на совсем верный путь довольно легко.

Легко забыть о медицине в погоне за наживой, легко поверить в откровенную псевдонаучную ахинею, если патофизиологию и патанатомию ты регулярно прогуливал.

Интегративная медицина в нашей стране — это бизнес и надувание людей псевдотеориями, за которыми ничего не стоит, кроме личного мнения и утвердительного #ясчитаю.

Безусловно, у каждого веяния есть свои фанаты и последователи, каким бы оно ни было: научным или псевдонаучным, правдивым или нет, работающим или неработающим. Есть определенная категория «верующих», которых не переубедить ничем и никогда, они заложники мастерски выстроенной теории о завистниках и злопыхателях, которые просто чернят их гуру, о «биг-фарме», которая хочет всех уничтожить, о тысячах излеченных пациентах, о реально работающих схемах, уникальных подборках и прочих всем известных вещах.

Я скажу так: нельзя выбрать другую медицину, кроме доказательной, если ты действительно хоть немного смыслишь в медицинской науке.

Я решила в этой книге все-таки сделать раздел о главной теории псевдоврачей из интегративной медицины стран СНГ — о доминировании эстрогенов, так как я часто слышу вопросы и просьбы рассказать о своем мнении на этот счет.

Во-первых, теория очень удобна, так как просто все объясняет и для тех людей, которые не хотят вникать в патогенез различных гинекологических заболеваний и не разбираются в этом, она — самое то.

ПМС, эндометриоз, синдром поликистозных яичников (СПКЯ), миома, невынашивание беременности, болезненная менструация, кисты яичников, преждевременная менопауза, фиброаденомы и другие проблемы молочных желез — оказывается, это все из-за доминирования эстрогенов.

По мнению интегративных «специалистов», это значит, что у вас много эстрогенов и очень мало прогестерона.

Тут же бонусом идет готовая схема лечения из 30 БАДов от всех этих вышеперечисленных болезней (вы делаете хорошую прибыль фирмам, производящим эти БАДы, и они вам за это, конечно же, очень благодарны).

Большинству нравится понятное и простое объяснение их проблем/болезней и такое же простое и главное «*натуральное*» лечение.

Эстрогены снижаются двух-трехразовым питанием (а если вы едите больше, это чревато инсулинорезистентностью и ростом эстрогенов), длинным списком самых разнообразных БАДов и витаминов, а вишенкой на торте является добавление «натурального» прогестерона с какого-то дня менструального цикла.

Впервые теория доминирования эстрогенов была предложена в 1996 году Джоном Р. Ли и Вирджинией Хопкинс в их книге «Что ваш доктор может вам не сказать о менопаузе: о естественном прогестероне».

В книге резко осуждалась заместительная терапия эстрогенами и пелась ода «натуральному прогестерону», именно его, по мнению авторов, нужно было использовать среди женщин в период менопаузы с целью устранения ее различных достаточно неприятных симптомов.

После выхода книги теория Ли была подвергнута всесторонней критике, потому что их мнения были основаны на неподтвержденных данных, отсутствовали какие-либо качественные исследования в их поддержку.

Она и сейчас остается непризнанной, и ясное дело, что такого отдельного диагноза, как «доминирование эстрогенов», не существует.

Но некоторым специалистам она показалась такой логичной и понятной, что стала набирать обороты и до сих пор активно пропагандируется в определенных кругах врачей/НЕврачей, которые ее дополнили своими фантазиями, сделали еще более разнообразной и всеобъемлющей.

Я бы хотела на конкретных примерах показать ее абсурдность и также лишний раз пояснить, почему между доказательной медициной и какой-то другой не может быть никакого выбора, он очевиден.

1. Предменструальный синдром, или ПМС. По мнению сторонников этой теории, ПМС возникает из-за доминирования эстрогенов.

Но это миф. Подробнее о ПМС есть в отдельной одноименной главе этой книги. Здесь очень кратко.

ПМС — результат взаимодействия между стероидными гормонами и центральными нейротрансмиттерами. *Серотонин* является самым важным нейротрансмиттером, который в наибольшей степени обусловливает симптомы ПМС. В меньшей степени участвует бета-эндорфин, гамма-аминомасляная кислота и вегетативная нервная система.

Ткани различных органов и систем чувствительны к гормонам, уровни которых меняются на протяжении менструального цикла женщины. Это нормально.

70–80 % женщин имеют легкие проявления ПМС. Тяжелые проявления ПМС (предменструальное дисфорическое расстройство) имеют всего 3–8 % женщин, и они требуют *медикаментозного лечения*, никакие «травки-муравки» тут не помогут, такие женщины иногда на грани суицида.

На сегодняшний день доказано, что уровни эстрогена и прогестерона абсолютно одинаковы у женщин с тяжелыми проявлениями ПМС или без них, а терапия прогестероном (даже такие исследования были проведены) не устраняет симптомы ПМС.

Перевожу на русский язык: *не имеет никакого значения, какое у вас содержание эстрогенов или прогестерона, — это не является причиной возникновения ПМС.* У этой проблемы совершенно другой механизм развития.

Это особая чувствительность женщин к нормальным изменениям уровней гормонов и их воздействию на нейротрансмиттеры (серотонин и пр.).

2. Доминирование эстрогенов служит причиной преждевременной менопаузы.

Пожалуй, самое глупое утверждение из всех. Читайте подробно в главе о климаксе, здесь коротко.

Еще никогда в жизни ни один стероидный гормон не смог «убить» ни одну яйцеклетку в нашем организме.

Климакс возникает тогда, когда в яичниках заканчивается запас яйцеклеток.

Закладка яйцеклеток происходит на этапе эмбрионального развития, каждая девочка рождается со своим запасом фолликулов, и он строго *генетически детерминирован.*

Операции на яичниках, когда удаляют его часть, химиотерапия, курение и пр. повреждают яйцеклетки и действительно могут ускорить наступление климакса, но какое-либо (любое, низкое или высокое) содержание эстрогенов в организме здесь ни при чем.

3. Миома матки.

Миф. Читайте подробнее в главе о миоме.

Несмотря на закоренелые убеждения о том, что рост миоматозных узлов провоцируют эстрогены, именно прогестерон уже давно вышел на первый план. Он служит фактором роста миом и может быть даже более важным, чем эстрогены. Именно поэтому были созданы лекарства, которые в некоторых случаях являются препаратами первой линии для лечения миом, они блокируют рецепторы прогестерона, оказывают антипрогестероновый эффект. С теорией снова «пролет», потому что важно не соотношение эстрогена и прогестерона, а генетика клеток и общее содержание любого из этих гормонов.

5. Кисты яичников.

Миф.

Механизм возникновения функциональных кист (фолликулярных или кист желтого тела) — это чаще всего аномальная секреция гормонов гипоталамуса и гипофиза (ЛГ, ФСГ), иногда по причине заболеваний щитовидной железы или гиперпролактинемии, стрессов, ожирения.

Кроме того, мнение о том, что они возникают по причине дефицита прогестерона, легко опровергается тем фактом, что прием прогестинов может блокировать овуляцию и способствует образованию функциональных кист. То есть все с точностью да наоборот.

6. Эндометриоз.

То, что эндометриоидные очаги активизируются в присутствии эстрогенов, что для лечения могут использоваться прогестины в непрерывном режиме, действительно правда.

НО! Эндометриоз не возникает из-за эстрогенов, поэтому совершенно не имеет никакого значения уровень этих гормонов, их не больше и не меньше у женщин с эндометриозом, они просто есть, и этого достаточно для развития болезни.

Так что утверждение снова в корне неверное.

7. СПКЯ.

Миф.

Патогенез СПКЯ очень сложен и разносторонен, читайте об этом в отдельной главе.

Но ясно одно: низкий уровень прогестерона — это следствие ановуляции, эстрогены при СПКЯ всегда находятся на относительно низком/нормальном уровне, и прием прогестерона никаким образом не излечивает заболевание, а только создает искусственный менструальный цикл и защищает эндометрий от гиперплазии.

Теория снова не работает.

В ней есть еще очень много ляпсусов, и почти каждое ее утверждение является сюжетом для фантастического блокбастера на основе научной дискуссии.

Лично меня особенно пугают предлагающиеся схемы «лечения» этого страшного недуга: мака перуанская, лопух, куркумин, гинкго билоба, высокие дозы витамина D, кто-то даже упоминал о клизмах и пр.

Выводы таковы.

Доминирование эстрогенов — это несуществующий, совершенно вымышленный диагноз.

Авторские, уникальные, никому неведомые схемы лечения длинным списком «натуральных» БАДов могут быть опасны. Читайте главу о БАДах.

Да, я понимаю, как сложно иногда бывает справиться с тем же эндометриозом или миомой, какие побочные эффекты может иметь то или иное лечение, но такая «натуральность» может иметь куда более серьезные побочные эффекты, создавать иллюзию лечения, отнимать время на поиски действительно эффективных методов и адекватных врачей.

Будьте благоразумны и берегитесь чужих фантазий.

Медицина — это очень сложная и серьезная наука, в которой не может быть места лжи и чужим фантазиям.

Это ваше здоровье, которое является высшей ценностью каждого из нас.

Прогестерон

Вы можете ничего не знать о менструальном цикле, овуляции, строении репродуктивного тракта и о том, где именно происходит зачатие, но о прогестероне наверняка слышала почти каждая женщина, и, возможно, многие его принимали или принимают сейчас. И чаще всего, к сожалению, женщины принимают прогестерон без всякой надобности и без всяких на то показаний.

Ситуация с назначением прогестерона акушерами-гинекологами из бывших стран СНГ дошла до полного абсурда. Прогестероном лечат бесплодных и беременных женщин, назначают при проблемах с овуляцией, иногда даже не разобравшись в том, почему овуляции нет, и не понимая, что прием прогестерона не поможет восстановить овуляцию.

Прогестерон назначают на этапе попыток зачатия, аргументируя это тем, что прогестерон помогает забеременеть, с ним беременность наступит быстрее и легче, он поможет эмбриону прикрепиться в матке.

Прогестерон назначают для сохранения беременности, хотя это совершенно неэффективное вмешательство, и я писала об этом в своей книге «Я беременна, что делать?».

«Прогестерон — гормон беременности», и на этом знания о прогестероне у большинства врачей заканчиваются.

Прогестерон является самым назначаемым препаратом в СНГ и входит уже много лет в десятку самых назначаемых лекарственных средств в РФ. Это ненормально.

Ненормально то, что врачи не знают физиологии менструального цикла, что женщины годами принимают прогестерон и ждут беременности, что все беременные кормятся прогестероном без разбора. Какое поколение детей мы получим? Кто нам расскажет о рисках? Почему гормоны в таком количестве и так часто назначаются без показаний?

Тема прогестерона меня всегда будоражит и огорчает.

Меня на всех не хватит. Безусловно, есть и другие потрясающие специалисты, но чтобы вам самим хотя бы немного разобраться в своих проблемах и понять, у такого ли потрясающего врача вы наблюдаетесь и в правильном ли направлении двигаетесь, — именно для этого написана эта книга. Давайте разбираться вместе.

Запаситесь ручками, законспектируйте, перечитайте несколько раз.

Итак, прогестерон принадлежит к группе стероидных гормонов, называемых прогестагенами. Он в основном секретируется желтым телом в яичнике во второй половине менструального цикла.

Это критически важный момент — во второй половине цикла, когда овуляция уже произошла. Прогестерон вырабатывается в яичнике после овуляции. Его нет и не может быть до овуляции, и на нее он не действует, он является ее следствием. **!**

Во время менструального цикла, когда яйцеклетка высвобождается из лопнувшего доминантного фолликула (момент овуляции), остатки яичникового фолликула, которые окружали яйцеклетку, образуют структуру, называемую желтое тело.

Желтое тело вырабатывает прогестерон и в меньшей степени эстрадиол. Прогестерон готовит эндометрий к принятию плодного яйца, если наступает беременность (см. главу про эндометрий).

Если яйцеклетка не оплодотворяется, желтое тело разрушается, секреция прогестерона падает, и начинается новый менструальный цикл, идет менструация.

Если яйцеклетка все же оплодотворилась, прогестерон стимулирует рост кровеносных сосудов, которые снабжают слизистую оболочку матки (эндометрий), и стимулирует железы в ней, которые будут «кормить» эмбриона, когда он прикрепится к эндометрию.

Таким образом, прогестерон подготавливает слизистую оболочку матки, чтобы оплодотворенная яйцеклетка могла имплантироваться, и помогает поддерживать эндометрий на протяжении всей беременности.

На ранних стадиях беременности прогестерон вырабатывается желтым телом и необходим для поддержания беременности и развития плаценты. Начиная с 7–9-й недели беременности прогестерон вырабатывается плацентой и чуть позже плодом.

Во время беременности прогестерон играет важную роль в развитии плода; стимулирует рост материнской ткани молочной железы; подготавливает грудь к лактации и пр.

Хотя желтое тело в яичниках — основное место производства прогестерона у людей, в меньших количествах прогестерон также вырабатывается самими яичниками, надпочечниками и во время беременности плацентой.

!

Во время беременности низкий уровень прогестерона может быть обусловлен плохим качеством эмбриона, который в недостаточном количестве производит хорионический гонадотропин (ХГЧ), и, следовательно, будет недостаточной стимуляция работы желтого тела.

Низкий уровень прогестерона говорит о дефектном зачатии, о том, что с эмбрионом не все в порядке, он дефектный и не может обеспечить себе условия для выживания, потому что сам нежизнеспособен.

То есть исследование крови на прогестерон во время беременности иногда помогает составить прогнозы беременности, будет ли она развиваться нормально или, возможно, прервется.

Ни для чего более исследование прогестерона во время беременности не проводится, и на основании результатов этих исследований решение о приеме прогестерона извне не принимается.

Я писала об этом подробно в своей первой книге «Я беременна, что делать?».

Когда и зачем сдавать анализ крови на прогестерон вне беременности?

Анализ крови на прогестерон нужно сдавать *за семь дней до ожидаемой менструации.*

Не на 21-й день, не на 23-й, не на 19-й, а исходя из длины цикла, за семь дней до ожидаемых месячных. То есть, например, цикл длится 35 дней, значит, анализ нужно сдавать на 28-й день цикла, а если он длится 28 дней, значит, на 21-й день, а если 21 день — на 14-й день цикла.

Значения прогестерона выше 3 нг/мл свидетельствуют о недавней овуляции.

Если результат меньше 3 нг/мл — или не было овуляции, или промахнулись с днем. Иногда стоит повторить анализ через пару дней или сделать его еще раз в следующем менструальном цикле, если цикл более-менее регулярный.

Какие тут допускаются ошибки?

1. *Если менструальный цикл нерегулярный*, месячные идут 4–6 раз в год, сдавать анализ крови на прогестерон *бессмысленно*. И так понятно, что значения будут меньше единицы, так как нет регулярной овуляции.

2. Низкий прогестерон = дефицит прогестерона, из-за этого все проблемы. Дефицит надо восполнить, принимать прогестерон извне.

Абсолютно неверное и безграмотное утверждение.

Низкий прогестерон = отсутствие овуляции. Надо понять, почему нет овуляции и что делать дальше, исходя из репродуктивных планов. Уровень прогестерона, по сути дела, не имеет никакого значения в такой ситуации.

Прием прогестерона извне восполнит его дефицит, но никак не восстановит овуляцию, а следовательно, не поможет забеременеть, если есть такие цели. **!**

Почему могут быть высокие значения прогестерона?

Это может быть следствием:

- заниженного референса лаборатории;
- кисты яичника (кисты желтого тела);
- редкой формы рака яичников;
- рака надпочечников;
- врожденной дисфункции (гиперплазия) коры надпочечников (ВДКН).

Высокий уровень прогестерона является следствием, а не причиной этих состояний.

Высокий уровень прогестерона связан с повышенным риском развития РМЖ. Хочу обратить ваше внимание, что в этой ситуации уровень прогестерона действительно высокий, в несколько раз выше лабораторной нормы, а не превышает нормальные значения на несколько единиц.

Незначительное отклонение от лабораторных норм допустимо, так как часто они просто занижены.

Почему могут быть низкие значения прогестерона?

- Отсутствие овуляции.
- Если значения низкие во время беременности, есть вероятность того, что эмбрион дефектный и такая беременность самостоятельно прервется в скором времени, но это не 100% вероятность, а только возможная.

В каких ситуациях оправдано использование прогестерона в отдельности или в комбинации с эстрогенами?

- При СПКЯ.

Правильно ли поставлен этот диагноз и какие методы лечения могут использоваться — читайте в соответствующей главе. Прогестерон назначается с целью защиты эндометрия от гиперплазии и профилактики прорывных кровотечений у тех женщин, которые в данный момент не хотят беременеть.

- При аномальных маточных кровотечениях.
- При эндометриозе (см. соответствующую главу).
- Для профилактики и лечения гиперплазии эндометрия (см. соответствующую главу).
- При климаксе в сочетании с эстрогенами, если не удалена матка.
- Как средство для экстренной или регулярной контрацепции.
- При миоме матки (см. соответствующую главу).
- При заместительной гормональной терапии при первичном и вторичном гипогонадизме.

При этом используются абсолютно разные виды синтетических прогестинов (медроксипрогестерона ацетат, микронизированный прогестерон, левоноргестрел, диеногест и пр.) и формы (таблетки, свечи, уколы, гормональные спирали и т. д.).

Для разных заболеваний используются разные гормональные препараты, а иногда не используются вовсе, потому что не показаны или противопоказаны либо есть другие более эффективные методы лечения (операция, например).

О приеме прогестерона во время беременности читайте в моей книге «Я беременна, что делать?».

Как видите, в показаниях к приему прогестерона нет лечения бесплодия, индукции овуляции, подготовки к зачатию, лечения полипов, функциональных кист и многого другого. Всего восемь пунктов.

А вы принимаете прогестерон? Нашли свою ситуацию в этих показаниях?

Если нет — есть смысл проконсультироваться еще с одним врачом и усомниться в правильности назначений своего нынешнего врача.

А я двигаюсь дальше и перехожу к разделу о мужских половых гормонах.

Мужские половые гормоны и их роль в организме женщины. Причины избытка и дефицита

Андрогены можно назвать «мужскими гормонами», но не позволяйте названию обмануть вас.

Как у мужчин, так и у нас, женщин, вырабатываются андрогены, только в разном количестве. На самом деле, андрогены оказывают более 200 различных действий у женщин, и они присутствуют в большем количестве, чем эстрогены. Тем не менее в организме мужчины в целом производится больше андрогенов, чем женщины.

Андрогены жизненно важны для нормальной работы репродуктивной системы, эмоционального благополучия, когнитивной функции, роста, развития и поддержания здоровья мышечной и костной ткани.

Некоторые видимые эффекты андрогенов: стимуляция роста волос на теле и лобке, сексуальное влечение (либидо), рост мышечной ткани и распределение жировой.

Как у мужчин, так и у женщин андрогены являются предшественниками эстрогенов, то есть *из андрогенов наш организм синтезирует эстрогены, женские половые гормоны.*

Превращение андрогенов в эстроген — одно из самых важных его свойств.

У женщин андрогены синтезируются в надпочечниках, яичниках и жировой ткани.

Андрогены — это собирательное понятие всех нижеперечисленных гормонов и прогормонов. К ним относятся:

- тестостерон;
- андростендион (А4);
- дегидроэпиандростерон (ДГЭА)
- ДГЭА-сульфат (ДГЭА-с);
- андростендиол (А5);
- андростерон;
- дигидротестостерон.

На самом деле, у женщин может вырабатываться слишком много или слишком мало этих гормонов — и как избыток, так и дефицит андрогенов плох.

Андрогены играют ключевую роль в гормональном каскаде, который запускает половое созревание, стимулируя пубархе (рост волос на лобке и подмышечных впадинах). Кроме того, эти гормоны регулируют функции многих органов, в том числе репродуктивный тракт, кости, почки, печень и пр. У взрослых женщин андрогены необходимы для синтеза эстрогена, и они играют важную роль в предотвращении потери костной массы (остеопороза), а также сексуальном влечении (либидо).

Высокий уровень андрогенов

Избыточное количество андрогенов может вызывать проблему, приводящую к возникновению так называемых вирилизирующих эффектов. Это акне, гирсутизм (избыточный рост волос на теле по мужскому типу) и выпадение волос на голове (андрогенная алопеция).

Около 10 % женщин с высоким уровнем свободного тестостерона (который не связан с белком) имеют СПКЯ (см. соответствующую главу).

Слишком высокий уровень андрогенов нередко ассоциирован с инсулинорезистентностью, а значит, с избыточной массой тела, ожирением, преддиабетом, сахарным диабетом 2-го типа, повышением уровня холестерина, возникновением атеросклероза, артериальной гипертензии, ишемической болезни сердца и, как следствие, инфарктов/инсультов.

Помимо СПКЯ другими причинами высокого уровня андрогенов может быть врожденная гиперплазия коры надпочечников (генетическое заболевание, о нем подробнее в соответствующей главе), а также опухоли яичников и надпочечников.

Лекарства, такие как анаболические стероиды, которые иногда используют бодибилдеры и другие спортсмены, также могут приводить к повышенному уровню андрогенов в крови и вызывать возникновение вирилизирующих эффектов.

Диагностика

Самый сложный и важный момент.

Моя любимая фраза, автором которой я не являюсь, но которую очень люблю, звучит так: «Мы не лечим результаты анализов или цифры гормонов, мы лечим болезни».

Самое важное во всей этой истории с андрогенами — это *жалобы*.

Например, пришла ко мне на прием женщина и жалуется: «У меня повышенный уровень тестостерона». А я ей говорю: «Женщина, это не жалоба, это цифра, расскажите, пожалуйста, о своих жалобах».

Вы не можете забеременеть?

У вас нерегулярный менструальный цикл?

У вас есть проблема акне и гирсутизма, с которой вы не можете справиться с дерматологом?

У вас выпадают волосы?

Что вас беспокоит?

Цифры гормонов не могут беспокоить, а вот ненаступление беременности или менструации два раза в год могут.

Чувствуете разницу?

Поэтому важна не цифра, а беседа с женщиной и жалобы (и только потом результаты анализов), исходя из которых должен быть поставлен диагноз (тестостерон повышен, потому что есть опухоль надпочечников или причина в СПКЯ?) и могут быть предложены совершенно разные методы лечения в зависимости от возраста, жалоб, репродуктивных планов и пр.

С анализом на определение андрогенов все сложно, потому что в целом, как бы это удивительно ни звучало, до сих пор нет единого мнения о том, что такое нормальный уровень андрогенов у женщины и какая именно это цифра.

Кроме того, уровень гормонов колеблется в зависимости от возраста, длительности и дня менструального цикла и менопаузального статуса.

Многие стандартные лабораторные тесты, оптимизированные для измерения тестостерона у мужчин, могут быть недостаточно чувствительными для точного измерения уровня андрогенов у женщин. В результате легче диагностировать слишком высокий уровень андрогенов, чем слишком низкий.

Психологически клинические проявления гиперандрогении (акне, гирсутизм, выпадение волос) могут иметь разрушительные последствия для молодых девушек и женщин репродуктивного возраста, влияя на самооценку, вызывая глубокую депрессию и серьезные проблемы в личной жизни.

Женщины с чрезмерным сексуальным напряжением также могут иметь высокий уровень андрогенов.

Гиперандрогения связана также с серьезными проблемами со здоровьем, такими как инсулинорезистентность, сахарный диабет и болезни сердца.

Обычно назначается расчет индекса свободных андрогенов, свободного или биодоступного тестостерона. Общий или свободный тестостерон могут быть определены при помощи жидкостной хроматографии и масс-спектрометрии. Андростендион и ДГЭА-с имеют второстепенное значение, помогая в дифференциальной диагностике заболеваний, сопровождающихся гиперандрогенией.

Нормы соответствуют нормам лаборатории.

Также часто необходимо исследовать липидный профиль (измерение уровня холестерина и его фракций), уровень ЛГ, ФСГ, пролактина, тиреотропного гормона (ТТГ) и глюкозы натощак.

Признаки и симптомы гиперандрогении:

- гирсутизм (избыточный рост волос на лице или теле по мужскому типу);
- акне и/или слишком жирная кожа (но не всегда это избыток гормонов, см. главу про акне);
- андрогенная алопеция (выпадение волос на голове по мужскому типу);
- низкий уровень «хорошего» холестерина (ЛПВП) и высокий уровень «плохого» холестерина (ЛПНП);
- отложение жира на животе;
- нерегулярные или вообще отсутствующие менструальные циклы;
- увеличение клитора;
- грубый и хриплый голос.

Если основные симптомы — нерегулярные и длительно отсутствующие менструации, скорее всего, это СПКЯ — наиболее распространенное состояние, связанное с гиперандрогенией (см. в отдельной главе об СПКЯ).

Нарушение менструального цикла указывает на редкую или отсутствующую овуляцию, что делает СПКЯ основной причиной женского бесплодия, которое в большинстве случаев весьма успешно поддается лечению.

Симптомы гиперандрогении также могут быть вызваны генетическим заболеванием — врожденной дисфункцией коры надпочечников (ВДКН, см. в соответствующей главе). Тяжелые случаи могут привести к таким экстремальным последствиям, как аномалии развития половых органов и вирилизация в молодом возрасте.

Более легкие случаи ВДКН могут очень походить на СПКЯ.

Об СПКЯ и ВДКН смотрите подробную информацию в соответствующих одноименных главах этой книги.

Лечение

Лечение будет зависеть от первопричины (СПКЯ, опухоли, ВДКН и пр.).

Излечить гиперандрогению, как правило, невозможно (зависит от первопричины), но ее можно лечить симптоматически с помощью лекарств.

При избыточном весе или ожирении потеря веса всего лишь на 5–10 % может восстановить овуляцию и менструальные циклы, снизить уровень андрогенов в крови и уменьшить все неприятные проявления гиперандрогении (акне, гирсутизм в том числе). Сначала худейте!

Медикаментозное лечение может включать в себя использование КОК.

Правильный выбор оральных контрацептивов может уменьшить симптомы гиперандрогении, а неправильный — усугубить их, потому что некоторые прогестины в составе КОК могут действовать так же, как и андрогены, а некоторые из них лишены андрогенной активности и позволяют эстрогенам повышать уровень связывающего половые гормоны глобулина, снижая уровень свободного тестостерона в крови и устраняя неприятные симптомы.

Низкодозированные КОК, содержащие 30 или 35 мкг этинилэстрадиола, могут быть предпочтительнее в этих обстоятельствах, чем таблетки, содержащие более низкие дозы этинилэстрадиола (20 мкг). Хотя в некоторых ситуациях терапия может быть начата и с наименьшей дозы.

Предпочтение отдается КОК, в составе которых есть норгестимат, дроспиренон или дезогестрел.

Для тех, кто избегает приема КОК или имеет противопоказания к ним, может быть назначен *спиронолактон*. Это мочегонное средство, имеет мало побочных эффектов (но нужно контролировать уровень калия в крови) и в высоких дозах устраняет акне и гирсутизм.

Спиронолактон является антагонистом альдостерона и андрогеновых рецепторов, структурно похож на прогестин. Он конкурирует с дигидротестостероном за связывание с рецептором андрогенов и ингибирует ферменты, участвующие в биосинтезе андрогенов.

Препарат противопоказан при беременности, может вызывать пороки развития, поэтому если вы принимаете спиронолактон, вы должны надежно предохраняться. **!**

До ощутимого уменьшения симптомов гирсутизма и акне может пройти до девяти месяцев. Волосы могут оставаться, но, как правило, будут расти медленнее и будут становиться более светлыми и тонкими.

Эпиляция вам в помощь, а электроэпиляция вообще может навсегда устранить волосы.

Следующая альтернатива КОК или спиронолактону — *препараты, называемые ингибиторы 5-альфа-редуктазы (финастерид).*

Их следует принимать с особой осторожностью. Эти препараты ингибируют фермент, необходимый для превращения тестостерона в дигидротестостерон. Они были разработаны для лечения роста простаты и рака у мужчин, который усугубляется чрезмерным уровнем андрогенов.

Они не одобрены FDA для использования женщинами, и при приеме ингибиторов 5-альфа-редуктазы нужна надежная контрацепция! Они воздействуют на развивающийся эмбрион и могут вызывать аномалии развития наружных половых органов у мальчиков на ранних сроках беременности. Нельзя беременеть на фоне их приема! **!**

Флутамид — антагонист андрогенных рецепторов. Он используется главным образом для лечения рака простаты, но применяется и не по прямому назначению у женщин для лечения гирсутизма.

Большинство руководящих сообществ выступают против его использования из-за потенциальной гепатотоксичности. Он очень плохо действует на печень!

В странах СНГ все наоборот: тут все игнорируют мнение ученых и экспертных сообществ. И если за рубежом этот препарат назначается крайне редко, то у нас последние несколько лет он занимает лидирующие позиции ввиду агрессивной рекламной кампании фармакологических фирм, а наши врачи, которые на 95 % не владеют английским языком и не читают никакие клинические зарубежные рекомендации, рады стараться и активно назначают флутамид, потому что фармакологические представители, реклама и коммерчески ориентированная научная информация делают свое «благое» дело.

Флутамид обладает потенциальным, хотя и нечастым, побочным эффектом фатальной токсичности для печени, другими словами, можно остаться без нее. Перспектива так себе, прямо скажем, поэтому в мире боятся, а у нас нет. Мало того, большинство даже не знает об этом, то ли случайно, то ли нарочно.

Если андрогены повышены из-за ВДКН, ситуация немного сложнее, потому что ВДКН характеризуется не только высоким уровнем андрогенов, но и низким уровнем двух других гормонов — кортизола и альдостерона. Лечение может включать прием глюкокортикоидов для восполнения недостающего кортизола.

Низкий уровень андрогенов

Низкий уровень андрогенов также может быть проблемой для некоторых женщин, потому что может сильно снижаться либидо, появляется усталость, тревога и депрессия, уменьшается минеральная плотность костей, увеличиваются риски возникновения остеопороза и переломов.

Поскольку сниженное либидо и общее недомогание имеют множество причин, дефицит андрогенов часто не диагностируется.

Низкий уровень андрогенов может влиять на женщин в любом возрасте, но чаще всего уровень этих гормонов снижается во время перехода к менопаузе (обычно от двух до восьми лет до того, как у вас закончатся менструации).

Уровень выработки андрогенов начинает падать в возрасте 20 лет, и к моменту менопаузы (в среднем 45–50 лет) он снижается более чем на 50 %.

Диагностика

Дефицит андрогенов диагностировать сложнее, чем их избыток.

Анализ крови на тестостерон у гипоандрогенных женщин проблематичен, потому что нет единого мнения, какой уровень андрогенов у женщин считается низким. По этой причине ни одно руководство не рекомендует ставить номинальный диагноз «дефицит андрогенов».

Дефицит андрогенов может возникнуть:

- после операции по удалению яичников в молодом возрасте;
- при преждевременном климаксе (до 40 лет);
- при синдроме Шерешевского — Тернера;
- в постменопаузе;
- после химиотерапии или лучевой терапии по поводу рака;
- при вторичной гипоталамо-гипофизарной аменорее;
- при гиперпролактинемии.

Иногда нет очевидной причины дефицита андрогенов.

Самые главные жалобы при дефиците андрогенов — сниженное либидо, общее недомогание и депрессивные расстройства.

Существует множество других причин сниженного либидо и чрезмерной усталости, поэтому всегда надо проводить дифференциальную диагностику и беседовать с врачом.

Лечение

Чаще всего вопрос о назначении андрогенных препаратов стоит для женщин с серьезными проблемами с либидо, а также переживающих перименопаузальный/менопаузальный период.

Небольшие исследования показывают, что они действительно способны повысить либидо, при их приеме появляется ощущение прилива сил и энергии, улучшается общее эмоциональное состояние и настроение, а также обеспечивается дополнительная защита от остеопороза.

НО! Всегда у любой медали есть обратная сторона, и вы прекрасно об этом знаете.

Так, одно исследование показало увеличение рисков возникновения рака молочной железы и эндометрия, наряду с несколькими другими неблагоприятными эффектами у женщин, принимающих тестостерон отдельно или в комбинации с эстрогеном.

Другое исследование, в котором использовались только андрогены, наоборот, выявило снижение риска РМЖ, но в нем было мало участников, много ограничений и его данные не убедительны.

FDA (Управление по контролю за качеством пищевых продуктов и лекарственных средств США) требует демонстрации безопасности в отношении риска возникновения сердечно-сосудистых заболеваний и РМЖ для любого препарата, содержащего андрогены или комбинацию эстроген + андроген, и пока таких данных мы не имеем.

FDA не одобрило ни одного гормонального препарата для лечения сексуальных расстройств у женщин, но в настоящее время изучается несколько методов, включая таблетки тестостерона/гормональные пластыри, в надежде на одобрение FDA в ближайшем будущем.

Завершается исследование III фазы по тестостероновому пластырю с участием нескольких тысяч женщин во всем мире. В нем впервые рассматривается влияние тестостерона у женщин в менопаузе, а также у тех, кто находится в ранней менопаузе из-за химиотерапии или удаления яичников.

Предыдущие исследования показали, что тестостерон может привести к улучшению качества жизни в отношении либидо и сексуальной активности в целом. Но также был выявлен высокий ответ на плацебо, что демонстрирует важность негормональных факторов в вопросах полового влечения (см. главу о либидо).

Тем не менее некоторые врачи назначают тестостерон уже сейчас (кожные пластыри, гели, крема, имплантаты, инъекции и пр.).

Эффективность и безопасность этих средств тщательно не проверена, и возможные побочные эффекты я перечислю чуть ниже.

Тестостерон не рекомендован женщинам в пременопаузе, то есть молодым и регулярно менструирующим, также он не рекомендован для лечения климакса.

Отдельно стоило бы сказать о ДГЭА.

Это андрогеноподобный гормон, вырабатываемый в надпочечниках, широко продается в США как БАД и назначается некоторыми врачами.

Женщины начинают его пить и не могут понять, откуда такой прилив сил, энергии и сексуального влечения.

ДГЭА может улучшить ситуацию с либидо при надпочечниковой недостаточности (болезнь Аддисона). В остальных ситуациях ДГЭА не является безопасным и эффективным средством и, как правило, не рекомендуется.

Состав БАДов адекватно не контролируется, количество гормона может варьироваться от таблетки к таблетке, и также невозможно быть уверенным, что продукт не содержит других потенциально опасных веществ.

Я иногда назначаю ДГЭА, но в целом делаю это редко.

Побочные эффекты и риски, связанные с приемом ДГЭА и других андрогенов

1. Увеличение роста волос на теле и лице, выпадение волос на голове, жирность кожи, акне, необратимое огрубение голоса, повреждение печени, увеличение содержания холестерина.

2. Поскольку тестостерон превращается в эстроген в организме женщины, может возрастать риск развития РМЖ, ишемической болезни сердца, тромбозов, инсультов и пр. Женщины, которые принимают андрогены, должны тщательно контролироваться на наличие побочных эффектов. Долгосрочная безопасность приема этих препаратов неизвестна.

3. Тестостерон является эффективным средством для лечения истощения, связанного с синдромом приобретенного иммунодефицита (СПИД), и в настоящее время проходит исследования по лечению ПМС и аутоиммунных заболеваний.

Женщины с ПМС могут иметь уровень тестостерона ниже нормы в течение менструального цикла, что позволяет предположить, что добавка тестостерона может помочь, но такие методы лечения на сегодняшний день пока тщательно не исследованы и не доказаны, а поэтому не могут применяться.

Добавки андрогенов — это не решение проблемы для всех женщин, у которых есть сниженное либидо и усталость. Это очень скользкая тема, и относиться к подобным назначениям врача надо очень серьезно.

Раздел получился сложным, но информация здесь очень важная и нужная, поэтому прочтите ее еще раз, медленно, постепенно, делая паузы и остановки, для того чтобы все понять и осознать суть написанного.

Проблема в том, что гормонами злоупотребляют, андрогены не исключение. Многие врачи читают научные исследования по диагонали и не понимают сути написанного.

Альтернативная и так называемая интегративная медицина делает ужасные вещи, прикрываясь словами «натуральный», научными исследованиями плохого качества или реальными исследованиями, но истолкованными на свой манер. Такие доктора назначают якобы безвредные и «натуральные» ДГЭА, прогестерон и пр., подвергая женщин серьезному риску.

Слово «натуральный» не отменяет гормональную активность вещества. Это гормон, который должен использоваться с особой осторожностью и только по необходимости.

Некоторые «традиционные» врачи говорят, что можно беременеть на фоне приема антиандрогенов (флутамид, спиронолактон и пр.), что это якобы безопасно и увеличит ваши шансы на беременность.

Это не так. Это не поможет забеременеть, а если, не дай бог, на фоне их приема беременность случится, могут быть пороки развития у плода. Поэтому, пожалуйста, не делайте так.

Надеюсь, у вас получится разобраться в своих вопросах и найти грамотного врача, я вам очень этого желаю.

Либидо

Либидо, или сексуальное влечение, — это желание иметь какую-либо сексуальную активность. Оно включает в себя сексуальные мысли, фантазии и желание секса.

Влечение может возникнуть спонтанно, а может появляться уже в процессе сексуальной активности, это вариант нормы и характерно для долгосрочных отношений.

Несмотря на муссирование темы секса и либидо в СМИ, навешивание ярлыков и диагнозов, желание жить активной сексуальной жизнью совсем не обязательно. То есть женщина, которая не думает о сексе или думает очень редко, не является его инициатором, не обязательно имеет какие-то проблемы (физические или психологические) со здоровьем.

Самое важное, что нужно понять, что нет установленных норм частоты половых контактов.

Если вашу пару все устраивает — вы нормальные люди, это особенности вашей половой конституции, ритма жизни, воспитания и морали, сферы интересов и пр.

Если отсутствие полового влечения влияет на вашу жизнь, вы страдаете и перманентно из-за этого находитесь в стрессе — вот только в этом случае это проблема, которую нужно решать.

В 90 % случаев сниженное либидо у женщин — это сочетание психических и физических факторов, которые практически никогда нельзя излечить, просто выпив таблетку. В этом наше основное отличие от мужчин.

Мужское сексуальное влечение гораздо сильнее женского, но гораздо более простое.

Источник женского либидо сложнее определить. Мы больше ценим эмоциональную связь, это искра сексуального желания, его основа. Согласны?

Наиболее распространенные причины снижения либидо

- Неуверенность в себе, отсутствие чувства защищенности и личного благополучия, неудовлетворенность своим внешним видом («я толстая», «у меня живот», «моя грудь потеряла форму» и пр.).
- Стресс и переутомление. Плохое качество сна, постоянный недосып, высокий уровень стресса в повседневной жизни из-за желания удовлетворить потребности детей, мужа, родителей, преуспеть в карьере снижают половое влечение.
- Влияние религии, семейные традиции, формирование нездоровых и извращенных понятий о сексе могут способствовать возникновению сексуальных проблем в будущем.
- Эмоционально нездоровые отношения с нынешними и прошлыми сексуальными партнерами. Конфликты, замкнутость, нежелание делиться друг с другом своими переживаниями и проблемами, неумение вести диалоги.
- Сексуальная дисфункция у партнера (снижение либидо, эректильная дисфункция, аномальная эякуляция) может повлиять на сексуальную реакцию женщины и снизить сексуальное влечение.
- Снижение уровня тестостерона. Тестостерон влияет на сексуальное влечение как у мужчин, так и у женщин. Уровень выработки тестостерона наибольший в середине третьей декады жизни, затем постепенно снижается и в период менопаузы остается наименьшим. Добавки тестостерона и его предшественников (ДГЭА) рассматриваются иногда как один из вариантов лечения, об этом в разделе про мужские половые гормоны.
- Послеродовый период. Грудное вскармливание, переутомление, ежедневный уход за ребенком, сниженное содержание эстрогенов и повышенное содержание пролактина, сухость влагалища, физические травмы в родах (разрывы, например, которые делают секс болезненным) часто снижают сексуальное желание. В большинстве случаев все проходит со временем.

- Менопауза, за счет резкого снижения выработки эстрогенов и тестостерона. Приливы, ночная потливость, проблемы со сном, переутомление также могут способствовать сексуальным проблемам. Многие женщины начинают испытывать боль во время полового акта из-за сухости, снижения эластичности и сужения входа во влагалище. И если приливы проходят, то сухость влагалища и, как следствие, болезненный секс со временем может только ухудшиться, если это не лечить.
- Удаление яичников (за счет снижения уровня эстрогенов и андрогенов).
- Боли во время полового акта, хроническая боль внизу живота, которая приводит к отказу и поиску причин избегать секса. Она может возникать по причине эндометриоза, миомы матки, инфекции, рубцов, спаечного процесса, вагинизма и пр.
- Проблемы со здоровьем (артриты, сердечно-сосудистые заболевания, сахарный диабет, ожирение, рак и пр.).
- Лекарственные препараты:
    - антидепрессанты;
    - бета-блокаторы;
    - антиэстрогены/ингибиторы ароматазы;
    - комбинированные гормональные контрацептивы (за счет снижения уровня андрогенов).
- Заболевания щитовидной железы.

Что делать, если есть проблема сниженного либидо?

1. Важно учиться справляться со стрессами, усталостью и проблемами в отношениях.

Пробуйте спорт, йогу, массаж, медитацию, высыпайтесь, учитесь отдыхать. Работа с профессиональным секс-терапевтом может помочь снизить градус напряжения и укрепить отношения.

Все сексуальные проблемы решаются, когда появляются правильные знания о норме и отклонениях, когда вы учитесь общаться с партнером, когда появляются конкретные упражнения и техники для улучшения качества сексуальной жизни.

У многих пар сексуальная жизнь разгорается во время отпуска, что еще раз подтверждает факт влияния стресса и переутомления.

Новизна часто вызывает сексуальное желание и усиливает реакцию. Попробуйте массаж, меняйте позы, полюбите свое тело, зажгите свечи, включите музыку, занимайтесь сексом в середине дня и за пределами спальни.

Книги, фильмы, вибраторы — все можно! Пробуйте, экспериментируйте, если ваша сексуальная жизнь вас не устраивает!

2. Смена лекарственных препаратов или изменение дозы, если это возможно (уменьшить дозу или сменить антидепрессант, например (миртазапин, дулоксетин практически не влияют на либидо), обсудите это с лечащим врачом).

3. Если причина в КОК (а это возможно из-за снижения уровня тестостерона), можно пробовать заменить другим (возможно, микродозированным), если ничего не меняется — переходите на негормональные методы (спираль, презерватив и пр.) или чисто прогестиновые препараты.

4. Лечение основного заболевания, которое делает секс болезненным и дискомфортным (эндометриоз, миома матки, гипотиреоз, гиперпролактинемия и пр.).

5. Женщинам в постменопаузе можно использовать местные эстрогены в виде кремов/гелей/свечей для устранения сухости влагалища и болезненности во время полового акта, что может быть причиной низкого либидо.

6. Если вы не в менопаузе и у вас есть сухость влагалища, можно использовать смазки и негормональные увлажняющие кремы/свечи.

7. У многих женщин есть вагинизм разной степени выраженности, это приводит к болезненному половому акту.

Вагинизм — непроизвольное сжатие мышц тазового дна, болезненность локализуется в области входа во влагалище и появляется в самом начале полового акта, в момент проникновения.

Физиотерапия, массаж, упражнения на расслабление мышц и восстановление контроля за их сокращениями вам в помощь.

Если к вагинизму добавляется еще и узость влагалища, иногда можно рекомендовать купить набор вагинальных расширителей и постепенно растягивать влагалище в течение нескольких месяцев. Хорошо смазанный расширитель помещается во влагалище несколько раз в день/неделю на несколько минут. Размер расширителя постепенно увеличивается до тех пор, пока половые акты не станут комфортными.

Лучше всего использовать комплекс вмешательств и делать все под контролем врача.

8. Использование тестостерона, ДГЭА. См. раздел о мужских половых гормонах.

9. Лекарства, обычно используемые для мужчин с проблемами эрекции (виагра, сиалис, левитра), не оказались эффективнее плацебо в исследованиях, а поэтому не рекомендованы.

10. Хирургическое и лазерное лечение/«омоложение» влагалища.

При наличии аномалий развития влагалища, послеоперационных осложнений, рубцов и грануляций после травматичных родов, операция может быть оправдана. Все остальное сомнительно, так как данные об эффективности таких вмешательств часто заангажированы и коммерчески ориентированы.

Неэффективные методы

Сборы трав, БАДы и пр. оказались не эффективнее плацебо. Кроме того, неизвестно, что может быть в составе, они могут быть потенциально опасны. Читайте главу о БАДах.

Избыточный рост волос на теле по мужскому типу (гирсутизм)

На своем первом году интернатуры в летние месяцы я две недели работала в женской консультации с молодым доктором, которая проводила профилактические осмотры и всем женщинам, у которых видела растущие волоски вокруг сосков, предлагала делать гормональные обследования и строго заявляла: «У вас проблемы с гормонами».

Многие пугались, делали их и возвращались, показывая идеальные результаты анализов, но доктор все равно назначала лечение, мотивируя это тем, что если волосы растут, значит, все-таки есть гормональная проблема, если не явная, то скрытая.

Конечно же, это все глупости. И я не хочу, чтобы вы заблуждались так, как заблуждалась та доктор. Я хочу, чтобы вы имели правильное представление о проблеме гирсутизма.

В действительности дела обстоят следующим образом.

Ваше тело, а именно его внешний вид, может о многом рассказать. Как только пациент переступает порог моего кабинета, зачастую я сразу могу с большой вероятностью сказать, все ли в порядке с гормонами, а простые расспросы про менструальный цикл дополняют картину, и пазлик в моей голове складывается.

Я никогда не смотрю с ходу анализы, я сначала беседую, это дает 90 % информации о работе репродуктивной системы.

Попробуем провести самодиагностику вместе.

Посмотрите на эту картинку, это шкала Ферримана — Голвея для оценки степени гирсутизма.

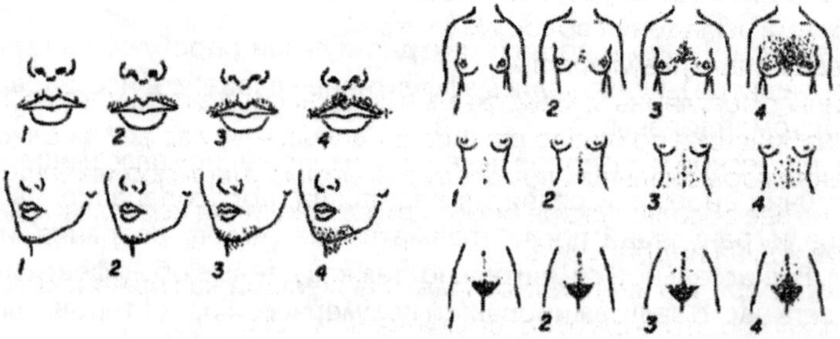

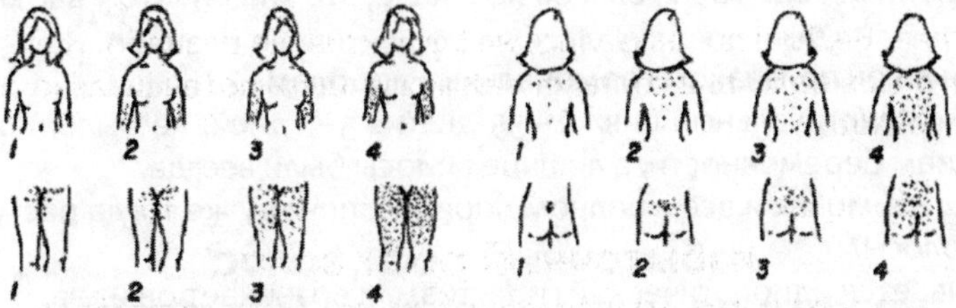

Станьте перед зеркалом и посмотрите на участки своего тела:

- верхнюю губу;
- подбородок;
- живот (выше и ниже пупка);
- руки (только плечи, не предплечье, см. картинку);
- грудь;
- ноги (только бедра, не голень);
- спину;
- ягодицы.

Растут ли на этих участках волосы? Если да, то считаем баллы от 1 до 4, в зависимости от интенсивности роста волос.

Считаем только жесткие волосы (не пушковые!), по структуре они такие же, как на лобке или подмышками.

Пример:

Несколько жестких волосков над верхней губой = 1 балл.

Чуть больше на подбородке = 2 балла.

Волосы вокруг сосков = еще 1 балл.

Больше жестких волос вы нигде у себя не находите, итого вы набрали 4 балла.

Если жестких (не пушковых!) волос в данной области нет — это 0 баллов!

Также ответьте на вопрос, сколько дней длится менструальный цикл и есть ли у вас проблема выпадения волос и/или угрей.

Оцениваем ваши результаты.

Женщины с регулярным менструальным циклом длительностью 21–35 дней ± 5–7 дней, набравшие по шкале *от 0 до 8 баллов*, — у вас все в полном порядке и нет никаких гормональных проблем, это норма для любой женщины. И большая часть из вас абсолютно зря беспокоится о наличии нескольких волосков вокруг сосков или на подбородке.

Абсолютно зря та гинеколог отправляла женщин на гормональные обследования, потому что это норма, которую она не знала.

Если вы набрали *от 9 до 15 баллов* по шкале, это значит, что у вас мягкий гирсутизм.

Является ли он признаком гормональных проблем?

Нет, если менструальный цикл 21–35 дней ± 5–7 дней, не было/нет проблем с наступлением беременности, а лишние волосы были всегда.

Но если с гормонами все в полном порядке, почему же тогда растут эти злополучные волосы?

Это называется идиопатический гирсутизм, и возникает он из-за:

- генов (обратите внимание на свою сестру, маму, бабушку, какие у них особенности роста волос);
- национальности;
- повышенной чувствительности рецепторов к андрогенам (мужским половым гормонам);
- большого количества рецепторов к андрогенам в волосяных фолликулах.

Проблема идиопатического гирсутизма решается с помощью косметолога и назначения гормональных обследований не требует, если с циклом все хорошо и жалоб больше нет.

Различные методы эпиляции вам в помощь.

Если вы набрали *от 16 до 25 баллов*, то у вас умеренный гирсутизм.

От 26 до 36 баллов — тяжелый, и нужно обратиться к врачу для проведения гормональных обследований и УЗИ.

Смотрите раздел об избытке мужских половых гормонов, а также об СПКЯ.

В большинстве случаев обнаруживается легкий гирсутизм, который является нормой, не связан с гормонами и лечения не требует, только механического удаления волос при необходимости.

Анализ на 17-оксипрогестерон и врожденная дисфункция коры надпочечников

17-оксипрогестерон (17-ОП) — гормон, на котором я бы хотела остановиться подробнее, потому что при его анализе допускается очень много ошибок и устанавливаются ложные диагнозы.

17-ОП — это стероидный гормон (это отдельный класс гормонов), и синтез его происходит из холестерина в надпочечниках, половых железах и плаценте под контролем адренокортикотропного гормона.

17-ОП превращается в кортизол и андростендион, это главная его ценность, то есть он является предшественником этих гормонов и с помощью цепи ферментативных превращений становится кортизолом или андростендионом.

17-ОП синтезируется в очень небольших количествах яичниками во время ранней фолликулярной фазы, именно поэтому анализ крови на 17-ОП сдают строго на 3–5-й день менструального цикла (не позже 7-го дня!), чтобы результат был достоверным.

После овуляции, когда в яичнике образуется желтое тело, оно начинает вырабатывать 17-ОП, поэтому его концентрация в крови увеличивается и остается постоянной в течение этой фазы.

! ***Анализ крови на 17-ОП не сдают во второй фазе цикла! Результат будет искажен и ложно повышен за счет выработки 17-ОП яичником!***

Если беременности не наступает, функция желтого тела угасает, и вместе с ним уменьшается уровень 17-ОП.

Если беременность все же наступила, она поддерживает желтое тело, которое продолжает секретировать 17-ОП, затем его вырабатывает плод, плацента и продолжают вырабатывать в небольших количествах яичники и надпочечники.

Почему-то, зачем-то некоторые врачи, которые не разбираются в этих вопросах, проводят беременным женщинам исследование уровня 17-ОП и, если находят повышенный результат (а как вы уже поняли, он будет повышен у любой беременной женщины), назначают гормональные препараты (метилпреднизолон, преднизолон, гидрокортизон и пр.). Это грубейшая ошибка и прямое вредительство, высокие дозы этих гормонов могут быть опасны для плода.

! ***Во время беременности уровень 17-ОП не оценивают, потому что он в норме должен быть повышен за счет его выработки желтым телом, затем плацентой, плодом, надпочечниками и яичниками.***

Вся гормональная система очень тесно друг с другом взаимосвязана, это хитромудрая сеть тесного взаимодействия и превращения одних веществ в другие. Из одного действия следует второе действие, из второго — третье и так далее, если какое-то действие не происходит, все ломается.

17-ОП оказывает на организм такое же действие, как и прогестерон: поддерживает беременность, способствует секреторной трансформации эндометрия, тормозит деление клеток эндометрия, влияет на молочные железы и пр.

И, как я уже написала выше, 17-ОП, помимо всего прочего, является предшественником андростендиона и кортизола. Для того чтобы один гормон превратился в другой, нужны ферменты, без них превращения происходить не будет.

Существует такое наследственное заболевание, как ВДКН, когда есть поломка фермента 21-гидроксилазы, из-за которой не происходит превращения 17-ОП в кортизол и андростендион, и получается, что 17-ОП становится очень много, он накапливается, а кортизола и андростендиона при этом очень мало или нет совсем, потому что 17-ОП не может превратиться в кортизол, в организме отсутствует необходимый фермент.

Различают две формы ВДКН: классическую и неклассическую. Классическая форма проявляется практически сразу после рождения, поэтому дожить с таким диагнозом, не зная о его существовании, до возраста, когда вы читаете мою книгу, — невозможно. Скрининг этого заболевания делают еще в роддоме и при необходимости назначают лечение. О классической форме ВДКН мы говорить не будем.

Интерес представляет именно неклассическая форма ВДКН, которая может быть причиной:

- гирсутизма (избыточного роста волос по мужскому типу);
- алопеции;
- акне;
- нарушения менструального цикла;
- бесплодия и/или привычного невынашивания беременности.

Дифференциальная диагностика чаще всего проводится с СПКЯ.

Распространенность неклассической формы ВДКН не превышает 0,1–0,2 %, а в некоторых изолированных этнических группах, характеризующихся высоким процентом близкородственных браков, распространенность может доходить до 1–2 %. То есть ВДКН — это очень редкое заболевание. Хотя у нас его устанавливают часто, и несколько десятков человек в месяц ко мне с таким диагнозом приходят на прием. Почему так?

На самом деле это ложные диагнозы, установленные врачами, которые не знают международных норм 17-ОП, а ориентируются на неправильные и заниженные нормы лаборатории. И получается, что женщина с уровнем 17-ОП 1,8 нг/мл получит ложный диагноз ВДКН и ей назначат гормоны, которые на самом деле ей абсолютно не показаны.

Как подтверждается диагноз ВДКН, если его заподозрили?

Анализом крови на 17-ОП строго на 3–5-й день цикла, в отсутствие цикла в любой день, индукция менструации не требуется.

**Норма 17-ОП — менее 2 нг/мл, или менее 6 нмоль/л, независимо от норм, которые указаны лабораторией!
На нормы лаборатории смотреть не нужно, они неправильные!** !

1. Уровень гормона 2–10 нг/мл и 6–30 нмоль/л требуют повторного определения 17-ОП!

При двукратно полученных повышенных уровнях гормона в этих интервалах необходимо дополнительное обследование для уточнения диагноза.

2. Уровень выше 10 нг/мл и 30 нмоль/л не требует подтверждения, диагноз ВДКН считается установленным!

Как проводится подтверждение ВДКН в сомнительных ситуациях?

1. Стимулирующий тест с синтетическим аналогом адренокортикотропного гормона короткого действия. В России препарат отсутствует, используется препарат пролонгированной формы (однако и этот тест проводится в стране редко).

Окончательный этап диагностики — генетическое исследование на наличие мутации в гене 21-гидроксилазы — CYP21.

Что нужно знать, планируя данный генетический анализ?

Исследования двух-трех мутаций недостаточно. Должны исключаться следующие мутации: V281L, P30L, P453S, P105L, R339H, V304M, G375S. Диагноз подтверждается при наличии гомозиготной мутации либо двух разных мутаций в гетерозиготном положении.

Что делать, если при обследовании по поводу бесплодия/невынашивания выявлена ВДКН?

Принимать глюкокортикоиды без снижения дозы во время беременности и постепенной отменой только после родов.

Дексаметазон противопоказан во время беременности и не рекомендован вне ее.

Во время беременности 17-ОП НЕ контролируется, и доза препарата в зависимости от его уровня не корректируется.

Для данной группы женщин строго обязательно проведение глюкозотолерантного теста во время беременности ввиду повышения риска гестационного диабета.

При уже установленном диагнозе ВДКН беременность может наступить самостоятельно, без терапии. В этом случае глюкокортикоиды не назначаются.

Вне планирования беременности и при выраженной гиперандрогении применение глюкокортикоидов не является обязательным и может быть заменено терапией в виде КОК и/или прямых антиандрогенов.

! ***Еще раз! Диагноз ВДКН устанавливается до беременности (так как во время беременности гормон в норме будет повышен).***

И важно знать международные нормы лабораторных значений 17-ОП, а не ориентироваться на неправильные нормы лаборатории!

С вероятностью более чем 99 % ни у кого из моих читателей нет диагноза ВДКН, хотя ставят его чуть ли не каждой второй ввиду просто незнания, в какой день цикла нужно сдавать анализ и какие должны быть нормальные значения 17-ОП.

Будьте внимательны, посмотрите самостоятельно на свои цифры 17-ОП и сравните результаты с нормальными референсами.

Пролактин

Пролактин — это важный гормон, который секретируется в основном гипофизом (маленькой железой в головном мозге). Есть еще внегипофизарная секреция пролактина (в молочных железах, простате, жировой ткани, матке, в коже и иммунными клетками), но она не представляет для нас никакого интереса.

Почему нам интересен этот гормон и каково его основное действие?

Функция пролактина в основном заключается в регулировании процесса лактации, отсюда и название ПРО-ЛАКТИН — гормон, индуцирующий лактацию, способствующий ей. Он крайне необходим во время беременности и периода грудного вскармливания.

Пролактин вырабатывается в большом количестве, когда ребенок активно сосет грудь своей матери, и выработка пролактина способствует выработке нового молока. Это основное и наиболее изученное действие пролактина, но не единственное.

Исследования этого удивительного гормона все еще продолжаются. На сегодняшний день известно, что функций пролактина более 300, он регулирует наше поведение, работу иммунной и репродуктивной систем, обмен веществ. Это делает его одним из важнейших гормонов для общего здоровья и благополучия, причем как для мужчин, так и для женщин.

Производство пролактина контролируется двумя основными гормонами: дофамином и эстрогеном. Эти гормоны посылают импульсы в гипофиз, в котором в первую очередь указывается, следует ли усиливать или уменьшать производство пролактина. Дофамин тормозит и ограничивает выработку пролактина, а эстроген, наоборот, стимулирует и увеличивает его синтез.

Помимо дофамина и эстрогена, целый ряд других гормонов может как увеличивать, так и уменьшать количество пролактина, высвобождаемого в организме, — это тиреотропин-рилизинг-гормон, окситоцин, антидиуретический гормон и другие.

Возможные проблемы с выработкой пролактина

Все хорошо, когда в организме есть баланс и уровень пролактина находится в оптимальном нормальном диапазоне, он в пределах нормы.

Проблемы чаще всего возникают, когда по различным причинам пролактин синтезируется в избыточном количестве и его уровень в крови значительно повышается.

Это называется ***гиперпролактинемия*** — состояние, которое может привести к нарушениям менструального цикла, дефициту эстрогена и тестостерона. Высокий уровень пролактина может также вызвать нежелательную лактацию у небеременной и некормящей женщины.

Симптомы гиперпролактинемии:

- нерегулярный менструальный цикл или вообще его отсутствие, частые функциональные кисты яичников;
- ановуляция (высокий пролактин блокирует овуляцию) и, как следствие, бесплодие, поэтому если у вас нерегулярные менструации, вы пробуете, но не можете забеременеть, помимо всех прочих гормонов обязательным является исследование уровня пролактина;
- боль и чувствительность молочных желез, выделение молока из них;
- в тяжелых случаях симптомы климакса, такие как приливы и сухость влагалища;
- снижение полового влечения;
- иногда необъяснимые головные боли;
- нарушение зрения.

Причины повышенного уровня пролактина

Гиперпролактинемия бывает физиологической — это значит, что уровень пролактина *в норме* повышается:

- во время беременности, поэтому исследовать уровень пролактина во время беременности *бессмысленно, его уровень повышен у всех беременных женщин и норм для уровня пролактина во время беременности не существует*;
- на фоне стресса, после физических нагрузок, после полового акта, при стимуляции сосков, после тепловых процедур (бани, сауны, горячие ванны);
- во время грудного вскармливания.

Патологические причины повышенного пролактина

- Заболевания щитовидной железы. При высоком уровне пролактина всегда должны быть исключены гипотиреоз или тиреотоксикоз, первично исследуется уровень ТТГ (см. раздел «Щитовидная железа и репродуктивное здоровье женщины»).

- Прием препаратов (нейролептики, антидепрессанты, гипотензивные, верапамил, метилдопа, противорвотные препараты, противосудорожные и некоторые другие). Обязательно сообщите об их приеме своему лечащему врачу.
- Эстрогены (эстрогенсекретирующие опухоли, прием препаратов эстрогена).
- Опухоли гипоталамо-гипофизарной области и другие гипоталамо-гипофизарные проблемы (саркоидоз, краниофарингиомы и пр.).
- Повреждение грудной клетки (травмы, герпес Zoster, даже ношение тесного бюстгальтера и пр.).
- Хроническая почечная недостаточность.
- Заболевания надпочечников (недостаточность или ВДКН).
- Аутоиммунные заболевания (системная красная волчанка, ревматоидный артрит, аутоиммунный тиреоидит).
- Анорексия (расстройство пищевого поведения).
- СПКЯ.
- Идиопатическая гиперпролактинемия, когда причины повышенного пролактина неизвестны.

Повышенный уровень пролактина может отрицательным образом влиять на овуляцию (блокировать ее) и приводить к бесплодию.

Опасен ли повышенный пролактин, если вы не хотите беременеть? Чем это чревато, если его не лечить?

У меня были пациентки, которые задавали вопросы, чем плох повышенный пролактин, если они сейчас не хотят беременеть. Ну и что, что цикл нерегулярный, ну и что, что овуляции нет, беременеть-то я не хочу сейчас, а без месячных мне вообще хорошо живется».

При повышенном активном (мономерном) пролактине наблюдаются нерегулярные менструации, выделения из молочных желез, значит, есть хроническая ановуляция, уровень эстрогенов и андрогенов становится очень низким. С течением времени могут возникнуть симптомы климакса (приливы, сухость влагалища, например), а через несколько лет даже остеопороз. Поэтому совсем не желательно, чтобы даже те женщины, которые в данный момент не планируют беременность, оставались длительное время без лечения гиперпролактинемии, это может иметь крайне неприятные последствия.

Также возможна обратная ситуация, когда пролактина слишком мало, это состояние называется ***гипопролактинемией***.

Возникает крайне редко, но это возможно, если гипофиз недостаточно активен. Это иногда наблюдается у женщин после беременности, у которых возникают проблемы с лактацией (мало молока или нет вообще).

Никаких других плохих доказанных эффектов низкого уровня пролактина на здоровье не отмечено, но ведутся исследования, чтобы определить, страдают ли люди с низким уровнем пролактина сниженным ответом иммунной системы, влияет ли это в целом на их настроение и общее состояние здоровья.

Никаких симптомов низкий уровень пролактина не имеет, кроме возможных проблем с лактацией.

Никакого специфического лечения данное состояние не требует.

Анализ крови на пролактин

! **Нормальное содержание пролактина в крови у небеременных женщин составляет 530 МЕ/л, или 25 нг/мл (по некоторым данным, 29 нг/мл).**

Перед анализом на пролактин должна быть правильная подготовка.

Сколько раз такое было: наплакалась, перенервничала, перезанималась в спортзале, пошла сдавать на следующий день анализ и получила повышенный результат. Вот чтобы потом по десять раз его не пересдавать, читайте внимательно правила подготовки к сдаче анализа!

Правила подготовки к сдаче анализа на пролактин

1. За 24 часа до тестирования нужно исключить физические нагрузки, половой акт, раздражение сосков, тепловые процедуры (сауны, бани).

2. Можно сдавать не натощак, но, если сдали после еды и получили слегка повышенный результат (до 40 нг/мл), следует пересдать анализ утром на голодный желудок.

3. Сдавать анализ можно в любой день цикла (хотя есть данные о таких предпочтительных днях цикла, как не позднее 7-го дня, для исключения ложноповышенного уровня гормона).

Трактовка результатов анализа

Во-первых, у пролактина есть индивидуальная биологическая вариабельность — 24 %.

Что это значит? При сдаче анализа в 10 утра и результат может быть 30 нг/мл (вроде повышен), а через несколько часов или дней — 23 нг/мл — абсолютная норма. Это важно учитывать и сразу не принимать чуть повышенный результат за отклонение, иногда есть смысл пересдать анализ еще раз.

Во-вторых, референсный интервал не совсем можно назвать нормой, так как именно в него попадает 95 % условно здоровых людей, у остальных 5 % уровень пролактина может быть немного выше/ниже референсных значений, и это тоже норма, которая не требует лечения.

Поэтому, если пролактин совсем немного повышен, цикл регулярный и овуляторный, нет выделений из молочных желез, не нужно гоняться за нормой 23 или 25 нг/мл и лечить цифру, ваша норма может быть немного выше.

В-третьих, если результат анализа на пролактин реально повышенный (70 нг/мл или 1300 мЕд/л, предположим), в *обязательном* порядке следующим этапом делается анализ крови на *макропролактин*. Это «большая форма» пролактина, практически не имеющая биологической активности и *не требующая лечения*.

Если по результатам дообследования обнаруживается высокий уровень именно макропролактина, а не мономерного, наблюдается регулярный менструальный цикл, нет никаких жалоб и симптомов, и вообще женщина прекрасно себя чувствует, то никакое лечение в таком случае не показано, даже если пролактин больше 1000 мЕд/л!

Эта форма пролактина не требует коррекции!

В-четвертых, при выявлении повышенного пролактина обязательно исследование уровня ТТГ для исключения заболеваний щитовидной железы. При гипотиреозе уровень пролактина повышается вторично, и в этом случае нужно заниматься лечением гипотиреоза, а пролактин придет в норму сам по себе, как только восстановится уровень тиреоидных гормонов.

Нужно ли МРТ головного мозга и как быть с внутривенным контрастированием?

Вопрос решается индивидуально на основании уровня пролактина и имеющихся жалоб.

Считается, что уровень пролактина менее 2000 мЕд/л (94 нг/мл) более характерен для гиперпролактинемии неопухолевого генеза.

Если цифры выше, подозревается аденома гипофиза (пролактинома).

Пролактиномы — это доброкачественные опухоли из ацидофильных клеток и могут быть абсолютно бессимптомными.

Пролактиномы практически всегда лечат медикаментозно, крайне редко используется хирургия и еще реже лучевая терапия.

Большинство пролактином небольшого размера (менее одного сантиметра).

Иногда, особенно при высоких значениях пролактина, МРТ гипофиза с контрастированием может быть проведена.

При значении пролактина 35 нг/мл МРТ, вероятнее всего, делать не нужно.

Лечение

Используется одна единственная группа препаратов — агонисты дофамина (каберголин, бромокриптин, хинаголид). Это «золотой стандарт» терапии.

Бромокриптин использовался в течение многих лет для лечения пролактином. Хотя он остается эффективным лекарством и сегодня, но его надо пить каждый день и у него есть ряд неприятных побочных эффектов: головокружение, тошнота и заложенность носа. Многих побочных эффектов можно избежать, принимая лекарство во время еды или перед сном и начиная с очень низкой дозы.

Каберголин принимается один или два раза в неделю и с гораздо меньшей вероятностью вызывает тошноту в сравнении с другими агонистами дофамина. Также он может быть эффективным для лечения пролактином, которые устойчивы к действию бромокриптина.

По всем этим причинам каберголин — лучший выбор среди всех агонистов.

Даже при наличии опухолей гипофиза (микро- или макропролактином) в подавляющем большинстве случаев будут показаны агонисты дофамина, то есть медикаментозное лечение.

Лечение обычно уменьшает размер микро- и макроаденом.

Уровень пролактина обычно падает в течение первых двух-трех недель от старта терапии, но обнаруживаемое уменьшение размера аденомы занимает больше времени, обычно от нескольких недель до месяцев.

Когда аденома нарушает зрение, восстановление полей зрения может начаться в течение нескольких дней после старта лечения.

Побочные эффекты медикаментозной терапии

Основные побочные эффекты агонистов дофамина — снижение артериального давления, тошнота, головокружение и нарушение концентрации внимания. Они чаще всего возникают в самом начале терапии и при увеличении дозы.

Их можно свести к минимуму, начав с небольшой дозы, постепенно увеличивая ее при необходимости, чаще используя небольшие дозы и принимая препарат во время еды или перед сном.

Иногда возникают запоры, но они встречаются редко.

Каберголин был связан с возникновением пороков сердца у людей с болезнью Паркинсона, которые принимали гораздо большие дозы (более 20 мг в неделю), чем это необходимо при пролактиномах (обычно от 0,5 до 2 мг в неделю).

В ходе многочисленных исследований по данным УЗИ сердца на фоне приема указанных доз препарата у больных с гиперпролактинемией различного генеза признаков патологии не отмечено. В настоящее время рекомендуется выполнение УЗИ сердца при приеме доз каберголина более 2 мг в неделю, при наличии заболеваний сердца независимо от доз каберголина и всем принимающим меньшие дозы более пяти лет.

Как долго принимать препараты?

При идиопатической гиперпролактинемии и микроаденомах — не менее 2 лет, после можно пробовать отменять препарат.

Пролактин следует измерять каждые три месяца в течение первого года и далее ежегодно в течение как минимум пяти лет после отмены препарата.

Лечение может быть возобновлено, если уровни пролактина снова повышаются и возобновляются симптомы.

Женщины с идиопатической гиперпролактинемией и микроаденомами, которые хотят беременеть, могут пробовать зачать на фоне приема лекарств.

При наступлении беременности лечение отменяют, уровень пролактина во время беременности не исследуют, норм содержания пролактина для беременных не существует. **!**

Проводится контроль полей зрения.

Лечение может быть продолжено при наличии макроаденомы и иногда при гиперпролактинемии и рецидивирующих выкидышах (см. главу о невынашивании).

Грудное вскармливание не запрещается при гиперпролактинемии, в том числе при макропролактиноме, рекомендуется ограничиться 6–12 месяцами в зависимости от конкретной ситуации.

А можно ли использовать КОК при гиперпролактинемии?

Эстрогенсодержащие препараты могут приводить к повышению уровня пролактина, однако КОК при гиперпролактинемии не являются абсолютно противопоказанными.

На фоне приема последних может быть рекомендован контроль пролактина; при наличии макропролактиномы применение КОК не рекомендуется.

Щитовидная железа и репродуктивное здоровье женщины[1]

Щитовидная железа — это железа внутренней секреции на передней поверхности шеи. Она производит два гормона, которые попадают в кровоток: тироксин (Т4) и трийодтиронин (Т3). Эти гормоны необходимы для нормальной работы всех клеток организма.

Щитовидная железа состоит из двух долей — правой и левой, они лежат по обе стороны щитовидного хряща и соединены небольшим «мостиком» ткани щитовидной железы, называемым перешейком.

---

[1] В написании этого раздела принимала участие Сиюхова Заира — врач-эндокринолог.

Как я уже сказала, щитовидная железа вырабатывает два гормона, которые она выделяет в кровоток. Тироксин содержит четыре атома йода и часто называется Т4. Трийодтиронин содержит три атома йода и часто называется просто Т3. В клетках и тканях организма Т4 превращается в Т3. Этот Т3, полученный из Т4 или секретируемый как Т3 из щитовидной железы, биологически активен и влияет на деятельность всех клеток и тканей организма.

Что делают гормоны щитовидной железы?

Т4, вернее, Т3, полученный из него, и Т3, выделяемый непосредственно щитовидной железой, влияют на метаболизм клеток тела. Другими словами, он регулирует скорость работы клеток.

Щитовидную железу часто называют «маленьким дирижером большого организма», хотя нельзя недооценивать роль и других эндокринных органов, например гипофиза.

Но функции у щитовидной железы действительно многогранны, а некоторые и вовсе уникальны. Например, участие материнских гормонов в формировании и созревании мозга плода в первом триместре, обеспечение действия гормона роста в детском возрасте (подробнее об этом см. в книге «Я беременна, что делать?»). Серьезный дефицит тиреоидных гормонов (гормонов щитовидной железы) у матери во время беременности может приводить к очень серьезным и иногда необратимым последствиям — нарушению умственного развития, памяти, речи и пр. у ребенка. Вот почему так важен контроль ТТГ и прием йода во время беременности — читайте об этом в моей книге для беременных.

Тиреоидные гормоны стимулируют активность клеток всех тканей организма, образование белков, расщепление жиров, принимают участие в работе сердца и нервной системы, а также влияют на репродуктивную функцию женщин.

Щитовидная железа и ее гормоны по праву заслуживают вашего времени и внимания.

Давайте теперь обсудим основные аспекты нарушений работы этого органа.

Среди всех эндокринных заболеваний патология щитовидной железы занимает второе место, уступая сахарному диабету; у женщин встречается гораздо чаще, чем у мужчин. Например, распространенность дефицита тиреоидных гормонов (гипотиреоза) у женщин, по некоторым данным, может достигать 21 %, наличия узлов (узлового зоба) — 40 % и более в регионах с сохраняющимся дефицитом йода.

Как понять, что следует исключить проблемы с щитовидной железой, и каким образом это сделать?

Как правило, если возникает нарушение работы органа, то появляются характерные симптомы, на которые вы, скорее всего, обратите внимание, и вы пойдете к врачу.

Пожалуй, к скорому обследованию подтолкнет лишь *избыток гормонов щитовидной* железы (тиреотоксикоз), имеющий крайне неприятные, пугающие симптомы, а именно: похудение при привычном образе жизни, достигающий 130–140 ударов в минуту пульс в покое, дрожание рук, раздражительность, плаксивость, иногда выпячивание глаз и видимое увеличение шеи за счет щитовидной железы — это признаки тиреотоксикоза. Такие яркие симптомы способствуют быстрому установлению диагноза как кардиологами и терапевтами, так и эндокринологами.

Симптомы *гипотиреоза*, то есть сниженного уровня гормонов щитовидной железы, их недостаточной выработки, отмечают у себя большинство людей в силу современного образа жизни, предполагающего дефицит сна, психоэмоциональные стрессы, нарушения пищевого поведения и низкую физическую активность. То есть симптомы очень неспецифические, часто игнорируются и списываются на бешеный ритм, хронический недосып, дефицит каких-то витаминов и пр.

Женщину с гипотиреозом может беспокоить слабость, повышенная утомляемость, снижение работоспособности, сонливость, набор веса.

Эти жалобы характерны также, например, и для сниженного гемоглобина, дефицита железа.

Более специфичные симптомы, которые, скорее, говорят о гипотиреозе: урежение пульса, осиплость голоса, запоры, отечность лица и конечностей, выделение молока из молочных желез, нарушения менструального цикла (месячные становятся редкими или вообще исчезают), рост волос на теле по мужскому типу, выпадение волос на голове.

Согласно результатам исследований, нарушения менструального цикла встречаются у 22 % женщин с тиреотоксикозом и 68 % женщин с гипотиреозом, распространенность бесплодия у женщин с нарушениями функции щитовидной железы достигает 52 %, это огромная цифра.

Отклонение уровня тиреоидных гормонов влечет изменения белоксинтезирующей функции печени, что влияет на уровни эстрадиола, андрогенов, а последние, в свою очередь, на выработку ФСГ, ЛГ. При длительном и/или выраженном гипотиреозе может возникать вторичная гиперпролактинемия (см. отдельную главу), в том числе оказывающая негативное влияние на репродуктивную функцию. Предполагаются и некоторые иные механизмы нарушений, однако важно то, что заболевания щитовидной железы поддаются лечению, и вслед за достижением нормального уровня тиреоидных гормонов восстанавливаются и менструальный цикл, и фертильность. Узловые образования, доброкачественные и злокачественные, как правило, никак себя не проявляют, хотя распространено мнение, что ком в горле и сдавление в области шеи непременно обусловлены структурными и функциональными изменениями щитовидной железы. Безусловно, данные жалобы нуждаются в дообследовании у эндокринолога, гастроэнтеролога и оториноларинголога, но, как правило, имеют психогенную природу, чаще всего это проявление невроза.

Диагностика

Объем первичного обследования по поводу щитовидной железы определяется жалобами. Если клиническая картина яркая, много симптомов и характерных жалоб в отношении той или иной патологии, то предлагается расширенный перечень обследования для скорого начала необходимого лечения.

Если же симптомы неспецифичны (не свойственны какому-то конкретному заболеванию), но, например, есть нарушения менструального цикла и бесплодие, то целесообразно определение только ТТГ.

Он вырабатывается в гипофизе и управляет работой щитовидной железы. Ошибочно полагать, что такой объем первичного обследования неинформативен.

ТТГ — очень чувствительный показатель, стремительно реагирующий на функциональную патологию щитовидной железы. Под его действием вырабатываются гормоны Т4 (тироксин) и Т3 (трийодтиронин) в щитовидной железе, а также превращается Т4 в Т3 в тканях организма, и если щитовидная железа плохо справляется со своей задачей, вырабатывает слишком много или слишком мало гормонов, только лишь по уровню ТТГ это можно будет выявить.

В предлагаемых лабораториями «тиреоидных панелях» можно встретить такие показатели, как антитела к тиреопероксидазе, тиреоглобулину, рецепторам ТТГ. Что же это такое?

Антитела — это клетки иммунной системы, задача которых состоит в поиске и обезвреживании чужеродных веществ. Однако по неизвестным причинам порой антитела атакуют собственные здоровые ткани организма, приводя к нарушению их функции. Эти состояния называются аутоиммунными заболеваниями, к ним относятся и аутоиммунный тиреоидит, болезнь Грейвса.

Антитела к тиреопероксидазе и антитела к тиреоглобулину при определенных условиях могут провоцировать разрушение клеток щитовидной железы, вызывая постепенное уменьшение их массы и снижение функции органа. Антитела к рецептору ТТГ стимулируют работу щитовидной железы, значительно повышая ее функцию, вызывая тиреотоксикоз.

Важные моменты диагностики:

1. Как правило, определяются свободные уровни Т4 и Т3, общие имеют ограниченное применение.

2. При гипотиреозе показано определение только Т4, при тиреотоксикозе — и Т4, и Т3.

3. Для установления причины тиреотоксикоза показаны анализ крови на антитела к рецепторам ТТГ и УЗИ щитовидной железы (выявление узлов и других

возможных органических патологий). Данный этап диагностики необходим, поскольку диагноз определяет дальнейшую тактику, которая разнится в зависимости от патологии.

4. Наличие повышенного уровня антител к тиреопероксидазе и/или к тиреоглобулину в условиях нормального уровня ТТГ не является заболеванием, соответственно, не относится к аутоиммунному тиреоидиту. Это называется носительством антител!!!

Распространенность носительства антител отличается у разных этнических групп: до 12,3 % белого населения США, 10,1 % американцев мексиканского происхождения, 26 % женщин и 9 % мужчин среди британцев, 4,5 % среди афроамериканцев.

5. Исключение структурной патологии (изменений по УЗИ) не означает отсутствие нарушений функции и наоборот.

Другими словами, если у вас «хорошее УЗИ», это не значит, что щитовидная железа хорошо работает и с ней все в порядке! Нет, она может работать неправильно даже при нормальном внешнем виде, а правду нам скажут гормоны (первично ТТГ). **!**

Узловые образования не являются безусловным фактором нарушения функции щитовидной железы, однако требуют дообследования, как гормонального, так и цитологического посредством пункции для исключения злокачественности. Особо важное значение такая диагностика приобретает при планировании беременности, чтобы исключить риск необходимости оперативного вмешательства во время прекрасного положения.

Надо отметить, что узлом является образование размером 1 см и более; меньшие образования требуют дообследования довольно редко, в ряде ситуаций, о которых сообщит лечащий врач.

А теперь отвечу на вопрос, который волнует многих в связи с противоречивой информацией на просторах Интернета и социальных сетей.

Что же считать нормой и когда пора приступать к лечению?

Предлагаемыми нормами для оценки функции щитовидной железы по-прежнему остаются уровни в интервале 0,4–4,0 мЕд/л. Утверждаемые меньшие значения для верхней границы обусловлены данными о том, что у большинства здоровых лиц без носительства антител уровень ТТГ был в исследованиях не выше 2,5 мЕд/л, однако «большинство» не значит «все». Также помним, что симптомы гипотиреоза неспецифичны, свойственны и иным состояниям, поэтому желаемая связь жалоб с щитовидной железой далеко не всегда оправдана.

Лечение вне беременности показано в следующих ситуациях:

- ТТГ выше 4,0 мЕд/л, а свободный Т4 (св. Т4) снижен;
- ТТГ — 10 мЕд/л и выше при любом уровне свободного Т4;
- ТТГ выше 2,5 мЕд/л при планировании экстракорпорального оплодотворения (ЭКО).

Остальные ситуации должны обсуждаться индивидуально с врачом.

! ***Носительство антител в настоящее время не имеет лечения!***

Однако на этом сейчас часто спекулируют и откровенно зарабатывают деньги, этим пользуется альтернативная медицина, просто раскручивает людей и портит им здоровье неэффективными и неоправданными вмешательствами.

Применение селена, соблюдение разного рода диет не доказали эффективность в проведенных исследованиях. Более того, хочется предупредить о потенциальном вреде диетотерапии при исходно пограничной с дефицитом массе тела. Резкое ограничение суточной калорийности повышает риск развития вторичной функциональной гипоталамической аменореи (ФГА)! От антител вы не избавитесь, а вот от месячных точно! И получите не одну проблему на выходе, а целых две!

Однако многие сейчас вспомнят ситуацию, когда какая-нибудь подруга с повышенным уровнем антител сидела на диете без капусты, выпила три мешка БАДов, делала очистительные клизмы, медитировала, «гоняла» паразитов и чистила лимфу, и они с нескольких тысяч снизились у нее до сотни или вообще исчезли!

Так вот многие просто не знают, что антитела могут сами по себе исчезать и снижаться, и это связано с работой иммунной системы, а не с диетой и приемом БАДов, и если бы эта подруга ничего не делала, эффект был бы такой же. Спросите у людей, которые ничего не делают, как с течением времени у них меняется титр антител, и вы удивитесь, что вас просто обманули и ввели в заблуждение разные псевдоспециалисты.

На иммунную систему влияет сон, настроение, образ жизни, питание, простые вещи, которые действительно имеют колоссальное значение для нее (см. главу об иммунитете). И в том числе отказ от приема иммуностимуляторов, -феронов, которыми буквально закормлены все поголовно в странах СНГ. Читайте главу об иммунитете.

Вслух, громко передайте эту важную информацию всем своим знакомым и родственникам!

В рекомендациях Американской тиреоидологической ассоциации от 2017 года не исключалась польза от терапии препаратами тироксина при носительстве антител и потерях беременности в прошлом. Однако в 2019 году опубликованы результаты исследования эффективности подобных мероприятий: данных за пользу, увы, не получено.

Гипотиреоз лечится заместительной гормональной терапией (левотироксин натрия), тиреотоксикоз — тиреостатиками.

Рекомендуемый минимальный срок непрерывного лечения тиреостатиками (препаратами, блокирующими работу щитовидной железы) при тиреотоксикозе вследствие болезни Грейвса — 1 год.

Щитовидная железа не разрушится, если принимать тироксин при гипотиреозе, не устанет, не забудет, как надо работать. Это эффективные, безопасные и очень нужные препараты, которые действительно спасают жизни и позволяют прожить ее долго, счастливо и качественно.

Как я уже сказала, при нормализации уровня тиреоидных гормонов восстанавливается менструальный цикл и появляется возможность забеременеть.

Гипотиреоз — очень благодарное заболевание, легко корректируется, не вызывает никакого дискомфорта, кроме необходимости постоянно пить таблетки, но это мелочь, по сравнению со многими другими болезнями и самим гипотиреозом.

С тиреотоксикозом все немного сложнее, но тоже можно справиться, главное — попасть к хорошему специалисту.

Напоследок хочется спасти тех, кто уже успел пострадать от мифов: загорать при заболеваниях щитовидной железы можно, как и посещать сауну, баню, выполнять массаж, инъекционные и аппаратные манипуляции!

И подробнее о беременности на фоне заболеваний щитовидной железы можно прочесть в моей книге «Я беременна, что делать?».

СПКЯ — синдром поликистозных яичников

С СПКЯ все достаточно сложно и размыто, но я очень надеюсь, что в вашей голове все прояснится после прочтения этого раздела.

Часто СПКЯ — ложный диагноз, который устанавливается женщинам только на основании УЗИ. Этот диагноз не устанавливается с помощью этого метода, поэтому если врач во время УЗИ говорит, что у вас поликистозные яичники, не верьте ему, ознакомьтесь с разделом «Диагностика» и читайте о том, как на самом деле правильно устанавливается этот диагноз. Если нет никаких других признаков и симптомов, с вероятностью 99 % никакого СПКЯ и близко нет.

Если у вас действительно есть СПКЯ, а это значит, что у вас как минимум менее восьми менструальных циклов за год, вы можете читать эту главу полностью.

Вначале я позволю себе немного напомнить о нормальном менструальном цикле.

Нормальный менструальный цикл — это правильная и четко отлаженная, последовательная работа различных органов в одной связке: головной мозг (гипоталамус и гипофиз) — яичники, матка.

Также участвуют другие органы и системы, так как по большому счету в организме все взаимосвязано.

Менструальный цикл при СПКЯ отличается от менструального цикла здоровых женщин.

При СПКЯ в яичнике есть множество мелких фолликулов (диаметром от 2 до 9 мм), и ни один из этих маленьких фолликулов не способен вырасти до необходимых размеров и превратиться в доминантный фолликул. Это значит, что при СПКЯ не происходит регулярной овуляции. Отсюда есть все проблемы с циклом и могут быть трудности с зачатием.

Уровни эстрогенов, прогестерона, ЛГ и ФСГ становятся несбалансированными.

Мужские половые гормоны, которые в норме есть у всех женщин в организме, но в небольшом количестве, могут значимо повышаться у женщин с СПКЯ из-за высокого уровня ЛГ, а также из-за высокого уровня инсулина, об этом подробнее ниже.

Признаки и симптомы СПКЯ обычно появляются во время полового созревания, хотя у некоторых женщин симптомов может не быть до позднего подросткового или даже до зрелого возраста.

СПКЯ — это гетерогенное, сложное заболевание, возможно имеющее генетическую составляющую (хотя конкретные гены СПКЯ еще не идентифицированы), которое возникает вследствие до сих пор неизвестных нам причин.

У нас, безусловно, есть различные теории и мнения, но это лишь теории.

СПКЯ включает в себя спектр различных клинических проявлений и признаков, среди которых основные:

- кожные проблемы, являющиеся признаками повышенного уровня мужских половых гормонов: гирсутизм (избыточный рост волос на теле по мужскому типу), акне;
- нарушение менструального цикла (у вас менее восьми менструаций за год);
- месячные регулярно задерживаются на 2–3 месяца и более, у некоторых они вообще могут отсутствовать годами;
- поликистозные яичники на УЗИ (один или оба);
- ожирение и инсулинорезистентность (присутствует в среднем у 50–74 % женщин с СПКЯ);
- бесплодие.

Наличие СПКЯ увеличивает риски возникновения метаболического синдрома, сахарного диабета, сердечно-сосудистых заболеваний, депрессии, ночного апноэ и рака эндометрия.

При классическом СПКЯ присутствуют все его проявления: ановуляция, гиперандрогения (акне и гирсутизм) и поликистозные яичники.

СПКЯ признан одним из самых распространенных эндокринных/метаболических расстройств у женщин.

Этот синдром был впервые описан Штейном и Левенталем в 1935 году, хотя склерокистозные яичники были описаны как минимум еще за 90 лет до них.

Само название синдрома уже давно критикуется, и не раз звучали призывы переименовать его, чтобы более адекватно отражалась суть всех звеньев патогенеза и участвующих органов (гипоталамус, гипофиз, яичники, надпочечники) и особенности метаболизма.

Распространенность СПКЯ в популяции около 10–15 %. Это не так много, но и не так мало.

Факторы риска СПКЯ

- Ожирение и/или наличие инсулинорезистентности.
- Сахарный диабет.
- Наличие СПКЯ у родственников первой линии.
- Прием противоэпилептических препаратов (в частности, вальпроата натрия).
- ВДКН.

Механизм возникновения СПКЯ

Как я уже сказала, точная причина возникновения СПКЯ до сих пор не определена и звеньев патогенеза много.

1. Резистентность (устойчивость) к инсулину.

Инсулин — гормон, вырабатываемый поджелудочной железой для поддержания нормального уровня глюкозы в крови. Он помогает транспорту глюкозы из крови в клетки, где она расщепляется и дает нам энергию.

О резистентности к инсулину говорят тогда, когда ткани организма устойчивы к воздействию инсулина. И для того, чтобы глюкоза проникла в клетку, поджелудочная железа должна выработать очень много инсулина, намного больше, чем это нужно в нормальных условиях.

Высокий уровень инсулина приводит к тому, что яичники начинают вырабатывать в избыточном количестве мужские половые гормоны (андрогены), которые в свою очередь препятствуют созреванию и росту доминантного фолликула. Овуляции не происходит, беременность маловероятна, менструации регулярно задерживаются.

Резистентность к инсулину также может привести к увеличению веса, что может еще больше усугубить симптомы СПКЯ, поскольку избыток жировой ткани приводит к еще большей выработке инсулина и андрогенов.

Высокий уровень инсулина снижает выработку белка в печени, связывающего андрогены (секс-связывающий глобулин), что приводит к увеличению в крови уровня свободных андрогенов и нарушению процессов роста и созревания доминантного фолликула. Овуляция отсутствует.

! ***Важный момент!***

Сейчас некоторыми врачами между СПКЯ и инсулинорезистентностью ставится знак равенства, однако это не так.

Далеко не все женщины с СПКЯ имеют инсулинорезистентность, и далеко не у всех женщин с инсулинорезистентностью возникает СПКЯ.

Это возможное, но не обязательное условие для возникновения СПКЯ. Это одна из возможных причин СПКЯ, а не обязательных.

Инсулинорезистентность не выставляется на основании исследования уровня инсулина после еды, потому что референсных значений нет, они очень условны.

«Золотым стандартом» определения инсулинорезистентности является так называемый эугликемический гиперинсулинемический клэмп, сложный для рутинного проведения тест.

Поэтому наиболее простым и удобным для применения в клинической практике является индекс Homa, для расчета которого необходимы одномоментные показатели глюкозы и инсулина натощак в венозной крови.

! ***Резистентность к инсулину и гиперинсулинемия могут возникать как у женщин с нормальной массой тела, так и у женщин с избыточной массой тела при СПКЯ.***

2. Еще одно звено в цепи СПКЯ — *дисбаланс гормонов*, а именно:

- Повышенный уровень мужских половых гормонов (свободного тестостерона, андростендиона, ДГЭА и ДГЭА-с в сыворотке крови).
- Повышенный уровень ЛГ.

Этот гормон стимулирует овуляцию, разрыв доминантного фолликула, но его уровень должен быть высоким в середине менструального цикла, когда фолликул уже достаточно большой.

В противном случае высокий уровень ЛГ в *самом начале* менструального цикла мешает нормальному процессу роста и созревания фолликула и стимулирует выработку мужских половых гормонов яичниками, препятствует овуляции.

Имеются доказательства устойчивости яичников к воздействию ФСГ на фолликулярном уровне.

- Низкий уровень глобулина, связывающего половые гормоны, — белка в крови, который связывает свободно циркулирующие андрогены и таким образом блокирует их действие (связанный с белком гормон не активен, он не оказывает практически никакого биологического действия на организм).

Точная причина, из-за которой происходят все эти гормональные изменения, неизвестна. Предполагают, что проблема может быть в самом яичнике (особенности рецепторов, особенности функционирования яичников) или в той части мозга, которая контролирует их выработку (например, гипофиз, который вырабатывает ЛГ).

Все эти гормональные изменения также могут быть следствием инсулинорезистентности. Могут, а не обязательно таковыми являются.

Отдельно хочу написать об эстрогенах и прогестероне.

У большинства женщин с СПКЯ концентрации эстрадиола в сыворотке крови аналогичны ранней фолликулярной фазе у здоровых регулярно овулирующих женщин.

При СПКЯ уровень эстрогенов в норме, дефицита эстрогенов нет, равно как нет их избытка, а вот прогестерона недостаточно, он всегда в дефиците, потому что нет овуляции, а значит, не образуется желтое тело, которое является основным источником прогестерона. Нет овуляции — нет прогестерона, ему неоткуда взяться в достаточном количестве.

Отсутствие прогестерона приводит к тому, что эндометрий может чрезмерно утолщаться, возникает так называемая гиперплазия эндометрия.

У женщин с СПКЯ при ановуляторном цикле эндометрий не должен быть более 7 мм. Толщина эндометрия более 7 мм может указывать на гиперплазию.

Длительное существование гиперплазии может в конечном итоге привести к раку эндометрия.

У женщин с СПКЯ, имеющих регулярную ановуляцию, наблюдается повышенный риск рака эндометрия, и вся гормональная терапия, которая используется при СПКЯ, в основном направлена на защиту эндометрия. О лечении подробнее ниже.

3. Генетика. Если у кого-либо из родственников (мать, сестра, тетя, бабушка) есть СПКЯ, риск возникновения этого синдрома намного выше. Это говорит о том, что существует генетическая связь с СПКЯ, хотя конкретные гены СПКЯ, как я уже сказала выше, еще не идентифицированы.

Ранее было предположение, что возникновение СПКЯ было связано с морфологическими изменениями в самих яичниках (толстая белочная оболочка, которая препятствует выходу яйцеклетки и нормальной овуляции).

Однако эти анатомические изменения в первую очередь отражают эндокринную «среду», и овуляция восстанавливается путем «модулирования» эндокринной «среды» с помощью лекарственных препаратов для стимуляции овуляции или препаратов, снижающих уровень инсулина («сенсибилизаторы» инсулина).

Толстая капсула яичников — это следствие СПКЯ, а не его первопричина.

Наличие ожирения при СПКЯ ухудшает резистентность к инсулину, степень гиперинсулинемии, тяжесть овуляторной и менструальной дисфункции и плохие исходы беременности, что связано с повышенным риском метаболического синдрома, гестационного диабета, сердечно-сосудистых заболеваний и ночного апноэ.

Основные проблемы у женщин, связанные с СПКЯ

1. *Гиперплазия эндометрия и рак эндометрия.*

Если овуляция не происходит, слизистая оболочка матки (эндометрий) может утолщаться чрезмерно, то есть может возникать гиперплазия эндометрия. Она чревата возникновением прорывных менструальных кровотечений (аномальные маточные кровотечения) и является фоном для возникновения рака эндометрия в будущем.

Женщины с СПКЯ обычно имеют менее 6–8 менструальных циклов за год.

2. *Прибавка в весе и ожирение* возникает примерно у половины (по некоторым данным, почти у 75%) женщин с СПКЯ.

3. *Избыточный рост волос на теле по мужскому типу (гирсутизм), акне.*

Нежелательные волосы появляются на верхней губе, подбородке, шее, области груди, на животе, плечах и внутренней поверхности бедра.

4. *Бесплодие* — из-за отсутствия регулярной овуляции женщинам с СПКЯ может потребоваться больше времени, чтобы забеременеть.

Обращение к врачу требуется в среднем через шесть месяцев неудачных попыток самостоятельного зачатия при регулярно задерживающемся менструальном цикле.

5. *Сердечно-сосудистые заболевания.*

Женщины с ожирением, инсулинорезистентностью или диабетом могут иметь повышенный риск атеросклероза и, как следствие, инфаркта или инсульта. Риски устраняются поддержанием нормальной массы тела, умеренными физическими нагрузками и здоровым, сбалансированным рационом.

6. *Ночное апноэ.*

Апноэ во сне — это состояние, которое вызывает кратковременные остановки дыхания (апноэ) во время сна.

Люди с такой проблемой часто испытывают усталость и дневную сонливость. Кроме того, имеются данные, что люди с нелеченым ночным апноэ имеют повышенный риск инсулинорезистентности, ожирения, диабета и сердечно-сосудистых заболеваний.

Ночные апноэ встречаются примерно у 50 % женщин с СПКЯ.

Во время сна воздух должен ровно, ритмично и свободно проходить через носоглотку в легкие. У человека с ночными апноэ движение воздуха периодически уменьшается или вообще прекращается.

Существует два типа апноэ во сне:

- обструктивное — обусловлено сужением или закрытием просвета гортани;
- центральное — обусловлено нарушением контроля и ритма дыхания.

Апноэ во сне приводит к дефициту кислорода и накоплению большего количества в крови углекислого газа. Поскольку дыхательные пути перекрыты, более частое или глубокое дыхание не помогает повысить уровень кислорода в крови, и, как правило, чтобы сделать нормальный вдох, разблокировать дыхательные пути, требуется пробуждение.

О ночных пробуждениях обычно никто не помнит, они короткие и непродолжительные. Редко женщина может полностью проснуться с ощущением удушья и сказать: «Я задыхаюсь».

Пробуждения ночью и накопление углекислого газа в крови приводят к тому, что сон не освежает, человек просыпается уставшим и чувствует сонливость в дневное время.

Апноэ во сне — серьезное состояние, которое может повлиять на способность человека безопасно выполнять обычные повседневные действия (водить машину, например) и на здоровье в долгосрочной перспективе.

Основными симптомами апноэ во сне являются громкий храп, усталость и сонливость в дневное время.

Другие симптомы:

- беспокойный сон;
- пробуждение от удушья;
- утренняя головная боль, сухость во рту или боль в горле;
- частые пробуждения для похода в туалет;
- усталость, слабость, сонливость в течение дня, плохая концентрация внимания, ухудшение памяти.

У некоторых людей они могут отсутствовать.

Есть домашние устройства для отслеживания качества сна и выявления ночного апноэ, хотя их крайне трудно найти в странах СНГ.

Лечится эта проблема путем правильного положения во время сна (не на спине), специальных устройств (маски-фиксаторы для того, чтобы дыхательные пути всегда были открыты), снижением веса, исключением алкоголя и успокоительных средств, в крайне редких случаях используют хирургические вмешательства.

7. *Депрессия и тревожность.*

Женщины с СПКЯ подвержены повышенному риску депрессии и тревоги. Важно вовремя обращаться за помощью к психотерапевту/психиатру. Это требует внимания и усилий, проблемы с психологическим состоянием нельзя игнорировать, это всегда требует коррекции!

Диагностика

СПКЯ — это синдром, а значит, нужна совокупность признаков (симптомов) для постановки диагноза.

Абсурдной и безграмотной является ситуация, когда СПКЯ устанавливается только лишь на основании УЗИ.

Пришла женщина на профилактический осмотр, ничего ее не беспокоит, менструации регулярные, на УЗИ увидели поликистозные яичники и вынесли вердикт — СПКЯ.

Так вот, СПКЯ — это ни в коем случае не УЗИ-диагноз, и в такой ситуации говорить о наличии СПКЯ абсолютно неправильно и некорректно.

Мультифолликулярные яичники — это тоже ни о чем, это не болезнь, не «плохие» яичники, это просто описание яичников, которые имеют фолликулы. Абсолютно у всех женщин яичники содержат фолликулы, и в большом количестве в молодом возрасте, пропускайте такие вещи мимо ушей.

Диагноз СПКЯ может быть поставлен на основании жалоб, гормональных обследований и УЗИ.

Для постановки диагноза СПКЯ должно быть *минимум два* симптома *из трех нижеперечисленных*, не один, а минимум два:

- нарушение менструального цикла (менее восьми менструаций за год), вызванное ановуляцией, то есть отсутствием овуляции;
- признаки повышенного уровня мужских половых гормонов (избыточный рост волос на теле по мужскому типу, акне или выпадение волос на голове по мужскому типу — андрогенная алопеция) или высокий уровень андрогенов по результатам анализа крови;
- УЗИ-признаки поликистозных яичников.

Очень важно, чтобы не было никакой другой причины повышенного уровня андрогенов или нерегулярных менструальных циклов (например, ВДКН, андрогенсекретирующие опухоли, гиперпролактинемия или заболевания щитовидной железы).

Стандартное гормональное обследование при подозрении на СПКЯ включает в себя анализ крови на:

- ФСГ;
- ЛГ;
- ТТГ (исключаются заболевания щитовидной железы);

- 17-ОП (исключается ВДКН);
- пролактин;
- некоторые андрогены (тестостерон, ДГЭА-с).

ВАЖНО!
Определение уровня инсулина не используется для диагностики и постановки диагноза СПКЯ. Во-первых, потому, что уровень инсулина будет высоким у людей с избыточной массой тела или ожирением, и, во-вторых, потому, что нет уровня инсулина, который является диагностическим для СПКЯ.
Повышенный уровень инсулина не равно СПКЯ.

Если подтверждается СПКЯ, обычно проводится дополнительный анализ крови на определение уровня глюкозы (иногда глюкозотолерантный тест) и холестерина.

Симптомы СПКЯ могут быть совершенно незначительными, а могут быть очень назойливыми и неприятными. Поэтому в зависимости от этого может требоваться или не требоваться какое-либо лечение.

Лечение

Нужно признать, хоть я и не люблю об этом говорить, потому что некоторые женщины очень трагично воспринимают этот момент, что СПКЯ не излечивается! И это понятно из механизма развития заболевания и его первопричин, перечитайте еще раз первую часть.

Нельзя сделать так, чтобы в яичниках вдруг появились другие рецепторы, чтобы у них на постоянной основе была отличная чувствительность к воздействию ФСГ и в них регулярно рос доминантный фолликул и была овуляция.

Невозможно влиять на гены, исправлять их, невозможно заставить гипофиз вырабатывать нормальное количество ЛГ в начале менструального цикла, а не избыточное, нельзя сделать так, чтобы яичники вырабатывали в меньшем количестве мужские половые гормоны.

Можно влиять на некоторые пункты, но лишь временно, с помощью симптоматического лечения. Например, пока женщина принимает гормональные препараты, комбинированные контрацептивы, уровень ЛГ снизится, количество свободно циркулирующих мужских половых гормонов также, но как только они будут отменены — все вернется на круги своя.

НО! Это не значит, что СПКЯ — страшное и неизлечимое заболевание, которое сломает всю вашу жизнь.

НЕТ. С ним можно ничего не делать, можно проводить какие-то вмешательства, если они оправданы, и есть отдельные терапевтические возможности для тех женщин, которые хотят беременеть!

Когда при СПКЯ требуется лечение?

! ***Лечение при СПКЯ показано только тем женщинам, у которых менее 6–8 менструаций за 12 месяцев, у которых есть проблема акне или гирсутизма и проблема бесплодия. Во всех остальных случаях никакие вмешательства не проводятся.***

Вокруг СПКЯ, его диагностики и причины возникновения и особенно методов лечения существует огромное количество мифов.

Когда болезнь очень сложная и совсем непонятная (если она непонятна многим врачам, что можно говорить о простых женщинах), когда у женщины нет медицинского образования, но она хочет быть здоровой, хочет забеременеть и иметь регулярные менструальные циклы, хочет найти лекарство, причем желательно, чтобы это были не гормональные препараты, тогда она часто становится жертвой совсем недобросовестных «целителей» и совсем ни в чем не разбирающихся врачей.

Поэтому очень важно перечитать этот раздел несколько раз и понять все изложенное в нем, это поможет вам двигаться в правильном направлении в соответствии с вашими целями и задачами.

Итак, если у женщины действительно есть СПКЯ (не только мультифолликулярные яичники на УЗИ, а диагноз выставлен правильно, в соответствии с критериями, см. раздел «Диагностика»), у нее менее 6–8 менструаций за 12 месяцев и другие причины ановуляции исключены (нет гиперпролактинемии, ВДКН, заболеваний щитовидной железы и пр.), и на сегодняшний день нет репродуктивных планов (не хочет беременеть сейчас), нет ожирения, вес идеальный, она занимается спортом и правильно питается — тогда могут быть предложены следующие варианты лечения.

1. *Комбинированные оральные контрацептивы.*

Важно понимать, что КОК не способны излечить от СПКЯ, это симптоматическая терапия, которая используется для:

- защиты эндометрия от гиперплазии и рака;
- устранения угревой болезни и гирсутизма;
- надежной контрацепции (ведь иногда при СПКЯ может быть овуляция, а следовательно, вы можете забеременеть).

Еще один важный момент.

Женщинам, которые хотят беременеть, не могут быть рекомендованы и назначены КОК. Никакого ребаунд-эффекта не существует, это мифы (см. подробнее об этом в главе о КОК). **!**

Принимая КОК в надежде вылечить СПКЯ, забеременеть на отмене, вы просто теряете время, а ваш врач абсолютно ничего не знает об этом заболевании. Бросайте КОК и меняйте врача.

КОК не могут быть назначены насильно.

У меня вызывает бурю эмоций, когда на прием приходит женщина, принимающая КОК и имеющая от них кучу побочных эффектов, но врач ей запрещает их отменять, ибо «яичники зарастут кистами и не видать ей детей как своих ушей». Это чушь.

Будете вы принимать КОК или нет — это никаким образом не повлияет на СПКЯ в будущем. Гормональные препараты не способны усугубить СПКЯ (вызвать болезнь), как и излечить от него. Они не увеличивают и не уменьшают шансы на беременность в будущем. Менструальные циклы будут такими же нерегулярными после отмены КОК, как если бы вы их никогда не принимали.

КОК могут быть назначены только лишь тем женщинам, которые не хотят беременеть, не имеют противопоказаний к приему КОК и побочных эффектов от них.

И существует всего три цели, которые мы преследуем, назначая КОК, о них написала в первом абзаце, перечитайте еще раз.

2. *Вагинальное гормональное кольцо или гормональный пластырь.* Подходы и цели терапии такие же, как и при приеме КОК.

3. *Гормональная внутриматочная спираль, содержащая прогестерон*, защищает эндометрий от гиперплазии и рака, неэффективна для устранения акне и гирсутизма.

Побочные эффекты КОК и противопоказания описаны в отдельной одноименной главе.

4. *Прогестины — синтетический прогестерон.*

Другим вариантом терапии является циклический прием синтетического прогестерона (дигидротестостерона или любого другого прогестина) в течение 10–14 дней каждые 1–3 месяца.

Это вызывает менструальноподобное кровотечение отмены почти у всех женщин с СПКЯ, и такое лечение *защищает эндометрий*, оно уменьшает риски возникновения гиперплазии и рака эндометрия.

! ***Никаких других эффектов такая терапия не имеет! Больше ничего прогестерон не способен сделать, он может только защитить эндометрий.***

Прием прогестерона с 16-го по 25-й день менструального цикла не поможет вам забеременеть. Такое лечение не способно восстановить овуляцию, поспособствовать ей (см. главу о прогестероне).

А если вы или ваша подруга забеременели на фоне приема прогестерона с 16-го по 25-й день цикла, то это «выстрелила» овуляция, и прогестерон тут ни при чем. Вы бы точно так же забеременели, если бы ничего не принимали.

! ***Этот вид лечения не походит для женщин, которые хотят забеременеть, у которых есть гирсутизм и акне.***

Лечение гирсутизма

Волосы на лице и теле можно удалить с помощью бритья или депиляции, электроэпиляции, лазера.

Иногда могут использоваться комбинированные гормональные контрацептивы (таблетки, кольцо, пластырь) или прямые антиандрогены (см. главу о мужских половых гормонах).

Лечение акне смотрите в одноименной главе.

При избыточном весе или ожирении лечение СПКЯ всегда начинается с потери веса.

Похудение с большой вероятностью приведет к нормализации менструального цикла и исчезновению основных симптомов СПКЯ.

Здоровое и полноценное питание и спорт — пункт номер один.

В редких случаях при тяжелом и не поддающемся лечению ожирении может применяться хирургическая операция (бариатрическая хирургия).

Снижение массы тела, возможно, позволит восстановить нормальные менструальные циклы, снизить высокий уровень инсулина, андрогенов, устранить гирсутизм, а также снизить риск сахарного диабета 2-го типа.

Метформин — лекарство, которое повышает чувствительность клеток к действию инсулина и, таким образом, снижает его уровень, тем самым облегчая и иногда вовсе устраняя все симптомы СПКЯ, восстанавливая регулярные менструальные циклы и овуляцию.

Он был разработан для лечения сахарного диабета 2-го типа, но может быть рекомендован для женщин с СПКЯ в определенных ситуациях:

- Если женщина не может принимать комбинированные гормональные контрацептивы по каким-то причинам, одной из альтернатив при избыточном весе или ожирении служит прием метформина.

- Метформин может немного помочь с потерей веса.

Хотя метформин не является препаратом для похудения, известно, что женщины с СПКЯ, которые придерживаются низкокалорийной диеты, теряют немного больше веса при добавлении метформина к рациональному и здоровому питанию.

Если используется метформин, важно, чтобы диета и физические упражнения обязательно присутствовали, потому что вес, который теряется на ранней стадии лечения метформином, может с легкостью вернуться, если образ жизни не изменится, и вы и дальше продолжите есть шоколадки.

Метформин обычно не рекомендован для женщин с СПКЯ, которые «бьются» над зачатием, поскольку он не так эффективен, как летрозол или кломифен. Но он может быть добавлен к этим препаратам.

Женщины с СПКЯ, которые хотят беременеть

1. Если есть избыточный вес или ожирение, сначала нужно похудеть. Этого иногда вполне достаточно для наступления беременности.

2. Стимуляция (индукция) овуляции с помощью специальных лекарств (кломифена цитрат или летрозол) приводит к овуляции у 80 % женщин с СПКЯ, и приблизительно 50–60 % этих женщин беременеют.

Несколько исследований показывают, что прием метформина в дополнение к кломифену увеличивает вероятность овуляции, другие исследования не показали никакой пользы от добавления метформина.

Метформин согласно FDA относится к категории B, то есть он достаточно безопасен, однако ввиду отсутствия большого количества качественных исследований при наступлении беременности его необходимо отменять.

Если на фоне приема этих лекарств так и не произошло овуляции и беременность не наступила, могут быть предложены гонадотропины (инъекции ФСГ), беременность в этом случае наступает в 60–70 % случаев.

Если и это не помогло, следующий этап — либо лапароскопический дриллинг яичников (см. ниже о нем), либо беременность с помощью ЭКО.

Не допускайте следующих ошибок, если у вас СПКЯ и вы хотите забеременеть:

1. Не нужно принимать КОК.

2. Не нужно принимать прогестерон.

3. Не нужно принимать комбинацию гормонов — эстроген + прогестерон, для того чтобы нарастить эндометрий. Ну какая это несусветная глупость!

При наличии СПКЯ абсолютно не имеет значения толщина эндометрия, поскольку нет овуляции, а значит, не происходит зачатия и к эндометрию просто нечему прикрепляться. Эндометрий тонкий вторично, из-за отсутствия роста доминантного фолликула и овуляции, в этой ситуации он и должен быть таким тонким.

Рост доминантного фолликула и овуляция происходzт благодаря ФСГ и ЛГ. Выработка эстрогенов и прогестерона — это следствие этих процессов.

При приеме эстрогенов и прогестерона извне создается искусственный менструальный цикл и никоим образом не восстанавливается овуляция. Это пустая трата времени.

Функция эндометрия и роль эстрогенов описана в отдельной главе про эндометрий.

(Сейчас много различных препаратов эстрогенов с разными коммерческими названиями. Я не могу в книге перечислить все, смотрите состав и действующее вещество тех лекарств, которые вы принимаете. Если вы видите в инструкции «гормоны эстрогены и их аналоги» — это именно то, о чем я пишу.)

4. Не нужно принимать БАДы, поливитамины, надеяться на витамин D или миоинозитол, на пиявки, грязи, травы, народных целителей и святые места.

Это все не поможет забеременеть, но создаст иллюзию лечения и отнимет у вас время.

У женщин с СПКЯ иногда случается овуляция, а это значит, что она где-то «выстрелит» и можно забеременеть.

Женщины, у которых произошла овуляция и которые сами по себе забеременели, естественно, будут думать и везде писать, что это прогестерон или БАД им помог, и советовать это лекарство/этого доктора всем на свете.

Но они не понимают, что им на самом деле не помогло никакое лекарство, это была самостоятельная случайная овуляция, которая *редко*, но случается при СПКЯ.

Нельзя принимать за правду чужие заблуждения и перенимать чужой ошибочный опыт, хотя и положительный.

Самостоятельная беременность возможна, но если вы хотите получить максимальный шанс в течение года, то стоит пользоваться действенными методами, о которых написала выше.

Если вы готовы терпеливо ждать и надеяться на чудо, тогда вы просто ждете, но не пользуетесь неэффективными и потенциально опасными методами. Беременность возможна и через год, и через три, и через пять лет, когда «выстрелит» овуляция. Но, конечно, нужно понимать, что ее можно не дождаться и просто упустить драгоценное время.

При СПКЯ и наличии репродуктивных планов последовательность действий всегда такая:

1. Полгода пробуем зачать самостоятельно, имея регулярные половые контакты (каждые 2–3 дня).

2. При отсутствии беременности через шесть месяцев — спермограмма супруга! (см. главу о бесплодии), проверка проходимости маточных труб и стимуляция овуляции (летрозол, кломифен, при отсутствии овуляции — гонадотропины).

3. При отсутствии беременности — ЭКО или лапароскопический дриллинг яичников.

Лапароскопический дриллинг яичников

Хирургические методы лечения СПКЯ были широко введены в медицинскую практику еще в 1935 году. Тогда это был единственный способ помочь женщинам, которые желали иметь детей.

Суть операции — удаление части яичника (клиновидная резекция), после чего у большинства (50–70 %) восстанавливалась регулярная спонтанная овуляция.

Все изменилось в 1960-х годах, когда в арсенале врачей появился такой препарат, как кломифена цитрат, и экзогенные гонадотропины. Операции очень быстро начали терять популярность по многим причинам.

Основная проблема клиновидной резекции была в том, что, во-первых, для этого требовалась лапаротомия (то есть большая полостная операция с продольным или поперечным разрезом на животе), это довольно дорогое, сложное и инвазивное вмешательство, по сравнению со стимуляцией овуляции таблетками.

Во-вторых, удаляли от половины до двух третей каждого яичника, что в конечном итоге приводило к уменьшению овариального резерва и развитию преждевременной менопаузы, а также к возникновению обширного спаечного процесса в области малого таза, что становилось для некоторых женщин новым препятствием для беременности, даже если регулярная овуляция была восстановлена.

Примерно в 1970–1980-х годах (в странах СНГ значительно позже) клиновидная резекция была заменена лазерной электрокоагуляцией яичников с помощью лапароскопического доступа. Такие операции до сих пор проводятся и имеют свою нишу.

Лапароскопический дриллинг (диатермия, электрокоагуляция) яичников непопулярен в США, но достаточно широко распространен в Азии, Ближнем Востоке и Северной Африке.

Все еще неизвестно, по какой причине после операции происходит возобновление спонтанной овуляции. Наиболее вероятным механизмом является термическое разрушение андроген-продуцирующих тека-клеток в строме яичника. Снижение яичниковых и периферических андрогенов приводит к увеличению выработки ФСГ и снижению секреции ЛГ в начале менструального цикла.

Есть еще одна теория, согласно которой овуляция восстанавливается за счет усиления кровотока в самих яичниках и повышения чувствительности к воздействию ФСГ и инсулину.

Кому может быть предложен лапароскопический дриллинг яичников?

1. Женщинам с бесплодием, которые не ответили на медикаментозную стимуляцию овуляции и которые избегают ЭКО.

Естественно, вес должен быть идеальным, потому что у женщин с ожирением простое похудение и иногда использование метформина может дать отличные результаты.

Противопоказанием к лапароскопическому дриллингу яичников могут быть высокие риски анестезиологических осложнений и сочетание нескольких факторов бесплодия (мужской фактор, наличие трубного фактора).

Риски, связанные с операцией:

- возникновение спаек;
- снижение овариального резерва яичников.

При правильном и щадящем проведении процедуры риск таких осложнений минимален.

Важно понимать, что у некоторых женщин никаких изменений с циклом после операции не происходит, а у других улучшения будут только непродолжительное время после операции, через несколько месяцев все станет так же, как было прежде.

Операция — не панацея и никогда никому не дает 100 % гарантий, это только один из возможных методов лечения. Не всем она будет показана, и не всем она поможет.

Вывод таков, что можно пробовать, но принимать решение в пользу операции нужно с учетом многих факторов: возраста, проведенных методов лечения, возможности ожидания беременности, сочетанных факторов бесплодия и пр.

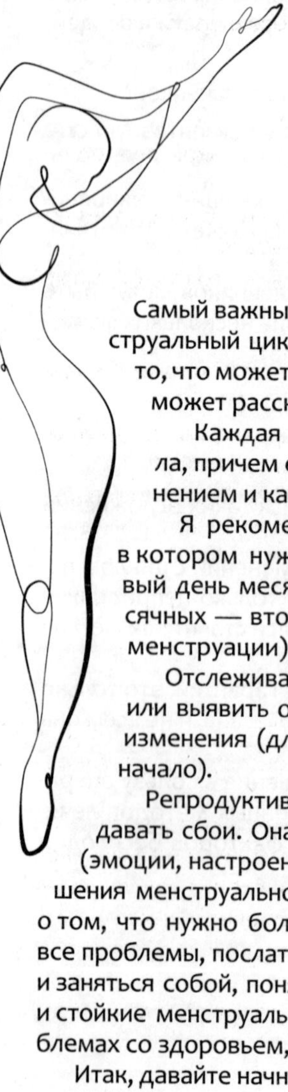

МЕНСТРУАЛЬНЫЙ ЦИКЛ — ЗЕРКАЛО РЕПРОДУКТИВНОГО ЗДОРОВЬЯ

Самый важный показатель репродуктивного здоровья женщины — менструальный цикл — то, с чего начинается опрос в кабинете у гинеколога, то, что может сказать больше, чем все ваши анализы и обследования, он может рассказать о многом.

Каждая женщина должна знать физиологию менструального цикла, причем еще со школьной скамьи. Что является нормой, что отклонением и как это все работает.

Я рекомендую каждой женщине вести календарь менструаций, в котором нужно отмечать первый день каждого нового цикла (первый день месячных — это и есть первый день цикла, второй день месячных — второй день цикла и так далее, до первого дня следующей менструации).

Отслеживание менструальных циклов может помочь понять норму или выявить отклонение от нее, определить время овуляции и важные изменения (длительную задержку месячных или, наоборот, их раннее начало).

Репродуктивная система — это не компьютер, и она редко, но может давать сбои. Она, как лучшая подруга, реагирует на все ваше окружение (эмоции, настроение, колебания веса, сон и пр.). И чаще всего редкие нарушения менструального цикла не являются проблемой, а только говорят вам о том, что нужно более бережно к себе относиться (высыпаться, «забить» на все проблемы, послать к чертовой бабушке скандального мужа или начальника и заняться собой, понять, что ваше здоровье превыше всего). И только частые и стойкие менструальные нарушения могут сигнализировать о вероятных проблемах со здоровьем, о наличии каких-то заболеваний.

Итак, давайте начнем.

Менструальный цикл — это ежемесячные циклические изменения, которые происходят в организме женщины и которые готовят женщину к возможной беременности.

Да-да, именно так, менструация, как любят говорить акушеры-гинекологи, — это «кровавые слезы матки о ненаступившей беременности».

Нормальный менструальный цикл — это четкие и очень тесно скоординированные действия главных и подчиняющихся органов, которые работают друг с другом в тандеме.

О начальниках и подчиненных

Яичники являются резервуаром ооцитов (яйцеклеток), это такой репродуктивный банк в организме женщины.

Каждый месяц, с каждым новым менструальным циклом, этот банк выдает по одной, редко две яйцеклетки, чтобы она могла оплодотвориться.

Яичники не работают автономно. У них есть начальник — головной мозг, а именно его структуры: кора, гипоталамус и гипофиз.

Как они это делают?

Путем выработки гормонов. Сначала гипоталамус вырабатывает рилизинг-гормоны, которые стимулируют выработку ФСГ и ЛГ гипофизом.

Гормоны — это сигнал, стимул для яичников, они передают яичникам информацию о том, что нужно делать и в какой последовательности.

Яичники получили сигнал и в свою очередь шлют ответ гипофизу о проделанной работе таким же образом — путем выработки гормонов. Так контролирующие и подчиняющиеся органы «общаются» между собой.

Фазы и продолжительность менструального цикла

Первый день менструации — это и есть первый день менструального цикла. С этого дня начинается отсчет его длительности.

Менструальный цикл делится на две фазы: фолликулярную и лютеиновую.

Фолликулярная фаза начинается с первым менструальным днем и заканчивается за день до выброса большого количества ЛГ, когда происходит овуляция, — это примерно середина менструального цикла. При 28–30-дневном цикле — это 14–17-й день, при 35-дневном — это может быть 17–21-й день, при 21-дневном — это в среднем 10–13-й день цикла.

Лютеиновая фаза, или фаза желтого тела, начинается в день выброса ЛГ и заканчивается с началом следующей менструации.

Почему мы менструируем?

Потому что не беременны. Каждый месяц, с каждым новым менструальным циклом, все силы нашей репродуктивной системы брошены на то, чтобы у нас могла наступить беременность, чтобы яйцеклетка оплодотворилась, и женщина дала потомство.

Нормальный менструальный цикл у женщин репродуктивного возраста длится от 21–35 дней, при этом женщины в возрасте до 20 лет или более 40 могут иметь намного большую вариабельность. Это значит, что более длинные или короткие циклы в возрасте менее 20 или более 40 лет также являются нормальными.

- Первый год после начала менструаций нормальная длительность менструального цикла составляет 20–50 дней.
- Четвертый год после начала менструаций циклы становятся короче и в норме составляют 21–35 дней (в среднем 28–35).
- Пременопаузальный возраст (за 10 лет до менопаузы) менструальные циклы становятся более продолжительными и могут длиться и 50, и даже 60 дней, или укорачиваться и продолжаться менее 21 дня, так что женщины в возрасте около 40 лет имеют несколько более короткие или, наоборот, длинные циклы.

Эти возрастные колебания норм связаны с естественными и физиологическими процессами становления репродуктивной системы и ее угасания.

В молодом возрасте система еще не зрела, ей нужно время, чтобы наладились взаимоотношения со всеми органами и структурами, а незадолго до климакса, в более позднем возрасте, в связи с истощением овариального резерва (уменьшением запаса яйцеклеток в яичниках) и другими физиологическими процессами, цикл также претерпевает изменения.

Разница между последующим и предыдущим менструальным циклом в норме составляет плюс-минус 7–10 дней. То есть если менструация началась 5 января, абсолютно нормально, если следующая придет 12 февраля или 28 января.

Редко циклы начинаются день в день 1-го числа каждого месяца.

Стадии роста фолликула и почему невозможно сохранить яйцеклетки в живом организме женщины ни приемом КОК, ни чем-либо еще

Фолликул — это не что иное, как «домик» для ооцита.

С самого рождения девочки ее яичники содержат ряд незрелых, первичных фолликулов, которые содержат одинаково незрелый первичный ооцит.

На протяжении всей дальнейшей жизни женщины, после ее рождения и до периода менопаузы, запасы этих фолликулов постепенно истощаются: одни фолликулы просто погибают запрограммированно, другие будут овулировать — освобождать яйцеклетку из «домика», чтобы она могла оплодотвориться.

Запас яйцеклеток, как улучшить качество яйцеклеток, понятие об овариальном резерве, можно ли сохранить молодость и отсрочить климакс

Пожалуйста, прочтите эти абзацы десять раз.

Если вы поймете и уловите суть этих базовых вещей, вашей биологии, физиологии, вам будет сложнее запудрить мозги информацией о том, что масло вечерней примулы или мака перуанская, гормоны и еще бог знает какие средства и методы могут отсрочить климакс, продлить молодость и сохранить яйцеклетки. Это те базовые вещи, которые должна понимать каждая школьница, чтобы не задаваться потом смешными вопросами: а могу ли я забеременеть, если у меня наступил климакс, и как можно повысить овариальный резерв, увеличить значения антимюллерова гормона и пр.

Итак, как я уже сказала выше, каждая женщина рождается с определенным запасом яйцеклеток в ее яичниках.

! *Этот запас предопределен для каждой женщины, и яйцеклетки ежегодно/ежемесячно/ежедневно/ежесекундно расходуются на протяжении всей жизни до периода менопаузы, когда заканчиваются менструации.*

С 3–4-й недели внутриутробного развития начинается закладка половых желез. Уже в 12 недель беременности у плода женского пола появляются ооциты (незрелые яйцеклетки).

До 22 недель беременности их становится около 4,5–5 миллионов, после чего их количество уменьшается и к моменту родов девочки составляет 2 миллиона, к периоду полового созревания (11–13 лет) — 400 тысяч, а к периоду менопаузы они вообще исчезают.

Их нельзя нарастить, пересадить, добавить, их столько, сколько есть изначально, и каждую секунду их становится меньше.

Из всех 400 тысяч фолликулов только 400 станут доминантными и смогут дать потомство — выпустить зрелую яйцеклетку, способную к оплодотворению, остальные подвергнутся атрезии (обратному развитию, запрограммированной гибели), никогда не став доминантными фолликулами и не выпустив зрелую яйцеклетку.

В яичниках фолликулы имеют разную степень зрелости. Существует три стадии роста и формирования фолликула.

Первая стадия не зависит от гормонов и длится около 120 дней, вторая длится 65 дней до стадии антрального фолликула, и только последняя, третья стадия соответствует фолликулярной фазе менструального цикла и длится в среднем 14 дней.

Менструация происходит потому, что каждый месяц яичник выдает по одной яйцеклетке, для того чтобы могла наступить беременность.

И менструации не происходят, когда заканчивается овариальный резерв, запас яйцеклеток в яичниках. Больше не растут фолликулы, не происходит овуляция, потому что нечему созревать и некого оплодотворять. Яйцеклеток не осталось, женщина более не способна давать потомство.

У меня были пациентки с высшим образованием, которые, к сожалению, никак не могли понять этот критически важный момент.

Время наступления менопаузы/климакса определяется исключительно запасом яйцеклеток в яичниках. Его нельзя восполнить или пополнить, этот процесс необратим.

У вас не могут появиться новые яйцеклетки в яичниках, как не могут вырасти отрезанные руки или ноги, это невозможно.

Нельзя вложить новые яйцеклетки в яичники. **!**

Как бы банально это ни звучало, но здоровый образ жизни и отказ от вредных привычек — это то, что реально может помочь немного отсрочить климакс.

Если вы курите, менопауза наступит на 1–4 года раньше. Компоненты сигаретного дыма вызывают окислительный стресс и повреждение ДНК фолликулов яичника, причем даже внутриутробно.

В своей книге по беременности я подробно писала об образе жизни женщины во время беременности и его влиянии на ребенка.

Если мама курит во время беременности девочкой, могут повреждаться ее яичники, у ребенка возрастают риски возникновения преждевременной менопаузы во взрослом возрасте.

- Откажитесь от курения, не злоупотребляйте алкоголем и не перебарщивайте с танцами до утра.
- Высыпайтесь.
- Правильно и разнообразно питайтесь.
- Избегайте стрессов.
- Отдыхайте активно и здорово.
- Занимайтесь спортом.

Единственный способ сохранить яйцеклетки — криоконсервация ооцитов. В живом организме женщины это сделать невозможно.

Никаких препаратов, улучшающих качество яйцеклеток, не существует, это все профанация и развод на деньги. Извините за выражение, но по-другому в этой ситуации не скажешь. **!**

Фолликулогенез — это непрерывный процесс, а значит, в любое время яичник содержит фолликулы на разных стадиях развития.

Большинство фолликулов «умирает» и никогда не завершает свое развитие. Лишь немногие дозревают полностью, чтобы высвободить вторичный ооцит, который сможет оплодотвориться и дать потомство.

Стадии созревания фолликула — это сложные процессы, в которые вам не нужно глубоко вникать, но вы должны знать самые важные моменты.

1. Фолликул зреет почти шесть месяцев, прежде чем он станет доминантным.

2. На самых ранних этапах созревания фолликула на него не действуют никакие гормоны или какие-либо другие вещества, до сих пор не известно, чем именно и как запускается этот процесс. Он происходит абсолютно автономно в яичниках.

3. Фолликулы становятся чувствительны к действию гормонов только последние две недели своего развития. В эти две недели они зависимы от уровней гипофизарных гормонов (ФСГ и ЛГ), об этом ниже.

4. КОК блокируют только последнюю стадию роста фолликулов, гормонозависимую, двухнедельную, и даже если фолликул не проходит ее, он все равно погибает, потому что он не может ждать или консервироваться. Это закон биологии.

5. Никаких методов сохранения яйцеклеток в живом организме женщины не существует.

Даже если овуляция не происходит (беременность, лактация, СПКЯ и пр.), яйцеклетки не экономятся! Они все равно погибают, потому что процесс фолликулогенеза непрерывен, автономен и его нельзя остановить.

В яичниках всегда находятся фолликулы на какой-то стадии развития, и даже если они не завершают весь полный цикл, они все равно погибают.

Антимюллеров гормон

Антимюллеров гормон (АМГ) используется в качестве потенциального маркера «старения» яичников.

Он секретируется мелкими антральными фолликулами и коррелирует с общим количеством антральных фолликулов яичников. То есть чем больше фолликулов, тем выше значение АМГ, чем меньше — тем ниже показатель АМГ. Например, у женщин, у которых запас яйцеклеток в яичнике на исходе, АМГ будет 0,6–0,2 и менее.

Это не значит, что нельзя забеременеть, это значит, что осталось мало времени для выполнения своих репродуктивных планов, потому что яйцеклетки вот-вот закончатся.

Вариабельность АМГ в течение менструального цикла минимальная, поэтому его можно сдавать в любой день.

Гормонозависимая (последняя) стадия созревания фолликула

Ранняя фолликулярная фаза — первые дни цикла, это время, когда яичник вырабатывает наименьшее количество гормонов, что приводит к низким концентрациям эстрадиола и прогестерона в крови.

По эффекту отрицательной обратной связи низкое содержание эстрадиола и прогестерона приводит к увеличению частоты импульсов ГнРГ в гипоталамусе и последующему увеличению содержания сывороточного ФСГ где-то на 30 %. Это небольшое увеличение секреции ФСГ необходимо для роста фолликулов в яичниках, один из которых станет доминантным и в конечном итоге будет овулировать.

Далее по мере роста фолликулов происходит снижение выработки ФСГ, и на арену выходит ЛГ, который в скором времени будет главным координатором процесса овуляции.

Средняя фолликулярная фаза. Небольшое увеличение секреции ФСГ в ранней фолликулярной фазе постепенно приводит к увеличению выработки эстрадиола путем прогрессивного роста пула фолликулов, отобранных в этом цикле для роста.

Увеличение выработки эстрадиола отрицательно сказывается на гипоталамусе и гипофизе, что приводит к подавлению секреции ФСГ и ЛГ.

Приблизительно через семь дней после начала менструации при проведении УЗИ яичников видны несколько антральных фолликулов диаметром от 9 до 10 мм.

Повышение концентрации эстрадиола в сыворотке приводит к утолщению эндометрия, он становится «трехслойным».

Поздняя фолликулярная фаза. К концу фолликулярной фазы остается единственный доминантный фолликул, в то время как остальная часть растущего пула фолликулов постепенно перестает расти и подвергается атрезии («погибает»). Размер доминантного фолликула увеличивается примерно на 2 мм в день до достижения зрелой величины от 16–18 до 26 мм. Вот-вот доминантный фолликул лопнет, и яйцеклетка выйдет на свободу в полной готовности к зачатию, к принятию сперматозоида.

Именно в эти дни можно заметить характерные выделения из влагалища, напоминающие сырой яичный белок, — прозрачная, липкая, тягучая слизь, до момента овуляции остается совсем немного.

Химический «хит» и овуляция

Концентрация эстрадиола в сыворотке продолжает расти до тех пор, пока она не достигнет пика приблизительно за один день до овуляции.

Затем происходит уникальный феномен — десятикратное увеличение концентрации ЛГ в крови, что способствует разрыву фолликула и выходу яйцеклетки.

Выброс ЛГ вызывает существенные изменения в яичнике. Ооцит (яйцеклетка) в доминантном фолликуле завершает свое первое мейотическое деление.

Ооцит высвобождается из фолликула на поверхности яичника примерно через 36 часов после выброса ЛГ. Затем он движется по фаллопиевой трубе в полость матки.

Тесты на овуляцию определяют выброс ЛГ, то есть фактически они не определяют момент овуляции, а говорят о скором ее приближении, так как овуляция происходит в среднем через 24–36 часов после выброса ЛГ.

Еще до того, как яйцеклетка высвобождается из фолликула, клетки, окружающие его, начинают лютеинизироваться и продуцировать прогестерон. Прогестерон действует быстро, замедляя генератор импульсов, так что импульсы ЛГ становятся менее частыми.

Постепенно увеличивающиеся концентрации прогестерона в сыворотке оказывают глубокое влияние на слизистую оболочку эндометрия, приводя к прекращению митозов и «организации» желез. Это изменение может быть обнаружено на УЗИ вскоре после овуляции. Изображение с «тройной полосой» теряется, и эндометрий становится более равномерно ярким, белесоватым, называется эндометрий секреторного типа.

Лютеиновая фаза

На месте лопнувшего фолликула остался «пузырек» под названием желтое тело. Оно вырабатывает прогестерон, который приводит к постепенному замедлению импульсов ЛГ до одного импульса каждые четыре часа.

Прогестерон также секретируется в импульсном режиме, благодаря чему его уровни в крови все время колеблются!!! За 90 минут концентрация прогестерона может меняться в семь раз! В девять утра показатель прогестерона равен 3, а через 90 минут — 21.

Можно целый день сидеть в лаборатории, сдавать анализ крови на прогестерон и получать разные цифры.

И совершенно безграмотные врачи, которые не знают этих нюансов, начинают запугивать женщин низкими цифрами прогестерона, хотя на самом деле это простое незнание норм.

В конце лютеиновой фазы, если не происходит ожидаемого зачатия, снижение секреции ЛГ приводит к постепенному снижению выработки прогестерона и эстрадиола желтым телом. Однако если яйцеклетка оплодотворяется, она имплантируется в эндометрий через несколько дней после овуляции. Ранний эмбрион начинает вырабатывать ХГЧ, который поддерживает выработку желтого тела и прогестерона.

Если все-таки зачатие не произошло, снижение выработки эстрадиола и прогестерона из «умирающего» желтого тела приводит к потере кровоснабжения эндометрия, его «разрыхлению» и появлению менструаций примерно через 14 дней после всплеска ЛГ.

Также в ответ на падение производства эстрогена и прогестерона желтым телом гипоталамо-гипофизарная ось освобождается от отрицательной обратной связи, и уровень ФСГ повышается, начинается новый менструальный цикл.

В норме вторая фаза цикла не должна длиться менее семи дней.

Мораль сей басни такова: если цикл регулярный, значит, в 99 % случаев происходит регулярная овуляция, у вас есть все циклические изменения, которые запускают каскад определенных событий.

Как понять, есть ли у меня овуляция?

1. Регулярность менструальных циклов.

Женщины, у которых цикл длится 21–35 дней (или больше/меньше для возраста менее 20 или более 40), в 99 % случаев имеют регулярную овуляцию.

Если циклы длятся менее 21 или более 35–40 дней, у вас менее восьми менструаций за 12 месяцев, овуляция происходит, но редко и нерегулярно.

2. Появление примерно в середине цикла прозрачных, липких выделений из влагалища, по цвету и консистенции напоминающих сырой яичный белок, — еще один признак приближающейся овуляции.

3. Со второй половины цикла у многих женщин появляется болезненность и чувствительность молочных желез, грудь «наливается» и немного увеличивается в размере. Это свидетельство выработки прогестерона желтым телом и еще один вероятностный признак овуляции.

4. Наличие доминантного фолликула (15–25 мм) на УЗИ или желтого тела (отсутствие последнего на УЗИ накануне менструации не является признаком ановуляции).

5. Положительные тесты на овуляцию определяют выброс ЛГ и предсказывают овуляцию за 24–36 часов до ее возникновения. Достоверность результата около 80 %, то есть иногда даже при наличии овуляции тест может показать отрицательный результат, вероятность ошибки около 20 %.

Как я люблю подтверждать наличие овуляции?

6. Сдачей анализа крови на прогестерон *за семь дней до ожидаемой менструации*. Наиболее объективный и достоверный результат.

- Значения прогестерона выше 3 свидетельствуют о недавней овуляции.
- Если результат меньше 3 — или не было овуляции, или промахнулись с днем. Иногда стоит повторить анализ через пару дней или сделать его еще раз в следующем менструальном цикле.

Какие тут допускаются ошибки?

При нерегулярном менструальном цикле, когда месячные идут 4–6 раз в год, сдавать анализ крови на прогестерон бессмысленно, и так понятно, что значения будут меньше 1. Если нет регулярной овуляции, откуда возьмется прогестерон?

Неправильное утверждение: низкий прогестерон = дефицит прогестерона, из-за этого все проблемы. Дефицит надо восполнить, принимать прогестерон извне.

НЕТ!

Правильное утверждение: низкий прогестерон = отсутствие овуляции. Надо понять, почему нет овуляции и что делать дальше, исходя из репродуктивных планов, уровень прогестерона, по сути, не имеет никакого значения в такой ситуации.

Таким образом, наличие овуляции подтверждается:

- регулярностью менструальных циклов;
- значением прогестерона выше 3 или наличием доминантного фолликула на УЗИ.

Если нет овуляции — нет подъема уровней эстрогенов, затем не образуется желтого тела, потому что первично не было доминантного фолликула, нет подъема, а затем падения уровня прогестерона, месячные задерживаются на 1–2–3 месяца и более.

Нормальному врачу, который слышит от женщины о нерегулярности ее менструального цикла («Доктор, у меня месячные приходят раз в два-три месяца»), не будет интересен уровень ее прогестерона, потому что и так понятно, что он будет низким, ведь нет овуляции! Откуда ему взяться?

Нерегулярный менструальный цикл — это какой?

Нерегулярный менструальный цикл — это менее восьми менструаций за год, что означает, что у вас нет регулярной овуляции.

Возможные причины ановуляции и связанного с ней нарушенного менструального цикла:

- гиперпролактинемия (см. соответствующую главу);
- заболевания щитовидной железы (см. соответствующую главу);
- заболевания системы «гипоталамус — гипофиз» (первичная/вторичная гипоталамо-гипофизарная аменорея, см. соответствующую главу);
- климактерические расстройства;
- заболевания надпочечников (см. раздел «Анализ на 17-ОП и ВДКН»);
- СПКЯ (см. соответствующую главу);
- стресс (см. соответствующую главу);
- ожирение или чрезмерное похудение (см. соответствующую главу);

- прием лекарственных препаратов (транквилизаторы, стероиды, нейролептики и пр.);
- тяжелые заболевания печени, почек и пр.;
- чрезмерные физические нагрузки (см. главу о функциональной гипоталамической аменорее).

Методы восстановления овуляции при всех этих заболеваниях/состояниях описаны в соответствующих главах.

Не допускайте следующих ошибок

1. Не нужно принимать КОК, если вы хотите беременеть или если причины нарушенного менструального цикла не выяснены. Для начала выясните свой диагноз и возможные причины нарушенного менструального цикла, а уже только потом принимайте решение о приеме КОК.

КОК не помогают восстанавливать овуляцию, а только блокируют ее. Читайте главу о КОК. !

2. Не нужно принимать БАДы, поливитамины, надеяться на витамин D или E, на пиявки, грязи, травы, народных целителей и святые места.

Это не поможет в тех ситуациях, когда есть реальное заболевание, по причине которого циклы нерегулярные (СПКЯ или гиперпролактинемия, например), но создаст иллюзию лечения и отнимет время.

Не нужно принимать за правду чужие заблуждения и перенимать чужой ошибочный опыт, хоть и положительный.

На вопрос: «Как наладить нерегулярный цикл?» нереально ответить, не задав как минимум еще 10–20 дополнительных вопросов: не похудели ли вы? Не было ли у вас стрессов в последнее время? Цикл всегда был нерегулярным или только сейчас таким стал? Какие медикаменты вы принимаете сейчас? И пр.

Для этого я написала целую книгу, где подробно рассказала о каждом состоянии/заболевании и методах коррекции. Листайте, изучайте, ищите хорошего врача.

Лечение здоровых женщин

Длинный или короткий менструальный цикл нужно «выровнять». Поздняя или ранняя овуляция — одинаково плохо, добавка прогестерона или других гормонов все исправит.

Женщина с регулярным менструальным циклом, но не в 28 дней, а с циклом 21 или 35 дней, пришла к гинекологу и сразу ему не понравилась, как только рассказала о том, с какой частотой у нее бывают месячные. Врач назначает прогестероновые пилюли с 16-го по 25-й день цикла или, хуже того, с 11-го по 25-й для «выравнивания» цикла и увеличения шансов на успешную беременность.

Дорогие мои женщины, мотайте на ус.

! *Нормальный менструальный цикл у здоровых женщин может иметь разную длительность (см. выше нормы).*

Если менструальный цикл длится 21–37 дней и он регулярный, то ни в каких «выравниваниях» он не нуждается.

Никакой поздней овуляции не существует, это тоже чушь.

Длительность менструальных выделений и их обильность

Менструальные выделения в норме длятся от 2–3 до 7, реже 9 дней.

Общий объем кровопотери не должен превышать 80–90 мл за цикл и быть меньше чем 5 мл за цикл.

На самом деле, иногда трудно объективно определить объем менструальной кровопотери.

Вы чаще всего путаетесь и не понимаете, что является нормой и сколько это — 80 мл, если посчитать в прокладках или тампонах.

Здесь на помощь приходит опрос, то есть беседа с врачом, которая помогает объективизировать эти данные.

Обильные менструации и/или кровянистые выделения в середине цикла (в менопаузе)

Что мы знаем?

1. Если женщина теряет много крови каждый месяц, скорее всего, у нее будет железодефицитная анемия. В анализах крови будет обнаружено снижение гемоглобина, эритроцитов и запасов железа.

2. Если прокладка или тампон на пять капель полностью пропитывается кровью за один-два часа и приходится каждый час бегать менять прокладку, потому что она полная, — это тоже ненормально и оценивается как чрезмерная менструальная кровопотеря.

3. Объем кровотечения, который мешает в повседневной жизни (например, пробуждает вас от сна, вы несколько раз просыпаетесь за ночь и бежите менять прокладку, потому что «промокаете», кровопотеря мешает работе, кровь пропитывает одежду и/или постельное белье), — это также не норма.

Поэтому в следующих случаях незамедлительно обращайтесь к врачу:

- если приходится менять прокладки или тампоны каждый час из-за того, что они полностью пропитываются кровью;
- если нужно регулярно менять прокладку или тампон ночью;
- если есть сгустки крови в большом количестве размером более 1–2 см;
- если обильная менструация длится более 7–9 дней;
- если есть слабость, недомогание или одышка;
- если есть кровянистые выделения в середине менструального цикла;
- если возникли кровянистые выделения в менопаузе.

Возможные причины чрезмерно обильной менструации:

- гормональные проблемы, которые чрезмерно «утолщают» эндометрий (заболевания щитовидной железы, гиперпролактинемия, СПКЯ и другие состояния/заболевания, сопровождающиеся ановуляцией или гиперэстрогенемией);
- полипы эндометрия (см. соответствующую главу);
- миома матки (см. соответствующую главу);
- гиперплазия эндометрия (см. соответствующую главу);
- негормональные спирали;
- беременность (внематочная, маточная), в этой ситуации аномальное кровотечение — это проблема одного менструального цикла;
- рак эндометрия, рак шейки матки или яичников может вызвать чрезмерное кровотечение у некоторых женщин, встречается довольно редко;
- заболевания крови, которые вызывают нарушение ее свертываемости (так называемые коагулопатии);
- лекарства, разжижающие кровь, или нестероидные противовоспалительные препараты (НПВП) могут также способствовать возникновению более обильных менструаций;
- эндометриоз/аденомиоз;
- воспалительные процессы органов малого таза;
- заболевания печени и почек.

Поэтому в случае обильных менструаций потребуется:

- беседа с врачом;
- проведение УЗИ органов малого таза;
- возможно, анализ крови на гормоны и другие анализы/обследования, которые будут зависеть от симптомов и дополнительных жалоб.

Лечение будет зависеть от первопричины, о многих заболеваниях/состояниях написано в отдельных главах этой книги.

Скудные менструации

Скудная менструация — потеря крови менее 5 мл за цикл.

Чаще всего это проявление либо ановуляции, либо повреждения эндометрия после хирургических вмешательств (см. главу про эндометрий).

Поэтому для того, чтобы разобраться, почему менструация скудная и скудная ли на самом деле (как я написала выше, минимальная потеря крови во время менструации может составлять всего 5 мл), надо знать анамнез и оценивать другие жалобы (нарушен ли менструальный цикл, есть ли межменструальные кровянистые выделения и пр.).

Болезненная менструация

Ну кто из вас не переживал болезненные менструации? Уверена, что почти каждая первая.

Я хорошо помню свой подростковый возраст, у меня не просто «тянуло», это была адская боль с тошнотой и рвотой, правда, случалось это не каждый месяц, а раза три-четыре в год.

В большинстве случаев проблема болезненных менструаций улучшается с возрастом или после родов, но нужно знать о некоторых нюансах и понимать, почему так происходит.

От 50 до 90 % женщин репродуктивного возраста во всем мире предъявляют жалобы на чрезмерно болезненные менструации.

Болезненная менструация называется «дисменорея» или «альгодисменорея». Ее разделяют на первичную и вторичную, и это критически важный момент!

Первичная дисменорея

Первичная дисменорея возникает в подростковом возрасте, сразу после того, как устанавливаются регулярные менструальные циклы, и она не служит проявлением какого-то заболевания, а существует просто сама по себе. То есть кроме того, что три дня в месяц вы труп, ужасно себя чувствуете и не можете ничего делать, в остальное время вы абсолютно здоровая женщина.

Многие ошибочно полагают, что если менструация настолько болезненная, то это говорит о настоящих или будущих проблемах с репродуктивной системой («я не смогу иметь детей»), но это не так.

Да, дисменорея может быть симптомом какого-то заболевания (эндометриоза/аденомиоза, например) даже в подростковом возрасте, но это бывает редко, и я напишу об этом подробнее ниже.

Что характерно для безобидной первичной дисменореи?

1. Боль при первичной дисменорее начинается за один-два дня до месячных или с первым днем менструального кровотечения, а затем постепенно уменьшается в течение 12–72 часов.

2. Она довольно интенсивная, локализуется в нижней части живота, над лобком, может отдавать в поясницу и бедра.

3. Тошнота, диарея, сниженная работоспособность, головная боль и общее чувство недомогания часто сопровождают менструальную боль.

4. Нет никаких отклонений в анализах, по УЗИ и при гинекологическом осмотре женщина абсолютно здорова.

Первичная дисменорея имеет тенденцию улучшаться с возрастом и часто проходит после родов, но далеко не всегда и не у всех, потому что влияние родов, независимо от других факторов, остается слабым.

Почему так болит?

Простагландины — вещества, которые появляются в большом количестве из-за отека эндометрия в начале менструации, — повышают чувствительность рецепторов (сенсибилизируют их) к медиаторам боли.

Избыточное количество простагландинов индуцирует маточные сокращения. Они неритмичные, нерегулярные, слишком частые (более 4–5 за 10 минут) и приводят к повышенному давлению в маточных сосудах (часто более 150–180 мм рт. ст., иногда превышая 400 мм рт. ст. — это огромная цифра).

Когда давление в маточных артериях превышает артериальное давление, развивается ишемия матки и накапливаются анаэробные метаболиты, которые стимулируют болевые нейроны типа С, что и приводит к болезненной менструации.

Эта теория была подтверждена исследованиями, где простагландины вводили извне и у участников эксперимента возникали симптомы дисменореи: частые и болезненные маточные сокращения, тошнота, рвота, диарея, головная боль и пр.

Чем лечить?

Первые три пункта вам понравятся.

1. Грелка на низ живота, горячая ванна или горячий душ.

Можете ли вы себе представить, что тепло оказывает равную обезболивающую эффективность в сравнении с ибупрофеном и, возможно, даже большую, чем ацетаминофен (парацетамол). Кроме того, тепло не имеет побочных явлений и может повысить эффективность других методов лечения.

Использование тепла безопасно, оно не способно вызвать кровотечение, это миф!

Пользуйтесь на здоровье!

2. Йога и секс. У некоторых женщин дискомфорт, связанный с менструацией, снимается оргазмом, да-да, именно так.

О сексе во время менструации писала в одноименной главе.

Йога помогает расслабиться, отвлечься от боли, отлично работают дыхательные упражнения. Пользуйтесь.

3. Диета и витамины.

Ограничение потребления мяса, жира и рафинированного сахара, увеличение в рационе молочных продуктов.

Также могут быть эффективны добавки некоторых витаминов и микроэлементов (витамины B, B_1, B_6, омега-3, магний).

4. Лекарственная терапия.

Нестероидные противовоспалительные препараты и гормональные комбинированные контрацептивы представляют основу лекарственной терапии.

НПВП бьют точно в цель, они блокируют выработку и некоторые действия простагландинов. Ибупрофен, напроксен, ацетаминофен и пр., любые обезболивающие НПВП, которые вам помогают, могут использоваться.

!

Важный момент!

Поскольку простагландины играют важную роль в овуляции, НПВП, а именно ингибиторы ЦОГ-2 (мелоксикам, например), могут предотвратить или отсрочить ее.

Фактически ингибиторы ЦОГ-2 на сегодняшний день исследуются как потенциальные будущие экстренные контрацептивы.

Ничего страшного, если эти препараты используются только во время менструации, но, если уже есть проблемы с зачатием, их лучше избегать.

Может использоваться ацетаминофен (парацетамол).

В тяжелых случаях, если все вышеперечисленные методы оказались неэффективны и если нет противопоказаний, могут использоваться гормональные контрацептивы (таблетки, пластырь, кольцо и пр.).

С болезненными менструациями все просто и сложно одновременно. И иногда трудно разобраться в том, имеем мы дело с первичной или вторичной альгодисменореей.

Вторичная альгодисменорея

Вторичная дисменорея имеет те же симптомы, что и первичная, но встречается у женщин на фоне каких-то заболеваний (эндометриоз, аденомиоз или миома матки, например) и чаще возникает уже во взрослом возрасте (как правило, после 25 лет).

Еще раз о разнице. Первичная альгодисменорея не страшна сама по себе, обычно проходит с возрастом. Вторичная альгодисменорея — симптом заболевания, и поиск первопричины болей внизу живота является критически важным моментом, потому что именно от этого будет зависеть успех лечения боли.

Когда подозревается вторичная альгодисменорея?

1. Менструации стали болезненными, то есть ранее вы оценивали свою менструальную боль на два балла, а сейчас на все 10 из 10.

2. Есть аномальные маточные кровотечения (обильная или крайне скудная менструация, межменструальные кровомазания — возможный признак воспалительного процесса органов малого таза).

3. Боли внизу живота есть не только во время месячных, а также накануне, после, в середине цикла.

4. Нет тошноты, рвоты, диареи, болей в спине, головокружения или головной боли во время менструации.

5. Есть боль во время полового акта и/или при акте дефекации.

6. Есть прогресс в выраженности симптомов с течением времени (пять лет назад боль оценивали на три балла, например, сейчас стабильно на 8–9).

За вторичной дисменореей стоит заболевание, и она является его симптомом. !

Причины вторичной дисменореи:

- воспалительные процессы органов малого таза;
- лейомиома матки;
- эндометриоз/аденомиоз.

В этом случае лечение должно быть направлено на первопричину. Лечим миому, воспалительный процесс или эндометриоз — боль проходит.

Наиболее частой причиной вторичной дисменореи служит эндометриоз/аденомиоз.

Хотя эндометриоз может быть в подростковом возрасте и его бывает сложно дифференцировать, но тут важно учитывать наличие других симптомов и данные дополнительных методов исследования (см. главу об эндометриозе).

При первичной аменорее по всем анализам, осмотрам, УЗИ и т. д. женщина абсолютно здорова.

Кроме того, если есть хроническая боль внизу живота, то ее причиной могут быть не только гинекологические заболевания, но и:

- урологические (цистит — интерстициальный, радиационный, мочекаменная болезнь и пр.);

- гастроэнтерологические (синдром раздраженного кишечника, воспалительные заболевание кишечника, запор);
- целиакия, грыжи;
- опорно-двигательные;
- миофасциальная боль брюшной стенки;
- миалгия тазового дна;
- кокцигодиния;
- неврологические (пудендальная невралгия; центральная сенсибилизация к боли);
- сосудистые (варикозное расширение вен малого таза).

Лечение будет зависеть от первопричины. Убрали первопричину — боль уйдет сама по себе.

Предменструальный синдром

Раз в месяц на несколько дней я превращаюсь в фурию, меня все раздражает, а мои домочадцы не знают, куда от меня спрятаться.

Самое важное, чтобы каждая женщина понимала разницу между ПМС и жизнью обычной женщины с тонкой душевной организацией, в организме которой бушуют гормоны и которая особенности своего темперамента привыкла списывать на ПМС.

В норме абсолютное большинство женщин испытывают один или несколько умеренных симптомов за несколько дней до начала менструации. К ним относятся болезненность молочных желез, вздутие живота, повышенный аппетит и легкие, едва заметные перепады настроения. Симптомы не мешают обычной жизни, это легкие проявления ПМС, которые, как правило, не требуют никакой коррекции.

Клинически значимый и серьезный ПМС встречается только лишь у небольшого процента женщин, и им действительно нужна помощь.

Наиболее серьезное проявление тяжелого ПМС — предменструальное дисфорическое расстройство (ПМДР). Оно встречается у 3–8 % женщин, и здесь не обойтись без консультации психиатра.

Почему возникает ПМС и как он проявляется

ПМС — это результат взаимодействия между стероидными гормонами и центральными нейротрансмиттерами. Серотонин — самый важный нейротрансмиттер, который в наибольшей степени обусловливает проявления ПМС. В меньшей степени участвуют бета-эндорфин, гамма-аминомасляная кислота и вегетативная нервная система.

Если перевести это все на понятный вам язык, то можно сказать, что все органы и ткани организма чувствительны к действию различных гормонов, уровень которых колеблется в течение менструального цикла.

Эти нормальные колебания половых гормонов (эстрогена, прогестерона и некоторых других) влияют на «химические» вещества в головном мозге, включая серотонин, который в свою очередь оказывает сильное влияние на настроение и мироощущение.

До сих пор неизвестно, почему у некоторых женщин развивается ПМС или ПМДР, а у других — нет. Уровни эстрогена и прогестерона одинаковы у всех женщин независимо от наличия ПМС или ПМДР.

Но наиболее вероятное объяснение этому состоит в том, что женщины с ПМДР очень чувствительны к нормальным колебаниям половых гормонов.

Симптомы ПМС и ПМДР

Симптомы ПМС длятся в среднем шесть дней в месяц, начинаются за четыре-пять дней до месячных и продолжаются в первые два-три дня нового цикла.

А если дольше?

Ищите причину в другом, ПМС не может длиться 20 дней в месяц. Если у вас хроническая усталость или раздражительность, апатия и сниженная работоспособность, сделайте хотя бы общий анализ крови, исключите железодефицитную анемию, отдохните в конце концов, возьмите отпуск. Не поможет — копайте дальше, но это не ПМС.

К симптомам ПМС относятся:

- перепады настроения;
- раздражительность;
- беспокойство/напряжение;
- подавленное настроение;
- чрезмерно повышенный аппетит;
- потеря работоспособности;
- снижение интереса к обычной деятельности.

Физические проявления ПМС:

- вздутие живота;
- сильное чувство усталости;
- болезненность молочных желез;
- головные боли;
- приливы;
- головокружение;
- увеличение веса;
- отечность;
- боли в мышцах и суставах;
- проблемы со сном.

Симптомы длятся не более шести-семи дней в месяц и имеют четкую взаимосвязь с менструальным циклом.

Возможно, женщины с ПМДР имеют повышенный риск суицида. Если вас посещают мысли о том, что вам/всем было бы лучше, если бы вас не было в живых, обратитесь к психиатру.

Надо ли мне обследоваться?

Надо посетить гинеколога, сделать анализ крови на ТТГ, дабы исключить заболевания щитовидной железы, — это минимум.

После беседы и при гинекологическом осмотре, на УЗИ, при проведении других анализов, если они делаются, никаких отклонений не должно быть выявлено, если это истинный ПМС.

Если врача что-то натолкнет на мысль, что, возможно, есть какая-то проблема посерьезнее, могут потребоваться дополнительные обследования.

Другие состояния/болезни могут иметь схожие симптомы с ПМС и ПМДР, среди них:

- депрессия;
- тревожные расстройства;
- биполярное расстройство;
- перименопауза (время от четырех до пяти лет до наступления менопаузы).

Важно различать депрессию (которая часто ухудшается перед менструацией) и истинный ПМС или ПМДР, потому что методы лечения у этих двух состояний совершенно разные.

Женщины с глубокой депрессией часто чувствуют себя лучше во время или после менструации, но их симптомы не проходят полностью. С другой стороны, женщины с ПМС или ПМДР имеют полное разрешение симптомов, когда у них начинаются менструации. И некоторые женщины, которые думают, что у них ПМС или ПМДР, на самом деле имеют настоящую клиническую депрессию или тревожное расстройство.

Есть другие проблемы, которые ухудшаются до или во время менструации, такие как мигрень; синдром хронической усталости, также известный как миалгический энцефаломиелит; боль в области таза и мочевого пузыря; или синдром раздраженного кишечника.

Именно поэтому так важна беседа с врачом, которая позволяет выявить и обратить внимание на дополнительные симптомы.

Диагностика ПМС и ПМДР

Не существует единого алгоритма или обследования, который может диагностировать ПМС или ПМДР.

Симптомы при ПМС или ПМДР должны возникать только во второй половине (лютеиновой фазе) менструального цикла, чаще всего в течение пяти-семи дней до менструального цикла, и должны быть как физические, так и поведенческие проявления. У женщин с ПМС или ПМДР неприятные симптомы не должны присутствовать между 4-м и 12-м днями 28-дневного менструального цикла!

Анализы крови не нужны для диагностики ПМС или ПМДР, но они могут быть рекомендованы для скрининга других заболеваний, вызывающих схожие симптомы (усталость, слабость, потеря работоспособности и пр.), таких как анемия, заболевания щитовидной железы (см. раздел «Щитовидная железа и репродуктивное здоровье женщины») и некоторые другие.

Лечение

При легких симптомах ПМС эффективны йога, дыхательные упражнения, любые физические нагрузки (бассейн, бег, спортзал и пр.), иглоукалывание, различные методы релаксации. Эти методы безопасны, не имеют побочных эффектов и являются терапией первой линии, если можно так выразиться. Также может принести пользу прием витамина B_6 (не более 100 мг/день).

При тяжелых проявлениях ПМС (это 3–8 % всех женщин) обычно применяют лекарственные препараты — селективные ингибиторы обратного захвата серотонина: флуоксетин, сертралин и пр. Они могут использоваться только во второй половине цикла, то есть всего несколько дней в месяц.

Некоторые женщины имеют побочные эффекты в связи с приемом селективных ингибиторов обратного захвата серотонина, и наиболее распространенными являются сексуальные расстройства (трудности с возбуждением, либидо и оргазмом). В этом случае рекомендуется использовать более низкую дозу препарата или попробовать другой препарат этой же группы.

Кроме того, можно принимать гормоны, в том числе комбинированные гормональные контрацептивы. Они подавляют ось гипоталамус — гипофиз — яичник и препятствуют циклическому синтезу стероидных гормонов. Это предотвращает циклические колебания уровней гормонов, они остаются стабильными в течение всего периода времени. Но они не являются препаратами первой линии терапии и иногда могут усугубить симптомы ПМС, тогда следует перейти на альтернативные методы лечения.

Среди КОК лучше отдавать предпочтение препаратам с более коротким перерывом, четыре дня вместо семи.

Нестероидные противовоспалительные препараты (ибупрофен или напроксен натрия) принимаются до или в начале менструации, могут облегчить болезненность молочных желез и дискомфорт/боль внизу живота.

Диуретики. Если физических упражнений и ограниченного потребления поваренной соли недостаточно для уменьшения прибавки лишних килограммов и отечности, вздутия во время ПМС, прием мочегонных препаратов оправдан. Чаще всего используется спиронолактон, его принимают буквально несколько дней, когда появляются наиболее неприятные и выраженные симптомы ПМС.

Образ жизни

Ешьте меньше и чаще, дабы уменьшить вздутие живота и ощущение насыщенности.

Ограничьте потребление соли и соленой пищи, чтобы уменьшить вздутие и задержку жидкости в организме.

Отдавайте предпочтение продуктам с высоким содержанием сложных углеводов, таким как фрукты, овощи и цельнозерновые.

Выбирайте продукты, богатые кальцием.

Избегайте кофеина и алкоголя.

Обязательно включите комплекс упражнений в свой обычный режим жизни: минимум 30 минут быстрой ходьбы, езды на велосипеде, плавания или занятия аэробикой 2–4 дня в неделю.

Высыпайтесь!

Практикуйте постепенное расслабление мышц или упражнения глубокого и медленного дыхания, чтобы уменьшить головную боль, беспокойство или проблемы со сном.

Попробуйте йогу или массаж.

Неэффективные методы лечения

Использование прогестерона, антидепрессантов (трициклические антидепрессанты и ингибиторы моноаминоксидазы), литий не показали никакой эффективности и применяться не должны.

То же относится к популярным пищевым добавкам: масло примулы вечерней, незаменимые жирные кислоты и гинкго билоба, добавки кальция не оказались эффективнее, чем плацебо. Их не рекомендуют использовать в качестве терапии ПМС с учетом низкого качества доказательств эффективности и потенциального вреда (возникновение периферической невропатии из-за высокой дозы витамина B_6 и повышенный риск сердечно-сосудистых заболеваний и смертности из-за добавок кальция).

Речь не идет о выявленных дефицитах витаминов и микроэлементов. Если у вас железо на нуле, или уровень витамина D 6 нг/мл, или вы употребляете в ограниченном количестве рыбу и морепродукты, пожалуйста, пейте добавки, но это немного другая история и к ПМС отношения не имеет.

Влияние веса на репродуктивную систему женщины

Вес и уровень стресса в жизни — это фундамент, на котором держится все репродуктивное здоровье.

Помимо того, что внешний вид и количество жировой ткани сильно влияет на самооценку, избыточный вес или ожирение увеличивает риск развития сахарного диабета 2-го типа, сердечно-сосудистых, раковых и других заболеваний.

Дефицит массы тела может вызвать снижение артериального давления, учащенное сердцебиение, остеопороз, мочекаменную болезнь и даже бесплодие.

Помимо проблем с зачатием и вынашиванием, потеря массы тела или ее увеличение могут существенно повлиять на менструальный цикл.

Биология проста: так как избыток жировой ткани — это всегда избыток холестерина, этот холестерин превращается в этой же жировой ткани в слабый эстроген — эстрон и андрогены. Вы уже знаете, что «мать» всех стероидных гормонов — холестерин.

Таким образом, у женщин с избыточным весом или ожирением, имеющих лишние жировые клетки, есть «небольшие фабрики» по производству стероидных гормонов, которые оказывают эстрогенное действие на различные органы и ткани.

Избыточный эстроген из жировой ткани может приводить к гиперплазии эндометрия (см. соответствующую главу) и увеличению риска рака молочной железы и эндометрия.

Могут нарушиться процессы овуляции и подолгу отсутствовать менструации, а потом возникать прорывные кровотечения, когда вместо очередной менструации происходит настоящее кровотечение, которое нужно останавливать в гинекологическом стационаре.

У женщин с недостаточным весом, расстройствами пищевого поведения, такими как нервная анорексия, голодание, а также женщин, испытывающих экстремальные физические нагрузки и стресс, может подавляться работа гипоталамуса и следом гипофиза (см. главу о гипоталамо-гипофизарной аменорее). В яичниках перестают зреть доминантные фолликулы, уровень эстрогенов становится очень низким.

Кроме того, недостаток жировой ткани не позволяет клеткам превращать холестерин в эстроген, на всех фронтах вы начинаете страдать от дефицита эстрогенов.

Каков идеальный вес?

Для расчета идеального веса женщины мы используем формулу расчета индекса массы тела (ИМТ).

$$ИМТ = \frac{m}{h},$$

где m — масса тела (кг), h — рост (м²).

Например, масса человека — 106 кг, рост — 168 см. Следовательно, индекс массы тела в этом случае равен:

ИМТ = 106 : (1,68 × 1,68) = 37,55 кг/м².

Идеальный вес — это значения ИМТ в диапазоне 18,5–25 (по некоторым данным, 19–25).

Обе крайности — недостаточный вес и избыточный вес/ожирение — могут привести к изменениям менструального цикла.

И даже небольшие изменения в весе, не помещающие нас в другую зону ИМТ (то есть набрали 2 кг, но все еще дефицит, или похудели на 3–5 кг, но все еще остались с избытком жировой ткани), могут вызвать положительные изменения в гормональном статусе и, как следствие, наладить менструальный цикл.

Минимальный запас жировой ткани необходим для начала менструальных циклов и их поддержания. У девочки-подростка могут не начинаться месячные, если у нее есть дефицит жировой ткани, это абсолютная правда.

Поддерживайте вес в идеальном диапазоне и не впадайте ни в какие крайности.

Влияние стресса на репродуктивную систему женщины

Как стресс может повлиять на менструальные циклы?

Фактически механизм такой же, как и потеря жировой ткани.

Стресс подавляет функцию гипоталамуса, который перестает вырабатывать рилизинг-гормоны, следом снижается выработка гипофизарных гормонов (ФСГ, ЛГ), и менструация прекращается.

Страдает головной мозг, репродукция «выключается» на самом высшем уровне — уровне центральной нервной системы.

Это самый древний механизм защиты вашего организма и вашего потомства от гибели. Ведь если у человека настолько сильный стресс, значит, есть прямая угроза жизни и здоровью, и ни о каком размножении и речи не может быть.

К сожалению, часто сила стресса недооценивается, и иногда бывают катастрофические, я бы сказала, фатальные ошибки в диагнозах и последующем лечении.

У меня была одна пациентка, которая очень мне запомнилась.

Молодая прекрасная девушка, которая за год жизни пережила очень много горя. Сначала заболела раком мама, она долго и много занималась ее лечением, но, так как рак был выявлен уже на очень поздней стадии, сделать ничего не удалось, и мама ушла. Следом за мамой, через каких-то три месяца ушел папа, а после были большие сложности на работе.

Надо ли говорить, как сильно пострадала ее репродуктивная система?

Менструации у М. пропали, и спустя три месяца их отсутствия она обратилась к врачу.

Катастрофа состояла в том, что после сдачи анализов на гормоны, по которым абсолютно четко подтверждалась вторичная функциональная гипоталамо-гипофизарная аменорея (см. соответствующую главу), ей сказали совершенно другой, ложный диагноз.

М. сообщили, что у нее начался климакс, и была назначена заместительная гормональная терапия, что в такой ситуации абсолютно не оправдано и причиняет только вред.

Далее она обратилась ко мне, мы отменили заместительную гормональную терапию, ей были даны рекомендации по проведению психотерапии, коррекции пищевого поведения, рациональному питанию и образу жизни, и ожиданию в течение 6–9 месяцев восстановления своих менструаций.

С тем М. и ушла.

Есть разные категории пациентов. Некоторые будут доверять одному врачу (мне или кому-то другому), другие будут доверять всем и сразу и продолжать ходить по врачам, пробуя те или иные методы лечения.

М. относилась ко второй категории.

Уйдя от меня, выполняя назначенные мной рекомендации, она через некоторое время обратилась к другому врачу. И снова новое обследование, и новый диагноз.

Новый доктор утверждал, что причина отсутствия менструации — повреждения эндометрия, потому что по УЗИ толщина эндометрия была всего 3 мм.

Он не знал физиологии менструального цикла, не знал, что эндометрий тонкий вторично, за счет дефицита эстрогенов на фоне ФГА (см. раздел «Тонкий эндометрий»).

И можете вы себе представить, что М. предлагают операцию (гистероскопию с биопсией эндометрия), которую она делает, и по результатам гистологии ей говорят, что ее эндометрий «умер», наступил климакс, ей ничем нельзя помочь, показано только ЭКО с донорскими яйцеклетками, и причем выносить ребенка сама она не сможет, так как эндометрий поврежден (чем доктор не уточнял), ей нужны услуги суррогатной мамы.

Это все было неправдой, и единственной причиной проблем с циклом был пережитый стресс, а не эндометрий и климакс, которого у М. и близко не было.

Именно такие истории и побудили писать меня эту книгу, вести блог в Инстаграме, и вы должны сами хотя бы немного разбираться в своем организме и здоровье.

М. вернулась ко мне после походов по разным врачам и в конце концов успешно забеременела, со своими яйцеклетками и со своим абсолютно нормальным эндометрием.

Да, тема гормонов очень сложная. Поэтому выход один — хотя бы немного разобраться в этих вопросах самим, что поможет вам найти того самого врача и понять, в том ли направлении вы двигаетесь.

Невозможно полностью избавиться от стресса в нашей повседневной жизни, это нереально. Мы все люди и живем в мире людей. Но важно уметь справляться со стрессом и находить здоровые методы борьбы с ним, чтобы не дать ему разрушить репродуктивную систему.

ГИПОТАЛАМО-ГИПОФИЗАРНАЯ АМЕНОРЕЯ, ПЕРВИЧНАЯ И ВТОРИЧНАЯ[2]

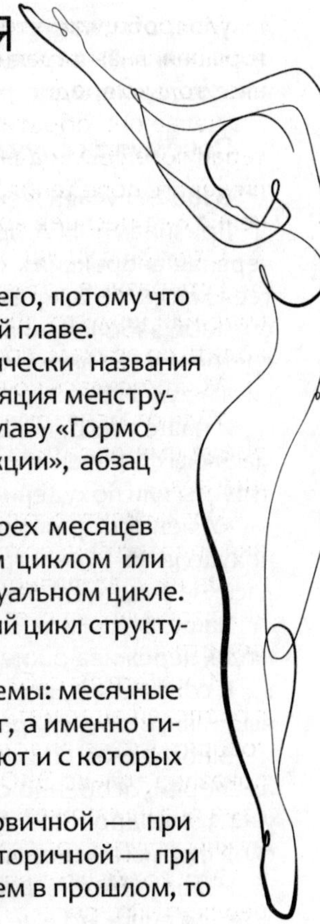

Название очень сложное, но вы должны вдуматься в него, потому что в нем ключ к пониманию того, о чем будет идти речь в этой главе.

Сочетание «гипоталамо-гипофизарная» — это фактически названия структур головного мозга, с которых начинается вся регуляция менструального цикла (см. главу о менструальном цикле, а также главу «Гормоны репродуктивной системы, биологическая роль и функции», абзац про гипоталамус и гипофиз).

Аменорея — это отсутствие менструаций в течение трех месяцев у девушек и женщин с ранее регулярным менструальным циклом или в течение шести месяцев при ранее нерегулярном менструальном цикле. Гипоталамус и гипофиз — контролирующие менструальный цикл структуры головного мозга.

Таким образом, в названии отражается вся суть проблемы: месячные пропали полностью, потому что пострадал головной мозг, а именно гипоталамус и гипофиз — структуры, которые всем управляют и с которых начинается менструальный цикл.

Гипоталамо-гипофизарная аменорея может быть первичной — при отсутствии менструаций у девушек до возраста 15 лет, и вторичной — при отсутствии менструаций у девушек и женщин с их наличием в прошлом, то есть ранее было все хорошо, а потом месячные исчезли.

Вторичная аменорея

На долю вторичной гипоталамо-гипофизарной аменореи приходится 80 %, поэтому сначала давайте обсудим именно ее.

До 52 % случаев вторичной аменореи обусловлены нарушениями в работе гипоталамуса и гипофиза, половина из них приходится на так называемую ФГА.

Это состояние, при котором нарушается секреция ГнРГ, гормона гипоталамуса, что приводит к снижению выделения гипофизом ЛГ и ФСГ, управляющих работой яичников. В результате отсутствуют нормальные рост и развитие фол-

---

2 В написании этой главы принимала участие Сиюхова Заира — врач-эндокринолог.

ликулов, отмечается низкий уровень эстрадиола, не происходит достаточного повышения ЛГ в середине цикла — все это приводит к отсутствию овуляции и, как следствие, менструаций.

Почему так случается? В чем причина ФГА?

В 100 % случаев женщина способна сама ответить на этот вопрос.

Причинами ФГА являются расстройства пищевого поведения (в частности, нервная анорексия), сильный психологический стресс, дефицит или резкая потеря массы тела, чрезмерные изнуряющие физические нагрузки, некоторые системные заболевания (например, сахарный диабет 1-го типа, целиакия), острые состояния (инфаркт миокарда, ожоги), редко очевидную причину ФГА установить не удается.

И чаще всего, когда на прием приходит женщина с жалобами на отсутствие месячных в течение последнего времени, на вопрос, были ли у нее какие-то стрессы или похудение, я слышу утвердительный ответ.

«У меня умер дорогой мне человек», «я пережила развод», «я за три месяца похудела на ... килограмм», «у меня были соревнования, я интенсивно готовилась, не ела, не спала» и т. д.

Чаще всего это спортсмены, женщины тонкой душевной организации или люди, переживающие личные стрессы на работе или в семье.

К сожалению, все это очень значимо влияет на менструальный цикл, и это не выдумки, и сила удара может быть сокрушительной.

В последние годы отмечена тенденция к увеличению процента психогенных аменорей, особенно среди девочек-подростков и молодых женщин. Примерно у 44,3 % подростков с вторичной аменореей установлена связь гипоталамической формы аменореи (то есть ФГА) и психоэмоционального стресса.

Известно, что в формировании ФГА играет роль не только количество принимаемой пищи, но и ее состав. Так, исследователи отмечают, что при одинаковой суточной калорийности девушки с ФГА получали на 50 % меньше жиров, составляющих всего 16 % калорий, и больше углеводов по сравнению со здоровыми.

Поскольку нет органического повреждения структур головного мозга (травма, ожог, облучение и пр.), состояние является потенциально обратимым после устранения провоцирующего фактора, то есть после нормализации питания, веса, эмоционального состояния и пр.

Важно отметить, что для установления данного диагноза сначала необходимо исключить все остальные причины вторичной аменореи, в том числе связанные с нарушением работы гипоталамуса и/или гипофиза, но уже в результате наличия структурных нарушений. К таковым относятся опухоли гипоталамо-гипофизарной области, наиболее распространенные из них — киста кармана Ратке и гормонально-активные аденомы гипофиза (пролактинома, соматотропинома, кортикотропинома и, крайне редко, тиреотропинома); инфильтративные процессы в гипоталамусе и/или гипофизе (аутоиммунный гипофизит, саркоидоз, туберкулез); кровоизлияния в гипофиз (в том числе послеродовое — синдром Шиена (Шихана)); облучение, оперативное лечение и травма данной области. Перечисленные патологии исключаются и в последующем и при необходимости наблюдаются эндокринологом.

Исследование гипофизарных гормонов подтверждает все подозрения и позволяет установить диагноз.

Для пациенток с ФГА характерны низкий или в нижнем диапазоне нормальных значений уровень ЛГ, нормальный или, по крайней мере, выше, чем ЛГ, уровень ФСГ, эстрадиол менее 50 нг/мл (иногда и менее 10 нг/мл) и прогестерон менее 1 нг/мл. Поскольку аменорея вторичная, овариальный резерв сохранен, то есть в яичниках есть яйцеклетки, но яичники не работают, потому что никто не стимулирует их это делать.

Лечение

Сложность ФГА заключается не в диагностике, а в лечении, поскольку эффективность его не прогнозируема.

Женщинам с установленным диагнозом рекомендуется устранить провоцирующий фактор аменореи, то есть увеличить массу тела, снизить интенсивность физических нагрузок и/или прибегнуть к помощи психотерапевта. В одном из исследований было показано, что масса тела, необходимая для восстановления менструаций, была на 2,0 кг выше той, при которой они прекратились. Для возобновления менструации может потребоваться не менее 6–12 месяцев стабильно нормального веса.

Но, к сожалению, менструации могут и вовсе не восстановиться. Прогноз для восстановления менструального цикла более благоприятный у женщин с установленной причиной ФГА в сравнении с ФГА неясной этиологии — 71 и 29% соответственно.

Велико влияние когнитивной поведенческой терапии, то есть недостаточно просто «наесть» килограммы, надо изменить образ мышления, устранить причину нарушенного пищевого поведения, приобрести совершенно иное внутреннее эмоциональное состояние.

! ***Нужно ждать около 6–12 месяцев, прежде чем начинать вмешиваться с гормональной терапией.***

У женщины есть год для сеансов с психотерапевтом, набора веса, организации правильного режима сна и бодрствования, решения всех эмоциональных и физических проблем.

Никакие, слышите, никакие лекарственные/гормональные препараты не показаны.

Не могут быть рекомендованы КОК. В ситуации с ФГА они могут сделать еще хуже, потому что они еще больше подавляют и так угнетенную функцию гипоталамуса и гипофиза. Кроме того, они не влияют на минеральную плотность костей, в связи с этим ни в каких рекомендациях не фигурируют.

Если попытки изменить пищевое поведение, психоэмоциональное состояние, уровень физической активности не возымели успеха, прошел год и менструации так и не восстановились, то целесообразно рассмотрение заместительной терапии эстрогеном, прежде всего для здоровья костей.

Необходимо понимать, что это не лечение ФГА, а симптоматическая терапия эстрогенами, которые находятся в дефиците.

Добиться излечения ФГА можно, но это происходит самостоятельно, силами самого организма и образа жизни.

Нет никаких конкретных препаратов для лечения ФГА, которые могли бы воздействовать на первопричину, и прогноз на будущее часто невозможно составить.

Восстановление функции либо происходит самостоятельно при нормализации образа жизни и питания, либо не происходит, и тогда восполняют дефицит эстрогенов.

Один из главных вопросов, волнующих женщин, наряду с восстановлением менструального цикла, — это возможность планирования и наступления беременности в будущем. К счастью, это возможно.

При наличии репродуктивных планов может быть предложена стимуляция овуляции либо антиэстрогенами (летрозол, кломифена цитрат), но для этого уровень эстрогенов в крови должен быть достаточным, либо аналогами гонадотропинов (иногда в сочетании с рилизинг-гормонами).

Однако проводить индукцию овуляции следует лишь после достижения стабильно нормальной массы тела из-за повышенного риска потери плода, рождения детей с малым весом для гестационного возраста, преждевременных родов и кесарева сечения вследствие дефицита массы тела матери.

Если в результате стимуляции овуляции беременность не наступает, предлагается ЭКО.

Первичная аменорея

Первичная гипоталамо-гипофизарная аменорея встречается гораздо реже и обычно является следствием генетической или анатомической аномалии. В этой ситуации просто не начинаются менструации в подростковом возрасте, их никогда не было и нет по сей день.

Тем не менее все причины вторичной аменореи могут также приводить и к первичной. Изолированный дефицит ГнРГ связан с генетической мутацией, встречаемость среди женщин — 1 из 125 000; крайне редко может проявляться вторичной аменореей. К менее распространенным причинам относятся пороки развития гипоталамо-гипофизарной области и иные, ранее обсужденные в данной теме.

При обследовании чаще будет отмечаться снижение уровней ЛГ и ФСГ ниже нормы.

После установления диагноза «первичная гипоталамо-гипофизарная аменорея» проводится заместительная гормональная терапия.

И снова ответ на главный вопрос: добиться овуляции и наступления беременности в зависимости от причины может быть сложно, но возможно, путем проведения стимуляции овуляции аналогами гонадотропинов (то есть ЛГ и ФСГ) или, если этот вариант окажется неэффективен, ЭКО.

КЛИМАКС

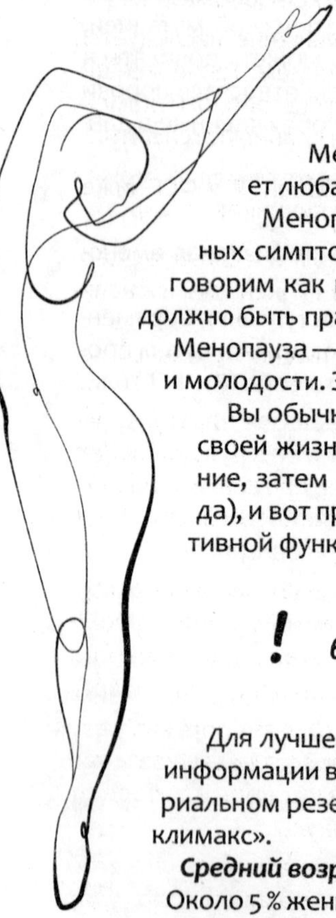

Менопауза — состояние, которое рано или поздно переживает любая женщина.

Менопауза может сопровождаться наличием довольно неприятных симптомов, которые могут успешно устраняться, и ниже мы поговорим как именно, но первично отношение к этому состоянию у вас должно быть правильное.

Менопауза — это не страшная болезнь, не конец света, не закат красоты и молодости. Это нормально, так происходит у всех, и вы не исключение.

Вы обычная женщина, которая просто переживает очередной этап своей жизни. Когда-то вам нужно было пережить рождение/взросление, затем становление менструального цикла, роды (не всем, правда), и вот пришло время климакса, периода угасания вашей репродуктивной функции.

! ***Климакс наступает тогда, когда в яичниках заканчивается запас яйцеклеток, и его не восполнить.***

Для лучшего понимания предыдущего предложения и более полной информации вернитесь к главе «О менструальном цикле, понятие об овариальном резерве, можно ли улучшить качество яйцеклеток и отсрочить климакс».

Средний возраст наступления менопаузы — 45–55 лет.

Около 5 % женщин переживают менопаузу в возрасте от 40 до 45 лет. Это называется ***ранняя менопауза***, но не преждевременная.

Что ускоряет процесс потери яйцеклеток и приближает вас к менопаузе?

Менопауза может наступить раньше при наличии в анамнезе:

- операции на яичниках (резекция яичников);
- химиотерапии;
- приема лекарственных препаратов вашей мамой в то время, когда она была беременна вами;
- аутоиммунных заболеваний (волчанка, аутоиммунный тиреоидит и пр., иммунные комплексы могут повреждать яйцеклетки, поэтому скажем нет иммуностимуляторам, см. главу об иммунитете);
- хромосомных заболеваний/проблем в отдельных генах:

- синдрома Тернера (у вас присутствует только одна Х-хромосома);
- синдрома ломкой Х-хромосомы (Х-синдром). Заболевание наследуется и может ухудшаться с каждым последующим поколением. Такие женщины подвержены риску иметь ребенка с умственной отсталостью. Рекомендуется пройти генетическое консультирование, если планируются дети;
- наличие у женщины материала хромосомы Y. Встречается редко, может быть причиной преждевременной менопаузы и рака яичников.

Преждевременная менопауза возникает в возрасте до 40 лет и связана с первичной недостаточностью яичников, она затрагивает всего 1 % женщин, и я напишу о ней отдельно чуть ниже.

Менопауза не наступает внезапно. Ей предшествует перименопаузальный период, длящийся около четырех лет.

В это время меняется характер менструаций: они становятся нерегулярными, цикл удлиняется или, наоборот, укорачивается. Сама менструация может быть более обильной или, наоборот, более скудной и менее продолжительной.

Естественная менопауза не вызвана никаким видом медицинского или хирургического вмешательства. Процесс постепенный и имеет три стадии:

1. *Перименопауза*, когда яичники постепенно вырабатывают меньше эстрогенов, овуляция нерегулярная, равно как и менструации. В последние 1–2 года перименопаузы падение уровня эстрогенов ускоряется. На этой стадии у многих женщин появляются симптомы климакса (приливы, перепады настроения и пр.)

2. *Менопауза* — это период, когда прошел ровно один год с тех пор, как у вас была последняя менструация. На этой стадии яичники перестали выдавать яйцеклетки и вырабатывать эстрогены, в них ничего не остается, кроме рубцов от прошлых овуляций и ткани органа, не содержащего фолликулы.

3. *Постменопауза* — это все последующие годы после менопаузы. На этой стадии все неприятные симптомы менопаузы (например, приливы) проходят у большинства женщин.

Но чем больше времени прошло от момента менопаузы, тем больше риски для здоровья, связанные с дефицитом эстрогенов, особенно остеопороза, поэтому есть резон делать остеоденситометрию (см. главу «Чекап для женщин»).

Когда начинается климакс и как долго он продолжается?

У большинства женщин симптомы менопаузы (климакса) начинают развиваться примерно за четыре года до последней менструации и могут продолжаться после ее прекращения, то есть после наступления климакса.

Небольшое число женщин испытывают симптомы менопаузы в течение десяти лет до исчезновения менструаций, а 1 из 10 женщин — в течение 12 лет после последней менструации.

Симптомы

Перименопаузальный/менопаузальный и постменопаузальный период уникален для каждой женщины. Симптомы обычно более выражены, когда менопауза наступает внезапно или в течение более короткого периода времени.

Состояния, которые значимо влияют на состояние яичников (рак или гистерэктомия, например), или определенные варианты образа жизни (курение, алкоголь) имеют свойство усиливать тяжесть и продолжительность симптомов климакса.

За исключением изменений в характере менструального цикла, симптомы перименопаузы, менопаузы и постменопаузы почти одинаковы.

Вот они:

- нарушение менструального цикла (циклы более короткие или, наоборот, более длительные, в менопаузе и постменопаузе они вообще отсутствуют);
- более обильные или, наоборот, скудные менструации;
- вазомоторные симптомы, в том числе приливы, ночная потливость.

Около 75 % женщин испытывают приливы разной степени тяжести в перименопаузе или менопаузе, а иногда и в постменопаузе.

Приливы — это внезапное ощущение жара в лице и верхней части туловища, которое спускается и разливается по всему телу, длится в среднем от двух до четырех минут. Приливы могут сопровождаться обильным потоотделением, сердцебиением, возникновением чувства тревоги. Приливы могут возникать один-два раза в день, а могут каждый час, доводя вас до безумия.

Повышенная ночная потливость — это почти те же приливы. Вы просыпаетесь ночью по несколько раз в буквальном смысле слова в луже своего пота от жара или холода. Стоит ли говорить о бесконечных пробуждениях, недосыпах, усталости, раздражительности, перепадах настроения и проблемах с концентрацией внимания?

Другие возможные симптомы:

- бессонница;
- сухость влагалища;
- набор веса;
- депрессия;
- тревога;
- трудности с концентрацией внимания;
- проблемы с памятью;
- снижение либидо;
- сухость кожи и слизистых;
- учащенное мочеиспускание;

- болезненность и чувствительность молочных желез;
- головные боли;
- тахикардия (учащенное сердцебиение, нарушение ритма сердца иногда);
- склонность к возникновению инфекций мочевыводящих путей;
- уменьшение мышечной массы, увеличение жировой;
- боли в суставах;
- уменьшение минеральной плотности кости;
- уменьшение молочной железы в размерах;
- истончение и иногда выпадение волос;
- увеличение роста волос на других участках тела (лицо, шея, грудь и верхняя часть спины).

Общие осложнения менопаузы включают в себя:

- атрофический вагинит (сухость и сужение влагалища);
- диспареуния (боли во время полового акта, которые иногда делают половую жизнь просто невозможной);
- замедление общего метаболизма;
- остеопороз/остеопения;
- перепады настроения и эмоциональная лабильность;
- катаракта;
- пародонтоз;
- недержание мочи;
- сердечно-сосудистые заболевания.

Все эти симптомы и изменения в организме вызваны гормональными перестройками: становится мало эстрогенов, прогестерона и тестостерона и много ФСГ и ЛГ.

Как бы то ни было, это неизбежно, но осложнения и неприятные симптомы сегодня могут успешно устраняться у абсолютного большинства женщин.

Диагностика

Диагностика проводится на основании жалоб (они перечислены выше) и анализов на гормоны.

Антимюллеров гормон — маркер «старения» яичников. Он секретируется мелкими антральными фолликулами и коррелирует с общим количеством антральных фолликулов яичников. То есть чем больше фолликулов — тем выше значение АМГ, чем меньше — тем ниже показатель АМГ. Например, у женщин, у которых запас яйцеклеток в яичнике на исходе и климакс не за горами, АМГ будет менее 1, в районе 0,5–0,2 и меньше. Это не значит, что нельзя забеременеть, это значит, что осталось мало времени для выполнения репродуктивных планов, потому что запас яйцеклеток вот-вот закончится.

Вариабельность АМГ в течение менструального цикла минимальная, поэтому его можно сдавать в любой день.

Также могут быть сделаны *анализы на ЛГ, ФСГ и эстрадиол*.

Постоянно повышенный уровень ФСГ в крови (30 мМЕ/мл и выше) в сочетании с отсутствием менструации в течение одного года служит подтверждением менопаузы.

Во время перименопаузы уровень ФСГ и эстрогена ежедневно меняется, поэтому большинство врачей диагностируют это состояние на основании симптомов, истории заболевания, данных о характере менструального цикла и показателей АМГ.

В зависимости от симптомов и истории могут быть предложены анализы для исключения заболеваний щитовидной железы (ТТГ), исследование липидного профиля, показателей работы печени и почек, исследование уровня пролактина и иногда ХГЧ, чтобы исключить беременность.

Лечение

Помощь при климаксе заключается в восполнении дефицита гормонов (в частности, эстрогенов). Эти гормоны не могут реанимировать яичники, это важно понимать.

Кроме того, прием менопаузальной гормональной терапии (МГТ), требуется не всем, а только тем женщинам, у которых есть тяжелые и разрушительные симптомы климакса и они серьезно влияют на качество жизни.

Также МГТ необходима женщинам, у которых менопауза наступила преждевременно (до 40 лет).

Решение об использовании менопаузальной гормональной терапии

Легкие и умеренные симптомы климакса обычно не требуют какого-либо лечения. Они часто улучшаются сами по себе с течением времени, а также при изменении образа жизни и использовании негормональных методов. Об этом чуть ниже.

Менопаузальная гормональная терапия (МГТ) — это прием эстрогенов, иногда в комбинации с прогестероном, если не удалена матка.

Женщины без матки должны принимать только эстроген, в прогестероне нет никакой необходимости.

Если беспокоит только сухость влагалища, то могут использоваться местные эстрогены в виде свечей или кремов. Эти средства не повышают уровень эстрогена в крови, и также не нужно принимать прогестерон при местном использовании их во влагалище.

Каждая женщина уникальна, и решение о приеме МГТ принимается, исходя из тяжести симптомов, состояния здоровья, анамнеза, наследственности, личных предпочтений и предпочтений лечащего врача, который все о вас знает.

Сегодня МГТ должна назначаться только для лечения назойливых и тяжелых симптомов менопаузы, если негормональные методы лечения оказались неэффективны. Она не назначается для профилактики сердечно-сосудистых заболеваний, остеопороза или деменции, для поддержания либидо или продления красоты и молодости.

Она имеет свои преимущества и недостатки и назначается строго по показаниям в индивидуальном порядке.

МГТ безопасна, если используются *минимально эффективные* дозы гормонов (которые помогли справиться с симптомами), их прием длится не более 4–5 лет (максимум до 7) и нет никаких противопоказаний к ней.

МГТ абсолютно достоверно снижает вероятность возникновения остеопороза и переломов костей, потому что эстрогены активно участвуют в обмене кальция.

Но только лишь с целью предотвращения остеопороза/остеопении МГТ не может быть рекомендована. Существуют бисфосфонаты, которые успешно используются и имеют намного меньше побочных эффектов.

Лечение эстрогенами помогает улучшить настроение, снизить тревожность, устранить депрессию. Но иногда не обходится без помощи успокоительных и антидепрессантов.

МГТ эффективно справляется с ночными приливами и бессонницей.

Потенциальные преимущества МГТ

1. МГТ — один из наиболее эффективных методов лечения горячих приливов и ночной потливости, что служит основной причиной, по которой чаще всего она назначается.

2. Гормональная терапия устраняет сухость влагалища и связанную с ним болезненность во время полового акта.

3. Предотвращает потерю минеральной плотности костей и профилактирует возникновение остеопороза/остеопении и переломов.

Потенциальные риски МГТ

В 2002 году самое известное и большое исследование The Women's Health Initiative (WHI), финансируемое Национальными институтами здравоохранения, было прекращено на ранней стадии, поскольку было обнаружено, что у женщин, которые получали определенный вид эстрогена с прогестероном, значительно возрастал риск инсульта и инфаркта, РМЖ, деменции, недержания мочи и заболеваний желчного пузыря.

Это исследование вызвало серьезные опасения в то время и заставило многих женщин избегать использования гормонов в течение многих лет.

Тем не менее время прошло, дозы гормонов уменьшились, появились новые исследования, и теперь известно, что женщины подвергаются меньшему риску и имеют больше преимуществ, если использовать гормональные препараты в возрасте до 60 лет или в течение первых 10 лет после менопаузы.

Общие правила для назначения МГТ

1. МГТ используется у женщин для лечения:

- горячих приливов;
- ночной потливости;
- атрофического вагинита и профилактики остеопороза.

2. Дозы МГТ должны быть самыми низкими и назначены только на кратчайший период времени.

Потенциальные риски МГТ

1. Для условно здоровых женщин в возрасте до 60 лет с тяжелыми горячими приливами, у которых после менопаузы прошло не более 10 лет, польза от МГТ обычно перевешивает риски.

2. МГТ, особенно в виде таблеток, может незначительно увеличить риск инсульта и тромбозов (тромбоэмболия легочной артерии, тромбозы вен нижних конечностей).

3. При сохранной матке прием эстрогена в комбинации с прогестагеном не несет повышенного риска рака матки, а вот прием только эстрогена вызывает достаточно высокий риск рака матки.

4. Гормональная терапия (в сочетании с эстрогеном и прогестероном) может немного увеличить риск РМЖ, если используется более 4–5 лет.

5. Использование только эстрогена (для женщин без матки) не увеличивает риск РМЖ в течение семи лет приема, но может увеличить риск при более длительном применении.

При начале МГТ больше чем через 10 лет с момента менопаузы или после 60 лет она может увеличить риск сердечно-сосудистых заболеваний.

Хотя существуют риски, связанные с приемом МГТ, при грамотном и правильном использовании они случаются довольно редко и большинство из них исчезает после прекращения приема гормонов.

В целом МГТ связана менее чем с двумя дополнительными неприятными событиями на 1000 женщин в год.

Например, повышенный риск РМЖ при использовании МГТ составляет 1 дополнительный случай на 1000 женщин в год.

Но все равно она должна назначаться только по показаниям и только условно здоровым женщинам без серьезных противопоказаний.

Потенциальные побочные эффекты

- МГТ может вызвать болезненность молочных желез, тошноту, нерегулярные кровянистые выделения или мазню. Уменьшение дозы МГТ или переход на другие формы препаратов могут уменьшить побочные эффекты.

- Прибавка в весе — распространенное явление среди женщин среднего возраста, которое связано как со старением, так и с гормональными перестройками. МГТ не связана с увеличением массы тела и может снизить вероятность возникновения сахарного диабета.

- Незначительные риски раковых и сердечно-сосудистых заболеваний, о которых я написала выше.

Абсолютные противопоказания к МГТ

- Раковые заболевания в прошлом, такие как РМЖ или рак матки.

- Инсульт или инфаркт в прошлом или отягощенная наследственность по истории инсультов и сердечно-сосудистых заболеваний.

- Тромбозы.

- Неуточненные вагинальные кровотечения в прошлом или в настоящее время.

- Серьезные заболевания печени (цирроз, серьезная стадия фиброза и пр.).

- Беременность.

- Аллергические реакции на гормональные препараты.

- Ожирение или сахарный диабет, курение.

Варианты гормональной терапии

Гормональная терапия может быть в виде таблеток, пластыря, геля, крема, спрея или вагинального кольца.

Таблетки гормональной терапии нужно принимать каждый день, пластырь меняется только один-два раза в неделю, а влагалищное кольцо носится в течение трех месяцев (в странах СНГ вагинальные кольца, как правило, не используются, в основном они доступны только за рубежом).

Если применяется любая нетаблетированная форма МГТ, гормоны непосредственно поступают в кровоток, с минимальным воздействием на печень. Исследования подтверждают, что такая форма МГТ (пластырь, гель, кольцо и пр.) снижает риск образования тромбозов по сравнению с МГТ в виде таблеток.

Есть много разных видов *эстрогенов*:

- эстрадиол;
- конъюгированный эстроген;
- селективные модуляторы эстрогеновых рецепторов;
- биоидентичный эстрадиол.

Существует мнение, что биоидентичные гормоны (то есть по химическому строению точно такие же, как наши собственные) безопаснее, чем другие. Но это не так! Они имеют такие же риски, как и любая другая форма гормона.

Прогестины (синтетический прогестерон) также бывают разные (медроксипрогестерона ацетат, норэтиндрон, норгестрел, дидрогестерон и пр.), и они обязательно должны использоваться, если сохранена матка.

Многие врачи сейчас отдают преимущество биоидентичному прогестерону (микронизированному), который имеет идентичное строение с молекулой нашего собственного прогестерона, производимого желтым телом. Он не оказывает отрицательного действия на липиды и является препаратом выбора для женщин с высоким уровнем холестерина.

Иногда могут использоваться низкодозированные КОК у женщин в возрасте 40 лет, у которых уже возникли горячие приливы, менструации стали нерегулярными, но которым все еще нужна контрацепция.

КОК не используются в постменопаузе, у женщин старше 40 лет с ожирением или курящих.

Доза гормонов и длительность терапии

Используется *минимальная доза*, которая способна облегчить состояние. Даже она сохраняет минеральную плотность костей и снижает риск остеопороза и переломов.

«Правильного» времени для прекращения приема МГТ нет.

Желательно не использовать ее более 4–5 лет и в возрасте старше 60 лет.

Хотя это не доказано качественными исследованиями, но медленное снижение дозы эстрогенов в течение нескольких месяцев может снизить вероятность того, что приливы вернутся после прекращения приема МГТ.

Остерегайтесь недоказанных и антинаучных методов лечения приливов. !

Возможно, вы слышали о куркумине, ДГЭА, тестостероне, маке перуанской или цимицифуге. Эти продукты не доказали свою эффективность, а некоторые несут в себе серьезные риски, в том числе повреждение печени, раковые заболевания и пр. Читайте про ДГЭА и тестостероне в разделе о мужских половых гормонах.

Фитоэстрогены — это вещества, похожие на эстрогены, которые содержатся в некоторых злаках, овощах, бобовых (например, соя) и травах. Они могут работать в организме как слабая форма эстрогена, но они не всегда демонстрируют эффективность в научных исследованиях, и их долгосрочная безопасность неизвестна.

В настоящее время не выяснена польза и безопасность таких «натуральных» продуктов. Преимущества и риски все еще изучаются.

Образ жизни и все остальное

Очень эффективно работают, если отнестись к этому ответственно и выполнять регулярно, следующие способы:

- сохранять спокойствие;
- одеваться в свободную одежду, особенно ночью;
- поддерживать прохладную и комфортную температуру, избегать теплых тяжелых одеял ночью;
- уменьшить ежедневное потребление калорий на 400–600 ккал;
- тренироваться ежедневно по 20–30 минут в день.

Это может помочь:

- улучшить ночной сон и настроение;
- повысить общее благополучие.

Обратитесь к психотерапевту, если не справляетесь самостоятельно.

Могут быть полезны добавки с кальцием, витамином D и магнием для снижения риска остеопороза.

Практикуйте техники расслабления и правильного дыхания, такие как йога и медитация.

Ежедневно используйте увлажняющие средства для кожи.

Также следует избегать частых водных процедур, которые могут высушивать или раздражать кожу.

Бросьте курить и ограничьте употребление алкоголя, также избегайте пассивного курения.

Возможно, немного облегчат состояние растительные эстрогены (фитоэстрогены), содержащиеся во многих продуктах питания (соевые бобы, нут, чечевица, льняное семя, крупы, фрукты, овощи и красный клевер).

Изофлавоны (красный клевер, например) продаются в составе или в чистом виде в различных БАДах, эффективность мало доказана, но можно пробовать.

Фитоэстрогены противопоказаны женщинам с РМЖ в анамнезе.

Растительный препарат с эстрогеноподобным действием (цимицифуга) в исследованиях оказался совсем неэффективен. Не было никакой разницы в группе женщин, получавших плацебо, в сравнении с группой женщин, получавших реальный препарат, поэтому он не используется.

В этой главе нет универсального ответа и рецепта, что делать с климаксом, для каждой из вас. Здесь вы не найдете схем приема БАДов или гормонов, потому что эти БАДы неэффективны, а для назначения гормонов нужна личная консультация с врачом.

Это общая информация, которая, если прочитать ее внимательно, даст ответы на многие вопросы, позволит задать правильные вопросы лечащему врачу и понять, действительно ли вы нуждаетесь в приеме МГТ.

Удачи вам и здоровья в этом по-своему прекрасном периоде жизни.

ЧТО ТАКОЕ ЭНДОМЕТРИЙ, ЕГО ФУНКЦИЯ И НОРМАЛЬНАЯ ТОЛЩИНА

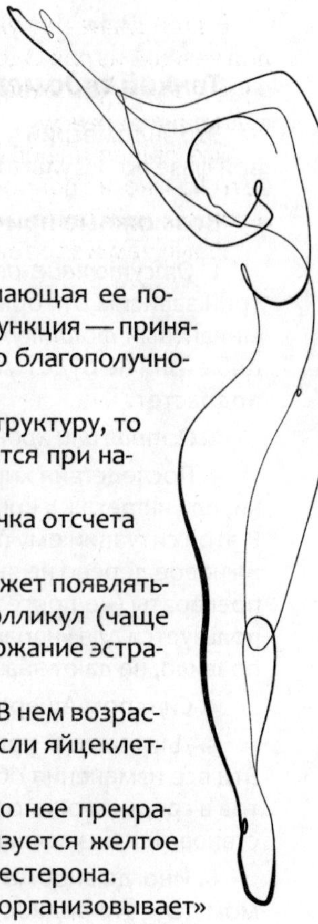

Эндометрий — это слизистая оболочка матки, выстилающая ее полость. Он имеет очень сложное строение, и основная его функция — принятие эмбриона, обеспечение возможности его дальнейшего благополучного роста и развития.

Эндометрий представляет собой гормонозависимую структуру, то есть он не растет сам по себе, а утолщается и видоизменятся при наличии стероидных гормонов (эстрадиола и прогестерона).

Первый день менструации — это первый день цикла, точка отсчета для всех дальнейших событий.

Приблизительно на 6–7-й день цикла в яичниках уже может появляться фолликул размером более 10 мм. Ежедневно этот фолликул (чаще один, очень редко два) растет, и в связи с его ростом содержание эстрадиола в крови увеличивается.

Эстрадиол приводит к утолщению (росту) эндометрия. В нем возрастает количество желез, готовится «почва» для эмбриона, если яйцеклетка все-таки оплодотворится.

Затем происходит овуляция (эндометрий незадолго до нее прекращает утолщаться), на месте лопнувшего фолликула образуется желтое тело, и в крови начинает увеличиваться концентрация прогестерона.

Прогестерон блокирует митозы (деление клеток) и «организовывает» железы.

Эндометрий теперь не утолщается, он становится «сочным», железы «углубляются», он готов к принятию плодного яйца.

Если беременность не наступила, желтое тело в яичнике угасает, уровень эстрогенов и прогестерона снижается, эндометрий становится отечным, нарушается его кровоснабжение, он отторгается, идет менструация.

Вся эта цепочка событий повторяется снова и снова при каждом менструальном цикле.

! ***Нормальная минимальная толщина эндометрия от 7–8 мм (по некоторым данным, от 6 мм) до 15 мм.***

Патология эндометрия

Тонкий эндометрий

Это эндометрий 5–6 мм и менее на момент овуляции или в средней лютеиновой фазе по результатам УЗИ.

Возможные причины

1. *Отсутствие овуляции.* Как я написала очень подробно выше, эндометрий зависим от гормонов. Если есть нарушение овуляции — не созревает доминантный фолликул, не будет достаточного уровня эстрадиола в крови, эндометрий не будет утолщаться. Решите проблемы с овуляцией — эндометрий подрастет.

2. *Острая или хроническая инфекция* (подробнее см. в главе «Эндометрит»).

3. Последствия хирургического вмешательства (выскабливание полости матки, или кюретаж), когда поврежден базальный («ростковый») слой эндометрия. В этой ситуации ему просто не из чего расти. Дерево вырвали с корнем, без корня новое дерево не вырастет. Для лечения пробуют использовать гормональные препараты (не прогестерон, прогестерон не утолщает эндометрий — он не используется для «наращивания» эндометрия) и некоторые другие, но все они, как правило, не дают значимых эффектов.

4. Синдром Ашермана (внутриматочные спайки) — см. в отдельной главе.

5. Длительный прием комбинированных контрацептивов или прогестерона. Эти все изменения обратимы, просто нужно подождать после отмены препаратов в среднем около трех месяцев. Если проблем с овуляцией не будет, все восстановится без всяких проблем.

6. Иногда эндометрий может быть тонким по неизвестным причинам (на самом деле это редкость).

Лечение

Лечение тонкого эндометрия будет зависеть от первопричины (см. соответствующие главы).

Гиперплазия эндометрия («толстый» эндометрий)

Гиперплазия эндометрия представляет собой избыточный рост (пролиферацию) эндометриальных желез (то есть разрастание и увеличение толщины внутренней оболочки матки).

Гиперплазия развивается в основном тогда, когда есть избыточное содержание эстрогенов и в связи с этим отсутствует достаточное противодействие прогестерона: его либо меньше по отношению к эстрогенам, либо нет вообще.

Возможные причины

1. Избыточная масса тела и ожирение. Жировая ткань служит источником гормонов, и ее избыток приводит к увеличению содержания в крови андрогенов (мужских половых гормонов) и эстрогенов, легко может возникнуть гиперплазия и масса других проблем со здоровьем. Вес должен быть идеальным.

2. Проблемы с овуляцией и в связи с этим отсутствие достаточного количества прогестерона, он просто не вырабатывается в такой ситуации (СПКЯ или период перименопаузы, например).

3. Эстрогенпродуцирующие опухоли яичников.

4. Прием заместительной гормональной терапии эстрогенами без прогестерона или длительный прием тамоксифена.

Виды гиперплазии

- Гиперплазия без атипии (наиболее часто встречающийся вариант, относительно безопасна).
- Атипичная гиперплазия (Всемирная организация здравоохранения (ВОЗ), 2014) — высока вероятность перерождения ее в рак, о лечении ниже.

Симптомы

Наиболее распространенный симптом — аномальные маточные кровотечения:

- тяжелые, крайне обильные менструальные кровотечения (вам всегда хватало 3–5 прокладок на день, а тут вдруг вы меняете прокладку каждые 30–60 минут, просыпаетесь несколько раз за ночь, чтобы поменять ее, у вас появились сгустки более 1–2 см и, скорее всего, в связи с этим есть железодефицитная анемия);
- межменструальные кровянистые выделения;
- кровотечения в постменопаузе, когда менструации давным-давно прекратились при использовании или без использования МГТ.

Диагностика

В какой ситуации можно подозревать гиперплазию эндометрия?

Нет, не в том случае, когда толщину эндометрия измерили на УЗИ (относится к женщинам репродуктивного возраста и без СПКЯ), а в том случае, если имеются характерные симптомы гиперплазии, то есть те, о которых я написала выше.

Диагноз гиперплазии эндометрия может быть выставлен только на основании гистологического исследования ткани эндометрия. Без гистологического заключения (то есть забора образца эндометрия из полости матки и изучения ее под микроскопом) подобный диагноз не правомочен.

Забор ткани эндометрия проводится путем пайпель-биопсии, гистероскопии или «слепого» диагностического выскабливания эндометрия (наименее предпочтителен последний вариант).

Что нам дает УЗИ и какова его роль?

УЗИ — очень важный метод исследования для женщин, у которых есть СПКЯ или которые уже в менопаузе и не менструируют.

Есть четкие УЗ-нормы для толщины эндометрия.

Период постменопаузы — пороговые значения эндометрия 3–5 мм (по некоторым рекомендациям, 6 мм). Если больше, да еще и есть кровянистые выделения — есть основания для проведения гистероскопии или диагностического выскабливания с обязательной последующей гистологической диагностикой.

Пороговые значения толщины эндометрия несколько больше для женщин, принимающих тамоксифен или МГТ.

Для женщин с СПКЯ и отсутствием менструаций пороговые значения толщины эндометрия составляют 7 мм (в таком случае вероятность гиперплазии практически равна нулю). Подробнее о риске гиперплазии эндометрия при СПКЯ в отдельной главе про СПКЯ.

У тех женщин, которые активно менструируют, роль УЗИ ограничивается выявлением *структурных* аномалий (полип, лейомиома матки и пр.), поскольку в этот период нормальное значение толщины эндометрия пересекается с таковыми при патологии.

Что это значит? Что максимальная толщина эндометрия не определена и такое состояние, как гиперплазия эндометрия (то есть чрезмерное его утолщение), можно заподозрить только на основании клинической картины и очень косвенно на основании УЗИ.

Толщина эндометрия и 13, и 15 мм может быть нормой. Важно учитывать возраст, факторы риска рака эндометрия, жалобы и пр.

Не спешите слепо доверять услышанному диагнозу «гиперплазия эндометрия», поставленному по УЗИ, иногда лучше повторить исследование сразу после месячных и узнать мнение еще одного специалиста, а иногда и сделать биопсию эндометрия с толщиной 15 мм, чтобы спать спокойно.

Лечение

Гиперплазия служит фоном для развития рака эндометрия. Но тут важен тип гиперплазии.

Риск перерождения в рак ***гиперплазии без атипии*** составляет менее 5 % в течение 20 лет. Поэтому на первом этапе лечения гиперплазии без атипии, если это возможно, устраняются все модифицируемые факторы риска, которые могут быть непосредственной причиной гиперплазии: ожирение, прием МГТ и т. д. (см. факторы риска выше).

В некоторых случаях возможна выжидательная тактика без использования каких-либо медикаментов, а только лишь с периодическим гистологическим контролем эндометрия. Решение принимает врач, исходя из многих индивидуальных факторов.

Если выжидательная тактика не приемлема или оказалась неэффективной, первой линией терапии является местное использование прогестагенов (синтетический прогестерон) (гормоносодержащие спирали (ЛНГ-ВМС)), а второй линией — пероральный прием таблеток (медроксипрогестерон или норэтистерон).

Лечение должно длиться шесть месяцев и более.

Каждые полгода повторяется биопсия эндометрия, и после получения двух нормальных результатов возможно завершение наблюдения.

Если вы не планируете беременность в будущем, то в следующих случаях может быть предложено оперативное лечение (удаление матки):

- если гиперплазия без атипии превратилась в гиперплазию с атипией;
- нет эффекта от лечения через 12 месяцев, гиперплазия сохраняется;
- наблюдаются рецидивы после завершения лечения;
- сохраняются аномальные маточные кровотечения;
- вы не можете проходить обследования каждые шесть месяцев, лечиться, заниматься бесконечными контролями, вам проще решить вопрос один раз и радикально.

Атипичная гиперплазия

Поскольку риск рака или скрытой малигнизации эндометрия при атипичной гиперплазии довольно высок (около 30 %), вариантом выбора является хирургическое лечение — удаление матки с придатками (решение о возможности сохранить яичники принимается индивидуально с доктором, с учетом многих факторов).

При наличии репродуктивных планов может быть предложено лечение все теми же гестагенами с более частым контролем эндометрия (каждые три месяца). Если попытки забеременеть происходят быстро и удачно, то после родов может снова встать вопрос об удалении матки, так как вероятность рецидива гиперплазии эндометрия с атипией очень высока.

Иногда с таким диагнозом могут сразу предложить ЭКО (особенно если есть сопутствующие заболевания, например СПКЯ или эндометриоз), так как это ускоряет процесс наступления беременности и снижает риски рецидива на этапе попыток зачатия естественным путем.

ВОСПАЛЕНИЕ ЭНДОМЕТРИЯ — ЭНДОМЕТРИТ

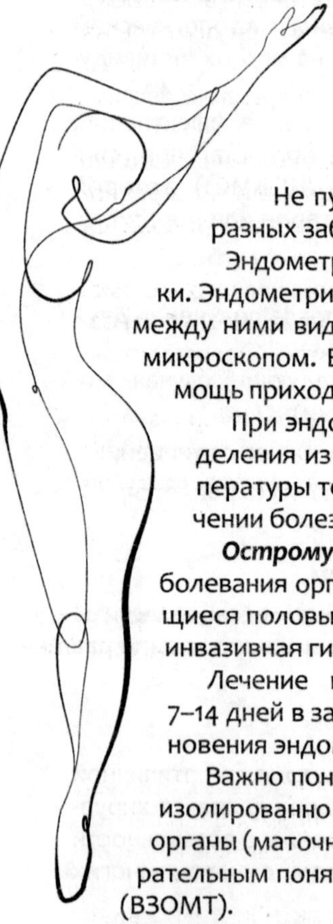

Не путайте, пожалуйста, с эндометриозом, это два абсолютно разных заболевания.

Эндометрит — воспаление внутренней слизистой оболочки матки. Эндометрит бывает острым или хроническим, и чаще всего различия между ними видит врач-гистолог при изучении строения эндометрия под микроскопом. Если образец ткани эндометрия отсутствует, тогда на помощь приходит анамнез (ваша история) и симптомы.

При эндометрите могут быть межменструальные кровянистые выделения из влагалища и боли внизу живота, а также повышение температуры тела, которого практически не бывает при хроническом течении болезни.

Острому эндометриту обычно предшествуют воспалительные заболевания органов малого таза — как правило, это инфекции, передающиеся половым путем (ИППП) (гонорея, хламидиоз), а также БВ — либо инвазивная гинекологическая процедура (выскабливание, аборт и пр.)

Лечение проводится антибактериальными препаратами курсом 7–14 дней в зависимости от тяжести течения болезни и причины возникновения эндометрита.

Важно понимать, что эндометрит практически никогда не протекает изолированно и чаще всего в воспалительный процесс вовлекаются все органы (маточные трубы, яичники) — это называют одним большим собирательным понятием «воспалительные заболевания органов малого таза» (ВЗОМТ).

ВЗОМТ связаны с повышенным риском бесплодия, внематочной беременности, синдрома хронической тазовой боли и рецидивирующих воспалительных заболеваний.

При своевременном и эффективном лечении эндометрита проблем с зачатием и вынашиванием, как правило, не возникает.

Хронический эндометрит может быть вызван все той же специфической или неспецифической инфекцией (хламидиоз, туберкулез, гонорея, БВ); внутриматочной контрацепцией (спираль) или образованием полости матки (например, лейомиома или полип), лучевой терапией. У 25 % женщин причина эндометрита неизвестна.

Хронический эндометрит может сопровождаться межменструальными кровянистыми выделениями, контактными кровянистыми выделениями после полового акта, а также обильными менструациями или их отсутствием (аменорея). Могут быть тянущие боли внизу живота, болезненность матки при осмотре на гинекологическом кресле.

Кроме того, хронический эндометрит может протекать совершенно бессимптомно.

Диагноз эндометрита устанавливается на основании *гистологического исследования эндометрия*. Для этого делают пайпель-биопсию или гистероскопию. Вторая процедура — это малоинвазивная операция, которая проводится при подозрении серьезных проблем с эндометрием и полостью матки.

Обратите внимание, в качестве метода диагностики хронического эндометрита не используется УЗИ. Выставить такой диагноз на основании УЗИ невозможно, это грубейшая ошибка и безграмотность. Заподозрить — можно, окончательно выставить — нет.

Лечение — антибактериальная терапия в течение 14 дней. Используется один препарат, никакие комбинации «рассасывающей» терапии или свечей/уколов/таблеток для «подъема» иммунитета не нужны. Всем читать главу об иммунитете.

! ***Еще один важный момент! Вливание различных растворов в полость матки, различные внутриматочные инстилляции и лаважи могут закончиться катастрофой!***

Это варварский метод, который не используется в цивилизованных странах и который может вызвать очень серьезные и необратимые повреждения эндометрия. Поэтому я вас очень прошу, ни в коем случае не соглашайтесь на такие процедуры, они действительно могут быть очень опасны.

Еще раз, для лечения эндометрита используются только антибиотики в виде таблеток или уколов (если есть серьезные проблемы с желудочно-кишечным трактом, например, вы не можете глотать препарат), ничего другого не применяется.

Бывают ли паразитарные поражения эндометрия?

Да, крайне редко встречается энтеробиоз (острицы), эхинококкоз и гельминтоз маточной локализации, который поражает миометрий, иногда его ошибочно принимают за миоматозные узлы.

Случаи паразитарных поражений матки и эндометрия очень редки, частота распространения — один на миллион, и это больше занимательные частности для врачей и совсем не занимательные и скучные для простых женщин.

Аутоиммунный эндометрит

На самом деле такого диагноза, как «аутоиммунный эндометрит», в клинической практике, во всяком случае пока, не существует. Но я довольно часто последнее время сталкиваюсь с подобными гистологическими/клиническими заключениями и поэтому решила написать об этом отдельно.

Как я уже говорила ранее, эндометрий крайне важен для нормального прикрепления и дальнейшего развития эмбриона, и активный воспалительный процесс, например, в эндометрии действительно может быть фактором риска бесплодия и невынашивания.

Сейчас в странах СНГ очень любят делать иммуногистохимическое исследование эндометрия, по его результатам выставлять диагноз «аутоиммунный эндометрит» и назначать самые разные схемы лечения. Здесь я столкнулась с безграничной фантазией своих коллег: назначают и гормональные препараты (прогестины, эстрогены, кортикостероиды и пр.), и километровые схемы антибиотиков, и плазмаферезы, и внутриматочные инстилляции, и пиявки, и гинекологические массажи, «рассасывающую» терапию, озоновые капельницы, препараты, якобы улучшающие кровоток в матке, — вариантов масса, и, как видите, мнения сильно расходятся.

Что же говорит наука?

По всей этой теме есть совсем немного исследований.

Хронический эндометрит действительно сопряжен с наличием CD138- и некоторых других маркеров при гистологическом исследовании. Но это маркеры воспаления, а не аутоиммунного процесса в эндометрии, и они не имеют 100% точности! То есть даже при наличии CD138 воспаления на самом деле может и не быть!

Таким образом, нужно искать какие-то более достоверные маркеры, которые могли бы с большей точностью определять в эндометрии воспалительный процесс, но не аутоиммунный процесс!

Нужно искать воспалительный процесс с помощью определенных маркеров, потому что воспалительный процесс в эндометрии (например, хронический эндометрит, о котором я писала в отдельной главе) может быть причиной неудач при ЭКО/бесплодии/невынашивании. Поэтому нужны более точные диагностические методы, которые могли бы позволить выявлять его с большей точностью.

Аутоиммунного эндометрита как отдельного диагноза, отдельной нозологии не существует.

Этим вопросом занимаются ученые, и практического применения на сегодняшний день эти знания пока не имеют.

А поэтому схемы лечения пока не существующей болезни в пять этапов плазмаферезом, гормонами, антибиотиками, иммуностимуляторами неэффективны и могут быть вредны.

Аутоантитела и различные другие иммунные клетки/комплексы — область активных научных исследований при невынашивании беременности, об этом подробнее в соответствующем разделе.

Все, что можно сделать с эндометрием, — это избавить его от инфекции/воспалительного процесса, если он там действительно присутствует. Все остальное, что часто идет в комплексе с антибиотиками, лечение несуществующего «аутоиммунного» эндометрита — это фантазии, простое незнание.

Не нужно лечить маркеры воспаления! Лечится воспалительный процесс (острый/хронический эндометрит), если он подтверждается с помощью каких-то исследований, а не маркеры, которые и подтверждают этот самый процесс!

Это так же глупо, как выставить диагноз «аутоиммунный лейкоцитоз» в случае повышенного количества лейкоцитов в крови при бактериальной пневмонии и назначить лечение кровопусканием, чтобы уменьшить количество лейкоцитов в крови. Понимаете?

Еще раз! Существуют маркеры воспалительного процесса в эндометрии, их пока не так много, и 100% корреляции с воспалительным процессом они не имеют, то эти тесты несовершенны, имеют погрешность, и наука находится в поисках более точных и достоверных методов выявления хронического эндометрита.

Аутоиммунного эндометрита не существует. Несуществующие диагнозы не лечат.

Так быть не должно, и если вам выставлен диагноз «аутоиммунный эндометрит» и назначена схема лечения из 5–10 препаратов на полгода — это повод сменить врача. Вы двигаетесь не в том направлении.

ПОЛИПЫ ЭНДОМЕТРИЯ

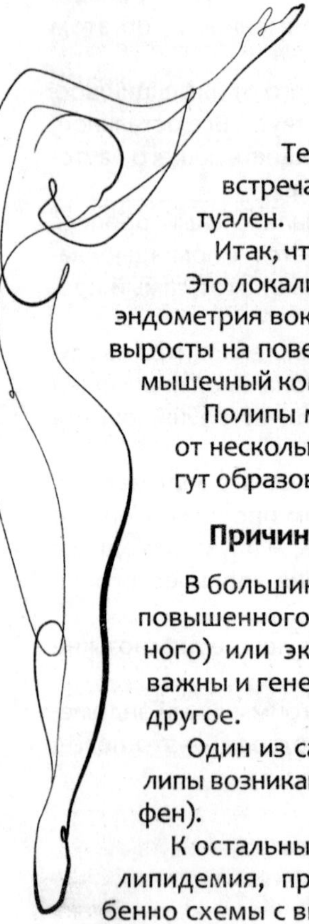

Тема интересная и важная, полипы действительно часто встречаются, и думаю, для многих женщин этот раздел весьма актуален.

Итак, что такое полипы эндометрия?

Это локализованные гиперпластические разрастания желез и стромы эндометрия вокруг сосудистого «ядра», которые образуют полиповидные выросты на поверхности эндометрия. Иногда в них может присутствовать мышечный компонент.

Полипы могут быть одиночными или множественными, диаметром от нескольких миллиметров до нескольких сантиметров. Полипы могут образовываться в любом месте в полости матки.

Причины возникновения полипов и факторы риска

В большинстве случаев полипы эндометрия возникают по причине повышенного уровня или активности эндогенного (вашего собственного) или экзогенного (введенного извне) эстрогена. Здесь также важны и генетические особенности, экспрессия рецепторов и многое другое.

Один из самых главных факторов риска — прием тамоксифена (полипы возникают у 2–36 % женщин в постменопаузе, получавших тамоксифен).

К остальным факторам относятся ожирение, сахарный диабет, дислипидемия, прием гормональных препаратов в постменопаузе, особенно схемы с высокой дозой эстрогена и/или прогестина с низкой антиэстрогенной активностью или вообще без него, наличие синдрома Линча и Коудена.

Симптомы полипов

Часто какие-либо симптомы могут вообще отсутствовать, полипы обнаруживаются случайно при проведении УЗИ, МРТ, гистероскопии или биопсии эндометрия.

Если симптомы все же присутствуют, то это, как правило, аномальные маточные кровотечения (встречается у 64–88 % женщин с полипами): крайне обильные менструации, длительные, со сгустками; межменструальные кровянистые выделения (в середине цикла, после или накануне месячных, объем кровопотери обычно невелик, так называемая кровянистая мазня).

Диагностика

Наиболее распространенный, относительно недорогой и неинвазивный метод исследования — УЗИ.

Иногда для лучшей визуализации могут использовать введение контрастного раствора в полость матки или трехмерное УЗИ, а также проведение доплерометрии.

При сомнительных результатах УЗИ может применяться диагностическая гистероскопия.

Окончательный диагноз полипа эндометрия устанавливается после проведения гистологического исследования, то есть при оценке образца ткани после удаления полипа.

Полипы, как правило, не озлокачествляются, и если в полипе находят рак, то, скорее всего, он был изначально. То есть на УЗИ увидели полип, сделали операцию, и гистология показала не полип, а рак эндометрия. Это не полип превратился в рак, а это изначально он и был, просто выглядел как полип — это такая редкая форма рака эндометрия.

Надо сказать, что в полипах достаточно редко обнаруживаются злокачественные опухоли (около 5 % случаев) и чаще всего это случается у женщин в менопаузе. Также в полипах может быть найдена гиперплазия эндометрия с атипией, о ней в соответствующем разделе.

Именно поэтому окончательный диагноз полипа эндометрия устанавливается только после удаления полипа и его гистологического исследования.

Может ли полип самостоятельно исчезнуть или, наоборот, увеличиться в размерах?

Полипы размером более 1 см редко регрессируют. Полипы меньшего размера могут исчезнуть в 6–25 % случаев, поэтому иногда, если полип никак себя не проявляет, если он небольшого размера и вы не в менопаузе, за ним просто можно наблюдать. И да, полипы могут увеличиваться в размерах.

Влияние полипов на фертильность и течение беременности

Могут ли полипы быть причиной бесплодия?

Могут, хоть и не всегда и далеко не у всех женщин. Причинно-следственная связь между бесплодием и полипами до сих пор остается очень спорной. Но тем не менее, если ко мне приходит женщина, которая жалуется на отсутствие беременности, у нее исключены другие факторы бесплодия, нормальная спермограмма у супруга и по УЗИ, предположим, у нее выявлен полип, то, конечно, в этом случае полип стоит удалить, и после такой операции шансы на беременность у женщины будут в разы выше.

Как полипы влияют на течение беременности?

Несмотря на распространенные страшилки абсолютного большинства гинекологов, что из-за полипов у вас 100 % будет выкидыш или замершая беременность либо ребенок родится ненормальным, это не имеет под собой никакого обоснования, это мифы, чьи-то фантазии и не более того.

В крупных исследованиях, проведенных среди женщин с выкидышами, распространенность полипов была такой же, как и в общей популяции. То есть вероятность выкидыша не увеличивается, а если и увеличивается, то незначительно.

В целом, если полип большой, более 1 см, его, конечно, лучше удалить до беременности, во избежание сложностей с зачатием в том числе. Но если беременность наступила при наличии полипа, не нужно сокрушаться по этому поводу, вероятность неблагоприятного исхода беременности практически такая же, как и у всех остальных женщин в популяции, у которых нет полипов.

В этом случае ни в коем случае не может быть рекомендовано прерывание беременности или «спасающая» гормональная терапия. Вы обычная беременная женщина, которая должна получить стандартные рекомендации по беременности, как и все остальные беременные. **!**

Лечение

Если полип симптомный (есть обильная менструация, мазня в середине менструального цикла), то он требует обязательного удаления. Во-первых, потому, что ежемесячные кровопотери приводят к анемии и влияют на качество жизни, во-вторых, в симптомных полипах чаще выявляют злокачественные новообразования.

Лечение бессимптомных полипов зависит от вероятности злокачественности (в менопаузе с вероятностью 100 % должна быть предложена операция по удалению полипа), наличия бесплодия, размера полипа и некоторых других факторов.

Полип требует обязательного удаления, если:

- его диаметр > 1,5 см;
- присутствует несколько полипов;
- полип «выпадает» через шейку матки;
- есть бесплодие.

После удаления полипов шансы на беременность увеличиваются на 30–80 %.

В редких случаях полипы эндометрия снова появляются после операции, и вам следует потрудиться над выбором хирурга, чтобы при повторной операции полип был качественно и полностью удален.

! ***Важный момент!***

Полипы лечатся только хирургическим путем. На сегодняшний день практически везде проводят так называемую гистероскопию с полипэктомией (в полость матки вводится гистероскоп (камера) и под 100%-м визуальным контролем находится и удаляется полип, после его отправляют на гистологическое исследование).

Гормональные препараты (КОК, прогестины и др.) не используются для лечения полипов.

Как я написала в самом начале, полипы иногда могут пройти самостоятельно, если они небольшие и бессимптомные, за ними можно просто наблюдать, но никакие гормональные препараты якобы для лечения полипов не могут быть рекомендованы, это миф.

А если вам помогло, это значит, что полип прошел сам, и если бы вы просто за ним наблюдали, то вы бы в этом убедились, но вы принимали гормоны и уверены в том, что именно они вам помогли.

Также надо отметить, что бывают ошибки диагностики: один врач видит полип, другой нет, поэтому важно делать УЗИ на хорошем аппарате и у опытного специалиста во избежание ложных диагнозов, а потом волшебных исцелений.

Гормональные препараты иногда могут использоваться для устранения риска рецидива полипа после его удаления. Оправдано такое лечение у женщин, которые не планируют беременность и у которых нет противопоказаний к гормональной терапии, а также у тех, кто принимает тамоксифен. Используется чаще всего гормональная спираль.

Выводы

Полипы — это чаще всего абсолютно доброкачественные образования.

Нередко протекают бессимптомно, и наиболее информативным, относительно недорогим методом диагностики полипов является УЗИ.

Не всегда полипы требуют лечения, и иногда за ними можно просто наблюдать.

Лечение только хирургическое. Полипы обязательно удаляются у женщин в менопаузе, если есть проблема бесплодия, если полип большого размера или он симптомный. После удаления полипа шансы на беременность будут в разы выше.

Полипы, как правило, никогда не осложняют течение беременности, если все-таки произошла имплантация плодного яйца.

ЭНДОМЕТРИОЗ (АДЕНОМИОЗ)

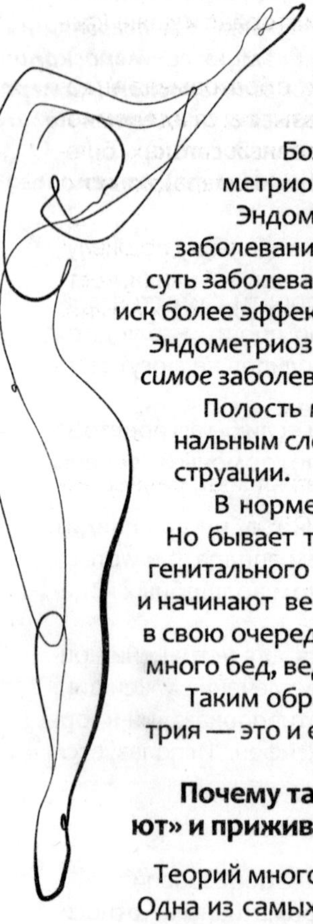

Более 200 миллионов женщин во всем мире поражены эндометриозом (это 10 % женщин репродуктивного возраста).

Эндометриоз — многоликое, сложное и для многих непонятное заболевание. Здесь будет много информации, чтобы вы лучше поняли суть заболевания, почему не все так просто и почему до сих пор идет поиск более эффективных методов диагностики и лечения.

Эндометриоз — *системное хроническое воспалительное гормонозависимое* заболевание.

Полость матки выстлана эндометрием, который является функциональным слоем и отторгается каждый месяц во время очередной менструации.

В норме эндометрий находится исключительно в полости матки. Но бывает так, что клетки эндометрия появляются в других участках генитального тракта и органах брюшной полости, «приживаются» там и начинают вести себя таким же образом, как и в полости матки, что, в свою очередь, вызывает местные воспалительные реакции и приносит много бед, ведь в норме так не должно быть.

Таким образом, «прижившиеся» в нетипичном месте клетки эндометрия — это и есть эндометриоз, это тканевой «субстрат» болезни.

Почему так происходит? Почему клетки эндометрия «мигрируют» и приживаются в нетипичных для них местах?

Теорий много, однозначного ответа пока нет.

Одна из самых старых и известных — ретроградный (обратный) заброс менструальной крови, во время которого клетки эндометрия попадают в различные органы и ткани (маточные трубы, яичники, мочевой пузырь, кишечник и пр.), а дальше происходит все так, как я написала выше.

Но главный нюанс состоит в том, что 90 % женщин имеют ретроградный заброс во время менструации, но у абсолютного большинства женщин никакого эндометриоза не возникает, что говорит об участии дополнительных факторов. То есть к этому менструальному забросу нужно добавлять как минимум генетику и особенности работы иммунной системы.

И есть еще одна теория, согласно которой возможными источниками эктопических клеток эндометрия являются не заброс крови во время менструации, где присутствуют эти самые клетки эндометрия, а сам мезотелий, стволовые клетки или остатки Мюллерова протока.

Вы только представьте себе, что эндометриоз может быть даже в грудной полости, поражать плевру, вызывать пневмоторакс или гемоторакс и даже кровохарканье (хотя это и редкость).

Эндометриоидные очаги могут находиться на яичниках, образовывая эндометриоидные кисты; проникать в толщу матки, тогда это называется аденомиозом, располагаться на мочевом пузыре, мочеточниках, маточных связках, брюшине, петлях кишечника, влагалище, шейке матки, области послеоперационного рубца и даже в пупке.

Крайне редкие локализации эндометриоза — молочные железы, поджелудочная железа, печень, желчный пузырь, почки, мочеиспускательный канал, костная ткань, селезенка, диафрагма, центральная нервная система, плевра и легкие.

Факторы риска

Факторы, связанные с повышенным риском эндометриоза:

- отсутствие беременностей и родов;
- длительное воздействие эндогенного эстрогена (например, раннее начало менструаций (менархе в 11–13 лет) или поздняя менопауза);
- короткие менструальные циклы (≤25–27 дней);
- обильные менструации;
- воздействие диэтилстильбэстрола в утробе матери;
- дефицит массы тела;
- тяжелые физические нагрузки;
- высокое потребление трансжиров;
- наследственность.

Факторы, связанные со сниженным риском эндометриоза:

- беременности и роды;
- длительное грудное вскармливание;
- менархе после 14 лет;
- потребление омега-3 полиненасыщенных жирных кислот;
- прием КОК;
- отсутствие ожирения и вредных привычек;
- неотягощенная наследственность.

Симптомы

Совершенно разные и иногда абсолютно неспецифические. Кроме того, симптомы могут вообще отсутствовать.

Некоторые могут жаловаться на боли внизу живота, связанные или не связанные с менструальным циклом. Часто при эндометриозе возникает чрезмерно болезненная менструация и бывает сложно распознать болезнь и отличить ее от банальной альгодисменореи.

Именно поэтому в среднем женщина с эндометриозом имеет задержку в постановке диагноза от 7 до 12 лет, и три четверти женщин с эндометриозом имеют ложный диагноз (воспалительный процесс органов малого таза, синдром раздраженного кишечника и пр.).

Иногда на помощь приходит динамика развития событий, вы отмечаете, что болезненность менструаций в последние годы усилилась, и если раньше болело на троечку из 10 баллов, то сейчас болит на все 10.

Боль может возникать в середине менструального цикла, обычно она тупая, ноющая или схваткообразная, может иррадиировать в поясничную область.

Может быть болезненным акт дефекации или мочеиспускания, особенно во время менструации, боли могут усиливаться или возникать во время полового акта.

Боли при эндометриозе самые страшные. У некоторых женщин они становятся настолько нестерпимыми, что у них прекращается любая сексуальная и социальная жизнь.

Почти 95 % женщин с эндометриозом имеют повышенный риск возникновения других заболеваний, включая некоторые виды рака, волчанку, ревматоидный артрит и сердечно-сосудистые заболевания.

Также одним из симптомов эндометриоза является бесплодие.

Диагностика

Это один из самых сложных вопросов, потому что симптомы могут быть абсолютно неспецифичными, маскироваться под другие заболевания.

До сих пор идет поиск неинвазивных, недорогих и более точных методов.

«Золотым стандартом» является диагностическая лапароскопия, но это дорого, инвазивно и не может быть применимо ко всем женщинам.

Эндометриоз можно заподозрить на основании *жалоб* (болезненная менструация, боли во время полового акта, хроническая боль внизу живота, при аденомиозе может быть коричневая мазня накануне менструации или после нее).

Иногда на помощь приходит УЗИ, при проведении которого отлично будут видны эндометриоидные кисты яичников, имеющие очень характерное «шоколадное» содержимое (это старая кровь).

Кстати говоря, эндометриоидные кисты лечатся исключительно оперативным путем и требуют удаления, когда их размеры достигают 4–5 см. Помним об овариальном резерве (см. соответствующую главу), перед операцией исследуйте уровень АМГ. До 4 см кисты можно просто наблюдать и ничего с ними не делать.

Что касается других локализаций очагов эндометриоза, то они также могут быть видны на УЗИ, но информативность исследования сильно зависит от специалиста и в целом в нашей стране невысока.

Диагноз эндометриоза не устанавливается на основании УЗИ (исключение составляют только эндометриоидные кисты).

Для диагностики также может использоваться МРТ.

И, как я уже сказала, «золотым стандартом» диагностики служит операция (диагностическая лапароскопия, иногда гистероскопия).

Подробнее о том, в каких случаях она целесообразна, чуть ниже.

Лечение

Если взять любые рекомендации по эндометриозу, то везде будет идти речь о лечении *симптомных* женщин или женщин, у которых есть трудности с зачатием. В остальных ситуациях никакие вмешательства не проводятся, то есть лечение не требуется, но в наших странах женщину иногда буквально силком заставляют это делать.

Пример:

«У меня нет никаких жалоб, меня ничего не беспокоит, у меня двое детей, я пришла на плановый осмотр, и на УЗИ мне сказали, что у меня есть эндометриоз. Убедили, что мне нужно срочно и обязательно пить гормоны, а я их плохо переношу, неужели мне это действительно нужно?»

! ***В отсутствие жалоб и только лишь на основании УЗИ никакая гормональная терапия не может быть рекомендована и диагноз не может считаться окончательно установленным (исключение составляют только кисты).***

Расслабьтесь и живите спокойно, наблюдайтесь.

Медицинские вмешательства (операция или медикаментозная терапия) при эндометриозе нужны только в трех ситуациях:

- синдром хронической тазовой боли, которая влияет на качество жизни;
- кисты яичников более 4–5 см;
- бесплодие.

Иногда операция нужна для подтверждения диагноза.

Лечение может быть показано и в отсутствие болей, но при наличии мажущих кровянистых выделений на протяжении менструального цикла, когда установлено, что они возникают именно по причине аденомиоза.

Медикаментозное лечение может быть предложено, если в данный момент нет репродуктивных планов.

Важно исключить другие причины болей/коричневой мазни, потому что они могут возникать не только из-за эндометриоза, но и по другим причинам.

Ниже я перечислю только возможные варианты медикаментозного лечения.

Вы всегда задаете вопрос: «А какое лечение самое лучшее?» Лучшее лечение — индивидуальное, и его подбор зависит от возраста, интенсивности и длительности болевого синдрома, сопутствующих заболеваний, противопоказаний к тем или иным препаратам, репродуктивных планов и пр.

Важно понимать, что лечение эндометриоза симптоматическое и ни одно лекарство не способно «растворить», «расплавить» эндометриоидные очаги. Многие женщины сокрушаются по этому поводу: «Как же так, возможности в медицине огромные, а вылечить радикально эндометриоз нельзя?»

Но если вы внимательно читали начало этой главы, где я рассказывала о механизме возникновения этой болезни, то вам должно быть понятно, что эндометриоидные очаги небольшого размера (иногда буквально несколько миллиметров), диффузно рассеянные, часто расположены на очень «нежных» органах (кишечник, мочевой пузырь), вызывают местные воспалительные реакции и спайки. И, как я уже сказала, их нельзя «растворить» с помощью медикаментов, а если проводится оперативное вмешательство, то иногда все удалить просто невозможно из-за риска повреждения органов, кроме того, они могут появиться вновь после удаления.

Ни одна операция не излечивает навсегда эндометриоз и совсем не обязательно приводит к улучшению симптомов в долгосрочной перспективе.

Вернемся к ***медикаментам***. Какие могут использоваться?

1. *Нестероидные противовоспалительные препараты* (ибупрофен, диклофенак натрия и пр.) блокируют выработку простагландинов, устраняют симптомы, не уменьшают и не предотвращают возникновение эндометриоза. Консультируйтесь с врачом, принимайте по инструкции к препарату, естественно, могут быть свои побочные эффекты, особенно при нарушениях режима дозирования.

Их следует принимать во время еды, и они могут быть более эффективными, если начинать прием за один-два дня до ожидаемой боли.

Недостаток НПВП состоит в том, что они не всегда облегчают боль, связанную с эндометриозом. Они работают немного лучше в сочетании с гормональным лечением. Серьезные побочные эффекты от НПВП, хотя и нечастые, включают повреждение слизистой оболочки желудка и повреждение почек.

НПВП подходят для женщин с легкими и умеренными симптомами. При попытках зачатия можно использовать их, но необходимо избегать селективных ингибиторов ЦОГ-2 (целекоксиб, рофекоксиб и вальдекоксиб), так как, возможно, они могут блокировать овуляцию.

2. *Гормональная терапия* — комбинированные контрацептивы (таблетки, пластырь, кольцо). Они подавляют функцию яичников и тем самым снижают активность эндометриоидных очагов, устраняют боль за счет децидуализации и последующей атрофии ткани эндометрия. Могут замедлять процесс прогрессирования заболевания, хотя это пока не доказано основательно.

Наиболее распространенные побочные эффекты КОК:

- тошнота;
- чувствительность и болезненность молочных желез;
- нерегулярные кровянистые выделения.

Эти неприятные симптомы обычно проходят через несколько месяцев приема. Серьезные побочные эффекты (например, тромбозы, инсульт, инфаркт) достаточно редки среди некурящих женщин (см. отдельную главу о КОК).

3. *Прогестины* (синтетический прогестерон — таблетки, уколы, имплантаты, гормональная спираль) подавляют рост ткани эндометрия, вызывая начальную децидуализацию и затем ее атрофию. Вариантов препаратов прогестинов масса.

Лечение прогестинами может быть рекомендовано женщинам, у которых не наблюдается облегчения боли при приеме КОК или которые не могут принимать комбинированные гормональные средства, содержащие эстроген (например, курильщики).

! ***Прогестины нельзя использовать, если вы пытаетесь забеременеть!***

Гормональная спираль, содержащая прогестин левоноргестрел, высвобождает очень малые дозы прогестина непосредственно в матку и приводит к заметно более легким и менее болезненным менструациям с меньшим количеством системных побочных эффектов, чем при приеме таблеток.

Наиболее распространенные побочные эффекты прогестинов включают: вздутие живота, небольшое увеличение массы тела, межменструальные кровянистые выделения, акне и, редко, депрессии.

! ***Важный момент, на который я хочу обратить ваше внимание.***

Схемы прогестинов с 16-го по 25-й день менструального цикла — это не лечение эндометриоза! Это неэффективно.

И еще раз, лечение прогестинами несовместимо с беременностью.

Если вы хотите беременеть, никакая медикаментозная терапия эндометриоза неэффективна и не должна использоваться, это потеря времени.

4. Женщинам с тяжелыми симптомами, которым не помогло лечение комбинированными гормональными контрацептивами или прогестинами, могут предлагаться *агонисты ГнРГ*. Это препараты, которые вызывают медикаментозный климакс и блокируют функцию яичников.

«Блокировка» приводит к тому, что яичники перестают вырабатывать эстроген, что приводит к уменьшению активности эндометриоидных очагов.

Прием агонистов ГнРГ уменьшает боль более чем у 80 % женщин.

Агонисты ГнРГ не используются, если вы пытаетесь забеременеть!

Если у вас есть репродуктивные планы, не теряйте время, это неэффективно!

!

При приеме агонистов ГнРГ могут возникать приливы, сухость во влагалище, снижение либидо, бессонница, а при длительном приеме этих препаратов может снижаться минеральная плотность костей и увеличиваться риски возникновения остеопороза. В связи с этим иногда в сочетании с агонистами используется так называемая add-back терапия, когда к ним добавляются малые дозы эстрогенов, дабы уменьшить тяжесть побочных симптомов.

5. *Ингибиторы ароматазы* используются в редких случаях и в самую последнюю очередь, если все предыдущие варианты оказались неэффективны.

Эти препараты блокируют фермент (ароматазу), который повышает уровень эстрогенов в крови. Появляется все больше доказательств того, что эндометриоидная ткань производит свою собственную ароматазу.

Иногда эти препараты комбинируют с КОК, прогестинами или агонистами ГнРГ как вариант долгосрочного лечения боли при эндометриозе у женщин, которые не пытаются забеременеть, поскольку побочные эффекты могут быть минимальными.

Любой вариант медикаментозного лечения обсуждается с лечащим врачом и подбирается индивидуально.

!

Хирургическое лечение используется в том случае, если:

- медикаментозная терапия оказалась неэффективной, болевой синдром не уменьшается;
- присутствует выраженная локальная болезненность в определенной области и она же определяется при гинекологическом осмотре (задний свод влагалища, свидетельство ретроцервикального эндометриоза);
- есть киста яичника размером более 4–5 см + болевой синдром и/или бесплодие;

- есть эндометриоидная киста у женщин старше 40 лет;
- есть проблемы с зачатием и, вероятнее всего, они связаны с эндометриозом.

Цель операции — удаление эндометриоидных очагов, рассечение спаек, проверка проходимости маточных труб при бесплодии.

Более 80 % женщин, перенесших операцию, испытывают намного меньшую болезненность в течение нескольких месяцев после операции. Тем не менее есть большая вероятность рецидива эндометриоза и возвращения болевого синдрома, поэтому в послеоперационном периоде *при отсутствии* репродуктивных планов желательно использовать какую-либо поддерживающую медикаментозную гормональную терапию.

До 50 % женщин имеют рецидив боли после хирургического лечения эндометриоза, и около 20 % вообще не чувствуют облегчения после операции.

Тяжелый эндометриоз служит основной причиной удаления матки у женщин в возрасте от 30 до 34 лет.

Удаление матки с придатками может быть предложено, если:

- испробованы все методы лечения, но по-прежнему остаются тяжелые симптомы заболевания;
- нет репродуктивных планов сейчас или в будущем;
- нет желания постоянно лечиться.

Не всегда необходимо удалять яичники. Оставлять их или нет, будет зависеть от возраста и других факторов, а также предпочтений и рекомендаций лечащего врача.

Женщина с эндометриозом по возможности должна оперироваться один раз в жизни и радикально, потому что каждая новая операция может только еще больше усугублять течение болезни и усиливать спаечный процесс.

Риски, связанные с хирургическим лечением, включают в себя травмы кишечника и мочевого пузыря, снижение овариального резерва при операциях на яичниках, спаечный процесс в последующем.

Альтернативные способы лечения эндометриоза

Иглоукалывание — для женщин с определенной степенью внушаемости может быть эффективно.

Особенности рациона

Едой нельзя вылечить или профилактировать возникновение эндометриоза, но полезным может быть потребление зеленых овощей и фруктов, ограниченное потребление красного мяса или ветчины, уменьшенное потребление или вообще отказ от трансжиров.

Важно вести здоровый образ жизни и поддерживать идеальную массу тела.

Эндометриоз и беременность, причины бесплодия при эндометриозе

Механизм возникновения бесплодия при эндометриозе до сих пор вызывает много споров, и достоверно ясно одно: это сильно зависит от стадии заболевания.

Эндометриоидные очаги вызывают воспалительный процесс, в результате чего нарушается функция яичников, брюшины, маточных труб и эндометрия, может страдать фолликулогенез, оплодотворение и/или имплантация эмбриона в полости матки.

Эндометриоз III–IV стадии приводит к искажению нормальной анатомии органов малого таза и возникновению спаек. Эти изменения могут нарушать высвобождение яйцеклетки или ее «захват» фимбриями маточной трубы, влиять на подвижность сперматозоидов, вызывать беспорядочные сокращения миометрия, нарушать оплодотворение и транспорт эмбрионов.

Варианты лечения при эндометриозе, связанном с бесплодием, — оперативное лечение или ЭКО. Медикаментозное лечение может быть предложено только в рамках программы ЭКО, это обсуждается с лечащим врачом.

Как мне жаль некоторых женщин, которые просто теряют время на неэффективные схемы лечения и растрачивают запас своих яйцеклеток впустую.

Женщина с эндометриозом, которая хочет беременеть, должна пробовать беременеть. Никакое медикаментозное лечение не увеличивает вероятность наступления беременности, а поэтому не должно использоваться. **!**

Не нужно лечить эндометриоз, потому что вы год пробовали или не пробовали зачать вообще. Принимать гормоны, чтобы «утихомирить» эндометриоз и чтобы было легче забеременеть, — это глупо, неправильно и неэффективно.

У меня были пациентки, которым просто запрещали беременеть, потому что у них эндометриоз и им якобы нужно было принимать гормоны, чтобы вылечиться и «уйти» в беременность, иначе ничего не получится.

Это бредни!

Однажды у меня была пациентка, которая пять лет (откуда у нее столько терпения взялось, я до сих пор не знаю) меняла одни гормональные препараты на другие, но ситуация по УЗИ (!) не улучшалась, и ей все время запрещали беременеть. Она дважды за это время сделала операцию, которая в целом была ей абсолютно не показана, ни первый, ни второй раз.

Она пришла ко мне на прием на грани нервного срыва с полным отсутствием надежды на самостоятельную беременность и с бременем тяжелой, страшной и неизлечимой болезни.

Забеременеть ей удалось на третий месяц самостоятельных попыток, но были очень долгие уговоры, работа с психологом и разъяснения по этому поводу.

План действий при наличии эндометриоза и репродуктивных планов всегда такой:

1. Самостоятельные попытки зачатия с регулярными половыми контактами каждые 2–3 дня в течение 6–12 месяцев (в зависимости от возраста, тяжести эндометриоза и пр.).

2. Далее в некоторых случаях может быть проведено оперативное лечение, после которого нужно сразу же (через 1–2 месяца максимум) приступить к попыткам зачатия.

На сегодняшний день в мире не рекомендуется никакая медикаментозная послеоперационная терапия женщинам, желающим забеременеть, они должны сразу приступить к попыткам зачатия.

3. Если беременность не наступает в течение 6–12 месяцев, может быть предложено ЭКО.

Если во время операции была выявлена III–IV стадия эндометриоза, то ввиду очень низкой вероятности самостоятельной беременности сразу же после операции может быть предложено ЭКО, без ожидания и самостоятельных попыток.

Только так и никак иначе.

Эндометриоз — очень сложное и иногда инвалидизирующее заболевание.

Благо, чаще всего болезнь имеет минимальные проявления и характеризуется минимальными, ограниченными поражениями.

КИСТЫ ЯИЧНИКОВ

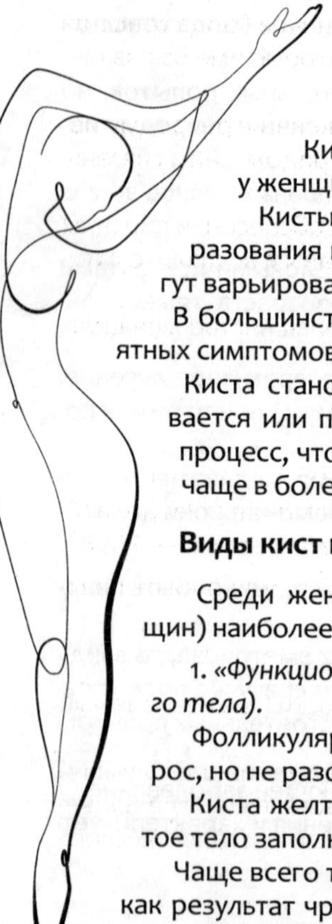

Кисты яичников на самом деле часто встречаются, особенно у женщин репродуктивного возраста (то есть менструирующих).

Кисты яичников — это чаще всего заполненные жидкостью образования в самом яичнике или на его поверхности. Их размеры могут варьироваться от одного сантиметра до 10–20 см и более.

В большинстве случаев они безопасны и не вызывают никаких неприятных симптомов, не являются предраковым или раковым заболеванием.

Киста становится проблемой, когда она большого размера; разрывается или перекручивается; или в ней развивается злокачественный процесс, что бывает крайне редко в молодом возрасте и встречается чаще в более старшем возрасте.

Виды кист и причины их возникновения

Среди женщин репродуктивного возраста (менструирующих женщин) наиболее распространены следующие варианты кист яичников:

1. *«Функциональные» кисты (фолликулярная киста или киста желтого тела).*

Фолликулярная киста возникает, когда доминантный фолликул вырос, но не разорвался.

Киста желтого тела образуется, когда овуляция произошла, но желтое тело заполнилось жидкостью.

Чаще всего такие кисты возникают на фоне стрессов, колебаний веса, как результат чрезмерных физических нагрузок, во время беременности или в перименопаузальный период.

И если достаточно часто появляются функциональные кисты, то иногда есть смысл сделать анализы на гормоны: ЛГ, ФСГ, эстрадиол, АМГ, ТТГ и пролактин, — и исключить заболевания щитовидной железы, гиперпролактинемию, приближающийся климакс.

Перечень обследований зависит от остальных жалоб, анамнеза и возраста.

2. Дермоидные кисты (тератомы, фактически это яичниковые опухоли) — один из наиболее распространенных типов кист, встречающихся у женщин в возрасте от 20 до 40 лет.

Дермоидная киста состоит из зародышевых клеток и может содержать внутри себя зубы, волосы или жир. Большинство дермоидных кист доброкачественные, но иногда (хотя и редко) они могут быть злокачественными (они тогда называются незрелая тератома).

3. Эндометриоидная киста яичника (см. в главе об эндометриозе).

4. Различные доброкачественные новообразования яичников (сюда относится огромное количество самых разных яичниковых кист, которые имеют различную гистологическую классификацию).

5. Рак — относительно редкая причина кист яичников у женщин репродуктивного возраста (менее 1 % новообразований на яичнике или рядом с ним связаны с раком яичников).

6. И в этот же раздел я бы внесла тубоовариальные абсцессы и пиовары (гнойные «кисты» в области труб и яичников, которые связаны с воспалительными процессами органов малого таза).

А теперь о самом главном вопросе, который волнует большинство женщин.

Есть ли у меня рак яичников, если в нем нашли какое-то образование?

Рак яичников чаще встречается у женщин, у которых есть:

- генетическая предрасположенность к раку яичников (например, семейный анамнез рака яичников или связанных с ним раковых заболеваний — РМЖ);
- личная история рака молочной железы или желудочно-кишечного тракта;
- киста, которая выглядит подозрительно на УЗИ или МРТ;
- свободная жидкость в малом тазу и брюшной полости (так называемый асцит).

Если есть сомнения и подозрения в отношении злокачественности, лучший вариант — проведение МРТ органов малого таза с контрастом и иногда проведение операции по удалению образования яичника с целью гистологического изучения и постановки окончательного диагноза.

Исследование онкомаркеров

СА-125 — анализ крови, который иногда проводится у женщин с наличием кист яичников. Вы должны понимать, что рак яичников не может быть диагностирован только на основании результатов теста СА-125.

Многие женщины с начальной стадией рака яичников будут иметь нормальный уровень СА-125, и он будет повышенным только у 80 % женщин с запущенным раком яичников.

Кроме того, совершенно незлокачественные состояния могут привести к повышению уровня СА-125: эндометриоз, миома матки, воспалительные процессы органов малого таза, сердечная недостаточность, заболевания печени, почек и пр. Поэтому исследование СА-125 вообще иногда не рекомендуется.

СА-125 может быть показан женщинам в постменопаузе с наличием кисты яичника, а также женщинам в пременопаузе, у которых киста яичника больших размеров и есть подозрения на злокачественный процесс по результатам УЗИ.

СА-125 обычно не рекомендуется сдавать женщинам в пременопаузе с наличием маленьких кист, которые не вызывают никаких подозрений.

Симптомы

Большинство кист имеют небольшие размеры и не вызывают никаких симптомов.

Иногда могут быть тянущие боли внизу живота, ощущение давления, боли и дискомфорт во время полового акта.

Иногда киста может лопнуть или перекрутиться, в этой ситуации требуется немедленная медицинская помощь. Симптомы такого состояния:

- внезапная, «кинжальная», сильная, резкая боль внизу живота (обычно она возникает прямо во время полового акта или при физической нагрузке);
- острая боль с высокой температурой и рвотой;
- головокружение, слабость, потеря сознания, общее недомогание;
- учащенное дыхание и пульс, иногда падение давления.

При наличии этих симптомов немедленно обратитесь к врачу.

Диагностика

Кисты яичников прекрасно видно при проведении УЗИ органов малого таза.

Для подтверждения доброкачественности образования и получения более точной информации о нем может быть проведена МРТ органов малого таза.

Лечение

Функциональные кисты (фолликулярная киста или киста желтого тела) проходят самостоятельно в течение 1–2, максимум 3–6 месяцев.

Без лечения! Самостоятельно!

Не нужно принимать гормоны, КОК, прогестерон, БАДы, «рассасывающие» препараты или что-либо еще. Комбинированные гормональные контрацептивы могут быть назначены только в целях *профилактики* возникновения функциональных кист (если это оправдано), *но не для лечения* уже существующей кисты.

При наличии функциональной кисты показан половой и физический покой, ограничение подъема тяжести, дабы не спровоцировать ее разрыв, и обезболивающие препараты — НПВП.

Кисту не надо оперировать, даже если она большая.

Операция требуется, только если киста не проходит со временем (что значит, что это не функциональная киста, а какая-то другая) либо если произошел перекрут или разрыв кисты, который сопровождается кровотечением.

Профилактика возникновения функциональных кист яичников включает избегание стрессов, здоровый рацион, достаточный сон, умеренные физические нагрузки и поддержание идеальной массы тела. Как дефицит, так и избыток жировой ткани одинаково плох.

Тактика ведения ***неменструирующих женщин в постменопаузе,*** у которых есть киста яичника, будет зависеть от результатов УЗИ и СА-125.

Если киста по всем признакам незлокачественная, может быть предложено наблюдение, которое включает в себя УЗИ органов малого таза и измерение СА-125 каждые 3–6 месяцев в течение одного года или до тех пор, пока киста не рассосется.

Если уровень СА-125 увеличивается или киста растет/изменяется внешне, то может быть рекомендована операция.

Иногда операцию могут предлагать сразу, если есть большие сомнения в характере процесса или отягощенный анамнез (подробнее в главе о раке яичников).

Операция по удалению кист яичников может быть рекомендована в следующих ситуациях:

- киста вызывает постоянный болевой синдром;
- есть бесплодие и эндометриоидная киста (см. главу об эндометриозе);
- большие размеры кист (> 5–10 см);
- подозрения на злокачественный процесс (у вас есть факторы риска рака яичников или если киста выглядит потенциально злокачественной по результатам инструментальных методов обследования).

При принятии решения об операции надо помнить об овариальном резерве, потому что удаление яичниковой ткани чревато снижением запаса яйцеклеток и ранним климаксом.

Иногда операции проводят тогда, когда этого делать не нужно (удаляют маленькие кисты, запугивают разрывом функциональных кист и отрезают большую часть яичника), что имеет очень негативные последствия.

Кисты удаляются чаще всего с помощью лапароскопического доступа с вылущиванием ее капсулы (цистэктомия) и максимально бережным отношением к здоровой близлежащей ткани яичника.

Варианты операции

При подозрении на злокачественный процесс должен быть удален весь яичник, так как удаление только кисты (раковой опухоли) может привести к распространению раковых клеток. В некоторых случаях весь яичник удаляется, а рака в нем не обнаруживается, ошибки бывают, к сожалению, это не всегда из плохого умысла и желания навредить.

Удаление одного яичника не приведет к менопаузе и не вызовет бесплодие, потому что остается второй яичник.

Второй вариант операции — удаление только кисты в пределах здоровых тканей (так называемая цистэктомия), о котором я написала выше.

Дальнейшее наблюдение рутинное, профилактический осмотр раз в год, никаких специальных скринингов не требуется.

Скрининг рака яичников

Рак яичников — один из самых опасных и быстро прогрессирующих видов рака у женщин, отчасти потому, что он часто выявляется на поздней стадии.

Существует большой пробел в отношении скрининговых методов выявления рака яичников на самой ранней, излечимой стадии. Они несовершенны и неточны.

Кто должен быть подвержен скринингу?

Женщины с семейным анамнезом рака яичников имеют повышенный риск этого заболевания. И они могут получить выгоду от проведения скрининга.

Скрининг рака яичников может быть рекомендован женщинам с семейным анамнезом рака яичников при наличии:

- мутации BRCA и сохранных яичников;
- синдрома Линча (наследственный неполипозный колоректальный рак) и сохранных яичников.

Скрининг рака яичников может быть проведен женщинам, которые имеют показания для генетического тестирования (например, из-за семейной истории рака яичников), но решили его не делать. В этой группе скрининг может быть рекомендован, начиная с 30–35 лет или на 5–10 лет раньше, чем возраст самого молодого члена семьи, заболевшего раком.

Женщины, которые не соответствуют критериям высокого риска рака яичника, относятся к группе низкого и среднего риска. Им скрининг рака яичников обычно не рекомендуется.

Факторы, которые увеличивают риск рака яичников:

- пожилой возраст;
- наличие одного или нескольких родственников с раком яичников;
- наличие мутаций в генах BRCA1 или BRCA2;
- наличие генов, которые связаны с наследственным неполипозным колоректальным раком (также называемым синдромом Линча);
- бесплодие;
- ожирение.

Факторы, снижающие риск рака яичников:

- использование комбинированных гормональных контрацептивов (таблетки, пластырь, вагинальное кольцо);
- беременность, кормление грудью;
- перевязка маточных труб;
- удаление матки и/или яичников.

Недостатки и преимущества скрининга

Цель скрининга — не предотвратить заболевание, а выявить его на самой ранней стадии, когда вероятность выживаемости при соответствующем лечении очень высокая.

Пример скринингового теста — мазок Папаниколау (Пап-тест), который используется для выявления предраковых заболеваний шейки матки и рака (см. скрининг рака шейки матки).

Преимущества скрининга — шанс обнаружить рак на излечимой стадии, снижая вероятность смерти.

Недостатки — потенциальное получение ложноположительных результатов скрининга, что может привести к ненужной операции у здоровой женщины.

Вот почему поиски более совершенных инструментов скрининга рака яичников продолжаются.

Скрининговые обследования для женщин из высокой группы риска

Исследование CA-125, УЗИ или комбинация этих методов.

1. Опухолевый маркер CA-125. CA-125 — белок, уровень которого выше нормы примерно у 80 % женщин с раком яичников.

Недостаток в том, что уровень CA-125 может быть высоким при множестве других нераковых состояниях, включая:

- эндометриоз;
- миому матки;
- заболевание печени (цирроз печени);
- воспалительные процессы органов малого таза;
- другие виды рака, в том числе рак эндометрия, молочной железы, легких и поджелудочной железы.

Кроме того, уровень CA-125 может быть выше нормы примерно у 1 % здоровых женщин и колеблется во время менструального цикла.

Поэтому при повышенном уровне CA-125 может быть рак яичника или другое более распространенное и менее серьезное заболевание.

CA-125 не рекомендуется в качестве отдельного скринингового теста на выявление рака яичников, а только в комбинации с УЗИ.

2. УЗИ органов малого таза может помочь узнать, есть ли какое-то образование яичника, и заподозрить злокачественный процесс.

УЗИ в качестве скринингового теста может обнаружить от 80 до 100 % случаев рака яичников.

Однако ультразвук не всегда может определить разницу между раком яичников и другими более распространенными доброкачественными образованиями (например, простая киста яичника, эндометриоз).

Ложноположительные результаты УЗИ могут привести к дополнительным ненужным вмешательствам и операциям.

3. Комбинированное исследование CA-125 и проведение УЗИ органов малого таза.

В нескольких исследованиях рассматривалось комплексное использование CA-125 и УЗИ органов малого таза для выявления рака яичников. Однако результаты этих исследований были несколько разочаровывающими.

- Многим женщинам была сделана ненужная операция из-за ложноположительных результатов теста (УЗИ органов малого таза или CA-125 были ненормальные, но рака в итоге не было обнаружено).
- Некоторые исследования CA-125 и УЗИ органов малого таза обнаружили больше раковых заболеваний на ранней, более поддающейся лечению стадии, а другие — нет.
- Ни одно опубликованное исследование не показало, что эти тесты снижают риск смертности от рака яичников.

При наличии высокого риска рака яичников существуют альтернативы скринингу, например удаление яичников для предотвращения рака. В некоторых ситуациях это приемлемо, но в молодом возрасте такие превентивные операции проводят исключительно редко (практически никогда).

Симптомы рака яичников

На ранних стадиях рака яичников симптомы часто расплывчаты и неспецифичны: дискомфорт в области малого таза или брюшной полости, вздутие живота, снижение аппетита, увеличение живота в размерах, частое мочеиспускание. Однако эти симптомы также могут быть вызваны многими другими состояниями и заболеваниями.

Если вы обнаружили у себя какие-либо из этих симптомов, лучше лишний раз обратиться к врачу для собственного успокоения.

Будьте здоровы, мои дорогие женщины.

МИОМА МАТКИ

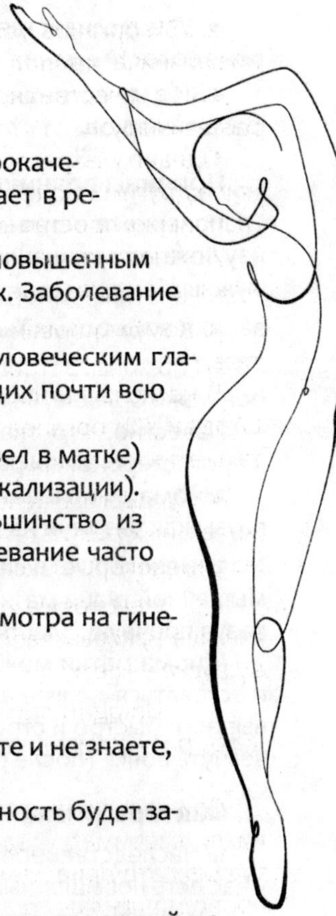

Миома — одно из наиболее распространенных доброкачественных новообразований матки, которое часто возникает в репродуктивном возрасте.

Миома (она же лейомиома, фиброма) не связана с повышенным риском рака матки и почти никогда не превращается в рак. Заболевание абсолютно доброкачественное.

Размеры миомы могут варьировать от невидимых человеческим глазом зернышек до гигантских размеров, иногда занимающих почти всю брюшную полость и малый таз.

Миома может быть единичной (один миоматозный узел в матке) или множественной (много различных узлов различной локализации).

Миома матки возникает у более 80 % женщин, и большинство из них даже не знают, что она у них есть, потому что заболевание часто протекает бессимптомно.

Миома может быть обнаружена случайно во время осмотра на гинекологическом кресле или при проведении планового УЗИ.

Симптомы

Большинство миом протекает бессимптомно. Вы живете и не знаете, что она у вас есть.

Если симптомы присутствуют, их специфика и выраженность будет зависеть от локализации и размеров миомы.

Наиболее распространенные симптомы:

- обильные менструации, вы буквально истекаете кровью каждый месяц, часто при проведении общего анализа крови обнаруживается анемия;
- продолжительная менструация — более 7–9 дней;
- тянущая, давящая боль внизу живота, в поясничной области;
- учащенное или, наоборот, затрудненное мочеиспускание;
- запоры.

В более редких случаях миома может вызвать острую боль, когда происходит некроз миоматозного узла/перекрут (нарушается его кровоснабжение) и ткани начинают отмирать.

Классификация

Миомы классифицируются по их локализации:

- интрамуральная миома — узел растет внутри мышечной стенки матки;

- подслизистая или субмукозная миома — рост узлов происходит в сторону полости матки;
- субсерозная миома — локализуется на наружной поверхности матки, растет кнаружи от стенок матки.

Причины возникновения

Наверняка неизвестно, почему возникает миома матки, но многочисленные научные исследования и клинический опыт указывают на следующие факторы:

1. Генетика. Многие миомы имеют измененные гены, которые не обнаруживаются в здоровых мышечных клетках матки.

2. Гормоны. Эстроген и прогестерон, каждый по-своему, возможно, прогестерон даже больше, чем эстроген, способствуют росту миоматозных узлов.

Известно, что ткань миоматозных узлов содержит больше эстрогеновых и прогестероновых рецепторов, чем нормальные мышечные клетки матки.

Миома уменьшается в размерах или исчезает вовсе после наступления менопаузы как раз таки из-за уменьшения выработки половых гормонов.

3. Некоторые эксперты считают, что миома возникает из стволовых клеток мышечной ткани матки. Одна клетка делится многократно, в конечном итоге образуя прочную, эластичную ткань, отличающуюся от соседней здоровой ткани.

Миома матки может расти медленно или быстро, а может вообще не расти и оставаться долгое время одного и того же размера. Некоторые миомы могут вырасти быстро и стремительно, а некоторые сами по себе уменьшиться или исчезнуть вовсе (после родов, например, или в менопаузе).

Факторы риска

1. Наследственность. Если у вашей матери или сестры была миома матки, у вас есть повышенный риск ее возникновения.

2. Факторы внешней и внутренней среды:

- начало менструации в раннем возрасте;
- использование комбинированных гормональных контрацептивов;
- ожирение;
- дефицит витамина D;
- диета с высоким потреблением красного мяса и со сниженным потреблением овощей, зелени, фруктов и молочных продуктов;
- употребление алкоголя, в том числе пива.

Миома матки сама по себе не опасна, так как это не раковое и не предраковое заболевание, но, во-первых, она может вызывать неприятные симптомы (боль, нарушение мочеиспускания и акта дефекации) и приводить к чрезмерной кровопотере, вызывая анемию, и иногда мешать наступлению беременности или осложнять ее течение.

Беременность и миома

Миома в абсолютном большинстве случаев не мешает наступлению беременности и вынашиванию, все зависит от ее размера и локализации узлов.

Если миома субмукозная, то есть расположена в полости матки, в этой ситуации она деформирует полость и может привести к бесплодию и невынашиванию. Такая миома требует лечения (обычно проводится гистероскопия с хирургическим удалением узла).

Если миома матки находится в толще миометрия или снаружи (субсерозная), то только узлы размером более 5–6 см в диаметре могут серьезно осложнять течение беременности и требуют в большинстве случаев лечения до зачатия. В остальных ситуациях узлы не трогают, и можно спокойно идти с ними в беременность.

Диагностика

1. Гинекологический осмотр.

Миома матки часто обнаруживается случайно во время рутинного гинекологического осмотра на кресле. Определяется увеличенный размер тела матки, ее «бугристая» и неоднородная поверхность, иногда можно пропальпировать отдельные узлы.

2. УЗИ — достаточно простой, относительно дешевый и точный метод исследования, позволяет установить локализацию узлов и их размер.

3. Анализы крови используются для выявления возможной анемии, иногда исключения заболеваний щитовидной железы, сахарного диабета (если есть ожирение) и проблем со свертываемостью крови.

4. Если традиционное УЗИ не дает достаточно информации, возникают сомнения в характере образования, может быть предложена:

- МРТ органов малого таза с контрастом, которая дает информацию о размере и локализации миомы, идентифицирует иногда различные опухолевые процессы и может помочь определиться с дальнейшей тактикой в отношении лечения;
- соногистерография — введение жидкости в полость матки, что облегчает обнаружение подслизистых (субмукозных) миом, если они подозреваются;
- гистероскопия — инвазивное исследование с использованием специальной камеры (гистероскопа), который вводится через шейку матки в полость матки (доступ из влагалища) для обнаружения и последующего возможного удаления субмукозных (подслизистых) миоматозных узлов.

Лечение

Не существует стандартного и единого лечения для каждой женщины.

Вариантов лечения огромное множество, иногда оно вообще не требуется, все зависит от наличия/отсутствия жалоб, размеров и локализации узлов, возраста, репродуктивных планов, сопутствующих заболеваний и пр.

Наблюдение

Многие женщины с миомой матки не имеют никаких признаков или симптомов заболевания, или они минимальны и не влияют на качество жизни. В такой ситуации можно предложить наблюдение. То есть, кроме периодических УЗИ раз в 6–12 месяцев и ежегодного посещения врача для прохождения планового профилактического осмотра, ничего делать не нужно.

Миомы — это не злокачественные образования, они обычно медленно растут или не растут вообще и имеют тенденцию к уменьшению/исчезновению после менопаузы, когда уровень репродуктивных гормонов снижается.

Лекарственные препараты

Один из возможных вариантов лечения — использование различных лекарственных средств, которые чаще всего не могут устранить миому полностью, но могут уменьшить ее размеры и улучшить качество жизни.

Возможные варианты:

1. Селективные модуляторы прогестероновых рецепторов — препараты, которые блокируют действие прогестерона. Они используются в течение нескольких месяцев с перерывами. К сожалению, не всегда эффективны и требуют мониторинга функции печени во время и после лечения.

2. Агонисты ГнРГ. Они лечат миомы, опосредованно блокируя выработку эстрогена и прогестерона, вызывая временный искусственный климакс.

Менструации прекращаются — миома уменьшается. Иногда агонисты назначаются перед плановой операцией по поводу консервативного удаления миоматозных узлов, дабы уменьшить узел в размерах.

Многие женщины плохо переносят агонисты, потому что испытывают сильные приливы и все другие неприятные симптомы климакса (сухость влагалища, перепады настроения и пр.).

Агонисты ГнРГ обычно используются в течение не более 3–6 месяцев, и, к сожалению, после прекращения лечения миома может снова стать тех же размеров и все симптомы могут вернуться, поэтому их использование довольно ограничено и часто идет в комбинации с другими методами лечения.

Длительное использование агонистов ГнРГ может привести к потере минеральной плотности костной ткани и остеопорозу, поэтому более 6–12 месяцев использовать их без вспомогательной терапии эстрогенами опасно.

3. Гормональная внутриматочная спираль (ВМС), высвобождающая синтетический прогестерон (прогестин левоноргестрел). Она может уменьшить объем менструальных кровотечений, подходит женщинам, у которых полость матки не деформирована миоматозными узлами, не уменьшает размер миомы и не «рас-

творяет» ее. Также работает как метод контрацепции и может быть вполне приемлемым средством для некоторых женщин, не имеющих противопоказаний и хорошо ее переносящих.

4. Транексамовая кислота — кровоостанавливающее средство. Это негормональный препарат, который применяется для уменьшения объема менструальной кровопотери.

Используется только в самые обильные дни месячных, примерно 3–5 дней в месяц.

5. КОК или прогестины могут помочь уменьшить объем менструального кровотечения, но *они не уменьшают миому матки в размерах, не лечат ее.*

! ***Они нацелены только на уменьшение количества менструальной кровопотери и больше ни на что. Это симптоматическое лечение.***

6. С этой же целью (уменьшение объема менструальной крови), если нет противопоказаний, могут использоваться вагинальное контрацептивное кольцо, гормональный пластырь (см. главу о комбинированных гормональных контрацептивах).

7. Гормональные имплантаты, ежедневно высвобождающие в кровь определенную дозу прогестинов. Они устанавливаются под кожу в верхнюю часть плеча (см. главу о контрацепции).

8. Депо-медроксипрогестерона ацетат — длительно действующий синтетический прогестерон. Это уколы, которые делаются раз в три месяца. Действует как контрацептив и может уменьшить тяжелое менструальное кровотечение. Подходит женщинам, не имеющим противопоказаний и не планирующим беременность.

Наиболее распространенный побочный эффект ацетата медроксипрогестерона — нерегулярные кровянистые выделения в течение первых нескольких месяцев.

О нем подробнее в главе про контрацепцию.

9. Нестероидные противовоспалительные препараты также не являются гормональными препаратами, могут использоваться для облегчения боли, связанной с миомой, и они практически не уменьшают объем кровопотери.

Также часто необходимы препараты железа и некоторые витамины для восполнения дефицитов, которые могут возникнуть при обильных ежемесячных кровопотерях.

Неинвазивные вмешательства при миоме матки

ФУЗ-абляция миомы матки под контролем МРТ — совершенно неинвазивный вариант лечения миомы матки, который сохраняет матку, не требует хирургических разрезов и вообще какой-либо инвазии и проводится в амбулаторных условиях. В странах СНГ использование данного метода довольно ограничено, это дорого и пока не очень популярно, метод имеет свои ограничения и недостатки.

Процедура выполняется, когда женщина находится внутри аппарата МРТ, и для лечения используются сфокусированные в районе миоматозного узла ультразвуковые волны, которые нагревают и разрушают его ткани.

Метод относительно новый, поэтому наука пока накапливает знания о нем и изучает долгосрочные последствия, эффективность и безопасность.

Мини-инвазивные вмешательства

1. Эмболизация маточной артерии. Суть метода заключается во введении мелких шариков (эмболов) в артерии, питающие маточные узлы. Таким образом блокируется кровоток в миоматозном узле, ткани узла некротизируются и «умирают».

Эмболизация маточной артерии может уменьшить размеры узлов и облегчить связанные с ней неприятные симптомы.

Иногда узлы после проведения эмболизации маточной артерии могут длительно «рассасываться» (годами) и после «прорывать» полость матки, нарушая ее нормальную анатомию.

Это нарушает эндометрий, целостность полости матки и прикрепление плодного яйца становится невозможным, даже при проведении ЭКО.

Поэтому эмболизация маточной артерии не рекомендована женщинам, имеющим репродуктивные планы!

Я категорически против эмболизации маточной артерии, если вы хотите забеременеть в будущем, этот метод не для вас, обсудите другой вариант вмешательства с лечащим врачом. **!**

Могут возникнуть осложнения, если нарушается кровоснабжение яичников или других органов малого таза.

2. Миолиз — уничтожение миоматозных узлов и питающих их сосудов при лапароскопическом доступе с помощью использования лазера, тока и прочих физических энергий. Практически не применяется в странах СНГ.

3. Лапароскопическая или роботизированная миомэктомия. При проведении этой операции удаляются только миоматозные узлы, матка при этом остается, не удаляется.

Иногда доступ может быть с помощью обычного хирургического разреза на коже внизу живота (лапаротомия нижнесрединная или по Пфанненштилю), если узлы очень больших размеров и удалить их при помощи лапароскопии не представляется возможным.

За рубежом, в частности в США, уже много лет операции выполняют роботы да Винчи. Выросло целое поколение хирургов, которые оперируют только при помощи этих роботов.

Хирург сидит в отдельном кабинете и держит в руках манипуляторы. Женщина лежит в операционной, и робот проводит операцию. Фактически роботом управляет врач, но разница с обычной или лапароскопической хирургией колоссальная.

Хирург получает увеличенное трехмерное изображение матки, робот работает более точно, гибко и ловко, чем это возможно при использовании других методов.

В странах СНГ мы в самом начале пути в этом плане.

4. Гистероскопическая миомэктомия — удаление узлов из полости матки (подслизистых (субмукозных) узлов) при помощи гистероскопа.

Гистероскоп вводится через влагалище в шейку матки, а затем в полость матки. Иногда, если узлы больших размеров, операцию проводят в два этапа.

Есть риски возникновения внутриматочных синехий и синдрома Ашермана после операции (см. главу «Тонкий эндометрий»).

5. Традиционная хирургия. Это абдоминальная консервативная миомэктомия, которую я уже упомянула выше.

Если у вас множественные узы очень крупных размеров, с не очень удачной для проведения, например, лапароскопического доступа локализацией, то предлагается «открытая» абдоминальная хирургия, с разрезом кожи и подлежащих тканей внизу живота. Узлы удаляются, матка ушивается.

Это один из вариантов для женщин, которые хотят беременеть в будущем.

6. Гистерэктомия — удаление матки — остается единственным радикальным методом решения проблемы с миомой матки раз и навсегда.

Минусы в том, что в будущем невозможно будет забеременеть и это не вариант для молодых женщин, имеющих репродуктивные планы.

Согласно последним исследованиям, есть повышенный долгосрочный риск сердечно-сосудистых заболеваний и некоторых метаболических расстройств (сахарный диабет, например) после гистерэктомии, если операция сделана в возрасте до 35–40 лет. В этот период лучше использовать какие-то консервативные методы лечения.

После 45–50 лет чаще всего склоняются к удалению матки, и такие подходы имеют место и в Европе, и в США, где гистерэктомия по поводу миомы матки — одна из самых часто проводимых операций.

В этом возрасте удаление матки никак не будет влиять на жизнь и здоровье, вы или ваш муж не почувствуете никакой разницы в сексуальной жизни, это абсолютно никем не будет замечено, если вы только сами об этом не расскажете.

Поэтому если узлы большие, симптомы выраженные, есть сопутствующие заболевания (эндометриоз, например), то вариант удаления матки вполне разумный.

7. Морцелляция при удалении миомы — это разрезание, «кромсание» миоматозных узлов на более мелкие кусочки во время операции.

Эта процедура может увеличить риск распространения рака (хотя это и редкость), если не диагностированные до проведения операции раковые ткани претерпевают морцелляцию во время миомэктомии. Существует несколько способов снизить этот риск, например оценить факторы риска перед операцией или расширить разрез, чтобы избежать морцелляции или извлечь узел целиком.

Все миомэктомии несут в себе риск недиагностированного рака, при этом женщины в пременопаузе, как правило, имеют меньшие риски онкологических заболеваний, чем пожилые женщины.

Если планируется проведение морцелляции, обсудите ваши индивидуальные онкологические риски с врачом до проведения операции.

FDA выступает против проведения морцелляции для большинства женщин и рекомендует избегать ее тем, кто находится в пери- или постменопаузе.

Риск рецидивов

К сожалению, абсолютно все вмешательства, за исключением гистерэктомии, не гарантируют отсутствие рецидивов миомы матки в будущем.

Крошечные миомы, которые не обнаруживаются во время операции, например, могут в конечном итоге вырасти и вызывать новые симптомы заболевания, требующие нового лечения. Но иногда этого не происходит.

Альтернативная медицина

Диета, магнитотерапия, кошачий коготь, травы и гомеопатия не имеют никакой эффективности.

И я сама была бы рада, если бы это работало, но, к сожалению, в медицине все немного сложнее, чем нам иногда хочется.

Профилактика

Самые эффективные методы — это здоровый образ жизни, поддержание идеального веса, употребление фруктов и овощей, ограничение потребления красного мяса.

СИНЕХИИ (СПАЙКИ) В ПОЛОСТИ МАТКИ (СИНДРОМ АШЕРМАНА)

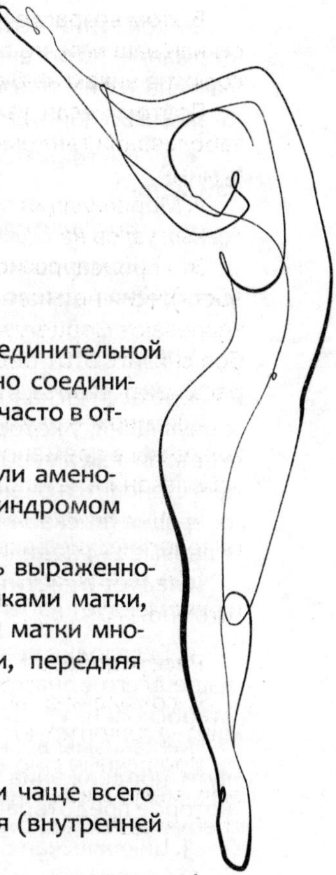

Внутриматочные спайки — что это такое?

Спайки представляют собой «полосы», «нити», «тяжи» соединительной ткани (иногда это ткань эндометрия, иногда исключительно соединительная ткань), которые образуются в полости эндометрия часто в ответ на инвазивные вмешательства в полости матки.

Эта рубцовая ткань может быть причиной бесплодия или аменореи (полного отсутствия менструаций) и часто называется синдромом Ашермана.

Заболевание может иметь совершенно разную степень выраженности. Это могут быть единичные тонкие «нити» между стенками матки, а может быть полная облитерация («склеивание») полости матки множественными широкими соединительнотканными тяжами, передняя стенка матки почти намертво «прирастает» к задней.

Причины возникновения и факторы риска

Как я написала в самом начале, синехии полости матки чаще всего являются результатом травмы базального слоя эндометрия (внутренней слизистой оболочки матки).

Базальный слой наиболее подвержен повреждениям сразу после родов/абортов и в первые четыре недели после беременности.

Последующее заживление тканей на противоположных стенках матки может привести к их «прилипанию» и после частичной или полной облитерации полости матки.

Кроме того, может серьезно нарушаться кровоснабжение из-за повреждения эндометрия и рубцевания. Эти изменения объясняют нарушения менструального цикла, частую дисменорею, бесплодие или невынашивание.

Факторы риска:

- Беременность и особенно выскабливания после родов в первые 2–4 недели после беременности, проведение хирургических абортов; повторные ранние выскабливания после прерывания беременности.

Эндометрий в эти моменты становится очень уязвимым за счет низкого содержания эстрогена, антагонистических эффектов повышенного уровня пролактина и физиологических изменений после беременности, которые делают базальный слой эндометрия более восприимчивым к различным повреждениям.

- Внутриматочные вмешательства (гистероскопия, выскабливание полости матки).
- Воспалительные процессы в матке, инфекции.
- Компрессионные швы на матку (например, шов B-Lynch), используемые для лечения тяжелого послеродового кровотечения.

Симптомы

1. Классическая клиническая картина синдрома Ашермана — это женщина с овуляцией, у которой после проведения внутриматочной процедуры возникает вторичная аменорея (отсутствует менструация) или гипоменорея (менструация становится очень скудной, потеря крови менее 5 мл за цикл), особенно если операция (выскабливание, кюретаж) была выполнена на беременной матке или в первые 2–4 недели после беременности.

Следует отметить, что спайки полости матки также могут протекать бессимптомно.

2. Бесплодие возникает у 7–40 % женщин с внутриматочными спайками, и они чаще всего обнаруживаются при выполнении гистеросальпингографии или гистероскопии.

Механизмы возникновения бесплодия — это механическое препятствие на пути продвижения сперматозоидов и повреждение/разрушение эндометрия, которое предотвращает имплантацию бластоцисты.

3. Циклическая боль внизу живота, болезненная менструация.

4. Периодические потери беременности. У женщин с синдромом Ашермана могут возникать рецидивирующие потери беременности из-за аномальной имплантации в «оголенный» эндометрий и «бедного», нарушенного кровотока в нем.

Диагностика

Самое важное в диагностике — это история пациентки. Особое внимание следует обращать на наличие/отсутствие внутриматочных вмешательств и симптомов («у меня менструация стала скудной» или «вообще исчезла»).

Следующий шаг — проведение УЗИ или гистеросальпингографии. УЗИ может обнаружить очень «тонкий» эндометрий, гистеросальпингография — спайки. При проведении УЗИ могут использовать введение контраста в полость матки, дабы увеличить информативность исследования.

Гистеросальпингография не проводится специально для выявления внутриматочных спаек, их часто обнаруживают случайно, когда обследование проводится в контексте диагностической оценки бесплодия.

«Золотым стандартом» диагностики синдрома Ашермана является гистероскопия — помимо 100% подтверждения диагноза это еще и лечебная процедура.

Лечение

Лечение хирургическое (гистероскопия и механическое разъединение спаек), проводят его в случае симптомного течения и при желании забеременеть. Но оно зачастую малоэффективно, и спайки возникают вновь, само хирургическое вмешательство провоцирует образование новых спаек, поэтому подходить к целесообразности проведения гистероскопии надо очень взвешенно.

Для предотвращения возникновения новых спаек сразу после операции в полость матки могут вводить мочевой катетер или ВМС, различные барьерные «антиадгезивные» гели и использовать ударные дозы эстрогенов для быстрого роста и пролиферации эндометрия.

Беременность

При выраженном спаечном процессе, если все вмешательства оказались неэффективны и беременность не наступает, может предлагаться ЭКО с суррогатным материнством, ибо в такой ситуации эндометрий чаще всего не пригоден для принятия эмбриона.

Если беременность все-таки наступила, есть повышенный риск задержки роста плода, преэклампсии и преждевременных родов. Это беременность особого внимания.

Тем не менее в среднем после лечения вероятность беременности увеличивается на 40–80 % и коэффициент рождаемости на 30–70 %.

К счастью, синдром Ашермана — довольно редкая проблема.

Удачи вам, мои дорогие женщины!

Профилактика

1. Нежелательных беременностей лучше избегать и пользоваться надежными методами контрацепции.

2. Если есть возможность делать не инструментальный аборт, а медикаментозный или все-таки оставить беременность, лучше ей воспользоваться.

3. Любые внутриматочные вмешательства (гистероскопия, выскабливание полости матки) должны проводиться по показаниям.

4. Эффективность введения «барьерных» гелей после операции в полость матки пока хорошо не изучена, но они могут использоваться.

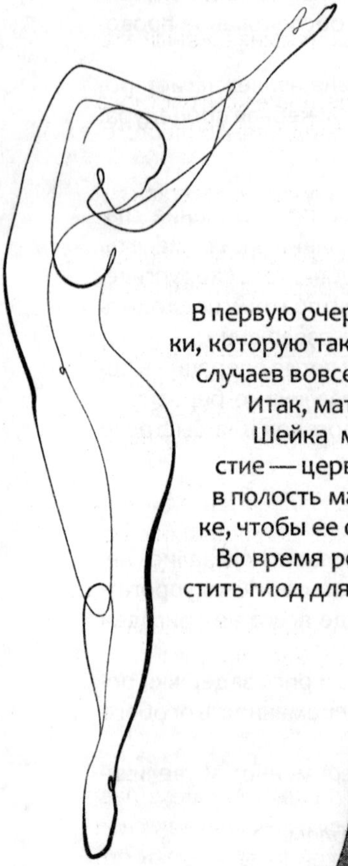

ШЕЙКА МАТКИ — ОРГАН, КОТОРЫЙ ТАК НЕ НРАВИТСЯ МНОГИМ ГИНЕКОЛОГАМ

Норма и эрозия шейки матки

В первую очередь давайте поговорим о норме и об «эрозии» шейки матки, которую так любят прижигать врачи, но которая на самом деле в 99 % случаев вовсе ею не является.

Итак, матку разделяют на две части: шейку матки и тело матки.

Шейка матки имеет среднюю длину 3–4 см и в ней есть отверстие — цервикальный канал, через который сперматозоиды попадают в полость матки, а далее пробираются по маточной трубе к яйцеклетке, чтобы ее оплодотворить.

Во время родов шейка матки раскрывается до 9–10 см, чтобы пропустить плод для его рождения.

Женская репродуктивная система

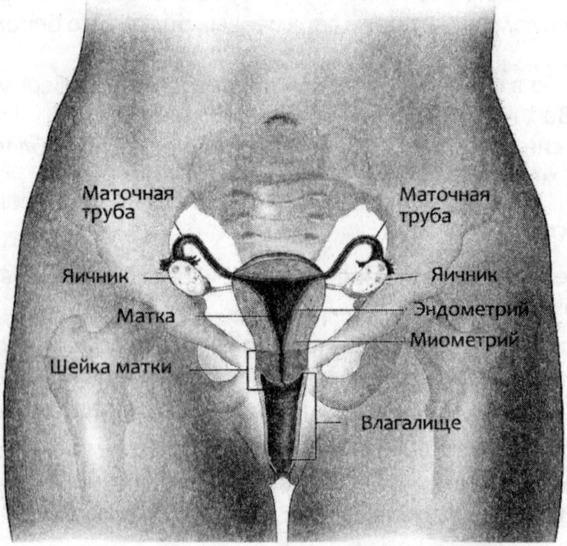

В шейке матки есть два вида эпителия: плоский и цилиндрический. Между ними есть граница (то место, где один эпителий встречается с другим), которая называется *зоной трансформации*.

Эта граница между двумя эпителиями определяется по резкому контрасту между темно-красным эндоцервиксом и белым участком метаплазии (метаплазия, несмотря на такое страшное звучание, — это абсолютно нормальный процесс в шейке матки — превращение незрелых клеток в тот или иной вид эпителия).

Так вот, эта зона трансформации (стык двух эпителиев) может находиться *в любом месте на шейке матки*. Очень сложно объяснить это в тексте, все сразу становится понятно, когда показываешь картинку, но я ограничена форматом этой книги, поэтому единственное, что могу вам предложить, так это еще полистать мой блог в Инстаграме и добавить к этому тексту наглядные фото и видео из блога, там их предостаточно.

Постсоветские врачи считают, что зона трансформации должна находиться на уровне наружного зева, но такую локализацию, по статистике, имеют только 25 % женщин. Таким образом, все остальные 75 % автоматически становятся больными и требуют немедленного лечения.

Вот почему у нас буквально поголовно «прижигают» шейки матки без разбора всем, кому это нужно и кому не нужно. Гинекологи бьют все рекорды по лечению здоровых женщин просто потому, что ограничены знаниями о том, что такое норма.

Я всегда в пример привожу разницу в цвете глаз или росте. Мы же не говорим, что человек с голубыми глазами или ростом 165 см является больным и с отклонениями, потому что нормальные глаза должны быть карими, а нормальный рост — 175 см.

Так и с шейкой матки: у любой женщины есть право на свою собственную локализацию зоны трансформации на шейке матки.

Если зона трансформации находится на поверхности шейки матки и большую ее часть прикрывает цилиндрический эпителий — это называется эктопия.

Эктопия — это не современное название эрозии. Она не требует лечения, за исключением тех случаев, когда эктопия служит причиной кровянистых выделений после полового акта (за счет «нежности» эпителия и его обильного кровоснабжения он может легко кровоточить при механическом воздействии, это не страшно, но приводит к наличию регулярных кровянистых выделений после полового акта, и поэтому может быть предложено «прижигание»).

! ***Наличие кровянистых выделений после полового акта — это единственная причина, из-за которой могут вмешиваться в эктопию. Никаких других причин быть не может.***

Однако многие женщины наслышаны, что эктопия означает наличие какой-либо инфекции, которая не дает шейке матки зажить. Поэтому надо «полоскать», «вымывать», лечить, санировать, пить антибиотики, лить во влагалище облепиховое масло, делать спринцевания, пить/колоть иммуностимуляторы и пр.

Так вот, запомните, это ересь, которую разносят врачи-бизнесмены для увеличения своих доходов. Наверное, у них мало пациентов, и они хотят сделать 75 % женщин больными, чтобы обеспечить себе постоянных, зависимых и напуганных клиентов. Да, в такой ситуации вы именно клиент, а не пациент, ибо с наличием эктопии вы являетесь здоровой женщиной и лечить ничего не нужно.

Что же такое эрозия?

Эрозия — это рана, и истинная эрозия встречается крайне редко, чаще является результатом травмы (ожог, механическая травма и пр.) и требует дообследования (иногда биопсии).

Эрозия не может быть поводом для «прижигания» шейки матки. Никогда и ни при каких обстоятельствах. **!**

Она может быть поводом для устранения повреждающего фактора (например, пессарий, или какое-то вещество, которое вызвало ожог слизистой) или биопсии, но не для «прижигания».

Эктопия — это норма, это никакая не рана и не следствие воспаления.

Цилиндрический эпителий, который выходит на поверхность шейки матки, выглядит блестяще красным, и он иногда может очень пугать женщин, которые никогда в жизни не видели, как в норме может выглядеть шейка матки. Подсознательно это «красное пятно» женщины сравнивают с тем, что им знакомо. «Красное пятно» на коже и слизистых — это не норма, значит, и на шейке матки тоже плохо. А врач может этим пользоваться, тут же запугать и сказать: «Боже, какая у вас огромная эрозия, на всю шейку, надо срочно “прижигать”». Но, как вы поняли, это может быть абсолютной нормой.

Совсем другая ситуация, когда от врача звучит слово «дисплазия». Она должна быть подтверждена результатами Пап-теста или биопсии («дисплазия», она же CIN I (LSIL), или CIN II, или CIN III (HSIL)). Это уже не норма и требует лечения, иногда наблюдения, об этом подробнее ниже.

В остальных случаях, когда при абсолютно нормальных результатах анализов Пап-теста (цитологии) (в заключении написано: «Цитологическая картина в норме», «Атипичных клеток не обнаружено»), нормальных результатах биопсии (в гистологическом заключении нет слов «дисплазия», или CIN I, CIN II, CIN III, или рак) предлагают что-то делать с шейкой матки, лучше спросить еще одно мнение у другого доктора.

Когда перестанут массово «прижигать» здоровые шейки матки — я не знаю.

Последствия «прижигания» эктопии, то есть здоровой шейки матки

Зона трансформации очень важна для визуализации, так как именно в ней могут возникать «плохие» вещи, а именно дисплазия или рак шейки матки.

Самое неприятное следствие «прижигания» — смещение зоны трансформации глубоко в канал шейки матки. В этой ситуации она становится не видна, и можно легко пропустить какую-то патологию.

Как следить за здоровьем шейки матки и что на самом деле требует лечения

Дисплазия шейки матки — диагноз, который требует наблюдения/лечения.

Диагноз дисплазии ставится только на основании цитологического исследования (Пап-теста) или гистологического исследования по результатам биопсии.

Перечитайте еще раз. Только на основании Пап-теста или после биопсии.

Все довольно просто.

Скрининг рака шейки матки рекомендуется начинать с 21 года.

Если вы живете половой жизнью, то начиная с 21 года необходимо ежегодно (можно и реже, зависит от вида скрининга) делать Пап-тест (мазок по Папаниколау), или анализ на ВПЧ, или комбинацию этих двух исследований (котестинг).

Пап-тест (цитологическое исследование, мазок по Папаниколау) позволяет изучить строение клеток шейки матки под микроскопом.

Сначала врач-гинеколог делает забор клеток из шейки матки, наносит их на предметное стекло (традиционная цитология) или погружает в специальный контейнер с жидкостью (жидкостная цитология), после чего врач-лаборант (цитолог) занимается исследованием строения этих клеток.

Мазок выявляет предраковые и раковые заболевания шейки матки.

Пап-тест дает возможность предупредить рак шейки матки путем своевременного выявления и лечения дисплазии.

! ***Любой случай рака шейки матки — это пропущенная и не излеченная вовремя CIN.***

Рак шейки матки никогда не возникнет при регулярном посещении адекватного врача, который не будет залечивать ВПЧ -феронами, «прижигать» шейку матки без необходимости, а вовремя выявит дисплазию и примет правильные меры по ее устранению.

Важно знать разницу между обычным и жидкостным Пап-тестом (цитологией) и при возможности отдавать предпочтение последней.

Обычная цитология — забранный материал с шейки матки наносится на предметное стекло.

Жидкостная цитология — специальной щеточкой со съемным наконечником забирается материал и погружается в специальный контейнер с жидкостью и закручивающейся крышкой.

Я практически всем пациентам при возможности делаю именно жидкостную цитологию. Разница в цене не такая уж большая, но качество исследования существенно выше.

Преимущества жидкостной цитологии:

- 100%-е сохранение и попадание в лабораторию всех забранных клеток с шейки матки. Они не «портятся», не «смываются» при транспортировке, могут длительно храниться.
- Врач-лаборант имеет возможность «очистить» мазок от слизи, крови, клеточного детрита и получить качественный материал, состоящий исключительно из клеток эпителия шейки матки. Нет ничего лишнего в поле его зрения.
- Лаборатория сама занимается «приготовлением» клеток для исследования, используется метод влажной фиксации. Клетки окрашиваются по Папаниколау с соблюдением последовательности нанесения красок и времени экспозиции.

Самые главные недостатки обычной (традиционной) цитологии:

- Материал может быть неадекватно взят и нанесен на предметное стекло, может быть малое количество клеток для исследования или их избыток, клетки «наслаиваются» друг на друга.
- Возможно механическое повреждение клеток, неправильная фиксация, присутствие большого количества крови, слизи, лейкоцитов и пр.

В обоих случаях (обычная цитология или жидкостная) клетки получают с одного и того же места, разница только в методе фиксации, сохранении, транспортировке и приготовлении мазка для исследования.

Пап-тест дороже, но в разы лучше. Это нужно вам, а не врачу.

Поэтому еще раз, если есть возможность — делайте именно жидкостную цитологию.

Анализ на ВПЧ

На сегодняшний день в некоторых станах анализ на ВПЧ может быть равнозначной заменой Пап-теста (Австралия, США, Швеция и некоторые другие уже ввели этот анализ в рамках скрининга рака шейки матки).

Вместо Пап-теста первично берется анализ на ВПЧ, начиная с 25–30 лет и вплоть до 60–75 лет (зависит от страны).

Если результат положительный, проводится Пап-тест, в зависимости от его результатов — кольпоскопия.

Если результат отрицательный, Пап-тест не проводится, повторное обследование на ВПЧ через три года (SGO и ASCCP) или пять лет (USPSTF).

В тех странах, где Пап-тест — пока еще основное скрининговое обследование (например, Россия, Украина), анализ на ВПЧ достаточно серьезно повышает информативность обследования, поэтому рекомендуется проводить так называемый котестинг (Пап-тест + анализ на ВПЧ). Это помогает «отсортировать» женщин, которым требуются дополнительные обследования (например, кольпоскопия).

Каким образом?

Например, вы получили по результатам цитологии заключение ASC-US и следом сдали анализ на ВПЧ. Если ВПЧ будет положительным, требуется кольпоскопия, если отрицательным — плановый осмотр через год (а можно и через три года).

Поэтому ВПЧ можно и нужно сдавать, но не для принятия решения о необходимости его лечения, ибо его не существует, а для понимания того, находится ли женщина в зоне риска по возникновению дисплазии/рака шейки матки, нужны ли какие-то дополнительные обследования и с какой частотой их необходимо делать.

Каким методом определяют вирус и какие его типы?

Берут мазок из влагалища и затем методом ПЦР (качественно) определяют только высокоонкогенные типы вируса (16, 18, 31, 33, 35, 39, 45, 51, 52, 56, 58, 59, 68, 73 и 82).

Не кровь! Мазок из влагалища.

Количество ВПЧ не имеет значения — важно только его наличие (результат отрицательный/положительный).

! ***Даже если вы вакцинированы от ВПЧ, все равно нужно делать скрининг (Пап-тест, или анализ на ВПЧ, или котестинг), потому что прививка не защищает от всех типов ВПЧ и есть (хоть и очень маленький) процент вероятности возникновения дисплазии и рака шейки матки.***

Интерпретация результатов Пап-теста

NILM (negative for intraepithelial lesion or malignancy)

В переводе означает «мазок отрицательный в отношении интраэпителиальных поражений или злокачественных новообразований».

Говоря простыми словами, шейка матки абсолютно здорова, с ней все в порядке, рекомендован плановый профилактический осмотр через год или реже, если вы делаете анализ на ВПЧ, об этом ниже.

Интраэпителиальные клеточные поражения — это изменения в строении клеток шейки матки, связанные с персистирующей ВПЧ-инфекцией.

В этой ситуации увеличивается риск предраковых заболеваний шейки матки или рака, если вовремя не среагировать и не принять меры.

Эпителиальные клеточные поражения бывают плоскоклеточными или железистыми.

ASC-US или ASC-H — плоскоклеточная атипия

Атипичные плоскоклеточные клетки (ASC) классифицируются как клетки неопределенного значения (ASC-US) или клетки, которые не могут исключать плоскоклеточное интраэпителиальное поражение (то есть дисплазию) высокой степени (ASC-H).

Плоскоклеточное интраэпителиальное поражение (она же дисплазия) может быть легкой степени (низкий риск возникновения рака шейки матки) или высокой степени (клетки с умеренным или высоким риском развития рака шейки матки).

При ASC-US вероятность дисплазии шейки матки тяжелой степени иногда достигает 7 %, а риск рака шейки матки — менее 1 %.

При ASC-H риск дисплазии тяжелой степени достигает 24 %, а риск рака шейки матки — 3 %.

Что делать дальше, если вы получили заключение ASC-US?

В возрасте 25 лет и старше:

- Сделать анализ на ВПЧ (см. выше). Использование тестирования на ВПЧ высокоонкогенного риска дает важную информацию о том, подвержены ли вы возникновению дисплазии или рака шейки матки.
- При положительном ВПЧ показана кольпоскопия (осмотр шейки матки через микроскоп, см. подробнее ниже.)
- При отрицательном ВПЧ — повторное цитологическое обследование через один год. Если через год результат теста нормальный, то есть NILM, показан рутинный скрининг. Если через год результаты снова ненормальные (например, ASC-US), нужно делать кольпоскопию.
- Атипичные сквамозные клетки не могут исключать тяжелую или умеренную дисплазию (ASC-H), и при получении таких результатов необходимо сделать кольпоскопию.

В возрасте 21–25 лет обследование на ВПЧ не является обычной частью скрининга, так как в этом возрасте он есть у большинства женщин и часто проходит, не вызывая никаких серьезных заболеваний. **!**

В возрасте 21–25 лет:

- Повторить Пап-тест через год.

- Все-таки сделать тестирование на ВПЧ. Если ВПЧ отрицательный — рутинный скрининг. Если ВПЧ положительный — повторите мазок через год.

- Атипичные сквамозные клетки не могут исключать поражение высокой степени тяжести (ASC-H) — этот результат требует проведения кольпоскопии.

Беременные женщины:

- Атипичные плоские клетки неясного значения (ASC-US). Все происходит так же, как и у небеременных. Если необходима кольпоскопия, она может быть сделана во время или после беременности.

- Атипичные сквамозные клетки, не исключающие поражение высокой степени тяжести (ASC-H). Все происходит так же, как и у небеременных. Кольпоскопия обычно проводится во время беременности.

Женщины в постменопаузе:

- Обследуются так же, как женщины в пременопаузе, за одним важным исключением. Для женщин в возрасте 65 лет и старше ASC-US следует оценивать как ненормальный результат, даже если результат тестирования на ВПЧ отрицательный. Поэтому через год следует повторно провести Пап-тест и тест на ВПЧ.

CIN I (LSIL), или дисплазия легкой степени

При наличии LSIL риск возникновения дисплазии тяжелой степени достигает всего 6 %, а риск возникновения рака шейки матки — менее 1 %.

Как и в случае с ASC-US, результат Пап-теста LSIL будет оцениваться по-разному в зависимости от возраста.

В возрасте старше 25 лет последующее наблюдение зависит от результатов тестирования на ВПЧ:

- У женщин с положительным результатом анализа на ВПЧ или при отсутствии тестирования на ВПЧ должна проводиться кольпоскопия.

- Женщины с отрицательным результатом теста на ВПЧ должны пройти повторный Пап-тест + ВПЧ в течение одного года.

В возрасте 21–24 лет тестирование на ВПЧ не является обычной частью скрининга.

- Рекомендовано повторное цитологическое исследование через один год.

- Если результат теста — LSIL, но есть несколько клеток с подозрением на плоскоклеточное внутриэпителиальное поражение высокой степени тяжести (HSIL), необходима кольпоскопия.

Беременные женщины:

- Ведутся так же, как и небеременные, см. выше. Если необходима кольпоскопия, она может быть сделана во время или после беременности.

Женщины в постменопаузе:

- При положительном результате теста на ВПЧ проводится кольпоскопия.
- При отрицательном тесте на ВПЧ Пап-тест повторяется через год.
- В качестве альтернативы сразу же после получения результата LSIL может быть выполнена кольпоскопия.

Последний вариант мне нравится больше ввиду особой настороженности получения такого результата у женщины старшего возраста.

В целом скрининг на рак шейки матки прекращается после 65 лет у женщин с нормальным тестированием в анамнезе. То есть если всю жизнь были хорошие мазки (Пап-тест, цитология), их больше не нужно делать.

CINII–CINIII — HSIL — интраэпителиальное поражение умеренной или высокой степени тяжести (умеренная дисплазия, тяжелая дисплазия)

Такое заключение характеризует изменение клеток шейки матки, которые выглядят «ненормально» и указывают на возможность возникновения предрака или рака шейки матки.

При получении результатов HSIL следует как можно скорее обратиться к врачу для дообследования.

Риск предраковых изменений в шейке матки при HSIL достигает 71 %, а риск рака шейки матки — 7 %.

Но нужно понимать, что рак шейки матки предотвратим, если предраковое поражение шейки матки вовремя удалено.

При получении результатов HSIL требуется проведение кольпоскопии — осмотра шейки матки с использованием микроскопа (см. ниже).

В некоторых случаях врач может предложить немедленное лечение при проведении кольпоскопии с помощью процедуры электрохирургического иссечения (также называемой LEEP или LLETZ). Это биопсия шейки матки, при которой удаляют область шейки матки (называемую зоной трансформации), где обычно возникают предраковые изменения и рак.

Эта процедура обеспечивает забор большого количества ткани для анализа, а также позволяет лечить предраковое заболевание, если таковое имеется, путем удаления пораженных клеток.

Дисплазия умеренной или тяжелой степени лечится только хирургическим путем, то есть путем удаления пораженных клеток. Никаких консервативных методов лечения дисплазии шейки мат- **!**

ки не существует. Никакие уколы, тампоны, свечи, таблетки, спринцевания, ванночки, БАДы, заговоренная вода вам не поможет. Так можно успешно долечиться до рака шейки матки и умереть в молодом возрасте. Не занимайтесь ерундой и думайте о своей жизни и здоровье.

Немедленное лечение (то есть широкое удаление ткани шейки матки) не является предпочтительным вариантом для женщин в возрасте 21–24 лет, потому что даже поражения высокой степени в этом возрасте часто проходят самостоятельно, без какого-либо лечения. Кроме того, лечение может увеличить риск осложнений при будущей беременности (например, истмико-цервикальная недостаточность).

Поэтому сначала проводится биопсия, подтверждается диагноз и окончательно устанавливается степень дисплазии, а уже по результатам биопсии проводится дальнейшее хирургическое лечение, если это необходимо.

См. ниже «Кольпоскопия.

Плоскоклеточная карцинома

Плоскоклеточный рак — наиболее распространенный тип рака шейки матки.

Раковые (а не предраковые) клетки при Пап-тесте обнаруживаются редко (4,5 случая на 100 000 Пап-тестов).

При получении таких результатов Пап-теста требуется кольпоскопия и биопсия шейки матки, обращение к онкогинекологу.

Если биопсия подтверждает наличие раковых клеток, рекомендовано немедленное лечение.

Атипичные железистые клетки

Железистые клетки находятся внутри шейки матки, цервикального канала. При Пап-тесте они могут также поступать из других мест женской репродуктивной системы, таких как эндометрий (слизистая оболочка матки), маточные трубы или яичник. Риск того, что наличие атипичных железистых клеток (AGC) отражает предраковые изменения, достигает 11 %, риск рака шейки матки — 1 %, а риск рака эндометрия (матки) — 3 %.

При получении результата Пап-теста AGC проводится кольпоскопия.

Если есть опасения, что существует также риск рака матки (например, возраст ≥ 35 лет, есть отягощенный семейный анамнез, нерегулярные или слишком обильные менструации, вагинальное кровотечение в периоде менопаузы или присутствуют клетки эндометрия в описании Пап-теста), может быть выполнена биопсия слизистой оболочки матки (эндометрия).

В некоторых случаях заключение Пап-теста указывает на конкретный тип AGC. Если это клетки эндометрия, то сразу выполняется биопсия эндометрия, и кольпоскопия на первоначальном этапе не требуется.

Если Пап-тест указывает на клетки, которые, скорее всего, являются предраковыми или, по-видимому, аденокарциномой *in situ*, или аденокарциномой, и при кольпоскопии не выявлено никаких изменений, может проводиться более крупная биопсия шейки матки, называемая конусной биопсией.

Лечение после результатов биопсии — см. ниже.

Особые ситуации

Оценка беременных с аномальными результатами Пап-теста основана на обеспечении соответствующего обследования во избежание осложнений, связанных с беременностью. Например, у беременных женщин биопсия шейки матки проводится только в том случае, если существует серьезная озабоченность по поводу предракового или ракового поражения шейки матки.

При HSIL или AGC требуется сделать кольпоскопию.

Женщин в постменопаузе с HSIL или AGC обследуют так же, как и других женщин с такими результатами (см. выше).

Кольпоскопия

Итак, напомню еще раз, что скрининг на выявление предраковых и раковых заболеваний шейки матки с помощью Пап-теста и/или обнаружения ВПЧ составляет важную часть поддержания вашего здоровья и ранней профилактики рака шейки матки.

Если результаты Пап-теста и ВПЧ ненормальные, необходима кольпоскопия, чтобы подтвердить результат и определить степень поражения.

Кольпоскопия — это осмотр шейки в микроскоп, позволяет врачу смотреть на шейку матки, используя многократное увеличение. Кольпоскопия нужна для подтверждения диагноза, выявления подозрительных участков и проведения биопсии, если это необходимо.

Биопсия — это удаление («отщипывание») небольшого участка ткани во время кольпоскопии для изучения этих тканей под микроскопом.

Не всем женщинам с аномальными результатами Пап-теста потребуется лечение. Кольпоскопия с биопсией или без нее может помочь определить, когда и кому именно необходимо лечение патологии.

Почему нужна кольпоскопия?

Кольпоскоп увеличивает поверхность шейки матки в несколько раз.

Во время обследования проводится окрашивание уксусной кислотой, что позволяет очень хорошо рассмотреть расположение аномальных клеток и размер аномальных областей.

Размер, тип и расположение аномальных участков помогают определить, какая область или области могут требовать проведения биопсия.

Кольпоскопия позволяет дополнительно определить, насколько серьезна аномалия, а также какое лечение необходимо.

При раннем мониторинге и своевременном лечении предраковых заболеваний рак шейки матки НИКОГДА не возникнет.

Подготовка к кольпоскопии

Перед проведением кольпоскопии не следует вводить что-либо во влагалище (например, кремы, тампоны, свечи и пр.).

Кольпоскопия может быть сделана в любой день менструального цикла в отсутствие месячных.

Прием каких-либо лекарств для предотвращения образования тромбов (аспирин, варфарин, гепарин, клопидогрел и пр.) может увеличить кровотечение во время биопсии. Поэтому необходимо заранее сообщить об этом врачу.

Также нужно сообщить врачу о возможной беременности. Кольпоскопия относительно безопасна во время беременности, но ее проведения избегают без особой надобности.

Процедура кольпоскопии

Кольпоскопия выполняется врачом, который прошел специальное обучение данному обследованию. Она занимает от 5 до 10 минут, вызывает минимальный дискомфорт и проводится аналогично обычному обследованию на гинекологическом кресле. Во влагалище вводится зеркало и осматривается шейка матки.

Кольпоскоп похож на микроскоп, только на высоком штативе, и вас не касается.

Затем шейка матки окрашивается уксусом, может ощущаться легкий дискомфорт или жжение, это не страшно. Потом окрашивают шейку матки еще и йодным раствором.

Как я уже сказала, во время кольпоскопии врач может удалить небольшой кусочек аномальной ткани (выполнить биопсию) из шейки матки или влагалища. Биопсия не означает обязательного наличия предраковых клеток, это дообследование для выяснения обстоятельств.

Делается чаще всего под местным обезболиванием.

После биопсии шейки матки

После кольпоскопии с биопсией шейки матки в течение нескольких дней могут быть кровянистые выделения.

Не вводите ничего во влагалище (кремы, гель, тампоны, нельзя спринцеваться) и не занимайтесь сексом в течение 48 часов после нее или больше.

Результат биопсии обычно приходит в течение 7–14 дней, и дальнейшее лечение определяется, исходя из итогового результата.

Лечение дисплазии шейки матки

Лечение дисплазии шейки матки включает в себя криодеструкцию (замораживание), лазерную коагуляцию («прижигание» лазером или радиоволновым методом) или хирургическое удаление пораженных тканей (коническая биопсия, то есть конизация, или эксцизия).

CIN I (LSIL), или дисплазия легкой степени

В 90 % случаев CIN I проходит самостоятельно, но за ней необходимо наблюдать, чтобы быть уверенным в том, что она не прогрессируют до дисплазии средней или тяжелой степени.

Тактика будет зависеть от предыдущего результата Пап-теста и анализа на ВПЧ.

CIN I + предыдущий результат Пап-теста ASC-US или CIN I (LSIL) и положительный тест на ВПЧ:

1. Для женщин в возрасте 25 лет и старше: последующее наблюдение — Пап-тест + ВПЧ в течение одного года или кольпоскопия.

Если CIN I сохраняется в течение двух лет и более, может быть предложено последующее продолжение наблюдения или лечение (коагуляция или криодеструкция шейки матки, то есть «прижигание» или замораживание).

2. Для женщин в возрасте от 21 до 24 лет — повторный Пап-тест в течение одного года. Тестирование на ВПЧ обычно не является частью скрининга в этом возрасте, поскольку ВПЧ-инфекция распространена и часто проходит. В этом возрасте риск возникновения дисплазии тяжелой степени и рака шейки матки очень низкий.

CIN I + предварительный результат Пап-теста ASC-H или HSIL:

1. Для женщин в возрасте 25 лет и старше приемлем одним из трех вариантов:

- Пап-тест + ВПЧ-тестирование через один год;
- пересмотр биопсии материала другим врачом-гистологом;
- или немедленное лечение с помощью процедуры удаления более крупного кусочка ткани из шейки матки (лечебно-диагностическая эксцизия шейки матки).

2. Для женщин в возрасте от 21 до 24 лет Пап-тест и кольпоскопия должны проводиться каждые шесть месяцев. Если выявлен HSIL (CIN II или III), скорее всего, будет требоваться хирургическое лечение шейки матки (эксцизия, конизация).

CIN II–CIN III (HSIL)

Умеренная или тяжелая дисплазия имеет высокий риск прогрессирования и развития рака шейки матки в течение нескольких лет.

У женщин в возрасте 25 лет и старше CIN II или III лечится путем удаления пораженных клеток (эксцизия или конизация).

Для женщин в возрасте от 21 до 24 лет предпочтительным вариантом служит тщательный мониторинг с помощью Пап-теста, анализа на ВПЧ и кольпоскопии.

В этом возрасте нечасто происходит прогрессирование заболевания, но тем не менее иногда, невзирая на возраст, лечение абсолютно показано и проводится эксцизия или конизация шейки матки.

Аденокарцинома in situ

Стадия «инвазии».

Если обнаружен такой результат по итогу биопсии, то аденокарциному *in situ* можно лечить с помощью гистерэктомии (хирургическое удаление матки с шейкой) или широкой конизации шейки матки.

Гистерэктомия — предпочтительный вариант лечения, широкий конус может быть рассмотрен только в том случае, если есть репродуктивные планы в будущем.

После конизации шейки матки последующее наблюдение состоит из тестирования на ВПЧ каждые 6–12 месяцев.

Выбор лучшего лечения при дисплазии шейки матки

Существует два основных типа лечения дисплазии шейки матки:

- удаление аномальных клеток (эксцизия или конизация шейки матки);
- разрушение аномальных клеток (так называемая абляция).

Иссечение (эксцизия, конизация)

Эксцизионные процедуры также называют конусной биопсией или конизацией.

Эксцизионная терапия рекомендуется, когда имеется дисплазия средней или тяжелой степени тяжести. Она также может быть предложена при дисплазии легкой степени, если не визуализируется зона трансформации (2–3-й тип) и поражение уходит в канал.

Конизация имеет два преимущества. Во-первых, после ее проведения получают образец ткани для гистологического исследования, а это значит, что врач ничего не пропустит и будет иметь окончательный гистологический диагноз. Во-вторых, это позволяет удалить далеко и глубоко находящиеся пораженные клетки в канале шейки матки.

Зачем такое варварство, спросите вы, зачем отрезать кусок шейки матки, если можно аккуратненько «прижечь» без удаления части органа?

Цель удаления состоит в полном устранении аномалии.

При HSIL (CIN II–CIN III) глубина иссечения ткани должна быть от 7 мм и более, в зависимости от типа зоны трансформации (2-й тип — не менее 10 мм, 3-й тип и наличие эндоцервикального компонента — не менее 15 мм).

Ни один деструктивный метод лечения шейки матки («прижигание» или «замораживание») не может проникнуть так далеко и глубоко в ткани.

Если разрушаются только поверхностные слои клеток, то получается красивая наружная картинка и весь патологический процесс остается внутри, под этой на первый взгляд красивой картинкой. А потом через энное количество времени вдруг обнаруживается интрацервикальный рак шейки матки, который вырос из «глубины» цервикального канала.

Именно поэтому подходить к выбору лечению дисплазии нужно очень тщательно и не думать наивно о том, что, если это более щадящая процедура, которая может сохранить ткань, значит, она лучше.

Если края удаленной ткани не свободны от дисплазии, может потребоваться повторная эксцизия. Это значит, что удалили не все пораженные клетки.

Эксцизия проводится под местным обезболиванием шейки матки. Конизация (более глубокое удаление тканей) — как правило, под внутривенным наркозом в малой операционной.

После процедуры у большинства женщин наблюдаются легкие или умеренные кровянистые выделения из влагалища в течение одной-двух недель.

Осложнения эксцизии/конизации (случаются нечасто):

- кровотечение во время или после процедуры;
- инфекционные осложнения;
- перфорация матки.

Абляция или деструкция шейки матки («прижигание», замораживание)

Абляционные методы лечения разрушают, а не удаляют аномальные клетки.

Деструктивные методы могут быть рекомендованы только при дисплазии легкой степени, когда нет никаких поводов думать о более тяжелой степени поражения клеток.

Деструкция возможна только при наличии зоны трансформации 1-го типа, то есть когда стык двух эпителиев полностью визуализируется на поверхности шейки матки. **!**

Если зона трансформации не видна (2–3-й тип), проведение деструктивных методов недопустимо.

Криодеструкция (замораживание шейки матки) — нанесение жидкого азота или углекислого газа на шейку матки. Это приводит к замораживанию ткани шейки матки и разрушению аномальных клеток.

У большинства женщин возникают водянистые выделения из влагалища в течение одной недели после криодеструкции.

Лазерная коагуляция — разрушение аномальных клеток с помощью лазера. Она требует специальной подготовки и оборудования.

Как и криохирургия, лазерная абляция разрушает аномальную ткань, что означает, что ее нельзя будет исследовать под микроскопом.

Лазерная абляция не рекомендуется в определенных ситуациях, например когда степень поражения шейки матки неясна на основании кольпоскопии и/или биопсии (зона трансформации 2–3-го типа, отсутствие гистологического заключения).

После хирургического лечения шейки матки рекомендуется избегать половых контактов, не пользоваться тампонами, не спринцеваться, не принимать ванну, не плавать в бассейнах или море в течение нескольких недель (в душе купаться можно), до очередной менструации.

Ситуации, когда нужно срочно обратиться к врачу:

- тяжелое кровотечение (прокладка на пять капель заполняется менее чем за один час, присутствуют сгустки);
- сильная боль внизу живота;
- температура 38,4 °C или выше;
- неприятный запах из влагалища.

Через месяц после лечения, как правило, проводят контрольный осмотр, чтобы убедиться, что с шейкой матки все в порядке и она хорошо заживает.

После лечения необходимо дальнейшее наблюдение, чтобы гарантировать излечение от дисплазии.

Пап-тест и анализ на ВПЧ сдают каждые 3–12 месяцев, график последующих визитов и анализов обсуждается индивидуально с лечащим врачом.

Эффективность лечения

Риск рецидива или остатков дисплазии остается невысоким, но все же присутствует. По разным данным, он находится на уровне 3–30 %.

Вероятность рецидива, остатков дисплазии и прогрессирования заболевания особенно высока, если продолжает присутствовать ВПЧ высокоонкогенного риска (16-го или 18-го типа).

Именно поэтому важное значение имеет длительное последующее наблюдение с проведением Пап-теста и анализов на ВПЧ.

Иногда требуется дополнительное повторное лечение, которое подбирается исходя из типа аномалии, риска возникновения рака шейки матки и дальнейших репродуктивных планов.

Беременность после хирургического лечения шейки матки

Многие женщины обеспокоены возможным будущим бесплодием или невынашиванием беременности.

Однако никакое из всех этих видов хирургического лечения шейки матки практически не влияет на фертильность, вероятность менее 1 %.

При эксцизии или конизации может быть некоторый риск осложнений во время будущей беременности (немного увеличивается риск преждевременных родов или поздних выкидышей в связи с истмико-цервикальной недостаточностью).

После эксцизии или абляции рекомендуется подождать не менее 3–6 месяцев, прежде чем приступить к попыткам зачатия.

Что не является причиной дисплазии шейки матки?

Фантазия врачей из стран СНГ безгранична, поэтому я не могу не написать о том, что не может быть причиной дисплазии и какие обследования и вмешательства делать НЕ стоит.

1. Обследоваться на цитомегаловирус, герпес-вирусы, вирус Эпштейна — Барр, уреаплазму, гарднереллу, кишечную палочку, стафило-/стрептококки и их лечить.

2. Связывать возникновение дисплазии с гормонами, эктопией, повышенными лейкоцитами.

3. Лечить все эти условные патогены, лечить трехэтажными схемами антибиотиков повышенные лейкоциты или воспалительный тип мазка. Это все неправильно. Меняйте врача!

Как неправильно лечить дисплазию шейки матки?

Каких только методов лечения дисплазии я не видела.

Были очень шокирующие вещи, когда назначали тампоны с медом, спринцевания содой с йодом, уколы интерферонов в шейку матки, смеси из нескольких видов антибиотиков и противовирусных препаратов, женщины пили керосин, пользовались китайскими тампонами, пили и кололи «рассасывающие» препараты, все модулировали и стимулировали работу иммунной системы, вымывали и выполаскивали шейку матки с влагалищем, иногда, к огромному сожалению, по назначению врача, и этими всеми вмешательствами только усугубляли ситуацию.

Это страшно, когда после всех этих ужасов, растратив огромное количество денег и времени, иногда еще и бонусом получив осложнения после таких схем лечения, в 39 лет женщина приходит с раком шейки матки со страхом в глазах за свою жизнь.

Поэтому еще раз повторяю *неправильные методы лечения*:

- уколы/свечи/таблетки/сиропы иммуностимуляторов;
- антибиотики, противовирусные препараты, спринцевания, ванночки, тампоны из «лечебных» смесей всего на свете.

Это дикость и полнейшая врачебная безграмотность. Меняйте врача, если вам такое предлагают.

Дисплазия требует или тщательного наблюдения без единого вмешательства, или хирургического лечения, если это необходимо. Все подробно написала выше.

В противном случае это чревато последствиями для вашего здоровья, усугублением дисплазии и возникновением в конечном итоге рака шейки матки.

Будьте бдительны и адекватных вам врачей.

Фотодинамическая терапия

Я не могу не написать об этом довольно рискованном методе лечения дисплазии шейки матки, который последние годы стал набирать обороты.

В медицине все устроено довольно сложно.

Представьте, в каком огромном мире мы живем, с численностью населения более семи миллиардов, и каждый человек уникален.

Мир ученых, мир врачей тоже уникален. Здесь есть свои звезды, люди, которые не боятся сделать вызов наперекор установленным мнениям, настоящие новаторы, первопроходцы и первооткрыватели.

Но нужно понимать, что любое, даже самое гениальное открытие, может иметь много подводных камней, оно должно быть всесторонне проверено, прежде чем широко внедриться в медицинскую практику, так как речь идет о самом важном — о жизни и здоровье человека.

Какие-то открытия хочется заполучить сразу и иметь возможность применять на практике — такими гениальными они кажутся. Но потом выясняется, что у них есть недостатки, они не излечивают полностью, имеют более серьезные побочные эффекты, опасны в долгосрочной перспективе и пр.

Поэтому иногда кажется, что медицина — это такая тяжеловесная машина, которую очень трудно сдвинуть с места. Она тяжела на подъем, ей нужно время для размышлений и средства.

Но это хорошее качество, ибо, как я уже сказала в самом начале, речь идет о жизни и здоровье людей, и никакие скоропостижные решения не могут приниматься. Это чревато серьезными последствиями.

Должно быть проведено большое количество научных исследований, все методы должны быть проверены опытом и временем, и только тогда эти знания получают статус официальных клинических рекомендаций, то есть они рекомендованы всем и каждому, при этом практически все известно об их эффективности, безопасности, побочных эффектах и пр.

С фотодинамической терапией (ФДТ) все очень интересно происходит.

Это дорогущий метод лечения шейки матки, который не используется за рубежом, не утвержден ни одним авторитетным медицинским сообществом даже как альтернативный вариант лечения дисплазии, но довольно популярным становится у нас, и популярность его ширится.

Зайдя в Интернет, можно прочесть массу хвалебных отзывов о ФДТ и, кроме откровенно рекламной информации, ничего стоящего найти не удается.

Есть понятие медицинского бизнеса.

Все бизнес, скажете вы, и будете правы.

Производство и продажа жизненно необходимых лекарств — это бизнес. Антибиотики, вакцины, противовирусные препараты стоят денег. Пекарь продает вам хлеб и тоже на этом зарабатывает.

Вы приходите к врачу и платите за прием, платите за его знания и умение выполнять операции, например. Врач не может работать бесплатно, у него тоже есть потребности в еде, воде, жилье и отдыхе.

Все продается и все покупается, и в этом нет ничего плохого, в таком мире мы живем. Нет ничего плохого в том, чтобы продавать качественные услуги и зарабатывать на этом деньги.

В 2019 году я поехала на стажировку в США и потратила на нее все заработанные за год деньги. Я прекрасно понимаю, что знания стоят денег и мне никто не должен давать их бесплатно. Никто не должен меня бесплатно чему-то учить, никто не должен меня бесплатно кормить, содержать, я сама должна добывать себе на хлеб и платить за все в этом мире, начиная с оплаты электроэнергии и питьевой воды и заканчивая учебой, стажировками и всем остальным.

Но есть вещи, которые изначально созданы не для того, чтобы приносить пользу или помогать людям, а только для того, чтобы зарабатывать на этом деньги.

Потому что врач или лечебное учреждение — это лицо или организация, заведомо заинтересованные в привлечении пациента и получении прибыли с него. Единоличное мнение не может быть объективным.

Во всяком случае, так это выглядит в моих глазах, когда я вижу совершенно не подтвержденные временем и качественными научными исследованиями медицинские вмешательства, которые имеют только громкую рекламную кампанию с неподтвержденными заявлениями и доводами, которых, естественно, будет достаточно для простой женщины-обывателя без медицинского образования и совсем недостаточно для практикующих врачей и ученых, которые хотя бы немного задаются разными вопросами и хотят найти истину в потоке коммерчески ориентированной информации.

Теперь давайте по существу.

Итак, что такое фотодинамическая терапия?

Фотодинамическая терапия — это метод лечения, при котором используется лекарство, называемое фотосенсибилизатором или фотосенсибилизирующим агентом, и определенной длины волны луч света (чаще всего используется лазер).

Когда фотосенсибилизаторы оказываются под воздействием луча света определенной длины волны, они вырабатывают определенную форму кислорода, которая «убивает» близлежащие клетки.

Каждый фотосенсибилизатор активируется светом определенной длины волны. Длина волны показывает, как далеко (глубоко) луч света может проникнуть в ткани.

Таким образом, мы можем использовать специфические фотосенсибилизаторы и разные «глубины» воздействия световых волн для лечения заболеваний различных органов с помощью ФДТ.

! ***В США, а также во многих других местах, в том числе и странах бывшего СССР, ФДТ одобрена для лечения раковых заболеваний.***

Фотосенсибилизатор вводится в кровоток и поглощается клетками по всему организму, но остается в раковых клетках дольше, чем в нормальных. Приблизительно через 24–72 часа после инъекции (иногда ранее), когда большая часть клеток избавляется от фотосенсибилизатора, но он все еще остается в раковых клетках, опухоль подвергается воздействию луча света. Он поглощается, вырабатывается «активная» форма кислорода, которая разрушает близлежащие раковые клетки.

В дополнение к непосредственному уничтожению раковых клеток ФДТ, по-видимому, сокращает или разрушает опухоли двумя другими способами:

1. Фотосенсибилизатор может повреждать кровеносные сосуды в тканях опухоли, тем самым нарушая кровоток и уменьшая возможность опухоли расти и развиваться дальше, — в отсутствие необходимых питательных веществ раковые клетки гибнут.

2. ФДТ также способна активировать иммунную систему, «бойцы» которой могут атаковать/уничтожать опухолевые клетки.

Свет, используемый для ФДТ, может исходить от лазера или других физических источников.

Лазерный свет можно направлять через оптоволоконные кабеля, чтобы «доставить» его во внутренние органы. Например, оптоволоконный кабель можно ввести через эндоскоп в легкие или пищевод для лечения рака этих органов.

Другими источниками света могут быть светодиоды, чаще применяются для лечения рака кожи.

Какие виды рака в настоящее время лечат с помощью ФДТ?

Рак пищевода, легких и рак кожи.

Каковы ограничения ФДТ?

Свет, необходимый для активации большинства фотосенсибилизаторов, не может проникнуть в ткани более чем на один сантиметр. Именно по этой причине ФДТ обычно используется для лечения опухолей на коже или слизистой оболочке внутренних органов/полостей, где глубина прорастания опухоли небольшая.

Что ждет в будущем ФДТ?

Продолжают изучать способы повышения эффективности ФДТ и ее применения для лечения других видов рака.

В настоящее время проводятся клинические испытания (научные исследования) для оценки использования ФДТ при раке головного мозга, кожи, предстательной железы, шейки матки и брюшной полости.

Работают над созданием более мощных фотосенсибилизаторов и более мощных активаторов.

Почему использование ФДТ является потенциально опасной затеей и не одобрено для лечения дисплазии шейки матки на сегодняшний день ни одним авторитетным медицинским сообществом?

До сих пор стандартом лечения дисплазии шейки матки, будь то Австралия, Канада или Соединенные Штаты Америки, служит традиционная эксцизия или конизация.

Причин этому несколько.

1. Как я уже сказала, луч света не может проникнуть на глубину тканей более чем 1 см. При дисплазии тяжелой степени и зоне трансформации 3-го типа глубина иссечения должна быть не менее 1,5–1,7 см.

2. После проведенного лечения нет никакого гистологического контроля. А если говорят, что сделают биопсию шейки матки после сеанса ФДТ, то участок ткани, взятый при биопсии (обычно это не более 0,5 см), не может идти в сравнение по информативности с участком ткани, который получают после проведения эксцизии/конизации. Биопсия может быть взята не из того места, где непосредственно есть очаг дисплазии, она не сможет обнаружить патологию, если она расположена глубоко, и пр.

Только заключительная гистология после проведенного хирургического вмешательства дает возможность выставить окончательный диагноз.

3. Когда врач проводит эксцизию или конизацию, он с трепетом вместе с пациентом ждет окончательной гистологии. Не для того, чтобы узнать окончательное гистологическое заключение, а для того, чтобы увидеть очень важную фразу от гистолога: «КРАЯ РЕЗЕКЦИИ СВОБОДНЫ ОТ ДИСПЛАЗИИ».

Это значит, что удалены 100% пораженных тканей, то есть в шейке матки остались только здоровые клетки, и с высокой вероятностью дисплазия полностью излечена.

При проведении ФДТ нет никакого контроля излечиваемости, так как она выполняется вслепую; неизвестно, подверглись ли воздействию все «плохие» клетки или нет, возможно, на глубине остались таковые, а это значит, что через много лет совершенно неожиданным образом из них может вырасти рак шейки матки, например.

Сверху осталась красивая картинка, а внутри осталось все зло.

> **!** ***ФДТ не является стандартом лечения ни дисплазии, ни рака шейки матки не из-за чьей-то вредности и не потому, что об этом методе не знают, а из-за наличия объективных ограничений, о которых я написала выше.***
>
> ***Если после лечения сделан контрольный Пап-тест и по его результатам не выявлено никаких отклонений, это не значит, что нет риска рецидива или нет остатков «плохих клеток», которые может не выявить Пап-тест.***

Я пыталась найти качественные исследования применения ФТД при CIN, и самое первое датировано 1996 годом. Таким образом, попытки использовать этот метод тянутся уже более 20 лет, но пока они так и не увенчались успехом.

Исследования имеют очень маленькие выборки, это не тысячи, и даже не сотни человек, а десятки (20–40, редко выборки более 50). Практически все они не дают статистически значимых результатов и имеют очень плохой дизайн.

Нет большой и достоверной статистики по частоте рецидивов дисплазии после лечения методом ФДТ, ее эффективности и безопасности в сравнении с традиционным лечением.

Метод ФДТ на сегодняшний день не может быть использован в рутинной клинической практике, хотя он интересен по своей сути. Ввиду многих объективных ограничений он не входит ни в какие мировые стандарты лечения CIN.

Те врачи, которые предлагают ФДТ в качестве альтернативы конизации или эксцизии, безусловно, очень рискуют и делают это, скорее всего, в целях получения прибыли, так как метод достаточно дорогой, что делает его в глазах женщины еще более привлекательным и перемещает в разряд «элитных».

Но дело не в деньгах. Если бы это действительно была качественная и крутая альтернатива, я бы сама отправляла пациентов на ФДТ.

Например, сейчас появился для беременных пренатальный генетический скрининг нового уровня, более достоверный, но очень дорогостоящий. Я всегда предлагаю его сделать, рассказывая о его преимуществах, и оставляю выбор за женщиной.

Но, как я уже сказала, когда из медицины делают бизнес только для личного обогащения, а не для реальной и качественной помощи людям — это преступление.

Если завтра все поменяется и ФДТ докажет всему миру свою эффективность, вы узнаете об этом первыми, а пока я категорически не рекомендую данный метод лечения, за исключением тех случаев, когда вы подписываете согласие на участие в клинических исследованиях (то есть вы соглашаетесь на экспериментальное лечение, оно обычно бесплатное) и осознаете все связанные риски, которые вам должны предварительно озвучить.

Выводы

Лечения требует HSIL (эксцизия/конизация) или в некоторых ситуациях LSIL (деструкция, иногда эксцизия, если зона трансформации 3-го типа, нет окончательной ясности с диагнозом).

Диагноз LSIL или HSIL может быть выставлен на основании:

- цитологического исследования (Пап-теста);
- кольпоскопии с гистологической верификацией увиденного (например, прицельная биопсия или заключительная гистология после эксцизии).

О НОРМЕ ВЛАГАЛИЩНЫХ ВЫДЕЛЕНИЙ

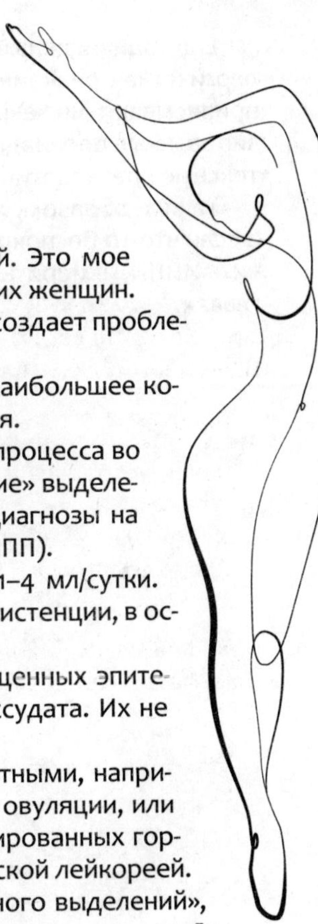

Вы ничего не знаете о норме влагалищных выделений. Это мое личное мнение, основанное на опросе и осмотре мнооогих женщин.

Когда норма женщине неизвестна или непонятна, она создает проблему там, где ее нет.

Влагалищные выделения — это тема, которая имеет наибольшее количество мифов и всегда является зоной особого внимания.

Они могут быть важным симптомом воспалительного процесса во влагалище — это факт, но иногда довольно трудно «плохие» выделения отличить от нормальных, и я крайне редко ставлю диагнозы на глаз без дополнительных обследований (флороценоз + ИППП).

Нормальное количество влагалищных выделений — 1–4 мл/сутки. Они белые или прозрачные, густой или более жидкой консистенции, в основном без запаха.

Выделения состоят из слизистого секрета желез, слущенных эпителиальных клеток влагалища, флоры и вагинального транссудата. Их не может не быть у женщин репродуктивного возраста.

Временами выделения могут становиться более заметными, например в середине менструального цикла, ближе к моменту овуляции, или во время беременности, или при использовании комбинированных гормональных контрацептивов. Это называется физиологической лейкореей.

Вот здесь женщины чаще всего жалуются: «У меня много выделений», а я всегда задаю вопрос: «Так всегда было?» И чаще всего слышу ответ: «Да, всегда, но я всегда думала, что это ненормально».

Со всей ответственностью заявляю: это нормально!

Диета, сексуальная активность, медикаменты и стресс могут также влиять на объем и характер выделений. Нормальные выделения могут быть желтоватыми, слегка неприятного запаха (например, кисловатого) и сопровождаться очень легким раздражающим действием.

Неправильно лечить количество выделений, которое всегда было таким. Не нужно так делать.

Тревогу надо бить, когда выделения сопровождаются вагинальным зудом, болью, жжением, значительным раздражением, покраснением кожи вульвы.

Отсутствие этих симптомов помогает отличить нормальные выделения от патологических.

Еще один важный момент. Механическое, химическое воздействие или аллергическая реакция может также вызвать зуд и жжение, которые ошибочно приписывают инфекции. Раздражающим действием могут обладать ароматизированные прокладки, спермициды, повидон-йод, мыло, духи, аромамасла, латексные презервативы, семенная жидкость и пр.

Таким образом, влагалищные выделения должны быть, это нормально, а если что-то беспокоит — это повод обратиться к врачу, сделать мазок, исключить ИППП, измерить pH влагалища. Читайте обо всем этом в соответствующих главах.

ВОСПАЛИТЕЛЬНЫЕ ЗАБОЛЕВАНИЯ ОРГАНОВ МАЛОГО ТАЗА (ВЗОМТ)

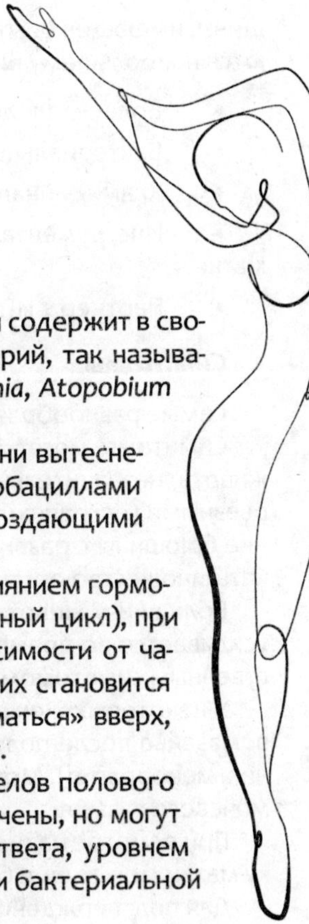

Влагалищная микрофлора у условно здоровых женщин содержит в своем составе множество потенциально вредоносных бактерий, так называемых условных патогенов. Среди них *Prevotella*, *Leptotrichia*, *Atopobium* и другие анаэробы.

Но у этих бактерий «связаны руки», их очень мало, и они вытеснены доминирующими, непатогенными, «хорошими» лактобациллами (*Lactobacillus*), продуцирующими перекись водорода и создающими кислую среду во влагалище.

При определенных обстоятельствах и условиях, под влиянием гормональных изменений (например, беременность, менструальный цикл), при использовании каких-либо методов контрацепции, в зависимости от частоты сексуальных контактов, гигиены и многого другого, их становится больше, они «завоевывают территорию» и могут «подниматься» вверх, вызывая серьезные воспалительные процессы в малом тазу.

Причины, по которым условные патогены нижних отделов полового тракта вызывают ВЗОМТ у части женщин, до конца не изучены, но могут быть связаны с генетическими вариациями иммунного ответа, уровнем эстрогенов, влияющим на вязкость цервикальной слизи, и бактериальной «нагрузкой» потенциально вредоносных агентов.

Цервикальный канал (канал шейки матки) служит барьером, разделяющим и защищающим условно «стерильные» верхние «этажи» (половые пути) от потенциально вредоностных организмов очень динамичной и «разношерстной» экосистемы влагалища.

Разрушить защитный барьер и «пробраться» на верхние этажи генитального тракта, повреждать эндометрий, маточные трубы, яичники и пр. могут также ИППП. Инфекция может быть субклинической, то есть протекать совершенно бессимптомно, а может быть с выраженными симптомами (боли внизу живота, подъем температуры тела, «гноевидные» выделения из влагалища и пр.).

Факторы риска

- Основной фактор риска ВЗОМТ — это секс. Женщины, не живущие половой жизнью, не подвержены риску ВЗОМТ (за редкими исключениями), а женщины, имеющие опыт со многими различными половыми партнерами, подвергаются наибольшему риску.

- Более молодой возраст.
- Бактериальный вагиноз.
- Хламидийная инфекция.
- Инструментальные аборты, выскабливания полости матки, операции на матке.
- Партнер с ИППП и уже перенесенное ВЗОМТ.

Симптомы

Самые разнообразные вплоть до полного их отсутствия.

Симптомы могут быть очень легкими (незначительная тянущая боль внизу живота, незначительный подъем температуры тела), а могут быть довольно серьезными (острая сильная боль в животе, тубоовариальные абсцессы, вовлечение брюшины с развитием перитонита, перигепатит и пр.). ВЗОМТ могут вовлекать множество органов и протекать очень тяжело.

Боль внизу живота может быть односторонней, но чаще она двусторонняя, усиливается во время полового акта, при резком движении, может быть единственным симптомом ВЗОМТ.

У некоторых женщин могут быть аномальные маточные кровотечения (кровомазанье после полового контакта, межменструальные кровянистые выделения, меноррагия). Может быть нарушение мочеиспускания и жалобы со стороны мочевого пузыря.

При осмотре на гинекологическом кресле появляется боль, движение за шейку матки может еще больше усиливать болевые ощущения.

Для подтверждения диагноза очень важен осмотр на кресле, также часто берут анализы крови, мочи, мазки на флору и ИППП, может быть проведено УЗИ органов малого таза.

Лечение

ВЗОМТ лечится антибиотиками, которые чаще всего вводятся внутривенно/внутримышечно, реже их принимают в виде таблеток. Иногда делают комбинацию (сначала внутривенное введение, затем переход на пероральные формы).

Очень важно не бросать лечение при облегчении симптомов, а закончить весь назначенный курс.

Никакие другие препараты для лечения ВЗОМТ не используются. **!**

Тубоовариальные абсцессы чаще всего лечатся оперативно.

Очень важно не пропустить ВЗОМТ и вовремя начать адекватное лечение.

Последствия перенесенных ВЗОМТ включают в себя возникновение непроходимости маточных труб и, как результат, бесплодие. Возрастает риск внематочной беременности, спаечной болезни органов малого таза, синдрома хронической тазовой боли в будущем.

Можно ли предотвратить ВЗОМТ?

Можно существенно уменьшить риски, если:

- использовать презерватив при каждом половом контакте, если вы не знаете ничего об отсутствии/наличии ИППП у вашего полового партнера.
- избегать частой смены половых партнеров.

ЦЕРВИЦИТ

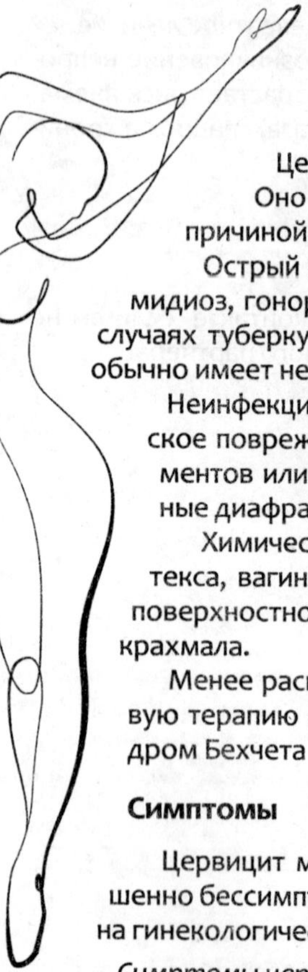

Цервицит — это воспаление шейки матки.

Оно может быть связано с инфекционной или неинфекционной причиной, может быть острым или хроническим.

Острый цервицит часто возникает из-за инфекции (например, хламидиоз, гонорея, микоплазма гениталиум, БВ, трихомониаз и в редких случаях туберкулез или вирус простого герпеса). Хронический цервицит обычно имеет неинфекционный источник.

Неинфекционные причины цервицита — механическое или химическое повреждение. Это может быть травма от хирургических инструментов или посторонних предметов (например, пессарий, влагалищные диафрагмы, тампоны, цервикальные колпачки или презерватив).

Химическое повреждение может быть вызвано воздействием латекса, вагинальных кремов, спермицидов или смазок, повидон-йода, поверхностно-активных веществ, местных анестетиков или кукурузного крахмала.

Менее распространенные неинфекционные причины включают лучевую терапию и системные воспалительные заболевания, такие как синдром Бехчета или красный плоский лишай.

Симптомы

Цервицит может протекать как с наличием симптомов, так и совершенно бессимптомно, и в этом случае диагноз ставится во время осмотра на гинекологическом кресле по другим признакам.

Симптомы цервицита:

- гнойные или слизисто-гнойные выделения из влагалища или
- межменструальное или посткоитальное (после полового акта) кровотечение.

У некоторых женщин также могут быть:

- болезненное или частое мочеиспускание;
- боли во время полового акта.

Диагностика

К сожалению, этим диагнозом часто злоупотребляют и ставят его там, где его на самом деле нет.

Классические находки врача при проведении гинекологического осмотра:

- гнойные/слизисто-гнойные выделения из шейки матки, кровотечение при легком касании шейки матки ватным тампоном (она как бы «рыхлая»);
- шейка матки может быть в точечных кровоподтеках (вид «клубничной» шейки, характерно для трихомонадного цервицита).

Если есть подобные симптомы очень важно провести обследование на ИППП (хламидиоз, гонорею, микоплазму гениталиум и трихомониаз, см. соответствующие главы).

Диагноз острого цервицита выставляется на основании двух симптомов:

- гнойные или слизисто-гнойные выделения из шейки матки или
- кровотечение, легко индуцируемое легким прикосновением к шейке матки тампоном или любым другим предметом.

Все остальное является спекуляцией и залечиванием здоровых женщин.

Стоит отметить, что цервицит — не такой уж частый диагноз и не всегда инфекционный. Важно исключить ИППП, БВ и, если причина не в инфекции, обратить внимание на механические или химические раздражители.

! ***«Воспалительный тип мазка», повышенное количество лейкоцитов, гистиоцитов не являются критериями для постановки диагноза «цервицит» и не служат поводом для назначения терапии.***

В большинстве случаев цервицит — это клинический диагноз, а не лабораторный.

Лечение

При обнаружении инфекционного/неинфекционного цервицита назначаются антибактериальные препараты.

Если цервицит неинфекционный — устраняется повреждающий фактор, о них в самом начале.

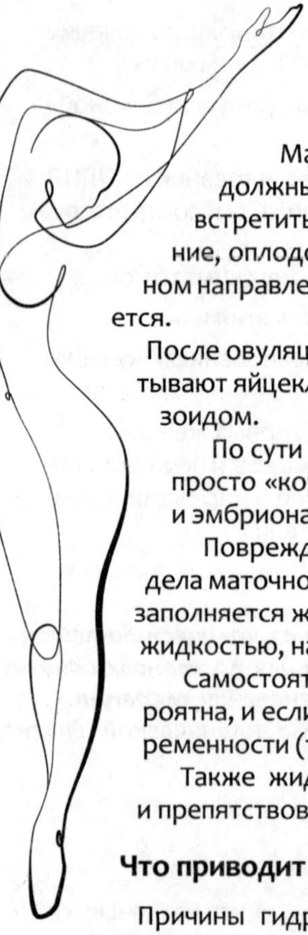

ГИДРОСАЛЬПИНКСЫ

Маточные трубы — это «коридоры», «туннели», по которым должны сначала в одну сторону пройти сперматозоиды, чтобы встретиться с яйцеклеткой, а затем, если произошло оплодотворение, оплодотворенная яйцеклетка (эмбрион) должна пройти в обратном направлении по трубе и добраться до полости матки, где прикрепляется.

После овуляции фимбрии (это такие «бахромки» на конце трубы) захватывают яйцеклетку, и именно в этом месте она встречается со сперматозоидом.

По сути дела, маточные трубы не выполняют никакой функции, это просто «коридоры» к яичнику и обратно в матку для половых клеток и эмбриона.

Повреждение и «закупоривание», «склеивание» фимбриального отдела маточной трубы (конечная часть) может привести к тому, что труба заполняется жидкостью. Именно такая труба, «набухшая» и заполненная жидкостью, называется гидросальпинксом.

Самостоятельная беременность в такой ситуации практически невероятна, и если вдруг происходит чудо, то высоки риски внематочной беременности (трубной).

Также жидкость из маточной трубы может возвращаться в матку и препятствовать имплантации эмбриона в полости матки.

Что приводит к возникновению гидросальпинкса?

Причины гидросальпинкса инфекционные (условно-патогенная флора или ИППП (например, гонорея, хламидиоз)). Другие причины включают в себя предыдущую операцию (в частности, операции на маточных трубах), спайки органов малого таза, эндометриоз или воспалительные заболевания кишечника (например, аппендицит).

Симптомы

У большинства женщин нет никаких симптомов, кроме проблем с зачатием.

У некоторых женщин внематочная беременность может быть первым признаком проблем с маточными трубами.

Иногда женщины могут жаловаться на боли внизу живота, которые могут усиливаться во время или после менструации.

Диагностика

Обнаружить гидросальпинкс можно с помощью УЗИ, МРТ, а также операции (диагностическая лапароскопия).

Лечение

Варианты лечения для планирующих беременность женщин:

- Реконструктивные операции на маточных трубах — «освобождение» фимбрий и восстановление проходимости маточных труб, но в целом успех таких операций не очень высок, и чаще всего гидросальпинксы появляются снова. Высоки риски внематочной беременности.
- Если гидросальпинксы существуют давно и не поддаются никаким методам лечения, если трубы достаточно сильно повреждены, то принимается решение в пользу их удаления и последующего ЭКО.
- Так как гидросальпинксы возникают по причине активной инфекции, то первично они лечатся с помощью антибактериальных препаратов. Однако ежеквартальные повторные курсы антибиотиков неэффективны.

Гидросальпинксы не устраняются с помощью уколов лонгидазы или «рассасывающей» терапии, пиявок, грязей, магнитов, целебных трав и пр. К сожалению, это все неэффективно.

Терапевтические возможности в отношении гидросальпинксов часто ограничены, и такие трубы просто удаляются. Хотя бывают случаи удачных реконструктивных операций и успешных беременностей после них.

СИНДРОМ ХРОНИЧЕСКОЙ ТАЗОВОЙ БОЛИ

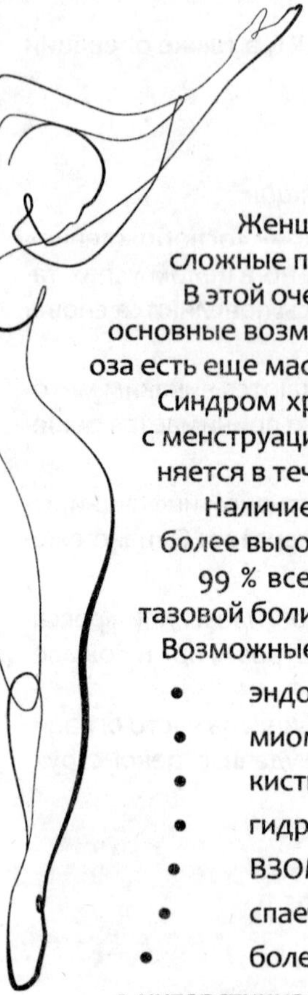

Женщины с синдромом хронической тазовой боли — априори сложные пациенты для любого врача.

В этой очень небольшой главе я бы хотела очень кратко перечислить основные возможные причины боли, ибо помимо инфекции и эндометриоза есть еще масса других.

Синдром хронической тазовой боли — это боль, которая не связана с менструацией и беременностью, локализуется в области таза и сохраняется в течение 3–6 месяцев и дольше.

Наличие женских тазовых органов по своей природе способствует более высокому уровню хронической тазовой боли среди женщин.

99 % всех диагностических лапароскопий по поводу хронической тазовой боли, сделанных в США, проводят именно женщинам.

Возможные причины хронической тазовой боли:

- эндометриоз (аденомиоз);
- миома матки;
- кисты яичников;
- гидросальпинксы;
- ВЗОМТ;
- спаечная болезнь;
- болевой синдром после «перевязки» маточных труб;
- интерстициальный цистит, острый бактериальный или вирусный цистит;
- лучевой цистит;
- рак мочевого пузыря;
- рецидивирующий цистит;
- мочекаменная болезнь;
- синдром раздраженного кишечника;
- воспалительные заболевания кишечника;
- регулярные запоры;
- колоректальный рак;
- целиакия;

- грыжи брюшной полости/малого таза;
- миофасциальная боль в области передней брюшной стенки;
- напряжение мышц тазового дна (миалгия);
- фибромиалгия;
- кокцигодиния (боли в копчике);
- пудендальная невралгия;
- нейропатическая боль (центральная);
- варикозное расширение вен малого таза.

Обо всех гинекологических заболеваниях есть подробно в отдельных главах этой книги.

Самое главное, что нужно понять, что при наличии хронической тазовой боли нужно посетить гинеколога, уролога, гастроэнтеролога (проктолога) и невропатолога.

Причины могут быть совершенно разнообразные, и, если курс антибактериальных препаратов не помог, значит, это не инфекция и надо копать дальше и не только с врачом-гинекологом.

БОЛИ ВО ВРЕМЯ ПОЛОВОГО АКТА (ДИСПАРЕУНИЯ)

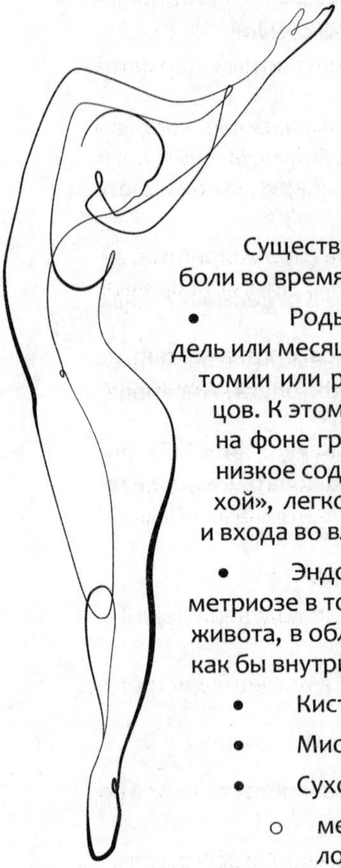

Существует огромное множество самых разнообразных причин боли во время полового акта:

- Роды. Секс может быть болезненным в течение нескольких недель или месяцев после родов. Часто это может быть следствием эпизиотомии или разрывов промежности в родах и связано с наличием рубцов. К этому добавляется также особый гормональный фон женщины на фоне грудного вскармливания (высокий пролактин, относительно низкое содержание эстрогенов), слизистая влагалища становится «сухой», легко травмируется. Боль характерна в области промежности и входа во влагалище.
- Эндометриоз — см. отдельную главу. Отличие боли при эндометриозе в том, что она локализуется не на входе во влагалище, а внизу живота, в области матки, заднего свода влагалища, прямой кишки, она как бы внутри, а не снаружи.
- Кисты яичников.
- Миома матки.
- Сухость влагалища, которая может быть вызвана:
    - менопаузой (снижается уровень эстрогенов, слизистая оболочка влагалища истончается, становится атрофичной, тонкой, легко травмируется);
    - отсутствием достаточного возбуждения, из-за чего не выделяется достаточного количества смазки (короткая прелюдия, психологические барьеры, которые мешают раскрепощению и свободному поведению в сексе, банальное переутомление и пр.).
- Вульводиния — боль в области вульвы.
- Интерстициальный цистит.
- Хроническая тазовая боль — боль внизу живота, длящаяся от 3–6 месяцев и дольше, о ней в предыдущей главе.

- Острые инфекции во влагалище (например, кандидозный или аэробный вагинит) и мочевом пузыре (вирусный или бактериальный цистит).
- Кожные заболевания вульвы (псориаз, экзема, контактный дерматит и пр.).
- Негативизм, психологический конфликт с партнером, насилие, когда вы противитесь сексу на психологическом уровне, негативный сексуальный опыт в прошлом и реакция на настоящий, формируется порочный круг, вы ожидаете боль, хотя сексуального контакта еще нет.
- Прием КОК и различных лекарственных препаратов (бромокриптин, антидепрессанты, иммунодепрессанты, ингибиторы ароматазы, антигистаминные, препараты для снижения артериального давления и пр.).
- Вагинизм (непроизвольное сокращение мышц тазового дна в ответ на любые попытки проникновения во влагалище — половой контакт, введение тампона, попытка введения гинекологического зеркала).

Об этом всем можно было бы легко написать еще одну книгу.

Ясное дело, что для идентификации возможной причины невозможно обойтись без осмотра и сбора жалоб, а также проведения дополнительных обследований (анализы мочи, влагалищных выделений).

Лечение будет зависеть от первопричины. Это могут быть:

- антибиотики или противогрибковые препараты, если подтверждена инфекционная причина болей;
- смазки или гормональные кремы, если проблема в дефиците эстрогенов;
- местноанестезирующие средства, блокады;
- физиотерапия для расслабления мышц тазового дна и области входа во влагалище;
- работа с психотерапевтом и сексологом, если боли, скорее всего, связаны с психологическими причинами;
- хирургическое вмешательство, если причина болей — это кисты яичников или миома матки;
- лечение у дерматолога, если боль вызвана кожными заболеваниями.

ЗУД И ЖЖЕНИЕ В ОБЛАСТИ НАРУЖНЫХ ПОЛОВЫХ ОРГАНОВ, НЕИНФЕКЦИОННЫЕ ПРИЧИНЫ

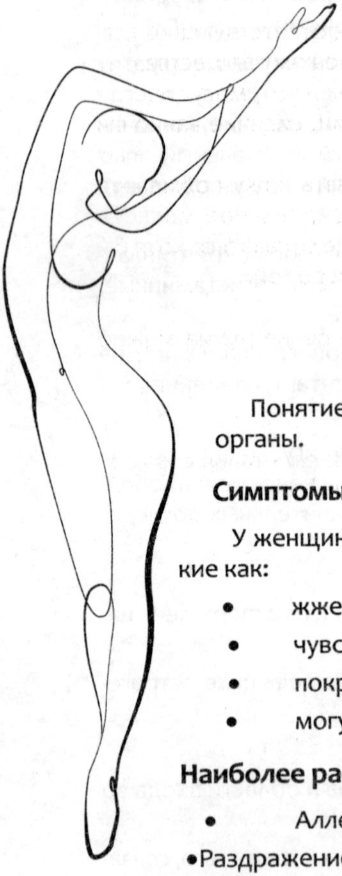

Зуд вульвы

Понятие вульвы включает в себя все наружные женские половые органы.

Симптомы

У женщин с зудом вульвы часто появляются и другие симптомы, такие как:

- жжение;
- чувство натертости;
- покраснение кожи;
- могут присутствовать выделения из влагалища.

Наиболее распространенные причины вульварного зуда

- Аллергическая реакция.
- Раздражение кожи от мыла, гелей, шампуней, лосьонов, кремов и прочих моющих и уходовых средств.
- Инфекции во влагалище или непосредственно в области вульвы (например, кандидоз).
- Заболевание кожи вульвы (например, склерозирующий лихен, вызывающий зуд и кожные изменения).
- Кожные заболевания вульвы — экзема, псориаз и некоторые другие.

Обследования

Для диагностики необходимы осмотр на кресле, измерение pH влагалища, исследование влагалищных выделений, детальный осмотр кожи и слизистых.

Иногда могут делать биопсию кожи пораженной области.

Лечение

Все зависит от первопричины: лечим инфекцию (см. соответствующие главы), устраняем аллергены и повреждающие/раздражающие кожу вещества.

Если явной кожной или инфекционной причины зуда кожи нет, могут иногда назначать антидепрессанты, местные кремы с анестетиками, сидячие ванночки в прохладной воде.

Чтобы максимально себя обезопасить и не травмировать кожу промежности, очень важно использовать теплую воду и неароматизированное моющее средство для мытья наружных половых органов или вообще отказаться хотя бы на время от моющих средств, а подмываться только теплой водой.

Пользуйтесь мягким полотенцем.

Носите хлопковое белье, не надевайте тесное нижнее белье (дома можно ходить вообще без него) или слишком узкие брюки.

Не используйте спреи/крема/лосьоны на коже вульвы.

Не спринцуйтесь.

Подмывайтесь теплой водой после похода в туалет, если есть такая возможность.

КИСТА БАРТОЛИНОВОЙ ЖЕЛЕЗЫ

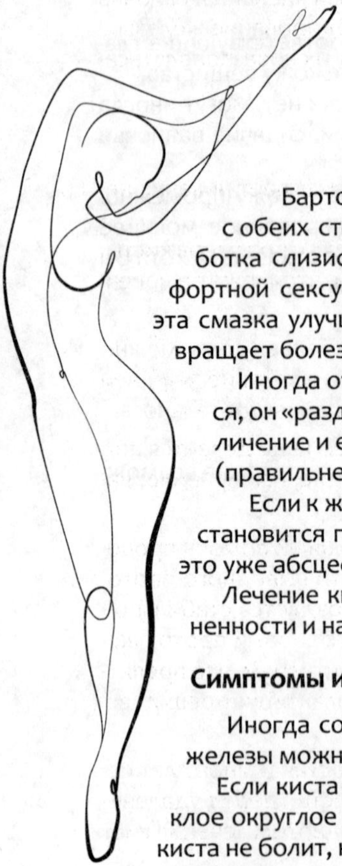

Бартолиновы железы — это важные структуры, расположенные с обеих сторон входа во влагалище. Их основная функция — выработка слизистого секрета («смазки»), крайне необходимого для комфортной сексуальной жизни и безболезненного полового акта. Именно эта смазка улучшает «скольжение», увлажняет кожу и слизистые, предотвращает болезненное трение и ранения в процессе секса.

Иногда отверстия этих желез закупориваются, секрету некуда деться, он «раздувает» выводной проток железы, и возникает видимое увеличение и ее отек — это не что иное, как киста бартолиновой железы (правильнее говорить киста протока бартолиновой железы).

Если к жидкости в кисте присоединяется инфекция, ее содержимое становится гнойным, воспаляются окружающие ткани, и в этом случае это уже абсцесс бартолиновой железы.

Лечение кисты бартолиновой железы зависит от ее размера, болезненности и наличия вторичного инфицирования.

Симптомы и признаки

Иногда совсем небольшую неинфицированную кисту бартолиновой железы можно и не заметить.

Если киста достигает значительных размеров, можно нащупать выпуклое округлое образование возле влагалищного отверстия. Как правило, киста не болит, но иногда могут появляться болезненные ощущения.

Если присоединяется инфекция, возникают следующие симптомы:

- выраженная болезненность, покраснение и отек железы;
- дискомфорт при ходьбе или сидении;
- боль во время полового акта;
- повышение температуры тела.

В этой ситуации требуется немедленное обращение к врачу.

Причины возникновения кист и абсцессов бартолиновой железы

Появление кисты бартолиновой железы связывают с закупоркой (сужением) отверстия выводного протока железы, возможно, из-за инфекции или травмы, в результате чего в ней собирается секрет, «раздувающий» железу.

При присоединении инфекции (это может быть банальная кишечная палочка или ИППП (гонорея, хламидия, например)) возникает абсцедирование железы.

Киста или абсцесс бартолиновой железы могут снова и снова появляться, даже после проведенного лечения.

Лечение

Часто киста не требует лечения, особенно если она не вызывает никаких неприятных симптомов и дискомфорта.

При необходимости выбор метода лечения будет зависеть от размера кисты, выраженности неприятных симптомов и наличия инфекции, что может в конечном итоге привести к абсцессу.

Варианты лечения:

1. Сидячие ванночки с теплой водой несколько раз в день в течение 3–4 дней могут помочь небольшой инфицированной кисте вскрыться самостоятельно.

2. Хирургическое вскрытие абсцесса и его дренирование. Чаще делается под местным обезболиванием или внутривенным наркозом, после, как правило, назначается курс антибактериальных препаратов.

3. Если кисты или абсцессы все время рецидивируют, может помочь процедура марсупиализации — делается разрез широкой области выводного протока железы и на него накладываются швы. Таким образом, создается стабильное новое отверстие длиной около 6 миллиметров. Формируется новый проток железы, который в среднем за 6 недель выстилается новым эпителием, что препятствует дальнейшему «склеиванию» стенок протока и профилактирует рецидивы кист или абсцессов.

4. Постановка катетера Ворда. Процедура довольно простая и много лет используется за рубежом. Она имеет колоссальное преимущество перед удалением железы, которое до сих пор, к сожалению, является стандартом лечения кист в странах СНГ.

Процедура проводится практически так же, как при марсупиализации. Делается небольшой разрез на поверхности абсцесса/кисты, опорожняется содержимое, вводится наконечник катетера, и уже в полости кисты он «раздувается», заполняясь небольшим объемом жидкости.

С установленным катетером нужно ходить 4–6 недель, за это время формируется новый проток железы, что достаточно надежно предотвращает в будущем «склеивание» стенок протока и рецидива кист/абсцессов.

И только в редких случаях, когда марсупиализация или катетер Ворда оказались неэффективны, кисты или абсцессы все равно упорно появляются, может быть рекомендована операция по удалению бартолиновой железы.

Последствия удаления бартолиновой железы включают в себя возникновение анатомических дефектов в области преддверия влагалища («впадины» из-за удаления большого количества жировой ткани и самой железы), кровотечения, инфицирование после операции, и самое неприятное — последующее отсутствие смазки и постоянная сухость кожи и слизистых области преддверия влагалища.

Поэтому, если вы столкнулись с такой проблемой, ищите врача, который сможет меньшей кровью с помощью эффективных и малоинвазивных вмешательств избавить вас от проблемы рецидивирующих кист или абсцессов.

Удалить бартолинову железу всегда можно успеть, а вот назад ее никак потом не вернуть.

Кисты и абсцессы чаще всего случаются в достаточно молодом возрасте. Подумайте о том, каким будет качество вашей сексуальной жизни в дальнейшем. Поверьте, для многих женщин она становится настоящей пыткой и мучением.

Поэтому абсолютно точно стоит поискать специалиста, который умеет, знает и владеет методами постановки катетера Ворда или марсупиализации железы.

Если врач с ходу предлагает удаление, значит, он просто не владеет другими методиками и знания его в этом вопросе ограничены. Удачи вам с поиском хорошего специалиста.

Профилактика

Нет надежного способа предотвратить возникновение кисты бартолиновой железы.

Рекомендуется использовать презервативы для профилактики ИППП и соблюдать интимную гигиену.

ВАРИКОЗНОЕ РАСШИРЕНИЕ ВЕН МАЛОГО ТАЗА

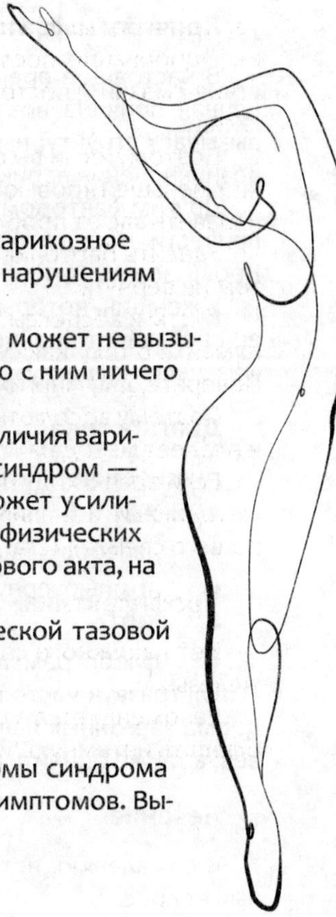

Синдром застойных явлений органов малого таза (варикозное расширение вен малого таза, оварикоцеле) относится к нарушениям венозного кровообращения в области малого таза.

Само по себе варикозное расширение вен малого таза может не вызывать никаких жалоб и неприятных симптомов и чаще всего с ним ничего не делают.

Серьезная проблема возникает тогда, когда на фоне наличия варикозного расширения вен появляется значимый болевой синдром — постоянная тупая боль в области малого таза, которая может усиливаться в разное время и в разных ситуациях (при ходьбе, физических нагрузках, долгом положении сидя или стоя, во время полового акта, на поздних сроках беременности).

Около 30 % женщин, страдающих синдромом хронической тазовой боли, имеют варикозное расширение вен малого таза.

Симптомы

Помимо боли внизу живота могут быть другие симптомы синдрома застойных явлений, а также различные комбинации этих симптомов. Выраженность симптомов сильно варьируется.

Они включают в себя:

- дисменорею (болезненные менструации);
- обильные менструации;
- люмбаго (боль в поясничной области);
- депрессию;
- общую слабость;
- наличие варикозно расширенных вен вокруг вульвы, ягодиц и на нижних конечностях;
- отечность влагалища или вульвы;
- частое мочеиспускание;
- симптомы раздраженного кишечника;
- боли в области тазобедренных суставов.

Причины и факторы риска

В настоящее время считается, что беременность — наиболее распространенная причина возникновения синдрома застойных явлений. Беременность вызывает структурные изменения в малом тазу, которые могут увеличить риск возникновения варикозного расширения вен.

Другим фактором риска служит задержка жидкости и набор веса, что может привести к чрезмерному «растяжению» и повреждению венозных клапанов. Кровь может идти обратным током, что приводит к варикозу.

У женщин, которые никогда не были беременными, варикозное расширение вен возникает крайне редко, связывают его с генетикой, возможно тяжелыми физическими нагрузками, иногда причины неизвестны.

Диагностика

Диагностические обследования включают:

- УЗИ;
- лапароскопию (операция диагностическая);
- компьютерную томографию;
- МРТ;
- флебограмму.

Ультразвук часто предпочитают в качестве первого шага в диагностике синдрома застойных явлений, так как можно обнаружить варикозное расширение вен, а также оценить кровоток.

Лечение

К сожалению, нет конкретной схемы лечения, и иногда это довольно сложный вопрос.

Метод будет определяться индивидуально, исходя из возраста, выраженности симптомов и пр.

1. В настоящее время наиболее успешным методом лечения считается минимально инвазивная хирургия — операция, называемая эмболизацией тазовых вен (и яичниковой вены). Процедура устраняет варикозные вены, которые, предположительно, и являются источником боли.

2. Склеротерапия — еще один метод лечения, который чаще всего используется в сочетании с эмболизацией. При нем вводят химические вещества, которые способствуют «спаданию» просвета яичниковых вен.

3. Удаление матки с придатками эффективно, но неприемлемо для молодых женщин и имеющих репродуктивные планы.

В редких ситуациях используются операции, когда пробуют восстановить анатомическое положение матки или иссекают часть яичниковых вен.

ПРИВЫЧНОЕ НЕВЫНАШИВАНИЕ БЕРЕМЕННОСТИ

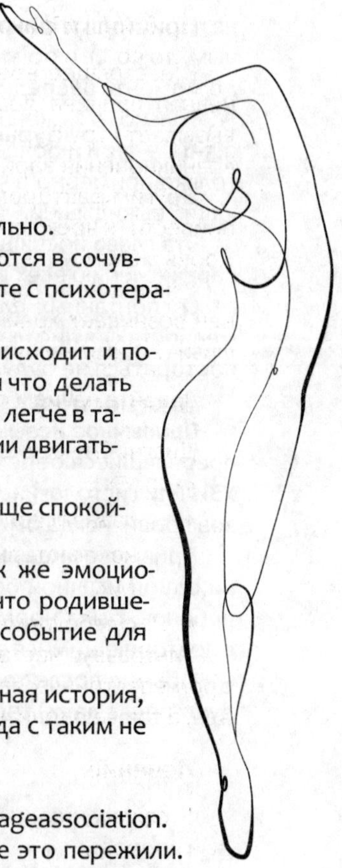

Это очень непростая глава, в первую очередь эмоционально.

Пары, которые пережили потерю беременности, нуждаются в сочувствии, сострадании и осознании своих эмоций, часто в работе с психотерапевтом, но еще больше они нуждаются в знаниях.

Когда ты знаешь хотя бы что-то о том, что с тобой происходит и почему так случилось, какие есть возможные тому причины и что делать дальше, тебя перестает охватывать страх и ужас, и намного легче в такой ситуации взять себя в руки и понять, в каком направлении двигаться дальше.

Знание — это оружие, которое делает нас сильными, а еще спокойными и мудрыми.

Потерю ранней беременности иногда переживают так же эмоционально, как мертворождение или раннюю смерть только что родившегося ребенка, настолько травмирующим может быть это событие для некоторых пар.

Потеря одной беременности — феноменально нормальная история, и становится трагедией только потому, что женщина никогда с таким не сталкивалась и не знает, что так бывает.

Звучит дико, но это так.

Я вам рекомендую посетить сайт https://www.miscarriageassociation.org.uk, где очень много видеорассказов от людей, которые это пережили. Их чувства, эмоции, переживания, страдания из-за нехватки знаний по этому вопросу, и они сами в этом признаются.

Сайт англоязычный, к сожалению, так как ничего подобного на просторах Рунета мне найти не удалось, но вам нужны такие истории, нужны другие люди, которые с этим столкнулись и разделяют ваши чувства.

Работайте с психотерапевтом, ищите в себе силы и ресурсы и никогда, слышите, никогда не вешайте нос и не поддавайтесь эмоциям, вы сильные и со всем справитесь.

И никогда не отчаивайтесь после одной неудачной беременности, с вероятностью более чем в 98–99 % эта история не повторится.

Около 15–25 % беременных женщин переживают потерю подтвержденной беременности (самопроизвольный выкидыш или замершая беременность), и еще больше теряется «биохимических» беременностей, когда есть факт зачатия, но не происходит прикрепления плодного яйца в полости матки (по некоторым данным, до 50 %), и об этом женщина даже не догадывается, так как это происходит до момента очередной менструации.

Только 2 % женщин переживают две последовательные потери, и только 0,5–1 % — три и более последовательные потери беременности. И, к сожалению, только примерно в 50 % случаев можно найти и устранить причину рецидивирующих выкидышей.

Эта глава посвящена исключительно проблеме привычного невынашивания, перечислению всех возможных причин и методам их коррекции.

О спонтанных единичных самопроизвольных выкидышах (замерших беременностях) я писала в своей первой книге «Я беременна, что делать?» и здесь повторяться не буду.

Давайте начнем с определения и возможных факторов риска.

Привычное невынашивание — это две (по некоторым данным, три) и более прервавшиеся беременности подряд, которые были подтверждены с помощью УЗИ или гистологического исследования эмбриона (иногда на основании анализов крови, когда был выявлен повышенный общий В-ХГЧ).

Привычное невынашивание можно условно разделить на первичное (не было ни одной удачной беременности, ни одного живорождения) и вторичное (есть ребенок, была нормальная беременность в прошлом, а сейчас вы столкнулись с повторяющимися выкидышами).

Обычно после трех неудачных беременностей подряд (некоторые рекомендуют после двух) требуется тщательное обследование пары.

Факторы риска и возможные причины выкидышей

Возраст

Вероятность потери ранней беременности напрямую связана с возрастом.

Наименьший риск наблюдается в 20–35 лет, и он стремительно увеличивается в возрасте 35–40 и старше.

Данные ниже основаны на крупных исследованиях с вовлечением сотен тысяч женщин, а не на отдельных частностях, которые вы так любите и сразу меряете не себя и других.

История вашей подруги, которая родила здорового ребеночка в возрасте 42 лет, — это прекрасно.

Я сама дочь 38-летней мамы и 40-летнего папы, вполне нормальная и здоровая, но опыт моей мамы или опыт вашей подруги — это ничто в мире большой медицинской науки.

Нам нужны тысячи таких женщин и сотни исследований, чтобы увидеть реальную картину, посчитать статистику и апеллировать достоверными, выверенными данными.

В последние полвека неукротимо растет численность женщин, которые откладывают беременность до возраста 30–35 лет и старше. Образование, карьера, желание найти стабильность и уверенность в отношениях, финансовую независимость — известные факторы, объясняющие эти тенденции.

Можно ли родить здорового ребенка и выносить без проблем после 35? Конечно можно! Но в этом возрасте частота бесплодия и вероятность невынашивания намного выше. Это констатация факта.

Скорость потери фолликулов стремительно возрастает после 35 лет. Женщины с истощенным запасом яйцеклеток могут продолжать регулярно овулировать, но имеют бесплодие из-за меньшего количества и худшего качества ооцитов, у них увеличивается частота самопроизвольных выкидышей.

С возрастом в яичниках «накапливается» окислительный стресс и нарушаются процессы созревания ооцитов. Яйцеклетки становятся худшего качества, они могут содержать дефектный хромосомный набор, который будет основным препятствием для получения качественного эмбриона. Такая беременность в большинстве случаев очень быстро самостоятельно прерывается.

Вам это может нравиться или не нравиться, но мое или ваше отношение к этому не способно ничего изменить.

Корреляция выкидышей с возрастом хорошо отражена в одном скандинавском исследовании:

- < 30 лет — вероятность выкидыша около 12 %;
- 30–34 года — 15 %;
- 35–39 лет — 25 %;
- 40–44 года — 51 %;
- ≥ 45 лет — 93 %.

После 35 лет также выше частота осложнений беременности (гестоз, гестационный диабет и пр.), так как могут присутствовать хронические заболевания сердечно-сосудистой системы, почек, аутоиммунные заболевания, чаще встречается ожирение. Выше частота рождения детей с низкой массой тела и частота преждевременных родов.

Ситуации в жизни бывают разными, но если есть возможность не откладывать вопрос беременности, воспользуйтесь ею.

В связи с вышеизложенным часто у женщин возникает вопрос, можно ли улучшить качество яйцеклеток. Нет, никаких действенных методов, которые могли бы значимо влиять на качество яйцеклеток, не существует. Есть много недейственных, которые оказывают отличный эффект плацебо и тянут уйму денег из семейного бюджета, но я очень надеюсь, что вы такой ерундой не занимаетесь.

Важно не курить, не злоупотреблять спиртным, не иметь ожирения и вести здоровый образ жизни. Но еще раз повторюсь, что основное влияние на качество яйцеклеток оказывает возраст, и из 40-летней женщины вы не можете превратиться в 20-летнюю девушку, как бы нам всем этого не хотелось, к сожалению.

Поэтому факт остается фактом. Возраст влияет на качество и количество яйцеклеток (об этом написано еще подробнее в главе о климаксе), и глобально мы ничего не можем с этим сделать. Точка.

Стресс

Некоторые исследования говорят, что стресс во время беременности, возможно, связан с повышенным риском неблагоприятных ее исходов, но исследования хорошего качества отсутствуют, поэтому пока это скорее предположение, а не утверждение.

Но тем не менее, с учетом понимания всей «биохимии» стресса, это вполне реальные вещи, и еще ни одному человеку на этой планете стресс здоровья не добавлял, тем более беременной женщине.

Поэтому несмотря на то, что причинно-следственная связь не доказана, от стрессов надо избавляться и с ними надо уметь справляться, потому что даже чисто теоретически крайне негативное влияние сильного стресса на беременность вполне возможно.

Думайте о том, что у вас впереди вся жизнь, в один прекрасный момент вы станете мамой, и если вы не научитесь бороться со своими фобиями, проблемами, неприятностями и пр., как вы сможете взять на себя ответственность за еще одну жизнь и справляться с проблемами вашего чада? Поверьте, волнений впереди у вас еще много, поэтому уже сейчас нужно быть сильными, мудрыми и спокойными.

Обратитесь к психотерапевту, занимайтесь спортом, «переключайтесь», находите выходы, стучите во все двери, и вы обязательно найдете «ту самую», я вам очень этого желаю.

Окружающая среда и производственная «вредность»

На самом деле, нет качественных исследований, которые выявили бы достоверную связь воздействия химических веществ и неудачной беременности, но, несмотря на это, даже если рассуждать логически, конечно же, это возможно.

Все зависит от самого вещества, его количества и длительности контакта с ним (например, можно работать маляром и дышать краской 24/7, а можно красить окно и находиться всего 1–2 часа на открытом воздухе, практически ничего не вдыхая).

Химические вещества, которые были связаны со спорадической спонтанной потерей беременности, включают анестезирующие газы (закись азота), мышьяк, анилиновые красители, бензол, этиленоксид, формальдегид, хлорорганические пестициды, свинец, ртуть и кадмий.

Поэтому по возможности, если ваша профессия сопряжена с подобными «вредностями» на производстве, следует избегать контакта с этими веществами на время самой беременности и желательно даже на этапе попыток зачатия.

Хронический эндометрит

Хронический эндометрит может быть причиной неудачных беременностей, и при его обнаружении назначается курс антибиотиков сроком на 14–21 день, это доказанно улучшает исходы последующих беременностей.

Акцентирую ваше внимание на двух важных моментах.

1. Эндометрит лечится только антибиотиками, и никакие другие препараты не могут использоваться, потому что они неэффективны, иногда вредны и к лечению воспалительного процесса не имеют никакого отношения. Вливание в полость матки различных веществ (антибиотиков и любых других препаратов) является мракобесием и нигде в цивилизованном мире не применяется. Такие методы лечения могут приводить к катастрофическим последствиям, серьезно и необратимо повреждая эндометрий.

2. В настоящее время скрининг на выявление хронического эндометрита не рекомендован, то есть всех подряд женщин не обследуют, только тех, у кого есть явные/косвенные признаки наличия хронического эндометрита.

Диагноз устанавливается на основании гистологического исследования эндометрия (то есть делается биопсия, после чего эндометрий изучает гистолог и дает заключительный гистологический диагноз).

И, как я уже сказала, назначаются антибиотики на 14–21 день (чаще всего тетрациклины), после чего, уже в следующем месяце после окончания терапии, можно пробовать беременеть. Гистологический контроль излечиваемости, как правило, не проводится. Еще некоторые пояснения о хроническом эндометрите есть в соответствующей главе.

! *При рецидивирующих выкидышах может проводиться биопсия эндометрия у женщин с определенными факторами риска возникновения хронического эндометрита.*

Курение

Курение напрямую связано с неблагоприятными акушерскими и неонатальными исходами, включая внематочную беременность, мертворождение, преждевременные роды, низкий вес при рождении и врожденные аномалии развития.

Тут точно должна найтись женщина, которая скажет, что у нее есть соседка, которая пьет, курит, ругается матом и родила здорового ребенка, а она вот никогда сигарету в руки не брала и не может выносить. Вам так только кажется, что у людей, которые ведут нездоровый образ жизни, все хорошо с беременностями. Один пример ничего не значит, и в большинстве случаев последствия крайне неблагоприятные.

Некоторые исследования показали связь между курением матери во время беременности и проблемами в детстве у детей, включая синдром внезапной детской смерти, ожирение, психосоциальные проблемы и злокачественные новообразования.

Курение почти одинаково плохо для обоих партнеров, и хоть прямая причинно-следственная связь курения и выкидышей основательно не доказана, желательно, чтобы оно было полностью исключено во избежание каких-либо дополнительных и вполне реальных рисков для эмбриона/плода.

Масса тела

Ожирение оказывает существенное влияние на репродуктивное здоровье женщин. Оно может быть связано с бесплодием, худшими исходами беременности после лечения бесплодия и непосредственно невынашиванием.

В медицине идеальный вес определяется путем вычисления ИМТ, писала об этом в разделе «Влияние веса на репродуктивное здоровье женщины».

ИМТ 25–30 кг/м^2 — это еще не ожирение, а только избыточный вес, и неблагоприятные воздействия на репродуктивную функцию и течение беременности в этой ситуации минимальны.

А вот ожирение (ИМТ > 30 кг/м^2, по данным ВОЗ) связано с более высокой распространенностью невынашивания беременности, по сравнению с женщинами с нормальным ИМТ или избыточным весом.

Если взять последние Европейские рекомендации по невынашиванию, то они ссылаются на исследование, в котором ожирение было вторым по значимости фактором, прогнозирующим раннее прерывание беременности, сразу после старшего женского возраста (35+).

Доказано, что постепенная потеря веса улучшает фертильность и вероятность удачной беременности.

Многие женщины совсем не понимают, как устроена медицина. И после таких рекомендаций начинают заявлять, что у нее есть подруга с ожирением третьей степени, которая имеет троих детей, и каждый раз она без проблем беременела и рожала. А я вот с ожирением первой степени не могу выносить, как такое возможно?

Это самая главная логическая ошибка 99 % людей, которые не понимают, каким образом составляются медицинские рекомендации.

Медицина — это не только кровь, болезни и операции, это еще и наблюдения, практика, теория и статистика.

История одной подруги — это ничто, нужны тысячи таких подруг, как я уже писала в разделе о возрасте, а лучше сотни тысяч или миллионы, тогда статистика, данные и рекомендации будут еще более достоверными и убедительными.

Таким образом, оценив сотни женщин с ожирением и без него, исключив другие факторы риска, мы знаем, что ожирение может влиять на исходы беременности (может, а не обязательно влияет у всех женщин с ожирением).

Поэтому, если есть проблема невынашивания, снижение веса может улучшить исходы последующей беременности, будьте в этом уверены.

Не допускайте логических ошибок большинства женщин, для которых их личная история или история их подруг может перечеркнуть истории сотен и тысяч точно таких же женщин.

Дефицит массы тела. Недостаточный вес (ИМТ < 18,5) также может быть связан с невынашиванием беременности, хотя это не доказано основательно. Точно выше риск акушерских осложнений и может быть негативное влияние на общее состояние здоровья детей в будущем.

Физические нагрузки

Писала о них в своей книге «Я беременна, что делать?».

Физическая активность поощряется во всем мире, она должна быть правильной и умеренной, прочтите этот раздел в моей первой книге. Она снижает риски преэклампсии и гестационного диабета и не увеличивает риски выкидышей, если делается с умом.

Что касается профессионального спорта, то он может быть фактором риска невынашивания беременности, поэтому профессиональным спортсменам рекомендуется отказаться на время беременности от чрезмерных нагрузок и снизить физическую активность.

Кроме всего прочего, желательно не жить половой жизнью, если есть кровянистые выделения во время беременности, хотя вред полового акта не доказан, и эта рекомендация основана только на предположениях о его небезопасности.

Алкоголь

Алкоголь оказывает явное негативное влияние на беременность и ее исходы, поэтому он должен быть исключен. Надеюсь, это всем ясно, и я не стану расписывать этот пункт подробно.

Также нужно знать, что алкоголь очень плохо сказывается на сперме. Было выявлено, что употребление мужчиной алкоголя более пяти раз в неделю связано с уменьшением количества сперматозоидов и репродуктивного потенциала.

Генетика — самая частая причина выкидышей?

Да, именно так: абсолютное большинство спорадических неудачных беременностей (около 60 %, а если брать ранние сроки беременности, до 7–9 недель, то еще больший процент) случается именно по причине генетических нарушений, когда эмбрион получает аномальное количество хромосом во время оплодотворения. Обычно это происходит совершенно случайным образом, а не по причине наличия какого-то заболевания/состояния у вас или полового партнера.

Частота беременностей, сопровождающихся генетическими аномалиями, увеличивается среди женщин в возрасте 35 лет и старше, потому что яйцеклетки часто имеют хромосомные проблемы, писала об этом выше.

Таким образом, чаще всего беременность прерывается по причине наличия аномального хромосомного набора у эмбриона, который мог возникнуть по причине оплодотворения дефектной яйцеклетки или дефектным сперматозоидом.

Поэтому полезно генетическое исследование тканей эмбриона (а не вашего кариотипа) после прерывания беременности.

Например, у вас случилась замершая беременность, и вам сделали хирургическое прерывание беременности (вакуум-аспирацию полости матки). Далее удаленные ткани эмбриона, как правило, отправляют на гистологическое исследование и после него приходит какое-нибудь скучное и неинтересное, часто совершенно безосновательное заключение о «хроническом эндометрите», «страшном маточном воспалении», «признаках инфицирования эмбриона» и скорой его гибели, вероятнее всего, по причине страшной и запущенной инфекции. У женщины округляются глаза, трясутся руки, она начинает сдавать 150 анализов на все известные и неизвестные инфекции, а потом месяцами лечить уреаплазму, гарднереллу, кишечную палочку или, хуже того, антитела в крови (IgG) к цитомегаловирусу, токсоплазмозу, герпесу, хламидии или еще чему-нибудь. Список глупых обследований и ужасных «лечебных» схем можно было бы продолжать до бесконечности, но не будем сильно отвлекаться от темы.

Зачем во всем мире проводится гистологическое исследование абортированного материала?

Для исключения пузырного заноса. Это отдельная аномалия, когда не происходит нормального развития эмбриона (он либо есть, но дефектный, либо есть отдельные его части, либо вообще отсутствует), а ворсины хориона разрастаются в виде пузырей, наполненных жидкостью.

Опасность пузырного заноса в том, что в некоторых случаях даже после такой аномальной беременности в организме женщины может возникать злокачественная опухоль — хорионэпителиома, которая может давать метастазы.

Чаще всего женщины успешно излечиваются от нее, но важно вовремя поставить диагноз, провести тщательный мониторинг и наблюдение за такой женщиной после прерывания беременности и вовремя начать лечение (химиотерапия), если это необходимо, так как не всегда пузырный занос трансформируется в злокачественную опухоль (зависит от типа), и, соответственно, не все женщины в нем нуждаются.

Что касается инфекций, то, во-первых, с помощью гистологического исследования абортированного материала диагноз «инфекции» у женщины не выставляют, потому что для этого есть клинические, лабораторные, инструментальные методы, которые применяют непосредственно к женщине. Во-вторых, обычно гистологи описывают вторичные изменения в тканях эмбриона, которые являются следствием неразвивающейся беременности или самопроизвольного аборта, а не причиной этих неудачных беременностей. В-третьих, инфекции не интересны нормальным гинекологам, потому что они понимают, что инфекции не могут быть причиной рецидивирующих выкидышей.

Если даже предположить, что женщина заразилась цитомегаловирусом или токсоплазмозом и беременность у нее прервалась именно по этой причине (хотя это нужно еще доказать, писала о ТОРЧ-инфекциях в своей книге «Я беременна, что делать?»), то эти же инфекции не могут влиять на последующую беременность, это «одноразовая» история.

Поэтому скрининги и обследования на инфекции у женщины после неудачных беременностей не рекомендованы. Абсолютно бессмысленно сдавать анализы на выявление герпеса, цитомегаловируса, токсоплазмоза, краснухи, вируса Эпштейна — Барр, уреаплазмы и пр. Не тратьте на это время и деньги, это совершенно бесполезное занятие.

Про эндометрит писала выше.

Так вот, генетическое исследование тканей эмбриона не равно гистологическому. Это совершенно разные исследования, которые имеют абсолютно разные цели и задачи. С помощью генетического исследования эмбриона можно изучить его хромосомный набор и исключить наиболее распространенные хромосомные заболевания: синдром Дауна, Патау и некоторые другие. Таким образом, генетическое исследование показывает, были ли хромосомные отклонения и могло ли это быть причиной неудачной беременности.

! ***При самопроизвольном выкидыше/замершей беременности может проводиться генетическое исследование эмбриона, не обычная гистология, а именно генетическое исследование.***

Нужно ли делать всем подряд такое обследование?

Если это первая неудачная беременность — скорее нет, чем да, потому что даже если что-то и будет выявлено, это не повлияет на дальнейшие действия, вмешательства, тактику.

В любом случае будет рекомендован прием фолиевой кислоты и новые попытки естественного зачатия, независимо от результата генетического исследования.

Но если женщина хочет знать, могли ли хромосомные «поломки» самого эмбриона быть причиной выкидыша/замершей беременности, можно его сделать.

Кроме того, необходимо понимать, что такое обследование не исключает все генетические заболевания, а только наиболее распространенные и серьезные. То есть генетические отклонения все равно могут быть, даже если в заключении написано, что у эмбриона был нормальный кариотип и никаких хромосомных заболеваний не было выявлено, ибо исключаются наиболее распространенные и значимые.

Если это вторая, третья и более неудачная беременность, конечно, можно сделать генетическое исследование эмбриона, а также исследование кариотипа женщины и ее полового партнера. В этой ситуации это вполне оправдано.

При повторных выкидышах у небольшого числа пар (у 3–5 %) у одного из партнеров может быть тип хромосомной мутации, при которой происходит перенос участка хромосомы на негомологичную хромосому, — это называется транслокацией.

Люди, у которых есть хромосомные транслокации, обычно не имеют каких-либо физических признаков или симптомов, то есть они выглядят совершенно нормально, но некоторые их половые клетки (яйцеклетки у женщин или сперматозоиды у мужчин) имеют такие аномальные хромосомы.

Если эмбрион получает слишком много или слишком мало генетического материала, это почти всегда приводит к раннему выкидышу/замершей беременности, за редкими исключениями.

Также рецидивирующие выкидыши могут быть связаны с другими структурными или количественными хромосомными аномалиями у партнеров (анеуплоидия, мозаицизм, инверсия, делеция и пр.), но они встречаются намного реже.

При рецидивирующих выкидышах может проводиться исследование кариотипа обоих супругов. **!**

Необходимо понимать, что гены не лечат, и, если по результатам генетических обследований будут выявлены серьезные отклонения, могут быть рекомендованы методы вспомогательных репродуктивных технологий или новые попытки беременности, если будет хоть какой-то процент вероятности удачной беременности в будущем.

Таким образом, обследования у генетика проводятся не для того, чтобы вылечить женщину, а только для того, чтобы определить дальнейшую тактику: ЭКО со своими/донорскими половыми клетками или шанс на успешную самостоятельную беременность.

Маточные факторы

Приобретенные и врожденные особенности строения матки ответственны за 10–50 % всех неудачных беременностей.

Перегородка в полости матки. При наличии перегородки в полости матки частота выкидышей может доходить, по некоторым данным, до 60 %. И чем длиннее перегородка, тем хуже прогноз.

Предположительный механизм, который вызывает потерю беременности, состоит в плохом кровоснабжении перегородки, ведущем к плохой имплантации.

Поэтому при невынашивании беременности и обнаружении такой аномалии развития, как маточная перегородка, абсолютно показана операция (гистероскопия с хирургическим иссечением перегородки). Она достаточно хорошо корректируется, и прогноз при последующих беременностях очень благоприятный.

Миома матки. На сегодняшний день точно известно, что «подслизистые» лейомиомы (субмукозные), которые выступают в полость матки и деформируют ее, могут препятствовать нормальной имплантации из-за многих факторов, быть причиной бесплодия и невынашивания.

Субмукозные узлы убираются хирургическим путем, проводится гистероскопия и их удаление.

Остальные узлы не требуют удаления или лечения (интрамуральные, субсерозные), не влияют на течение беременности, за исключением узлов размером более 5–7 см. В последнем случае может возникать риск невынашивания, и их удаление до беременности может быть оправдано.

Полипы эндометрия связаны с бесплодием (см. главу о бесплодии), и на сегодняшний день нет никаких хороших доказательств связи полипов с привычным невынашиванием беременности.

Но я соглашусь с тем, что при обнаружении полипа (реального, а не мифического (см. главу о полипах)) в случае рецидивирующих выкидышей его стоит удалить.

Синдром Ашермана (синехии полости матки, внутриматочные спайки) может быть причиной рецидивирующих потерь беременности, так как при нем сильно повреждается эндометрий, его становится недостаточно для поддержания нормальной и состоятельной фетоплацентарной системы.

Основная причина внутриматочных спаек — кюретаж полости матки/эндометрия, особенно в течение первых четырех недель после родов. Это очень серьезно травмирует базальный слой эндометрия, который затем заживает через образование грануляционной ткани.

Эта ткань на противоположных стенках матки может в конечном итоге превратиться в «мостики», «тяжи», состоящие или из ткани эндометрия, или исключительно из соединительной ткани, образующей плотные спайки.

Стенки матки частично или полностью облитерируются, «слипаются», нарушается менструальный цикл — крайне скудные менструации (гипоменорея, аменорея), иногда могут быть боли внизу живота, бесплодие или привычное невынашивание.

Лечение синдрома Ашермана см. в отдельной главе.

Иногда можно добиться каких-то результатов лечения, иногда, к сожалению, нет, и остается вариант суррогатного материнства.

Истмико-цервикальная недостаточность (ИЦН) — причина поздних выкидышей (после 16 недель беременности) и преждевременных родов. Эта тема описана в моей книге «Я беременна, что делать?», здесь повторяться не буду.

Дефектная восприимчивость эндометрия — область научных исследований и пока по большей части только сухая теория.

На сегодняшний день не существует никаких методов лечения/коррекции этого состояния, поэтому если вам такое предлагают, знайте — вас обманывают.

Нормальная восприимчивость эндометрия позволяет эмбриону прикрепиться, имплантироваться, позволяет произойти инвазии и способствует развитию плаценты. Эти процессы могут быть нарушены, если нарушена восприимчивость эндометрия, что в конечном итоге приводит к идиопатическому бесплодию и привычному невынашиванию.

Причины «плохой» восприимчивости эндометрия и маркеры для оценки этой восприимчивости находятся на стадии научных исследований.

Особое внимание уделяется рецепторам эндометрия, но, как я уже сказала, пока никакого практического применения эти знания не имеют. Такие механизмы только предполагаются, но пока мало что о них известно.

Пиявки, травы, БАДы, маточные инстилляции каких-то непонятных жидкостей, антибиотики, сосудистые препараты якобы для улучшения кровотоков в матке и эндометрии не могут влиять на рецепторы и не могут использоваться в XXI веке. Они его не «выровняют», не изменят, не перестроят. Очень глупо и смешно думать, что какая-то БАД может повлиять на рецептор, например.

Это потеря времени, к тому же такое лечение может иметь очень негативные последствия. Пользы никакой, а вред вполне вероятен.

Иммунологические факторы

Антифосфолипидный синдром

В клетках нашего организма, а точнее в их мембранах, присутствуют структуры, называемые фосфолипидами. Они находятся в клетках крови и клетках, выстилающих кровеносные сосуды.

У некоторых людей иммунная система по ошибке начинает вырабатывать антитела к этим структурам (антитела к фосфолипидам), то есть атаковать здоровые клетки организма.

Присутствие этих антифосфолипидных антител может увеличить риск возникновения тромбозов в венах/артериях, а также приводить к выкидышам, мертворождению и другим осложнениям у беременных женщин. Тем не менее некоторые люди просто имеют эти антитела и не имеют никаких проблем со здоровьем или с беременностью.

А вот люди, которые имеют эти антитела и у которых возникли в связи с их наличием тромбозы/тромбоэмболии или осложнения беременности, имеют диагноз, который называется антифосфолипидным синдромом (АФС).

АФС — это аутоиммунное заболевание, которое возникает тогда, когда иммунная система организма по ошибке атакует здоровые ткани и органы.

У 5–15 % женщин с привычным невынашиванием будет выявлен АФС.

Не существует лекарств от АФС. Нельзя сделать так, чтобы иммунная система перестала вырабатывать «ошибочные» антитела, нельзя заблокировать их или уничтожить, но есть лекарственные препараты, которые могут снизить риск образования тромбов и, таким образом, нивелировать последствия АФС.

Причины

Как я уже сказала выше, при АФС иммунная система по ошибке вырабатывает антитела, которые значительно повышают вероятность образования сгустков крови.

Причиной возникновения АФС может быть инфекция, прием лекарственных препаратов, или это состояние может возникнуть само по себе без какой-либо известной причины или фактора риска.

Факторы риска

- Пол. Это состояние гораздо чаще встречается у женщин, чем у мужчин.
- Наличие другого аутоиммунного заболевания, такого как системная красная волчанка или синдром Шегрена.
- Инфекции. АФС чаще встречается у людей с определенными инфекциями, такими как сифилис, ВИЧ/СПИД, гепатит С или болезнь Лайма.
- Лекарственные препараты (гидралазин от высокого кровяного давления, лекарство, регулирующее ритм сердца, хинидин, противосудорожное средство фенитоин (дилантин) и антибиотик амоксициллин).
- Семейная история АФС.

Признаки и симптомы АФС

1. Венозные или артериальные тромбозы (сгустки крови), которые нарушают кровоток в важных органах, в результате чего нарушается их функция. Например, сгусток, который образуется в артерии и частично или полностью блокирует ее, может нарушить приток крови к мозгу, вызывая различные проблемы, начиная от коротких, обратимых неврологических симптомов и заканчивая инсультом, который может вызывать необратимое повреждение головного мозга.

Нарушение кровотока в сосудах почек может вызывать проблемы, начиная от легкой почечной дисфункции и заканчивая почечной недостаточностью.

Сгустки в крупных венах могут привести к острой боли и отеку конечности. Это называется тромбозом глубоких вен. Чаще всего поражаются ноги, но иногда могут быть и руки.

В дополнение к боли и отеку конечности, существует также риск того, что большой сгусток «вырвется» на свободу и с током крови попадет в кровеносные сосуды легких. Сгусток, который свободно «плавает» в системном кровотоке, называется эмбол; эмболия в сосудах легких называется тромбоэмболия легочной артерии.

Если большой сосуд в легком заблокирован из-за легочной эмболии, это очень опасное состояние и летальность при нем крайне высокая, часто человек умирает за считаные минуты/часы.

2. У женщин с АФС антифосфолипидные антитела могут приводить к выкидышам или внутриутробной (антенатальной) гибели плода, высокому артериальному давлению во время беременности (преэклампсии/эклампсии), задержке роста плода.

3. У некоторых людей АФС приводит к снижению количества тромбоцитов в крови. Это состояние называется тромбоцитопения.

Тромбоциты необходимы для нормального процесса свертывания крови. Когда количество тромбоцитов значительно снижается (до менее 30 000), существует риск кровотечений, особенно из носа, десен, желудочно-кишечного тракта, матки и «в кожу» (так называемые петехии). Однако у пациентов с АФС уменьшенное количество тромбоцитов может быть связано с повышенным риском образования тромбов, а не с кровотечением.

Некоторые из других потенциальных проблем, которые могут возникнуть у пациентов с АФС, включают анемию, поражение клапанов сердца, кожные высыпания и/или язвы, а также нарушение памяти.

Диагностика АФС

Диагноз устанавливается на основании анамнеза (истории заболеваний) и лабораторных данных!!!

Диагноз ставится при обязательном наличии следующих двух критериев.

1. В прошлом уже были артериальные или венозные тромбозы/тромбоэмболии; или был один или несколько выкидышей на сроке беременности после 10 недель; или было три или более выкидышей до 10-й недели беременности; или были одни или более преждевременные роды до 34-й недели из-за преэклампсии/эклампсии.

2. В анализе крови антифосфолипидные антитела обнаружены по крайней мере дважды с интервалом в 12 недель.

К антифосфолипидным антителам относятся:

- волчаночный антикоагулянт;
- антитела к кардиолипинам;
- антитела к бета-2-гликопротеину I.

Антифосфолипидные антитела могут быть обнаружены в отсутствие каких-либо признаков или симптомов.

! ***Диагноз антифосфолипидного синдрома ставится только тогда, когда эти антитела вызывают проблемы со здоровьем!***

И есть еще одна очень большая сложность, из-за которой все гематологи ломают голову.

На сегодняшний день известно, что только у 10–65 % людей с АФС будут присутствовать антитела, а остальные будут иметь все его клинические проявления (тромбозы, тромбоцитопению и пр.), но антитела в крови у них не будут обнаруживаться. Это называется серонегативный АФС, и это одна из самых сложных тем в гематологии и в акушерстве/гинекологии.

Здесь важно тщательно собрать и проанализировать анамнез, историю заболевания, чтобы определить, насколько возможен такой диагноз и требуется ли в дальнейшем при наступлении беременности какая-либо терапия.

Лечение

Если диагноз АФС установлен по всем правилам (см. диагностику выше), то показан прием лекарственных препаратов, которые будут снижать вероятность образования тромбов и связанных осложнений беременности. Они не действуют на антитела, не блокируют их выработку, не уничтожают их, а действуют только на свертываемость, «разжижают» кровь, хотя я и не очень люблю это выражение, но так будет понятнее.

1. Бессимптомное носительство антител (ранее никогда не было осложнений беременности и/или тромбозов в прошлом) — используется ацетилсалициловая кислота (аспирин) на этапе попыток зачатия и во время беременности.

2. Классический АФС (привычное невынашивание или другие осложнения беременности, а также тромбозы/тромбоэмболии в прошлом + есть антитела в крови) — также показана ацетилсалициловая кислота на этапе попыток зачатия, а после положительного теста на беременность добавляются инъекции гепарина (обычно используются низкомолекулярные гепарины).

3. Серонегативный АФС, то есть антитела не выявлены, но есть клинические проявления — на этапе попыток зачатия используется ацетилсалициловая кислота и при наступлении беременности могут добавлять гепарин.

Гепарин могут временно отменять во время беременности перед проведением плановых процедур (например, амниоцентез, кесарево сечение) и после начала родов. Прием гепарина продолжается в течение 6–8 недель после родов.

При приеме препаратов, «разжижающих» кровь, следует избегать занятий спортом или других видов деятельности, которые могут привести к травмам или падению (тем более во время беременности), что может быть сопряжено с длительным кровотечением после.

Используйте мягкую зубную щетку и вощеную зубную нить.

Будьте особенно осторожны при использовании ножей, ножниц и других острых инструментов.

Прогноз для беременности при АФС с соответствующей терапией довольно благоприятный.

Что неэффективно при АФС?

Гормоны (преднизолон, метилпреднизолон) совершенно неэффективны и потенциально опасны. При их использовании у беременных женщин наблюдалось значительное увеличение вероятности преждевременных родов, чаще новорожденным требовалось нахождение в отделении реанимации и интенсивной терапии, была выше частота преэклампсии и гипертонии, гестационного диабета и низкой массы тела при рождении.

Пользы никакой, а вот риски вполне реальные.

При АФС не могут быть использованы никакие гормоны. Это опасно и неэффективно.

Также неэффективен внутривенный иммуноглобулин, это не снижает вероятность потери беременности у женщин с привычным невынашиванием и антифосфолипидными антителами.

Никакие другие препараты, кроме аспирина и гепарина, не могут быть использованы при АФС во время беременности. **!**

Я не могу перечислить все названия, так как это запрещено в формате этой книги, но я знаю, как некоторые специалисты любят изощряться и фантазировать, назначать длинные списки непонятно чего и для чего, начиная от пиявок и заканчивая всевозможными сосудистыми препаратами с недоказанной эффективностью и, конечно же, гормонами.

Знайте, что, если вы получаете что-либо еще при АФС, кроме уколов гепарина и таблеток аспирина, — это лишнее, неэффективное лекарство, которое создано только для заработка денег, а не помощи людям, а врач, который их назначил, просто имеет очень отсталые и ограниченные знания, это свидетельствует о его больших пробелах в понимании этой болезни и методов ее лечения, а также пропасти в знании фармакологии, биохимии и многих других разделов медицины.

Меняйте врача.

Тестирование на HLA-совместимость, антитела к HLA

Для начала небольшое пояснение по поводу того, что такое HLA и с чем его «едят».

HLA (Human Leukocyte Antigens) — это человеческие лейкоцитарные антигены — главный комплекс гистосовместимости, в котором представлено более 150 антигенов.

HLA играют важную роль в распознавании «свой — чужой» организмом. HLA — это белковые структуры, обнаруживаемые почти на всех клетках нашего организма. Они сообщают иммунной системе, какие клетки принадлежат организму, работают правильно и не должны подвергаться уничтожению. Но они также передают информацию о «врагах», «плохих» клетках (будь то инфицированные клетки или перерожденные в раковые клетки), которые являются «захватчиками» и которые иммунная система должна уничтожать.

Огромное значение HLA имеет в трансплантологии. До пересадки каких-либо органов необходимо сопоставлять HLA реципиента и донора, и чем больше совпадений — тем лучше. Это говорит о том, что у трансплантата есть шанс прижиться у нового хозяина, иммунная система реципиента примет клетки донора и не будет в них видеть «чужака», пытаться уничтожить. К сожалению, это не всегда возможно, а порой совсем невозможно. В результате многие реципиенты испытывают на себе эту войну иммунной системы — в медицине это называется реакция отторжения трансплантата (реакция «хозяин против трансплантата»).

При проблеме невынашивания вопрос о HLA можно рассматривать как минимум с двух сторон: это совместимость партнеров по HLA и наличие у матери в крови антител против белков CMH разных типов, чем и пользуются многочисленные коммерческие организации при ведении планирования беременности.

Сегодня в странах СНГ очень популярен анализ на антитела к HLA-антигенам у семейных пар с проблемами вынашивания.

У большинства людей этих антител нет, но женщины, которые были ранее беременны, или люди, у которых были переливания крови или пересадка органов, могут иметь эти антитела.

Одни исследования показывают, что у женщин, имеющих несколько родов в прошлом, более высокие титры антител к молекулам CMH I и II классов, чем у женщин с привычным невынашиванием. Другие не демонстрируют значимого влияния анти-HLA-антител (I и II классы) на осложнения первого триместра у женщин с невынашиванием.

На данный момент во всем мире поиск антител к HLA при невынашивании беременности не проводят, поскольку нет значимой базы, подтверждающей ценность измерения анти-HLA-антител при скрининге женщин с привычным невынашиванием.

HLA-совместимость. Если при трансплантации ищут наибольшее совпадение по HLA, то при зачатии изначально считалось, что повышенная совместимость по системе HLA между партнерами снижает вероятность появления у матери так называемых блокирующих антител, которые, как предполагалось, защищают эмбрион от отторжения материнским организмом. Но проведенные исследования частично опровергают это убеждение, констатируя отсутствие повышенной частоты встречаемости «одинаковых HLA-генов» в парах, которые страдают невынашиванием. На сегодня скрининг партнеров на совместимость категорически не рекомендуется.

Самое интересное, что вне зависимости от того, влияет ли HLA-набор на успешное вынашивание или нет, мы не можем влиять на HLA.

Нельзя изменить систему HLA в организме. HLA — это наш биологический паспорт. Это все равно, что пытаться изменить хромосомы, или эритроцит, или клетки головного мозга, понимаете?

Это невозможно! Если бы умели это делать, трансплантированные органы у людей не отторгались бы и мы бы уже сегодня жили больше 100 лет.

Невозможно изменить систему HLA. Поэтому анализ, предлагающий тестировать совместимость, совершенно бессмысленный, вне зависимости от того, «как оно есть на самом деле». **!**

На планете Земля есть сила притяжения и ее нельзя «выключить», а у каждого человека есть своя система HLA и ее нельзя изменить. Точка.

Поэтому определение HLA у женщин с привычным невынашиванием не рекомендуется в клинической практике, мы не можем на это влиять и оставляем это для ученых, а не для практикующих врачей и тем более простых женщин.

Только лишь определение класса HLA II (HLA-DRB1 * 15: 01 и HLA-DQB1 * 05: 01/05: 2) может предлагаться скандинавским женщинам, у которых уже есть первый ребенок мужского пола, и после его рождения у них существует проблема невынашивания беременности.

Зачем? Для того чтобы сказать женщине, что у нее меньше шансов выносить еще одного ребенка, по сравнению с другой скандинавской женщиной, у которой первая была девочка. Однако меньше — это не значит, что их нет.

Лечения не существует, это констатация факта и определение прогноза ее последующих беременностей.

А теперь сами ответьте на вопрос, нужно ли вам проводить данное обследование и что оно вам даст. По-моему, ответ очевиден. Если такое предлагают, ищите другого врача, дешевле и спокойнее будет.

Анти-HY-антитела

Это антитела, направленные против специфических для мужчин антигенов малой гистосовместимости (HY).

Обнаружение анти-HY-антител в крови женщин с привычным невынашиванием может прогнозировать неудачный исход будущих беременностей, но пока очень мало исследований и доказательств этому, возможно, это так, а возможно, и нет.

В любом случае обследование не показано, причинно-следственная связь не установлена и лечения не существует.

Антиспермальные антитела и антитела к ХГЧ

Еще одна спекуляция для авторских схем лечения и заработка денег на отчаявшихся женщинах.

В литературе действительно описаны случаи выявления у женщин с привычным невынашиванием антиспермальных антител и антител к ХГЧ, но данные противоречивы и актуальность неясна, они также могут обнаруживаться у здоровых женщин, у которых нет проблем с вынашиванием беременности.

Причинно-следственная связь не установлена, никакого лечения не существует.

Нигде в мире подобные обследования не проводятся, только в рамках научных исследований и не для того, чтобы лечить, а для того, чтобы понять механизм и их функцию.

Исследование цитокинов

В целом исследование уровня цитокинов в периферической крови неинформативно, за исключением TNF-α — маркера степени системного воспаления.

Есть данные, что высокий уровень TNF-α в плазме повышает риск выкидыша у женщин с привычным невынашиванием беременности.

НО! Изучение роли цитокинов при привычном невынашивании — крайне сложный момент, поскольку функция цитокинов может изменяться в зависимости от срока беременности и продукции цитокинов лимфоцитами.

Кроме того, крайне важно, что концентрация цитокинов в плазме крови может полностью отличаться от концентрации в матке. В крови — одни цифры, в тканях эндометрия — другие. А это две большие разницы!

Измерение количества цитокинов в тканях эндометрия, децидуальной ткани связано с техническими трудностями.

И хотя исследования показали связь между TNF-α и RPL, актуальность рутинного тестирования неясна, лечения не существует.

Измерение уровня цитокинов или оценка полиморфизмов генов цитокинов у женщин с привычным невынашиванием на сегодняшний день актуальны только в рамках научных исследований.

Антинуклеарные антитела (ANA)

Это антитела, направленные против различных компонентов ядра клеток, они часто выявляются у людей с аутоиммунными заболеваниями, но могут обнаруживаться и у совершенно здоровых людей.

Измерение ANA при привычном невынашивании может быть рассмотрено, только если вы хотите узнать, насколько плох прогноз для следующей беременности.

Лечения не существует, обследование только для констатации факта.

Натуральные киллеры (NK-клетки) — см. главу об иммунитете.

Эндокринные факторы

Сахарный диабет

Плохо контролируемый, некомпенсированный сахарный диабет ассоциирован с ранней (и поздней) потерей беременности. Повышенный риск неудач возникает в результате гипергликемии, материнских сосудистых заболеваний и, возможно, из-за иммунологических факторов.

У женщин с хорошо контролируемым сахарным диабетом никаких рисков выкидышей нет.

Поэтому при наличии сахарного диабета постарайтесь добиться максимальной его компенсации перед следующей беременностью.

Синдром поликистозных яичников

Частота выкидышей у женщин с СПКЯ на 5–20 % выше, чем в общей популяции, но статистические данные очень разнятся, и точная причина не ясна.

Некоторые это связывают с возможным повышенным уровнем сывороточного ЛГ, иногда высокими концентрациями тестостерона и андростендиона (которые могут отрицательно влиять на эндометрий, не на эмбрион!) или резистентностью к инсулину, которая иногда бывает при СПКЯ.

В целом никакие вмешательства и специальные обследования по этому поводу не проводятся, так как точные механизмы и причины неизвестны.

Женщинам, имеющим избыточный вес, рекомендуется худеть.

Антитела к щитовидной железе
и нарушение ее функции (гипотиреоз, тиреотоксикоз)

Здесь все очень интересно.

В некоторых более ранних исследованиях находилась взаимосвязь между потерей плода и высокой концентрацией антител к щитовидной железе в сыворотке крови (антитела к пероксидазе и к тиреоглобулину), в том числе у женщин, у которых функция щитовидной железы не нарушена, то есть наблюдается только высокий уровень антител, а ТТГ и основные гормоны щитовидной железы находятся в пределах референсных значений.

Также наличие этих антител связывают с необъяснимым (идиопатическим) бесплодием и проблемами имплантации. Прямых доказательств причинно-следственной связи, однако, по-прежнему не хватает, а также есть огромное множество научных исследований, которые эти данные опровергают.

И если еще в 2017 году мы могли рекомендовать при носительстве антител и привычном невынашивании прием тироксина, то уже в 2019 году последние результаты опубликованных по этому поводу исследований говорят обратное: данных за пользу, увы, не получено, поэтому при эутиреозе, то есть нормальном уровне тиреоидных гормонов, адекватных значениях ТТГ и наличии антител никакая терапия не показана.

Про антитела, гипо-/гипертиреоз написано в отдельной главе книги.

Нелеченые заболевания щитовидной железы (гипо- или гипертиреоз) связаны с бесплодием и невынашиванием беременности. Поэтому перед следующей беременностью эти заболевания должны быть полностью компенсированы, тогда прогноз будет благоприятный.

Найдите нормального эндокринолога и бегите от гинекологов/эндокринологов/бадологов, шаманов и народных целителей, которые обещают волшебное излечение от антител «натуральными» добавками, клизмами и нутрицевтиками и 100 % результат в виде успешной последующей беременности. Это полная ерунда, развод на деньги и ничего общего не имеет с реальностью и наукой медициной.

Гиперпролактинемия

Поддержание нормальных уровней пролактина в крови может играть важную роль в нормальном протекании беременности на ранних сроках, поэтому иногда рекомендован пролонгированный прием препаратов, снижающих уровень пролактина.

И здесь есть три важных момента:

1. У вас должна быть гиперпролактинемия (см. соответствующую главу книги) до беременности.

2. Вы беременеете на фоне приема препаратов, которые способны нормализовать уровни пролактина (например, каберголин, бромокриптин), и обычно, если это первая беременность, они отменяются, как только мы узнаем о беременности.

3. И в той ситуации, когда на отмене препаратов происходят рецидивирующие выкидыши, при последующих беременностях может быть предложена пролонгированная терапия препаратами, снижающими уровень пролактина (обычно это первые несколько недель беременности).

Нормальные уровни пролактина до беременности не лечат.

Уровень пролактина во время беременности не контролируют, анализы не сдают!

Пролонгированный прием медикаментов в первые несколько недель беременности может быть оправдан только в случае серии неудачных беременностей и гиперпролактинемии.

!

Исследований по этому поводу на самом деле не так много, они имеют совсем небольшую выборку участников, потому что это достаточно редкие случаи, и в связи с этим не исключено, что через несколько лет рекомендации могут измениться, когда появятся исследования более хорошего качества. Следите за моим блогом, и будете в курсе всех новостей.

Недостаточность лютеиновой фазы и ваш «любимый» прогестерон

Для начала, что такое недостаточность лютеиновой фазы. Если говорить простыми словами, то это ситуация, когда желтое тело по каким-то причинам не вырабатывает достаточное количество прогестерона.

На самом деле, я уже много писала по этому поводу и не раз говорила, что поставить диагноз «недостаточность лютеиновой фазы» на сегодняшний день практически не представляется возможным, потому что уровень прогестерона в крови все время колеблется, а биопсия эндометрия неинформативна (подробнее в книге «Я беременна, что делать?»).

Недостаточность лютеиновой фазы не является самостоятельным фактором бесплодия и, по всей видимости, невынашивания, потому что качественных доказательств этому нет.

Прогестерон не назначается для профилактики выкидышей при последующих беременностях, для профилактики «замирания» или самопроизвольного аборта. Исключение составляют две ситуации:

- когда были поздние выкидыши (после 16 недель) или преждевременные роды, об этом читайте в главе про истмико-цервикальную недостаточность в книге «Я беременна, что делать?»;
- когда было более трех выкидышей на малом сроке подряд в прошлом и угроза прерывания при настоящей беременности.

Угроза прерывания — это наличие кровянистых выделений во время беременности, а не «тонус» матки на УЗИ или тянущие боли внизу живота. То есть если есть кровянистые выделения и уже было три и более выкидыша в прошлом, прием прогестерона может повысить шансы на успешную беременность на целых 15 %. Его прием может быть оправдан, эту пользу выявило крупное исследование PRISM, результаты которого были опубликованы в мае 2019 года.

Во всех остальных ситуациях прием прогестерона не оправдан.

Наследственные тромбофилии («густая кровь») — подробно об этом написано в моей книге «Я беременна, что делать?». Здесь повторяться не буду.

Гомоцистеин

Гомоцистеин — это аминокислота, вырабатываемая при расщеплении метионина, которым богаты продукты животного происхождения, прежде всего мясо, молочные продукты, особенно творог, яйца.

Высокий уровень гомоцистеина, называемый также гипергомоцистеинемией, может способствовать «повреждению» артерий, образованию тромбов в кровеносных сосудах, и некоторые исследования находят взаимосвязь между повышенным гомоцистеином и неблагоприятным исходом беременности (дефекты нервной трубки у плода, невынашивание, преэклампсия, отслойка плаценты).

Почему уровень гомоцистеина может повышаться?

Как правило, это возникает из-за дефицита в организме фолатов, витаминов B_{12}, B_6, при наличии мутации MTHFR, старшем возрасте или гипотиреозе.

Нормальный уровень гомоцистеина в крови составляет менее 15 мкмоль/л.

Умеренная степень гипергомоцистеинемии — 15–30 мкмоль/л.

Средняя — 30–100 мкмоль/л.

Тяжелая — более 100 мкмоль/л.

Однако в СНГ среди врачей и на просторах Интернета «гуляют» совершенно другие нормы, и кто-то уровень гомоцистеина 8 или 9 мкмоль/л называет очень высоким и говорит, что это прямая причина выкидышей.

Некоторые источники дают верхнюю границу нормы 11, но никак не 8 и не 9 мкмоль/л, при этом во время беременности значения во втором и третьем триместре могут в норме подниматься до 20–25 мкмоль/л.

Эти заниженные нормы вымышленные, и нигде никем не подтверждено, что значения гомоцистеина 6–7 мкмоль/л лучше, чем 10–11 мкмоль/л. Но некоторые упорно это доказывают, занимаясь лечением здоровых женщин. Это ведь очень выгодно, сколько женщин автоматически превращается в больных! Сколько сразу можно заполучить пациентов, продать лекарств/БАДов по своему коду на известном всем сайте. И некоторые женщины рады бежать «лечиться», потому что так есть хоть какая-то зацепка, почему беременность могла прерваться, намного хуже, когда ответов не найдено и впереди остается только страх неизвестности.

К сожалению, именно таким образом некоторые врачи и обыкновенные шарлатаны вообще без медицинского образования манипулируют женщинами, их страхами, незнанием, сомнениями и желанием решить свою проблему. Они становятся легкой жертвой чужих фантазий и теорий, которые якобы дают ответы на все вопросы, хотя на самом деле являются чьей-то выдумкой, иногда отравляющей жизнь и здоровье, психологическое в том числе.

Кроме того, это может быть очень вредно, потому что обычно схемы лечения у таких «специалистов» предполагают прием огромного количества БАДов, витаминов и микроэлементов. И у меня были такие пациенты, у которых потом возникали аллергические реакции, токсическое повреждение печени, сыпь на теле и прочие «прелести». Ничем хорошим это не заканчивается, и какие отдаленные последствия имеет — неизвестно. Прием той же фолиевой кислоты, например, в больших дозировках может быть ассоциирован с возникновением онкологических заболеваний, а от передозировки витамина D можно иногда и умереть.

Поэтому, пожалуйста, не занимайтесь лечением нормы сомнительными схемами каких-то лекарств и нелекарств, это не решит проблему и может негативно сказаться на здоровье.

Надо ли всем исследовать уровень гомоцистеина при привычном невынашивании?

Нет, рутинно не рекомендуется, но и не запрещено. Исследовать можно, а вот лечить норму — запрещаю!

Если гомоцистеин находится в диапазоне до 10–11 мкмоль/л — это норма и терапии не требует.

Лечение гипергомоцистеинемии

При выявлении повышенного уровня гомоцистеина лечение начинается с диеты, богатой фолатами, витаминами и клетчаткой (зеленые овощи, апельсиновый сок, бобы и пр.). Также часто дополнительно назначают прием высоких доз фолиевой кислоты и витамины группы В. Нормализация уровня гомоцистеина может улучшить прогноз последующей беременности.

Надо ли проводить обследование на выявление мутаций генов фолатного цикла при гипергомоцистеинемии?

Фолиевая кислота при поступлении извне должна восстановиться до своей метаболически активной формы, L-5-метилтетрагидрофолата (L-5-метил-THFL), в процессе абсорбции через слизистую оболочку кишечника (+печеночный метаболизм). И для того, чтобы это произошло, должны быть необходимые для этого условия (гены, ферменты и пр.).

Иногда у человека может быть полиморфизм (поломка) метилентетрагидрофолатредуктазы (MTHFR) — внутриклеточного фермента, играющего ключевую роль в метаболизме фолата и метионина, что может препятствовать усвоению фолиевой кислоты. То есть она поступает, но не усваивается, вы ее получаете в достаточном количестве, но она проходит «транзитом», появляется дефицит.

И эта ситуация может повышать уровень гомоцистеина, потому что, как я сказала выше, дефицит фолиевой кислоты — одна из ключевых причин его избыточного количества.

Что делать? Ведь мы не можем «починить» полиморфизм, не можем «исправить» внутриклеточный фермент.

На сегодняшний день существует активная форма фолиевой кислоты, которая не требует ферментативных превращений и прекрасно усваивается у людей с мутациями генов фолатного цикла. То есть в аптеке нужно покупать не обычную фолиевую кислоту, а метилфолат или метафолин и принимать их в рекомендованной врачом дозе (при гипергомоцистеинемии назначаются высокие дозы, как правило, на некоторое время).

Начать принимать активную фолиевую кислоту можно без изучения мутаций генов фолатного цикла, но если вы все-таки решили это сделать, то должны знать, что исследовать есть смысл только MTHFR и только его термолабильный вариант, или C677T, может нарушить усвоение фолиевой кислоты! Полиморфизмы MTRR и MTR не способны это сделать, их исследовать вообще нет никакого смысла никому и никогда.

Наличие полиморфизмов генов MTHFR, MTRR, MTR не означает наличие тромбофилии высокого риска, это не требует лечения, назначения каких-либо препаратов, ничего не нужно делать.

Около 10 % женщин действительно могут извлечь выгоду из приема метилфолата, так как они являются носителями мутаций генов фолатного цикла (гомозиготны по термолабильному варианту MTHFR, или C677T), не 30–50 %, как говорят некоторые, а только 10–15 %.

Полиморфизмы генов не могут быть причиной невынашивания, бесплодия или пороков развития у плода, а вот высокий уровень гомоцистеина, вероятно, может.

Мутации просто могут существовать и никак не влиять на жизнь и здоровье. А если вдруг они приведут к повышению уровня гомоцистеина, можно исследовать уровень гомоцистеина и, если что, начать прием активной формы фолиевой кислоты.

Надеюсь, вам все понятно.

Витамин D

Дефицит витамина D широко изучался в контексте акушерских осложнений и был описан как фактор риска возникновения гестационного диабета, задержки роста плода и даже преэклампсии.

Что касается невынашивания беременности, то никаких доказательств причинно-следственной связи между дефицитом витамина D и неудачными исходами беременности нет. Есть много интересных исследований по этому поводу, где описано его влияние на иммунную систему и не только, но я не буду вас ими грузить и скажу коротко.

Польза от дополнительного приема витамина D во время беременности не велика, но вреда тоже нет, поэтому всем женщинам на этапе планирования беременности и при наступлении беременности рекомендован дополнительный прием витамина D в профилактической дозе 1000–2000 МЕ. Самая высокая безопасная доза витамина D во время беременности — 4000 МЕ, но это уже лечебные дозы и назначаются они врачом при выявленном дефиците витамина.

Исследовать уровень витамина D можно, восполнить дефицит тоже можно, профилактическую дозу 1000–2000 МЕ принимать во время беременности можно без анализа на витамин D. Но магическими свойствами этот витамин не обладает и его значимость сильно преувеличивают, не стоит верить всему тому, что про него рассказывают.

Мужской фактор (анализ спермограммы)

Еще не так давно считалось, что неудачные беременности обусловлены исключительно женскими заболеваниями. Если мужчина оплодотворил женщину и наступила беременность, его половые клетки по умолчанию считались нормальными, и было мнение, что любая потеря беременности связана с женскими аномалиями: генетическими, эндокринологическими, анатомическими, аутоиммунными и пр.

Время прошло, все изменилось, и теперь известно, что мужской фактор тоже может быть причиной неудачных беременностей.

У пар с невынашиванием беременности часто обнаруживается более низкий процент морфологически нормальных сперматозоидов (4 % и менее) и высокий процент повреждений ДНК сперматозоидов (более 30 %).

При привычном невынашивании беременности может предлагаться проведение спермограммы с фрагментацией ДНК. **!**

Если обнаруживается «плохой» результат (много дефектных сперматозоидов, много поврежденных), можно ли это лечить?

Основная причина повреждения ДНК сперматозоидов — окислительный стресс, который усугубляется курением, ожирением, злоупотреблением алкоголем и чрезмерными физическими нагрузками. Поэтому рекомендуется вести здоровый образ жизни.

Если показатели не улучшаются или образ жизни и так был здоровый, медикаментозного/хирургического лечения не существует, часто предлагается использование методов вспомогательных репродуктивных технологий.

Инфекции

Всем известно, что некоторые инфекции (токсоплазмоз, цитомегаловирус, первичный генитальный герпес) могут вызывать спорадическую («однократвую») потерю беременности, но эти инфекции не могут быть причиной рецидивирующих выкидышей, поэтому их исследование при привычном невынашивании — абсолютно бессмысленное и бесполезное занятие.

Инфекции группы TORCH и их негативное влияние на беременность описаны в моей книге «Я беременна, что делать?».

Целиакия

Нелеченая целиакия, даже когда она субклиническая, может быть связана с рецидивирующими выкидышами, нарушениями менструального цикла и бесплодием. Лечение целиакии, по-видимому, предотвращает все эти проблемы.

Может быть предложено обследование на выявление целиакии, хотя это и достаточно редкое заболевание.

Если причина выкидыша не выявлена...

Доктор, скажите мне, пожалуйста, если у меня по результатам всех этих обследований никакой причины выкидышей не найдено, это значит, что я никогда не смогу выносить и ничем мне нельзя помочь? Что же мне делать дальше?

65 % женщин с необъяснимой повторной потерей беременности имеют абсолютно успешную следующую беременность — это не так мало, согласны?

Поэтому чаще всего просто предлагают пить фолиевую кислоту и пробовать беременеть снова. Если было много неудач (более 3–5, иногда даже 7), могут быть предложены методы вспомогательных репродуктивных технологий.

Чего не надо делать при привычном невынашивании

1. Исследовать мутации генов MTRR и MTR. Какой бы показатель вы ни получили, это норма, лечения не требует, на беременность не влияет.

2. Пить высокие дозы витамина D, повышать его уровень до 80–100 нг/мл и выше, это совсем не норма, и есть уже данные о связи высокого уровня витамина D с онкологическими заболеваниями. Пожалуйста, не поддавайтесь общей истерии вокруг темы волшебных свойств этого витамина, что он основная причина всех болезней и проблем со здоровьем, это уже совсем не смешно и иногда страшно. Если бы все болезни возникали из-за его дефицита, больных людей на планете Земля уже не осталось, но, к сожалению, все далеко не так просто, как иногда об этом пишут.

Оптимальный уровень витамина D от 30 до 50–60 нг/мл, больше не надо!

3. Не нужно обследоваться на инфекции группы TORCH, они не могут быть причиной рецидивирующих выкидышей.

4. Не нужно лечить ВПЧ, он не влияет на течение беременности, это выдумки.

5. Отстаньте от уреаплазм, гарднерелл, кишечных палочек, стафило- и стрептококков, перестаньте травить свой организм антибиотиками, вы от них не избавитесь, это нормальные сожители нашего организма, они не могут быть причиной рецидивирующих выкидышей, а если вам доказывают обратное — вас обманывают. Давно доказано, что эти микроорганизмы не нарушают течение беременности и в отсутствие жалоб лечения не требуют.

6. Принимать гормоны (преднизолон, метилпреднизолон, дексаметазон и пр.) — это неэффективно, не влияет на предположительные иммунные механизмы невынашивания и может иметь побочные эффекты.

7. Принимать прогестерон для профилактики выкидыша или «замирания» беременности, он может быть оправдан только при угрожающем выкидыше и наличии трех выкидышей в прошлом, писала выше об этом.

8. «Чистить» кровь, делать плазмаферез, вводить иммуноглобулины, пиявки, БАДы — первые методы не имеют доказанной эффективности, вторые относятся к медицине прошлого столетия и уже давно в развитых странах существуют только в истории медицины. Мы живем в XXI веке, честное слово, аж стыдно за своих коллег, которые до сих пор кому-то такое рекомендуют, это не поможет.

9. Исследовать D-димер и наследственные тромбофилии, которые не являются тромбофилиями высокого риска (серпин I и пр.). Об этом написано в моей книге «Я беременна, что делать?».

10. Сдавать иммунограмму, антитела к ХГЧ, «копаться» в иммунитете, «править» HLA — это глупо и просто смешно.

Мне иногда сложно вспомнить все те абсурдные вещи, которые могут иногда рекомендовать в целях дообследования и затем в качестве лечения, но я написала в этой главе всевозможные причины, факторы риска и варианты терапии.

Здесь написано все, и ничего другого из полезных обследований или вмешательств на сегодняшний день не существует.

Да, к сожалению, иногда причина не может быть установлена или устранена, но это не повод отчаиваться, и наука не перестает искать новые возможные причины и эффективные методы лечения.

Я вам желаю успешных беременностей и здоровых детей!

БЕСПЛОДНЫЙ БРАК

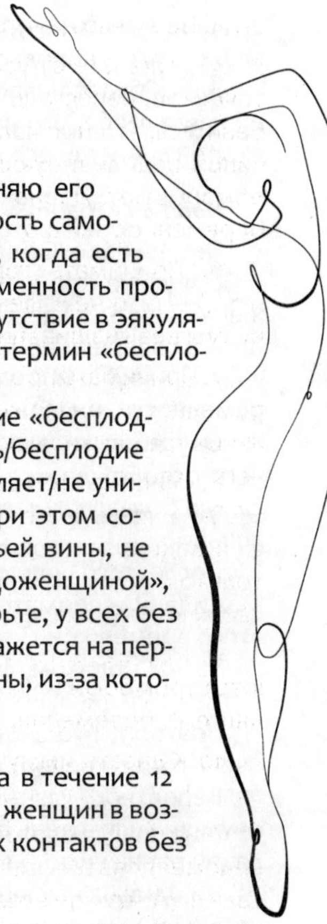

Я не люблю слово «бесплодие», «бесплодна» и заменяю его словом «субфертильность», то есть пониженная возможность самостоятельного зачатия. Исключение составляют те случаи, когда есть серьезная причина, из-за которой самостоятельная беременность просто невозможна: отсутствие маточных труб или матки, отсутствие в эякуляте сперматозоидов (азооспермия), — здесь я использую термин «бесплодие».

И обратите внимание, я не употребляю словосочетание «бесплодная женщина», а пишу всегда именно «субфертильность/бесплодие в супружеской паре» — это верно, корректно и не оскорбляет/не унижает никого из супругов. Это всегда проблема пары, и при этом совершенно не важно, у кого проблем больше. Тут нет ничьей вины, не нужно чувствовать себя виноватой, неполноценной, «недоженщиной», вы такая же женщина, как и все остальные. И у всех, поверьте, у всех без исключения, даже самых богатых и счастливых, как вам кажется на первый взгляд, есть свои болезни, свои несчастья, свои причины, из-за которых они печалятся.

Давайте начнем экскурс в проблему с определения.

Бесплодие — это неспособность пары зачать ребенка в течение 12 месяцев регулярной половой жизни без контрацепции для женщин в возрасте до 35 лет и в течение 6 месяцев регулярных половых контактов без контрацепции для женщин старше 35 лет.

Пункт номер один — регулярные половые контакты

Дорогие мои женщины, для размножения не нужны ваши мозги, которые могут только мешать, потому что все вы по большей части существа очень мнительные и впечатлительные, особенно когда натыкаетесь на совершенно недостоверную информацию, которая отравляет жизнь вам и всем окружающим.

Также первично не нужны таблетки, постоянный контроль (овуляции, месячных, базальной температуры и пр.), сначала нужен регулярный секс без всяких отговорок: работа, учеба, командировки и пр. Если вы хотите самостоятельно, без всяких неоправданных вмешательств, получить максимальный результат, нужно приложить максимум усилий.

Начиная с 7–9-го дня менструального цикла и вплоть до 21–23-го дня цикла (а у кого цикл около 35–37 дней, можно и дольше), должны быть незащищенные половые контакты с эякуляцией во влагалище с периодичностью каждые

2–3 дня. То есть на 9, 11, 13, 15, 17-й день цикла и так далее. В неделю должно быть минимум 2–3 половых контакта.

Здесь будет немного повторяться информация, которую я упоминала в своей книге «Я беременна, что делать?», но она важная, и к моменту выхода моей второй книги ничего не изменилось в этом плане.

Надо ли «ловить» овуляцию, и если да, то как?

Нет, не надо. Объясню почему.

Овуляция происходит примерно в середине цикла, при этом у одной и той же женщины в каждом отдельном менструальном цикле она может происходить в совершенно разные дни. В мае она могла произойти на 9-й день цикла, в июне — на 12-й, в июле — на 15-й, в августе — снова на 9-й, а если цикл длится 38 дней, то овуляция может происходить и на 20-й день цикла, и позже.

Овуляция — это момент разрыва доминантного фолликула, в результате чего освобождается только одна яйцеклетка. Яйцеклетка представляет собой самую большую клетку человеческого организма, а сперматозоид — самую маленькую.

После того как доминантный фолликул разорвался, яйцеклетка остается в ожидании сперматозоидов в течение 12, максимум 36–48 часов, и по истечении этого времени она утрачивает способность оплодотворяться.

Таким образом, фактически есть всего 12 часов (максимум 48) за весь менструальный цикл, когда можно получить желаемую беременность.

Поэтому, чтобы ничего не пропустить, нужно относиться к этому вопросу очень ответственно.

Вероятность зачатия наивысшая, если половой акт происходит за 1–2 дня до овуляции или в день овуляции. Вероятность зачатия уже через два дня после овуляции равна нулю.

Ни один из имеющихся методов отслеживания овуляции не имеет 100 % точности: ни УЗИ, ни тесты на овуляцию, ни измерение базальной температуры, никакие из них. И, используя их, можно получить ошибочную информацию о времени овуляции, пропустить этот момент и упустить шанс на беременность, а вот если будет половой контакт каждые 2–3 дня, то такого не случится.

Сперматозоиды сохраняют свою жизнеспособность в полости матки до 3–7 дней, и как только овуляция произойдет, они уже будут в нужном месте и в нужное время.

Это критически важный момент, который в разы увеличивает шансы на беременность.

Не нужно ходить на УЗИ для проведения фолликулометрии, делать тесты на овуляцию и измерять базальную температуру.

Наиболее благоприятный период для зачатия — это интервал около шести дней, пять из которых дни до овуляции и один — непосредственно день овуляции.

Половые контакты через день дают наибольший результат и наивысшую вероятность беременности.

Некоторые женщины могут попытаться отследить приблизительный день овуляции по характерным изменениям в цервикальной слизи (наивысшая вероятность зачатия в день пикового производства густой, скользкой и прозрачной слизи, по виду она напоминает сырой яичный белок) или с помощью теста на овуляцию, который отображает пик выработки ЛГ.

Использование такого теста на овуляцию может сократить время для попыток зачатия. Но еще раз повторюсь, абсолютное большинство моих пациентов не пользуются никакими тестами на овуляцию, а просто получают рекомендации иметь незащищенные половые контакты с эякуляцией непосредственно во влагалище (не в прямую кишку, не на наружные половые органы, а именно во влагалище) каждые 2–3 дня, начиная с 7–9-го дня и до 21–25-го дня менструального цикла.

Почему рекомендованный интервал между половыми контактами 1–3 дня?

Для достижения оптимального качества спермы. За этот период в ней накапливается достаточное количество сперматозоидов, они имеют хорошую подвижность и строение.

Если секс три раза в день или один раз в 10 дней, то в первом случае сперматозоидов крайне мало в эякуляте, а во втором — много мертвых сперматозоидов и с «плохим» строением, в обоих случаях беременность маловероятна.

! ***Сохраняем спокойствие и живем регулярной половой жизнью (в неделю должно быть два-три половых контакта с эякуляцией во влагалище).***

Никто не сможет вас «забеременеть», если вы сами не приложите для этого усилий.

Можно ли использовать смазки?

Некоторые смазки, а также оливковое масло и слюна ингибируют подвижность сперматозоидов *in vitro*.

Если смазки все-таки необходимы, то используйте те, которые не ингибируют подвижность сперматозоидов, например масло канолы.

На успешность зачатия не влияют:

- сексуальные позы;
- наличие или отсутствие у женщины оргазма;
- положение после секса («березка», стоя на четвереньках).

Женщины в возрасте 30 лет на 40 % менее «плодовиты», чем женщины в возрасте 20 лет.

В одном очень крупном исследовании оценивали наступление беременности среди женщин разных возрастов в самый благоприятный день цикла.

В возрасте от 19 до 26 лет, от 27 до 34 лет и от 35 до 39 лет вероятность наступления беременности в одном менструальном цикле составляла около 50, 40 и 30 % соответственно, если мужчина-партнер был того же возраста.

Чем вы моложе, тем выше шансы на беременность.

Откажитесь от никотина. !

Курение нарушает перистальтику маточных труб, а слизь в цервикальном канале становится более вязкой, и сперматозоидам сложнее проникнуть в матку.

Курение может оказывать прямое повреждающее действие на половые клетки и увеличивать вероятность спонтанных абортов и внематочной беременности.

Курение связано с ранней менопаузой, потому что вызывает преждевременное истощение овариального резерва. У курящих женщин менопауза наступает на 1–4 года раньше, чем у некурящих. Компоненты сигаретного дыма могут вызвать окислительный стресс и повреждение ДНК фолликулов яичника.

Нельзя окончательно исключить вредный эффект курения на мужскую фертильность, особенно среди мужчин с нижней границей нормы по спермограмме.

Никаких таблеток, которые могут ускорить наступление беременности не существует, это миф.

Откажитесь от алкоголя. Высыпайтесь, съездите на отдых, кайфуйте, наслаждайтесь жизнью. !

У 15–20 % супружеских пар не наступит беременность в течение года при регулярных половых контактах.

Если через 12 месяцев регулярной половой жизни без контрацепции (когда эякуляция происходит непосредственно во влагалище) беременность так и не наступила, нужно обследоваться вместе с половым партнером.

В каких случаях стоит обращаться раньше — не через 12 месяцев, а через 6?

- Если есть известные гинекологические заболевания: СПКЯ, эндометриоз, была гонорея или хламидиоз в прошлом.

- Возраст старше 35 лет.
- Есть аномалии развития половых органов.
- Менструальные циклы нерегулярные (> 35 дней или < 21 дня).
- Если в анамнезе есть факторы риска преждевременной недостаточности яичников (предшествующая операция на яичниках, воздействие цитотоксических препаратов или лучевая терапия, аутоиммунные заболевания, курение, семейная история ранней менопаузы/преждевременной недостаточности яичников).
- III–IV стадия эндометриоза, известное или возможное заболевание матки/маточных труб.
- У полового партнера есть известные заболевания: паротит, варикоцеле, например операции на яичках, химиотерапия, лучевая терапия.

! ***Важный момент!***

Значительная задержка в обследованиях и лечении в возрасте после 35 лет серьезно снижает вероятность успеха последующей терапии. По этим причинам среди женщин от 35 до 40 лет обследования показаны после шести месяцев регулярных половых контактов, и обследование и лечение может быть начато раньше, если вы старше 40 лет.

Может, но не обязательно назначается.

Причины бесплодия, перечень необходимых обследований и варианты лечения. Классификация ВОЗ

- Нарушение овуляции (25 % случаев).
- Эндометриоз (15 %).
- Тазово-перитонеальные спайки (12 %).
- Непроходимость маточных труб (11 %).
- Аномалии маточных труб (11 %).
- Гиперпролактинемия (7 %).
- Другое (оставшиеся 20 %).

Яичники и проблемы с овуляцией

Редкая овуляция (олигоовуляция) или полное ее отсутствие (ановуляция) может быть причиной ненаступления беременности, поскольку яйцеклетка не доступна для оплодотворения.

Как понять, есть ли овуляция?

Женщины, у которых есть менструальные циклы длительностью 25–37 дней и присутствуют определенные симптомы накануне менструации (болезненность молочных желез, дисменорея, вздутие живота), как правило, имеют регулярную овуляцию. Если менструации нерегулярные (цикл длится более 35 дней или менее 21 дня) и симптомы накануне месячных отсутствуют — с овуляцией есть проблемы.

Таким образом, когда ко мне на прием приходит женщина с проблемой ненаступления беременности, один вопрос о длительности и регулярности ее менструальных циклов практически всегда дает возможность определиться с наличием или отсутствием овуляции.

В наличии овуляции можно убедиться с помощью:

- тестов на овуляцию, определяющих выброс ЛГ. Повышение уровня ЛГ в сыворотке крови и, как следствие, в моче обычно происходит примерно за 12–36 часов до овуляции. На тесте вы видите две полоски — овуляция близко;
- УЗИ — визуализируется доминантный фолликул размером 16–30 мм или желтое тело после овуляции;
- анализа крови на прогестерон за семь дней до предполагаемых месячных. Если результат выше 3 нг/мл — овуляция была, если ниже — повторите анализ через 1–2 дня или в следующем менструальном цикле.

Проблема в том, что прогестерон секретируется в импульсном режиме и молекула прогестерона очень быстро разрушается. Это значит, что в течение 90 минут может быть восьмикратное колебание его уровня в крови. То есть в 9.00 анализ крови на прогестерон может дать результат 2 нг/мл, а через 1,5 часа — 16 нг/мл. Можно целый день сидеть в лаборатории, каждые 1,5 часа сдавать анализ и каждый раз получать разные результаты.

Поэтому при получении одного результата есть смысл повторить исследование или подтвердить овуляцию другим методом.

Если нарушен менструальный цикл, есть регулярные задержки месячных на 1–2–3 месяца, анализ крови на прогестерон сдавать бессмысленно, он будет низким, потому что нет овуляции.

Овуляция всегда первична, прогестерон всегда вторичен. Это закон. Нет овуляции — не появится на месте лопнувшего фолликула желтое тело, а значит, не будет выработки прогестерона.

Таким образом, для нормализации уровня прогестерона нужно восстановить овуляцию, а не дать прогестерон извне. Будет овуляция — будет возможность забеременеть, не будет овуляции — хоть сколько угодно вы выпьете прогестерона, забеременеть это не поможет. Низкий прогестерон — это следствие, а не причина ановуляции.

Причины ановуляции

Гипоталамо-гипофизарные причины:

- перименопаузальный период;
- интенсивные занятия спортом;
- расстройства пищевого поведения;
- стресс;
- идиопатический гипогонадотропный гипогонадизм (ЛГ и ФСГ будут низкими);
- гиперпролактинемия;
- лактационная аменорея;
- опухоли гипофиза;
- опухоли, травмы или облучение области гипоталамуса и гипофиза;
- синдром Шихана;
- пустое турецкое седло;
- лимфоцитотоксический гипофизит (аутоиммунные заболевания).

Другие причины:

- СПКЯ;
- тиреотоксикоз или гипотиреоз;
- опухоли яичников и надпочечников;
- заболевания печени и почек;
- Кушинга болезнь;
- поражение яичников из-за аутоиммунных и других заболеваний;
- синдром Шерешевского — Тернера.

Лекарства:

- комбинированные контрацептивы;
- прогестины;
- антидепрессанты и транквилизаторы;
- кортикостероиды;
- препараты для химиотерапии.

А разобраться в первопричине помогут банальные гормональные обследования.

Женщины, у которых есть нарушения менструального цикла (он более 37 дней или менее 21 дня), как правило, проходят следующие обследования:

- Анализ крови на пролактин, ТТГ, Т3 свободный, Т4 свободный, ФСГ, ЛГ, эстрадиол, 17-ОП, АМГ строго на 3–5-й день цикла или, если цикл отсутствует, в любой день.

Женщины, у которых менструальный цикл не нарушен, как правило, при бесплодии сдают анализы на следующие гормоны:

- Анализ крови на прогестерон за семь дней до предполагаемой менструации (для подтверждения факта овуляции) и АМГ (для оценки овариального резерва). Уровень прогестерона > 3 нг/мл свидетельствует о недавней овуляции.
- Иногда дополнительно сдают еще 17-ОП, пролактин, ТТГ, ФСГ и эстрадиол на 3–5-й день цикла.

По результатам этих анализов можно сразу определить причину ановуляции и подобрать соответствующее лечение — смотрите главы:

- об СПКЯ;
- заболеваниях щитовидной железы;
- гиперпролактинемии;
- анализе на 17-ОП и ВДКН;
- о гипоталамо-гипофизарной аменорее;
- и климаксе (в том числе преждевременный климакс).

Возраст и качество яйцеклеток

С возрастом уменьшается количество и качество яйцеклеток. **!**

На этапе эмбрионального развития в яичниках содержится около 6–7 миллионов фолликулов, после чего их уровень резко снижается и к моменту рождения составляет 1–2 миллиона, а к периоду полового созревания (11–13 лет) их остается около 300 000.

Скорость потери фолликулов увеличивается стремительно после 35 лет.

Операции на яичниках, курение, облучение, химиотерапия и аутоиммунные заболевания также ускоряют потерю яйцеклеток.

Женщины с истощенным запасом яйцеклеток могут иметь регулярные менструации, но могут иметь бесплодие из-за плохого качества яйцеклеток.

Кисты яичников

Если есть кисты более 5–6 см — это может мешать зачатию, если меньше — скорее всего, нет и операция иногда более вредна, чем сам факт наличия кисты, потому что есть риск повреждения овариального резерва (уменьшение числа яйцеклеток).

Спермограмма и обследование супруга у андролога/уролога

При выявленной проблеме, если это возможно, проводится лечение, если нет — ЭКО с интрацитоплазматической инъекцией сперматозоидов или без нее, может рассматриваться вариант ЭКО с донорской спермой.

Таблица 1. Минимальные референсные значения показателей эякулята (5-й процентиль и 95%-й доверительный интервал)[3]

Показатель	**Минимальное референсное значение**
Объем эякулята (мл)	1,5 (1,4–1,7)
Общее количество сперматозоидов в эякуляте (10^6 на эякулят)	39 (33–46)
Концентрация сперматозоидов (10^6 на мл)	15 (12–16)
Общая подвижность (PR+NP, %)	40 (38–42)
Прогрессивно подвижные (PR, %)	32 (31–34)
Жизнеспособность (живые сперматозоиды, %)	58 (55–63)
Морфология сперматозоидов (нормальные формы, %)	4 (3,0–4,0)
Остальные показатели эякулята	
pH	≥ 7,2
Пероксидаза-положительные лейкоциты (10^6 на мл)	< 1,0
MAR-тест (подвижные сперматозоиды со связанными шариками, %)	< 50
Тест с иммунными шариками (подвижные сперматозоиды со связанными шариками, %)	< 50
Содержание цинка в семенной плазме (мкмоль/эякулят)	≥ 2,4
Содержание фруктозы в семенной плазме (мкмоль/эякулят)	≥ 13
Содержание нейтральной глюкозидазы в семенной плазме (мЕд/эякулят)	≥ 20

[3] Руководство ВОЗ по исследованию и обработке эякулята человека. 5-е издание. М.: Капитал принт, 2012. С. 239–241.

Комментарий 1: Референсное распределение в таблице 2 описывает параметры спермы мужчин, партнерши которых забеременели в течение 12 месяцев после прекращения предохранения.

Комментарий 2: Отцы составляли отдельную группу мужчин, а их семиологические характеристики могли отличаться от параметров здоровых мужчин в общей популяции.

Комментарий 3: Характеристики эякулята являются высоко вариабельными как у одного мужчины, так и между пациентами и не служат единственным показателем фертильности супружеской пары; именно поэтому указанные диапазоны описывают только фертильный статус мужчины.

Комментарий 4: Параметры эякулята, которые лежат в пределах 95% доверительного интервала, не гарантируют фертильность.

Комментарий 5: Мужчины, чьи семиологические характеристики попадают ниже минимальных референсных значений, представленных здесь, необязательно бесплодны; параметры их эякулята лежат ниже референсных значений, определенных для молодых отцов, эти мужчины составляют 5% фертильного диапазона.

Комментарий 6: Показатели эякулята пациента следует интерпретировать только вместе с клиническими данными.

Комментарий 7: Существуют региональные различия в показателях эякулята, а также различия между лабораториями; лабораториям следует обсудить свой собственный диапазон референсных значений, рассчитанных с помощью методик, описанных в настоящем руководстве.

Комментарий 8: Время достижения беременности зависит также и от фертильного статуса женщины.

Таблица 2. Распределение значения показателей эякулята мужчин, чьи половые партнерши забеременели в течение 12 месяцев после прекращения предохранения

Показатель	**N**	**Процентиль**								
		2,5	5	10	25	50	75	90	95	97,5
Объем эякулята (мл)	1941	1,2	1,5	2,0	2,7	3,7	4,8	6,0	6,8	7,6
Общее количество сперматозоидов в эякуляте (10^6 на эякулят)	1859	23	39	69	142	255	422	647	802	928

Концентрация сперматозоидов (10^6 на мл)	1859	9	15	22	41	73	116	169	213	259
Общая подвижность (PR+NP, %)	1781	34	40	45	53	61	69	75	78	81
Прогрессивно подвижные (PR, %)	1780	28	32	39	47	55	62	69	72	75
Непрогрессивно подвижные (NP, %)	1778	1	1	2	3	5	9	15	18	22
Неподвижные сперматозоиды (IM, %)	1863	19	22	25	31	39	46	54	59	65
Жизнеспособность (живые сперматозоиды, %)	428	53	58	64	72	79	84	88	91	92
Морфологически нормальные сперматозоиды, (%)	1851	3	4	5,5	9	15	24,5	36	44	48

Подготовка к сдаче спермограммы

- Воздержание не менее 24 часов, но не более 7 дней до теста.
- Исключить алкоголь, кофеин, наркотики и гормоны, сообщите обо всех препаратах, которые вы принимаете, до сдачи спермограммы.

Два главных фактора имеют решающее значение для получения хорошего образца спермы. Во-первых, сперма должна храниться при правильной температуре. Если станет слишком тепло или холодно, результаты будут недостоверными. Во-вторых, сперма должна быть доставлена в лабораторию для исследования в течение 30–60 минут после ее забора, но для исключения погрешности исследования лучше всего сдавать анализ прямо в лаборатории.

Некоторые факторы могут отрицательно повлиять на результат исследования, среди них:

- контакт спермы со спермицидами;
- стресс;
- ошибка лаборанта;
- загрязнение образца спермы.

Нормы для спермограммы представлены в таблице!

Важно, чтобы были исследованы все показатели из таблицы! В том числе MAR-тест (исследование содержания антиспермальных антител), который почему-то мало кто делает!

Они способны разрушать антигены мембраны сперматозоидов и приводить к бесплодию, даже при наличии морфологически нормальных, подвижных и содержащихся в нормальном количестве сперматозоидов, их важно исследовать!!!

Проверка проходимости маточных труб

Нарушенная проходимость маточных труб, тазово-перитонеальные спайки служат препятствием для встречи сперматозоидов с яйцеклеткой.

Основными причинами нарушенной проходимости маточных труб и возникновения спаечного процесса могут быть перенесенный хламидиоз, гонорея, эндометриоз, операции, туберкулез органов малого таза, аномалии развития маточных труб.

Каким методом проверять проходимость?

1. Гистеросальпингография (или метросальпингография — метод рентгена) — простой и относительно недорогой метод, информативность исследования составляет около 70–90 %.

Это обследование обычно проводится на 5–10-й день менструального цикла. Женщина ложится на гинекологическое кресло, шейку матки обнажают в зеркалах и вставляют в полость матки тонкий катетер, через который в нее вводят контрастную жидкость, затем делается рентгеновский снимок.

Если трубы проходимы, жидкость свободно попадает в брюшную полость через маточные трубы, и делается заключение о проходимости маточных труб. Если не проходимы, жидкость не попадает в брюшную полость или в маточные трубы, а вся остается в полости матки. На рентгеновском снимке не видно маточных труб или визуализируется заполненная жидкостью маточная труба и отсутствие жидкости в брюшной полости. В таких ситуациях говорят о непроходимости одной или двух маточных труб.

Недостатки гистеросальпингографии:

- невозможность проведения лечебных мероприятий, если будет выявлена проблема;
- более низкая информативность исследования по сравнению с диагностической лапароскопией.

Когда результат гистеросальпингографии вызывает сомнения, как правило, предлагается либо диагностическая лапароскопия, либо ЭКО.

Гистеросальпингография бесполезна для выявления спаек или эндометриоза.

2. Соногистероскопия — исследование проходимости маточных труб с помощью УЗИ.

Принцип почти такой же, как и при гистеросальпингографии. В полость матки вводится жидкость и прослеживается ее движение по маточной трубе и проникновение в брюшную полость.

Информативность исследования сильно зависит от специалиста, но в целом также составляет 70–90 %.

3. Диагностическая лапароскопия с проведением хромогидротубации — самый дорогостоящий, инвазивный, но в то же время очень информативный метод исследования.

Лапароскопия — это операция, которая делается под общим наркозом.

В области пупка делается разрез около 0,5–1,5 см, куда вводится камера для визуализации органов малого таза (матки, маточных труб, яичников и пр.), и еще 1–2 маленьких разреза по бокам с одной или двух сторон по верхней линии роста лобковых волос, эти разрезы обычно потом скрываются под нижним бельем.

Если в анамнезе были гонорея, хламидиоз, есть данные за эндометриоз, были перенесенные ВЗОМТ, преимущество отдается диагностической лапароскопии, так как во время операции есть возможность удалить спайки, эндометриоидные очаги, оценить тяжесть эндометриоза и распространенность спаечного процесса. Кроме того, во время операции можно понять, есть ли перспективы для самостоятельной беременности или стоит сразу рассматривать ЭКО.

Успех таких операций не очень большой.

Если трубы непроходимы в истмическом отделе (в том месте, где они отходят от тела матки), иногда пробуют восстанавливать проходимость маточных труб при помощи гистероскопии, но за подобные вмешательства берутся не все хирурги, нужен определенный опыт и не абы какое умение, а также благоприятная, если можно так сказать, непроходимость, которая могла бы поддаться коррекции.

Если труба непроходима на всем протяжении, то здесь, как правило, ничем помочь нельзя.

Если непроходимость в ампулярном (дистальном) отделе, то результаты операции чаще всего достаточно неплохие и шансы на беременность значительно возрастают.

Если в течение шести месяцев после операции беременность не наступает, предлагается ЭКО.

При наличии доказанного трубного фактора бесплодия, старшем возрасте, сниженном овариальном резерве, нижней границе нормы по спермограмме, операция просто отнимет время и, скорее всего, не даст никаких результатов, здесь рационально сразу рассматривать ЭКО.

При дистальной обструкции маточных труб могут развиваться гидросальпинксы (жидкость в трубах). В такой ситуации также иногда пробуют проводить операции по восстановлению маточных труб. Успех таких операций не очень высок, повышается риск внематочной беременности, и, как правило, через некоторое время после операции гидросальпинксы появляются снова.

Поэтому чаще всего в случае гидросальпинксов, особенно повторных, трубы просто удаляют, потому что из-за них существенно снижается эффективность ЭКО, на которое вас, скорее всего, отправят.

Удаление маточных труб увеличивает вероятность успешного ЭКО почти в два раза.

Оценка анатомии матки

Проводятся инструментальные методы исследования (УЗИ, МРТ) для выявления следующих патологий:

1. Лейомиома матки. Обязательного удаления требуют так называемые субмукозные узлы, которые расположены в полости матки и могут ее деформировать. Удаляются с помощью гистероскопии.

Узлы, расположенные в толще миометрия, — интрамуральные или субсерозные (расположены на поверхности матки) — удаляются только в том случае, если их размер более 5–6 см. Если меньше — с ними ничего не делают, они не мешают наступлению беременности.

2. Аномалии развития матки: перегородка в полости матки, седловидная или двурогая матка. Хирургическая коррекция может проводиться только при наличии перегородки матки, ее можно «иссечь». Вероятность наступления беременности после таких операций увеличивается.

Двурогую или седловидную матку не оперируют, чаще всего эти аномалии не мешают наступлению беременности, и большинство женщин вынашивают и рожают здоровых детей.

3. Полипы в полости матки могут быть причиной бесплодия. О полипах смотрите отдельную главу.

4. Спайки в полости матки (внутриматочные синехии) также могут быть причиной бесплодия, см. отдельную главу о синехиях полости матки. Для подтверждения диагноза иногда проводится диагностическая гистероскопия — инвазивная процедура, когда в полость матки вводят гистероскоп (камеру) и детально ее осматривают. Спайки могут быть удалены, может быть взята биопсия эндометрия, если подозревается какая-то проблема.

5. Эндометрий и биопсия эндометрия. Ранее биопсия эндометрия входила в стандарт обследования при бесплодии и выполнялась по двум причинам:

- для подтверждения секреторной трансформации эндометрия, что служит косвенным свидетельством наличия овуляции;
- для подтверждения «зрелости» эндометрия во второй фазе менструального цикла (фаза желтого тела). Если он недостаточно зрелый, говорили о на-

личии дефекта (недостаточность) лютеиновой фазы, то есть желтое тело «плохо работает», вырабатывает мало прогестерона. Ранее истинную недостаточность лютеиновой фазы расценивали как одну из причин бесплодия и женщинам с подтвержденной овуляцией и с наличием плохих результатов биопсии эндометрия назначали прогестерон. Считалось, что это может увеличить шансы на самостоятельную беременность.

Все изменилось, и теперь от этих тестов отказались, потому что биопсия эндометрия совершенно не нужна для оценки овуляции (есть другие менее инвазивные и дорогостоящие методы) и она абсолютно неэффективна для оценки восприимчивости эндометрия. То есть способность эндометрия позволять бластоцисте прикрепляться (имплантироваться) не служит достаточным основанием для диагностики недостаточности лютеиновой фазы.

Гистологическое исследование эндометрия имеет очень слабую корреляцию с фертильностью, и недостаточная его «зрелость» не является самостоятельной причиной бесплодия.

Многочисленные исследования в этой области показали, что результаты гистологического исследования эндометрия оказывались плохими, а женщины все равно беременели, и, наоборот, результаты были хорошими, а беременность не наступала. И самое главное, лечение дефекта лютеиновой фазы не увеличивает вероятность беременности.

Показанием для биопсии эндометрия на сегодняшний день может быть только необходимость оценки хронического субклинического (то есть бессимптомного) эндометрита, если таковой подозревается (об эндометрите см. в отдельной главе).

6. Эндометриоз (см. отдельную главу об эндометриозе).

Каждая 2–5-я женщина с эндометриозом столкнется с проблемой бесплодия. Эндометриоз приводит к образованию спаек, может нарушать проходимость маточных труб, могут образовываться эндометриоидные кисты яичников (эндометриомы), а также при эндометриозе происходит выработка таких веществ, как цитокины и факторы роста, которые нарушают нормальные процессы овуляции, оплодотворения и имплантации.

Диагностика эндометриоза включает жалобы, данные осмотра, УЗИ, МРТ и «золотой стандарт» — диагностическую лапаро- и гистероскопию. Выбор метода диагностики зависит от конкретного случая и всегда индивидуален.

При наличии репродуктивных планов никакое медикаментозное лечение не проводится, возможна операция. Если в течение шести месяцев после операции беременность не наступает, рекомендуется ЭКО. Если во время операции выявлен эндометриоз III–IV стадии, сразу же может быть рекомендовано ЭКО и уже на этапе подготовки к ЭКО может быть назначена медикаментозная терапия.

Шеечный фактор бесплодия («несовместимость» супругов)

Слизь в шейке матки нужна для нормального проникновения сперматозоидов из влагалища в полость матки. Врожденные аномалии и травмы шейки матки (включая хирургическое вмешательство) могут привести к стенозу или неспособности шейки матки вырабатывать качественную слизь, и в результате большинство сперматозоидов попросту не проникает в полость матки, что, естественно, уменьшает вероятность беременности.

Диагностики шеечного фактора бесплодия не существует. Ранее использованные методы устарели и больше не применяются. Это прошлый век — посткоитальный тест или проба Шуваровского.

Медикаментозного лечения не существует, при исключении других причин бесплодия (ановуляции, трубного или маточного фактора, мужского фактора) проводится внутриматочная инсеминация.

Суть метода проста. Если мы никак не можем проверить и повлиять на шеечный фактор, значит, мы должны «перескочить» через этот барьер.

При внутриматочной инсеминации беременность наступает естественным путем, все точно так же, как если бы у вас был обычный половой контакт. Разница только в том, что муж предварительно собирает свою сперму в контейнер, как для спермограммы, и вам на гинекологическом кресле с помощью специального катетера вводят эту самую сперму прямо в полость матки, в этом случае сперматозоиды не попадают в шейку матки, исключается это препятствие.

Эффективность внутриматочной инсеминации составляет около 15 %.

Иммунные факторы

Антифосфолипидный синдром — обследование может быть проведено при невынашивании беременности и не показано при ненаступлении беременности, потому что АФС не является причиной бесплодия.

Антитела к щитовидной железе (антитела к тиреопероксидазе, антитела к тиреоглобулину), антиспермальные, антитела к двуспиральной ДНК не служат факторами, способными вызвать бесплодие.

Антитела к ХГЧ, антиспермальные антитела, NK-клетки, цитокины, человеческие лейкоцитарные антигены (HLA) — типирование супругов — все эти исследования не проводятся при бесплодии.

Надо признать, что иммунные процессы весьма интересны при невынашивании и являются активной областью научных исследований. Об этом подробнее в главе про невынашивание беременности.

Абсолютно точно известно на сегодняшний день, что препараты, применяемые для устранения ненормальных результатов подобных исследований исключительно с целью улучшения фертильности (использование кортикостероидов и прочих иммунодепрессантов), неэффективны и могут причинить вред. Это все совершенно бесполезные обследования при ненаступлении беременности и никакого положительного результата при их выявлении и лечении не последует, это путь в никуда. Не тратьте попусту время и деньги.

Целиакия — истинная генетическая непереносимость глютена. У женщин с нелеченой целиакией может быть бесплодие и невынашивание беременности.

Люди с целиакией имеют частый пенистый стул, обильный, с резким запахом, светлый, жирный. Проблемы возникают практически сразу после рождения, то есть, скорее всего, если у вас есть целиакия, вы об этом знаете еще с детства.

Кроме всего прочего, нарушается всасывание жиров, витаминов, железа, кальция и других веществ.

Диагностика — жалобы, анализ крови на выявление специфических иммуноглобулинов и «золотой стандарт» — биопсия слизистой кишечника.

Лечение проводит гастроэнтеролог, исключается употребление глютена.

Генетические исследования

Бесплодные пары действительно имеют более высокую распространенность аномалий кариотипа (трисомии, мозаицизмы, транслокации и т.д.).

Тем не менее исследование кариотипа показано не всем подряд.

- Только мужчинам при тяжелой олигоспермии, также может быть предложено отдельное тестирование на микроделеции Y-хромосомы.
- Только женщинам при преждевременной недостаточности яичников или семейной истории преждевременной менопаузы (до 40 лет).
- Обоим партнерам при рецидивирующих выкидышах (см. невынашивание беременности).

Исследование кариотипа может быть показано перед проведением ЭКО.

Лечения не существует, рассматриваются варианты ЭКО с отбором нормальных половых клеток или использованием донорских яйцеклеток или сперматозоидов.

Необъяснимое (идиопатическое) бесплодие

Необъяснимое (идиопатическое) бесплодие — диагноз, который ставят парам после того, как тщательное обследование не выявило ни одной значимой причины бесплодия:

- овуляция есть;
- маточные трубы проходимы;
- анатомия полости матки нормальная;
- спермограмма нормальная;
- запас яйцеклеток достаточен.

Во многих случаях идиопатическое бесплодие может быть связано с небольшим вкладом нескольких факторов.

Каждая пятая супружеская пара с бесплодием не знает, почему у них не наступает беременность.

Возможные причины идиопатического бесплодия:

- незначительные и труднодиагностируемые проблемы в созревании фолликула, овуляции или проблемы в лютеиновой фазе цикла (фазе желтого тела);
- нижняя граница нормы по спермограмме;
- неудачи при имплантации плодного яйца (оплодотворение произошло, но эмбрион не может прикрепиться к эндометрию), шеечный фактор; проблемы с проникновением и взаимодействием сперматозоидов и яйцеклетки.

Чаще всего идиопатическое бесплодие связано с сочетанием нескольких факторов (например, возраст старше 35 лет, уменьшенный овариальный резерв и партнер с низким нормальным показателем спермы), каждый из которых сам по себе практически не влияет на фертильность, но может уменьшить вероятность наступления беременности при сочетании.

Дефектная восприимчивость эндометрия, как полагают, предотвращает нормальное прикрепление, инвазию и имплантацию бластоцисты и может объяснять некоторые случаи необъяснимого бесплодия и периодической потери беременности. Никаких методов диагностики для подтверждения этой причины нет.

Лечение идиопатического бесплодия

1. Индукция овуляции с внутриматочной инсеминацией (решает вопрос шеечного фактора бесплодия, если он есть, и возможные минимальные проблемы с овуляцией, которые являются труднодиагностируемыми). Для индукции овуляции используют чаще всего летрозол или кломифена цитрат. Проводится в течение 3–6 менструальных циклов.

2. Выжидательная тактика. Самостоятельная беременность возможна, но ее вероятность намного ниже, в сравнении с индукцией овуляции с инсеминацией или ЭКО. Помните об овариальном резерве.

Беременность возможна и через два, и через три года, и через пять лет при регулярной половой жизни без контрацепции. У меня есть не одна пациентка, которая в итоге все-таки забеременела, но есть несколько «НО».

Выжидательная тактика может быть вариантом для пары с необъяснимым бесплодием, если женщина моложе 32–35 лет, и нет причин думать о том, что овариальный резерв может быть преждевременно истощен, а также нет никаких дополнительных факторов для бесплодия (например, эндометриоз).

Женщины с идиопатическим бесплодием самые грустные, они не могут понять, почему при идеальных анализах у них не наступает беременность.

Ждать можно, но не бесконечно, время может быть упущено.

Кроме того, я категорически не рекомендую заниматься лечением «пальцем в небо», пить ведрами прогестерон, принимать БАДы и пр. Это не поможет и не должно использоваться.

А если ваша подруга с идиопатическим бесплодием не могла забеременеть три года, а потом попринимала маку перуанскую, то это еще ничего не значит, потому что ПОСЛЕ не равно БЛАГОДАРЯ. Она точно так же забеременела бы, если бы ничего не принимала, но так как у нее есть только ее опыт и ей не с чем сравнить, она будет уверена в том, что ей помогло это лечение. Это создает только иллюзию лечения, за которой вы теряете драгоценное время.

Будьте благоразумны, помните об овариальном резерве.

Если стимуляция с инсеминацией или выжидательная тактика не дали результатов, рекомендовано ЭКО.

У меня есть много пациентов из Италии, Испании, Франции, даже Норвегии. В этих странах в случае идиопатического бесплодия предлагают три попытки инсеминации, если не помогло — ЭКО.

Все четко, все просто, никаких моральных и физических травм, никаких выискиваний несуществующих болезней, без лечения нормы, уреаплазмы, вируса папилломы человека (ВПЧ), назначения прогестерона и прочей ерунды.

Если вы избегаете ЭКО по своим моральным, религиозным и другим соображениям, может быть проведена лапароскопия или снова выбрана выжидательная тактика, лечить тут нечего.

После 35–37 лет ожидание беременности может стать катастрофой, потому как пул ооцитов быстро сокращается, что неизбежно приводит к ухудшению качества и уменьшению количества яйцеклеток, это становится основной проблемой бесплодия. Выжидательная тактика с высокой вероятностью не даст никаких результатов (вероятность беременности в течение года составляет менее 1 %).

Что не нужно делать

1. Обследования на инфекции (токсоплазмоз, цитомегаловирус, герпес-вирусы, ВПЧ и прочее). Эти обследования не имеют никакого отношения к бесплодию.

Справедливости ради нужно сказать, что можно сдать анализ крови на выявление IgG к хламидии трахоматис, чтобы понимать, болели ли вы когда-либо в своей жизни хламидиозом и есть ли у вас риск возникновения проблем с маточными трубами, склоняться ли к диагностической лапароскопии, или все-таки сделать обычную гистеросальпингографию. И можно сдать анализы на все ИППП, чтобы быть уверенной в своем здоровье. Об этом в главе про необходимые анализы на инфекции.

2. Обследования на тромбофилии наследственные и приобретенные (АФС и пр.).

То, что тромбофилии не могут быть фактором бесплодия, подтверждают очень интересные исследования, результаты которых говорят, что в самом начале беременности нужна умеренная гипоксия (кислородный «голод»), и женщины — носители лейденской мутации беременеют даже чаще, чем те женщины, у которых нет этих мутаций, что доказывает тот факт, что тромбофилии никак не являются фактором бесплодия.

Наследственные тромбофилии не связаны с бесплодием. Ни скрининг на тромбофилии, ни их лечение не рекомендуются при бесплодии. Они не являются причиной бесплодия. **!**

3. Выяснять совместимость по группе крови. Это не имеет никакого значения для зачатия, несовместимости по группам крови между партнерами не бывает.

4. Исследовать мутации генов фолатного цикла (см. главу о невынашивании).

5. Лечить дефект лютеиновой фазы (прием прогестерона не поможет забеременеть).

Есть убедительные доказательства того, что дефицит прогестерона при наличии овуляции не является причиной бесплодия, поскольку у фертильных женщин распространенность патологического «созревания» эндометрия выше, чем у бесплодных женщин, что абсолютно опровергло связь между дефектом лютеиновой фазы и бесплодием.

Недостаточность лютеиновой фазы не является самостоятельным фактором бесплодия! **!**

Пожалуйста, прошу вас, перестаньте пить прогестерон! Это пустая потеря времени, это не поможет и ничего не восстановит. Если менструальные циклы нарушены (из этого следует, что у вас нет овуляции), а вам предлагают «попить прогестерон для ее восстановления», это значит, что ваш доктор совсем ничего не понимает в своей специальности.

Смело уходите от такого врача и больше к нему не возвращайтесь.

Эндометрий не растет на прогестероне.

Нормальная минимальная толщина эндометрия — 6–7 мм. Этого достаточно, для успешной имплантации эмбриона.

Если овуляция есть, а беременность все-таки не наступает, причиной не может быть «плохая работа» желтого тела в яичнике.

Прогестерон не наращивает эндометрий, и при сохраненной овуляции дефицит прогестерона не является независимой причиной бесплодия. **!**

Небольшой ликбез по ЭКО

Экстракорпоральное оплодотворение (или ЭКО, оплодотворение вне организма, вне утробы женщины) — гениальное и довольно простое по своей сути изобретение.

Если двум половым клеткам мешает что-то встретиться в организме, в том самом месте маточной трубы возле яичника, значит, половые клетки можно забрать и организовать им встречу вне организма. И мы научились это делать, научились создавать комфортные условия и получать живых эмбрионов в пробирке.

Я хочу очень коротко осветить этапы процедуры и привести важные статистические данные.

Показания к ЭКО:

- отсутствие или непроходимость маточных труб;
- тяжелое мужское бесплодие (количество сперматозоидов или их подвижность крайне низкая, сперматозоиды отсутствуют, или они все дефектные и пр.);
- возраст старше 35 лет (если вышло время самостоятельных попыток), так как время для зачатия имеет решающее значение, а показатели беременности при других методах лечения низкие;
- все другие причины бесплодия (например, эндометриоз, проблемы с овуляцией, идиопатическое бесплодие), если лечение другими методами оказалось неэффективным;
- наследственное генетическое заболевание, которое вы не хотели бы передать своему ребенку. В этом случае ЭКО сочетается с генетическим тестированием. Это означает, что эмбрионы (или в некоторых случаях только яйцеклетки) проверяются на наличие этого заболевания и только те, у кого его нет, переносятся в матку;
- яичниковая недостаточность — в этом случае используются донорские яйцеклетки.

Несмотря на успехи ЭКО, у него также есть некоторые *недостатки*:

- высокая стоимость;
- потенциальные риски от использования препаратов для стимуляции суперовуляции и проведения инвазивных процедур (пункции и забор яйцеклеток), а также повышенная частота многоплодной беременности (двойни, тройни и т. д.), что сопряжено с определенными рисками: преждевременные роды и связанная с ними возможная детская инвалидность, невынашивание беременности, синдром фето-фетальной трансфузии, когда вероятность гибели как минимум одного из плодов высокая, и пр.

Для наступления беременности часто требуется более одного цикла ЭКО. К сожалению, некоторые женщины не могут забеременеть, несмотря на многочисленные попытки ЭКО.

Этапы ЭКО

1. *Стимуляция яичников* — самый первый этап процедуры ЭКО, который проводится с целью увеличения количества доминантных фолликулов и их пункции (забора яйцеклеток). В естественном цикле вырастает один, максимум два доминантных фолликула, которые овулируют (разрываются), и из них выходит одна зрелая яйцеклетка. При проведении стимуляции овуляции может вырасти от 2 до 15–20, а иногда и до 30 фолликулов, и можно забрать иногда 20–30 яйцеклеток.

Режим стимуляции подбирается индивидуально, с учетом основного диагноза и предпочтений лечащего врача.

Возможно проведение ЭКО без стимуляции яичников — «ЭКО естественного цикла». В этой ситуации извлекается только одна яйцеклетка из выросшего естественным образом доминантного фолликула.

Тем не менее подавляющее большинство протоколов ЭКО во всем мире проводится с использованием стимуляции овуляции.

Цель стимуляции — иметь как минимум два и более фолликула размером примерно от 15 до 18 мм. Количество доминантных фолликулов будет зависеть от овариального резерва (запаса яйцеклеток в яичниках) и схемы стимуляции.

Побочные эффекты стимуляции

Использование гормональных препаратов безопасно, но увеличение количества доминантных фолликулов в яичниках связано с увеличением выработки эстрогенов. Иногда их уровень может достигать критических значений, что связано с определенными рисками для здоровья, — называется это синдромом гиперстимуляции.

Синдром гиперстимуляции яичников может быть связан с сильными болями и вздутием живота, тошнотой и рвотой.

Жидкость из сосудистого русла «уходит» в ткани, и возникает повышенный риск тромбозов и тромбоэмболий. В крайне редких случаях, если вовремя не начато лечение, тяжелая форма синдрома гиперстимуляции яичников может привести к летальному исходу.

Легкие формы синдрома гиперстимуляции яичников встречаются у 2–6 % женщин, тяжелые формы наблюдаются около 1 % случаев и, как правило, связаны с получением более 20 яйцеклеток.

В руках опытного репродуктолога риски синдрома гиперстимуляции яичников очень невысоки и управляемы, и этого не надо бояться.

2. *Пункция фолликулов (забор яйцеклеток)*. Процедура занимает от 15 до 30 минут, в зависимости от количества фолликулов, делается обычно под внутривенным наркозом.

Серьезные осложнения при пункции встречаются редко, но часто возникают побочные эффекты, такие как незначительная болезненность внизу живота или небольшие кровянистые выделения из влагалища.

3. *Оплодотворение.* После забора яйцеклетки соединяют со спермой в лабораторных условиях, и в среднем, по статистике, успешно оплодотворяются около 50 % ооцитов.

В случаях тяжелого мужского бесплодия оплодотворение достигается путем интрацитоплазматической инъекции сперматозоидов. Частота оплодотворения таким способом колеблется от 50 до 70 %.

4. *Перенос эмбриона.* Примерно через 3–5 дней после оплодотворения готовые трех-пятидневные человеческие эмбрионы переносятся в полость матки с помощью тонкого гибкого катетера. Катетер нужно вводить максимально осторожно, чтобы минимизировать маточные сокращения. Неаккуратный перенос эмбрионов связан с более низкими показателями имплантации. Перенос не требует анестезии.

После переноса рекомендуется отдых и избежание физических нагрузок. Кроме того, должен быть дополнительно назначен прогестерон (вагинальные таблетки или инъекции).

Обычно переносят только один эмбрион. Однако если уже были многократные безуспешные попытки ЭКО, ваш возраст старше 40 лет или есть другие нюансы, могут переносить более одного эмбриона.

Если у вас получилось много эмбрионов, оставшиеся сохраняются путем их замораживания (так называемая криоконсервация).

Шансы на успешную беременность одинаковы при использовании размороженных и свежих эмбрионов.

Предымплантационное генетическое тестирование эмбрионов

Сейчас хромосомный набор эмбрионов может быть проверен с целью исключения каких-то генетических заболеваний (например, синдром Дауна или Патау), и если оно будет обнаружено, такие эмбрионы не переносят.

Хотя это очень важно и нужно при определенных ситуациях, предымплантационное генетическое тестирование не идеально, поэтому необходимо будет пройти стандартный пренатальный скрининг первого и второго триместра (о нем в моей книге «Я беременна, что делать?»). Кроме того, в результате такого тестирования эмбрион может быть поврежден. В связи с этим предымплантационное генетическое тестирование рутинно не рекомендуется.

Подтверждение беременности

Примерно через две недели после переноса можно сделать анализ крови или мочи на ХГЧ. Анализ крови достовернее, чем обычный домашний тест на беременность.

Значения ХГЧ в крови < 5 МЕ/л говорят об отсутствии беременности.

Если первый результат ХГЧ > 10 МЕ/л, анализ повторяют через 48 часов. При нормально развивающейся беременности уровень ХГЧ, как правило, удваивается каждые 48 часов в течение 21 дня после переноса эмбриона.

Отсутствие прироста ХГЧ может свидетельствовать о неразвивающейся беременности.

Чуть позже проводят УЗИ, чтобы убедиться в том, что эмбрион в полости матки и жизнеспособен.

Неудачное ЭКО

Около 25–30 % циклов ЭКО заканчиваются живорождением, и кумулятивные шансы на успех выше, когда проводится более одной попытки ЭКО.

Индивидуальные шансы на успех могут быть выше, чем 30 %, и зависят они от возраста, причины бесплодия и подходов к лечению.

Уровень живорождения для каждого начатого цикла ЭКО составляет приблизительно 30–35 % для женщин в возрасте до 35 лет, 25 % для женщин в возрасте от 35 до 37 лет, 15–20 % для женщин в возрасте от 38 до 40 лет и 6–10 % для женщин старше 40 лет.

Причина бесплодия влияет на исход ЭКО. Уровень живорождения выше всего у женщин с нарушениями овуляции и самый низкий у женщин с уменьшенным овариальным резервом (40 против 15 %).

Некоторые потенциальные причины неудач при переносе живых эмбрионов:

- Плохое качество эмбрионов:
  - уменьшенный овариальный резерв;
  - старший возраст женщины;
  - некачественная стимуляция яичников;
  - плохие лабораторные условия культивирования.
- Плохая восприимчивость эндометрия:
  - плохое развитие эндометрия (например, тонкий эндометрий);
  - патологии матки (подслизистые миомы, перегородка матки);
  - агрессивная среда (гидросальпинксы, инфекция).
- Травматичный перенос эмбрионов:
  - использование жестких катетеров для переноса;
  - неточное размещение эмбрионов (например, отсутствие ультразвукового контроля).

Циклы ЭКО могут повторяться, и в конечном итоге успех может быть достигнут у большинства женщин. Абсолютное количество циклов, после которых дальнейшие попытки бесполезны, не установлено.

Можно пробовать до тех пор, пока есть моральные силы и финансовая возможность.

При сниженном овариальном резерве и старшем возрасте могут предложить программу ЭКО с использованием донорских яйцеклеток.

Риски для здоровья, связанные с ЭКО

Протоколы ЭКО не связаны с увеличением риска РМЖ и рака шейки матки.

Что касается рака яичников, то на сегодняшний день мнение таково: само по себе бесплодие служит важным фактором риска рака яичников, и лечение бесплодия не увеличивает риск возникновения самостоятельно. Но научные данные противоречивы, и окончательных выводов пока нет.

В целом риски краткосрочные и в основном связаны с осложнениями самой процедуры (синдром гиперстимуляции яичников, травмы и повреждения органов при пункции фолликулов).

Самостоятельная беременность после ЭКО — частое явление, особенно среди женщин с хорошими прогностическими факторами (молодые, непродолжительное бесплодие, идиопатическое бесплодие).

Приблизительно у одной пятой пар, которые беременеют с помощью ЭКО, впоследствии наступает самостоятельная беременность.

Иногда трудно пережить неудачу, не стесняйтесь обращаться за помощью к психотерапевтам, ищите ресурсы и силы двигаться дальше. Ваша жизнь, ваше физическое и психологическое здоровье намного важнее всего этого.

Удачи вам на пути к материнству!

ИНФЕКЦИИ

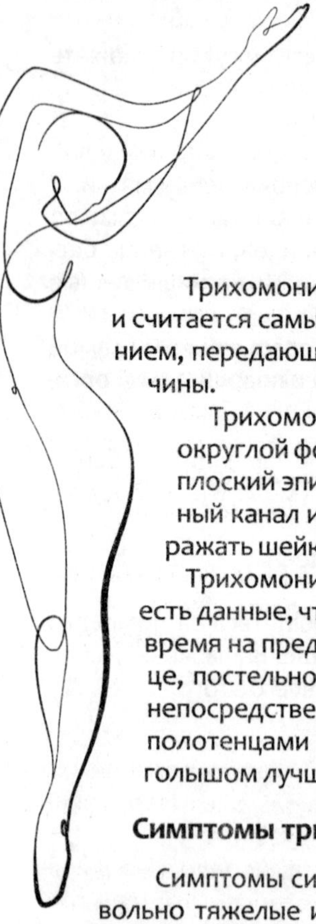

Трихомониаз

Трихомониаз вызывается микроорганизмом *Trichomonas vaginalis* и считается самым распространенным во всем мире невирусным заболеванием, передающимся половым путем. Женщины страдают чаще, чем мужчины.

Трихомонада — одноклеточный микроорганизм грушевидной или округлой формы, имеющий жгутики, и поражает она главным образом плоский эпителий мочеполового тракта: влагалище, мочеиспускательный канал и парауретральные железы. Также трихомонада может поражать шейку матки, мочевой пузырь, бартолиновы железы и простату.

Трихомониаз практически всегда передается половым путем, хотя есть данные, что трихомонада может выживать и сохраняться некоторое время на предметах, с которыми возможен контакт гениталий (полотенце, постельное или нательное белье). Передача через фомиты не была непосредственно доказана, но факт остается фактом, поэтому чужими полотенцами лучше не пользоваться и на чужих нестиранных постелях голышом лучше не спать.

Симптомы трихомониаза и его последствия

Симптомы сильно варьируют. У некоторых женщин они могут быть довольно тяжелые и неприятные, у некоторых вообще отсутствовать. В этом и опасность: инфекция есть, а вы чувствуете себя отлично, у вас все хорошо и ничего не беспокоит.

Кстати говоря, абсолютно со всеми ИППП все именно так: они могут протекать бессимптомно, поэтому их нужно бояться и всегда помнить о рисках заражения, если вы не используете презерватив.

Только 11–17 % женщин имеют симптомы трихомониаза:

- Обильные (пенистые) выделения из влагалища, желтоватого или зеленоватого цвета с неприятным запахом;
- Может быть зуд, жжение, боли при мочеиспускании или частое мочеиспускание, боль внизу живота или боли во время полового акта.

Симптомы могут ухудшаться во время менструации, может возникнуть посткоитальное (после полового акта) кровотечение. При хронической трихомонадной инфекции симптомы обычно стерты, может быть легкий зуд и боли во время полового акта, выделения из влагалища обычно беспокоят минимально или вообще не беспокоят.

От 70 до 85 % инфицированных женщин не имеют симптомов.

Последствия трихомониаза

Нелеченый трихомониаз может быть причиной уретрита или цистита.

Кроме того, *T. vaginalis* может вызывать дисплазию и в конечном итоге рак шейки матки, и как-то мне довелось увидеть такую женщину. В то время я была еще интерном и работала в областной больнице в гинекологическом отделении.

С приемного покоя к нам поступила женщина 42 лет, которая долгое время не посещала врачей и, к сожалению, обратилась за помощью слишком поздно. Она жаловалась на непрекращающиеся «менструации», которые беспокоили ее в течение последнего года. При осмотре на кресле стало понятно, что это никакие не месячные, а кровоточащая шейка матки, которую сразил рак.

В мазках помимо раковых клеток были обнаружены еще и трихомонады, причина онкологии была понятна.

Не знаю, как сложилась дальнейшая судьба той женщины, очень надеюсь, что все было и есть хорошо, она ведь была так молода и не могла опомниться от ужаса, когда услышала свой диагноз.

Трихомонадный рак шейки матки на самом деле встречается не так уж часто, ведь обычно рак шейки матки вызван ВПЧ, и раку всегда предшествует дисплазия. Посещала бы та женщина хотя бы изредка доктора — с большой вероятностью, этой ситуации можно было бы легко избежать.

Трихомониаз может быть причиной ВЗОМТ у женщин, инфицированных вирусом иммунодефицита человека (ВИЧ), а также бесплодия.

Трихомониаз повышает восприимчивость к ВИЧ. Иными словами, если у вас есть трихомониаз, то «схватить» ВИЧ будет в два раза легче, чем если бы его не было.

Во время беременности трихомониаз может быть причиной преждевременного разрыва плодных оболочек, преждевременных родов и рождения детей с низким весом.

Интересный момент о мужчинах. В некоторых случаях трихомонадная инфекция носит транзиторный характер и исчезает сама по себе через 10 дней, представляете? Да, это так. Заразился трихомониазом и, сам того не зная, спонтанно самоизлечился чуть больше чем за неделю.

Вот почему бывают несостыковки при обследовании половых партнеров: у женщины может быть обнаружена, у мужчины нет.

Но так происходит далеко не всегда и не у всех, у мужчин инфекция, так же как и у женщин, может протекать бессимптомно и вызывать очень нехорошие последствия: простатит, баланопостит, эпидидимит, бесплодие и рак простаты.

Диагностика

Есть несколько способов диагностики трихомонадной инфекции. Одни из них менее предпочтительны, потому что выявляют трихомониаз только в 40–60 % случаев, другие более предпочтительны, потому что точность исследования достигает 95–100 %.

1. *Микроскопия (мазок на флору, исследование влагалищных выделений под микроскопом).* Единственный плюс микроскопии — это стоимость. Исследование удобное и относительно дешевое, но менее точное, чем остальные.

Благодаря наличию жгутиков трихомонады активно двигаются, и именно эту подвижность видит врач-лаборант, исследуя влагалищные мазки, — подвижных трихомонад на поверхности предметного стекла.

Но проблема в том, что трихомонада остается активно подвижной в течение 10–20 минут после взятия анализа, а через два часа около 80 % трихомонад теряют подвижность. Когда трихомонада потеряла подвижность, ее легко можно спутать с эпителиальной клеткой или принять за полиморфноядерный лейкоцит. Поэтому чувствительность микроскопии для выявления трихомонадной инфекции остается низкой, и метод по большей части не рекомендован.

2. *Метод полимеразной цепной реакции* (ПЦР, выявление ДНК возбудителя) или другие молекулярные методы (например, НАСБА) высокочувствительны и позволяют выявить трихомониаз в 95–100 % случаев. На сегодняшний день это «золотой стандарт» диагностики.

Где искать? Во влагалищных выделениях.

Нормальный результат — «не обнаружено», если «обнаружено», инфекция подтверждена, вам необходимо лечение вместе с половым партнером (его также предварительно желательно обследовать).

3. Менее точный метод — *посев влагалищных выделений на специальные питательные среды* (культуральный метод). До появления ПЦР именно этот метод был «золотым стандартом», точность исследования составляет 85–92 %. Тем не менее у него есть недостатки. Во-первых, анализ делается около семи дней, во-вторых, для получения роста в культуре требуется получить не менее чем 300–500 трихомонад/мл в пробе биоматериала. Это не всегда удается, поэтому культуральный метод остается менее точным и предпочтительным.

4. *Анализ крови на выявление специфических IgG или IgM к трихомонаде.* Если вам назначают анализы крови для поиска трихомонад в организме, это высшая степень абсурда и врачебной безграмотности. Все потому, что любой нормальный доктор знает, что трихомонада обладает очень низкими иммуногенными свойствами, то есть она далеко не всегда может «стимулировать» выработку антител (специфических иммуноглобулинов). Анализ крови для диагностики трихомониаза в мире практически не используют и делать его бессмысленно.

Таким образом, если ваши финансовые и диагностические возможности региона, в котором вы проживаете, не ограничены, для диагностики трихомониаза должен использоваться метод ПЦР или другие молекулярные методы (НАСБА как вариант).

Лечение

Это не учебник для студентов и не практические рекомендации для врачей, а научно-популярная книга для женщин, не имеющих медицинского образования, но страстно желающих знать что-то о своем здоровье и при возникновении каких-либо проблем понимать, в каком направлении двигаться и как это делать правильно, от чего стоит отказаться, какие вопросы задавать своему врачу, понять, насколько он грамотен и компетентен. Поэтому, естественно, конкретных схем лечения здесь не будет, дабы избежать самолечения, что может быть опасно для здоровья.

Хотя иногда схемы лечения некоторых врачей ужасают, и думаешь, лучше бы женщина уж как-нибудь худо-бедно лечилась сама.

Не делают в современном мире никакие «провокации» рыбой, водкой или пивом ни для диагностики, ни во время лечения трихомониаза. Такое могли рекомендовать в далеком СССР.

Мало того, алкоголь снижает эффективность лекарственных препаратов и повышает вероятность неудачного лечения и рецидива инфекции.

«Ферментные» препараты, препараты, «стимулирующие» иммунитет, также не имеют никакого отношения к лечению трихомониаза.

Лечение этого заболевания включает 1–2 лекарственных препарата (может быть комбинация таблеток и местного лечения в виде свечей или крема). ВСЕ!

Препараты, которые могут быть назначены, — это только производные 5-нитроимидазола (метронидазол, тинидазол и пр.).

Остальные препараты на трихомонаду не действуют и не должны использоваться.

Во время лечения, а также в течение 24 часов после окончания лечения метронидазолом и 72 часов после окончания лечения тинидазолом нельзя употреблять алкоголь.

На время лечения и еще неделю после его окончания должны быть ограничены половые контакты.

Контрольные анализы на трихомониаз (ПЦР) проводятся через 2–12 недель после окончания терапии.

Профилактика

Риск заражения трихомониазом может быть снижен путем постоянного использования презервативов и ограничения числа половых партнеров. Спермициды только лишь снижают вероятность заражения трихомониазом, но никак не исключают его.

Не практикуйте незащищенный секс с партнером, о котором вы ничего не знаете.

Любите себя и берегите свое здоровье.

Если мужчина любит, ценит и уважает свою женщину, он сдаст все анализы и принесет все необходимые справки о том, что он здоров и не является носителем каких-либо инфекций. В этом вопросе вы должны проявлять настойчивость и быть непоколебимой. Поверьте, лучше в самом начале поставить вопрос ребром, чем потом всю жизнь расхлебывать проблемы со здоровьем.

Хламидиоз

Хламидия трахоматис является возбудителем хламидиоза, заболевания, передающегося половым путем.

Особенность хламидиоза в том, что рекордное число людей, которые заражаются этой инфекцией, не имеют абсолютно никаких симптомов заболевания, хламидиоз протекает «тихо и невидимо» у 85–90 % мужчин и женщин, и они, не зная о своем заболевании, продолжают заражать своих половых партнеров, а последствия хламидиоза могут быть крайне неблагоприятны и плачевны.

Хламидиоз чаще всего поражает шейку матки и мочеиспускательный канал.

При отсутствии лечения инфекция может «подниматься вверх» и приводить к ВЗОМТ (вовлекаются маточные трубы, эндометрий), может развиться выраженный спаечный процесс, непроходимость маточных труб и, как следствие, бесплодие.

У женщин с перенесенным хламидиозом выше частота внематочных беременностей, а бесплодие возникает в среднем у 20 % женщин, переболевших хламидиозом.

Когда симптомы хламидиоза действительно возникают, они очень неспецифичны. Могут быть слизисто-гнойные выделения из влагалища, межменструальные кровянистые выделения или кровянистые выделения после полового акта (контактные), а также симптомы цистита (частое и болезненное мочеиспускание, боль в проекции мочевого пузыря).

Хламидийная инфекция во время беременности может увеличивать риск преждевременного разрыва плодных оболочек и преждевременных родов.

Также хламидия трахоматис ассоциирована с возникновением артрита (поражение суставов), конъюнктивита (поражение глаз) и фарингита (поражение горла).

Диагностика

Урогенитальный мазок

Самый достоверный, чувствительный и специфичный метод выявления хламидиоза — ПЦР. С помощью него получают качественный результат анализа «обнаружено/не обнаружено». Однако для обеспечения достоверного ответа этого анализа необходимо строго соблюдать некоторые правила подготовки перед анализом.

- Собирается урогенитальный мазок (не моча!), лучше всего его сдавать накануне очередной менструации.
- В течение последнего месяца перед анализом вы не должны использовать какие-либо антибиотики, вагинальные свечи или таблетки, проводить спринцевания.
- За сутки желательно ограничить половые контакты.

При получении результата «обнаружено» диагноз считается установленным, и в таком случае в обязательном порядке проводится обследование и лечение полового партнера.

Кровь

Хламидия трахоматис, в отличие от трихомонады вагиналис, о которой мы с вами говорили выше, имеет сильный липополисахаридный антиген, поэтому в крови очень быстро возникают родоспецифические для всех хламидий IgM и IgG.

IgG, специфические для хламидии трахоматис, появляются в крови уже через 2–3 недели после инфицирования и сохраняются в течение многих лет, говоря нам о том, что вы встречались с этой инфекцией.

! ***Важный момент!***
Никогда, слышите, никогда, наличие в крови IgG к хламидии трахоматис не может быть поводом для какого-то лечения!

Эти иммуноглобулины не являются инфекцией, они ваши друзья, а не враги, это клетки памяти вашей иммунной системы, которые когда-то выработались в ответ на инфекцию.

Антитела могут сохраняться много лет в крови, но самого возбудителя, самой инфекции уже давно и в помине может не быть.

Это не называется «спящим» хламидиозом или «скрытым» течением болезни, это свидетельство того, что у вас был контакт с хламидией и ваша иммунная система отреагировала, это иммунная память.

Таким образом, при положительном результате ПЦР, когда хламидия трахоматис выявлена прямым методом, когда получен результат «обнаружено», только в этом случае может быть проведено лечение, но никак не на основании только лишь анализа крови. Исключений не бывает.

!

Анализ крови может использоваться только как дополнение или в том случае, когда мы хотим выяснить, болели ли вы когда-нибудь в своей жизни хламидиозом. Это важно, если, например, есть проблема бесплодия и нужно исключить трубный фактор. Если IgG к хламидии трахоматис положительные, это дает нам больше поводов думать о трубном факторе и копать дальше в этом направлении: проверять проходимость маточных труб, делать лечебно-диагностическую операцию и пр.

Еще раз, положительные IgG к хламидии трахоматис не требуют лечения. Это клетки иммунной системы, а не инфекционный агент.

Лечение

Лечение хламидиоза одинаково как для женщин, так и для мужчин.

Используются антибиотики — макролиды или тетрациклины.

На время лечения показан половой покой.

Тетрациклины не применяются у беременных женщин из-за негативного воздействия на плод.

В обязательном порядке проводится обследование и лечение полового партнера.

В среднем через месяц после завершения лечения проводятся контрольные анализы на выявление хламидии трахоматис (ПЦР), и только при наличии отрицательного результата у обоих половых партнеров можно жить половой жизнью без презерватива.

Для лечения хламидиоза не используются «иммунные» препараты, «рассасывающая» терапия. Это абсолютно бесполезная трата денег и потенциальные риски для здоровья.

Об этом есть в отдельной главе про иммунитет и иммунные препараты. Обязательно прочитайте ее и поделитесь такой важной информацией с родителями, бабушками и дедушками, подругами, с коллегами по работе. Берегите свое здоровье и своих близких.

Профилактика

Использовать презерватив.

Делать обследование, если были незащищенные половые контакты (а лучше, чтобы их не было).

Гонорея

Гонококковая инфекция была, есть и будет, и случается она не так редко, как вам кажется, хотя за последние 50 лет заболеваемость действительно снизилась, но все равно она достаточно распространена и совсем не является уделом каких-то неблагополучных или асоциальных людей. Богатые и успешные, совершенно нормальные люди могут заразиться абсолютно любыми инфекциями, в том числе и гонореей, от этого никто не застрахован.

Гонококк — это исключительно человеческий патоген.

У этого микроорганизма очень впечатляющий набор факторов вирулентности, которые позволяют ему приспосабливаться и выживать в различных условиях.

Инфекция может приобретать хронический характер и рецидивировать, иногда с формированием устойчивости к антибиотикам, что в конечном итоге может привести к неизлечимой форме гонококковой инфекции.

Гонорея служит основной причиной уретрита (воспаления мочеиспускательного канала) у мужчин и цервицита (воспаления шейки матки) у женщин. Последнее может привести к ВЗОМТ, бесплодию, внематочной беременности и возникновению синдрома хронической тазовой боли.

Также могут быть гонококковые инфекции глотки и прямой кишки.

Урогенитальная инфекция у женщин

Шейка матки — наиболее частое место локализации гонококковой инфекции, и абсолютное большинство женщин (более 70 %) не будут иметь никаких симптомов заболевания.

Если симптомы возникают, то это чаще всего зуд во влагалище и/или слизисто-гнойные выделения, в некоторых случаях могут быть межменструальные кровянистые выделения или менструальное кровотечение.

Болей не бывает практически никогда, если инфекция локализуется только в шейке матки, а вот если она распространяется выше: матка, маточные трубы и далее, — с большой вероятностью может возникать болевой синдром.

Боль локализуется внизу живота, может усиливаться или возникать во время полового акта.

Гонококк также очень «любит» эпителий уретры, поэтому с легкостью там приживается и является частой причиной уретритов.

Гонококковая инфекция может осложнять течение беременности, приводя к преждевременному разрыву плодных оболочек, преждевременным родам, низкой массе тела при рождении и самопроизвольным выкидышам.

Инфекция от нелеченой мамы в 30–50 % случаев может передаваться новорожденному ребенку.

Гонококк может «поселяться» в прямой кишке и глотке, инфекция в этих местах обычно протекает бессимптомно, но может возникать проктит или ангина.

Также достаточно редкими формами гонококковой инфекции является поражение глаз (конъюнктивит), передача инфекции в этом случае возможна не только при сексуальном контакте.

Диагностика

Лучший метод — молекулярная диагностика — ПЦР. Чувствительность и специфичность метода более 95–96 %.

Для анализа берут мазок. Процедура безболезненная, занимает пару минут.

Менее предпочтительный метод диагностики — микроскопия с окраской по Граму. Чувствительность микроскопии не превышает 50 %. Кроме того, в материале могут присутствовать и другие виды *Neisseria*, которые неотличимы от *N. gonorrhoeae*, что может привести к ложноположительным результатам.

Культуральный метод может использоваться, обладает достаточно высокой чувствительностью и специфичностью, но все равно меньшей, чем ПЦР. Недостаток его состоит в том, что исследование проводится долго, нужно ждать, пока возбудитель вырастет на питательной среде, плюс в забранном на анализ материале должно быть достаточное количество живых гонококков, но не всегда так бывает. Гонококк очень привередлив и быстро погибает в окружающей среде, поэтому если материал был взят или транспортирован в лабораторию при несоблюдении всех правил, возможно получение ложноотрицательного результата. Основное преимущество культурального метода — оценка чувствительности возбудителя к антибиотикам, что особенно важно при подозрении на резистентность гонококка к антибактериальным препаратам.

Лечение

При отсутствии лечения гонорея может привести к серьезным осложнениям как у мужчин, так и у женщин, включая бесплодие, артриты, внематочную беременность и прочее. Высоки риски заражения другими инфекциями: ВИЧ, хламидиозом, сифилисом.

Гонорея лечится антибактериальными препаратами и только, ничего другого не нее не действует.

Лечиться нужно вместе с половым партнером, его желательно также предварительно обследовать.

В среднем через три месяца после лечения необходимо сделать контрольные анализы, чтобы убедиться в том, что инфекции больше нет в организме.

Вы можете заразиться гонореей повторно от нового полового партнера или если ваш половой партнер не лечился вместе с вами. Надеюсь, это всем понятно.

Профилактика

Латексный презерватив. При «аллергии на латекс» используйте виниловые!

Обратитесь к врачу и пройдите обследования, если вы не уверены в своем половом партнере.

Раннее выявление и своевременное лечение поможет избежать очень многих проблем.

Микоплазма гениталиум

Единственный доказанный абсолютный патоген из всех видов уреаплазм, который требует выявления и лечения у обоих половых партнеров, — это микоплазма гениталиум.

Микоплазма гениталиум была впервые подробно описана в 1981 году.

Возбудитель не имеет клеточной стенки и поэтому не виден при проведении обычной микроскопии с окраской по Граму.

Я не буду углубляться в эпидемиологию и микробиологию, напишу коротко о самом главном.

Эта инфекция передается половым путем и служит одной из основных причин (после гонококка и хламидии) уретрита у мужчин и цервицита (воспаления шейки матки) и ВЗОМТ у женщин, потому что микроорганизм имеет способность «подниматься» от нижних (от шейки матки) к верхним отделам генитального тракта и поражать матку, маточные трубы, яичники и пр., что в конечном итоге может иногда приводить к бесплодию (из-за возникающего спаечного процесса и возможной непроходимости маточных труб).

В абсолютном большинстве случаев инфекция протекает бессимптомно. Она есть, последствия могут быть печальными, а проявлений чаще всего никаких нет или они минимальные и неспецифические.

Редко могут быть гнойные/слизисто-гнойные выделения или зуд во влагалище, боли внизу живота (чаще свидетельствуют о восходящей инфекции и вовлечении в инфекционный процесс органов малого таза), жжение в области мочеиспускательного канала, кровянистые выделения из влагалища после полового акта.

То есть самое важное, что вы должны знать о микоплазме гениталиум, что она передается половым путем, может протекать бессимптомно и может быть причиной ВЗОМТ и бесплодия.

Диагностика

Исследуются влагалищные выделения (берется мазок из влагалища или шейки матки) и методом ПЦР проводится поиск возбудителя.

Лечение

Используются антибиотики — макролиды или тетрациклины. Есть проблема растущей устойчивости возбудителя к ним, поэтому работают над созданием новых и эффективных антибактериальных препаратов.

В обязательном порядке проводится обследование и лечение полового партнера.

Профилактика

- Использование презерватива.
- Своевременное обследование и лечение половых партнеров.

ВИЧ[4]

В странах СНГ есть эпидемия ВИЧ. Некоторые отдельные города имеют ужасающую статистику по распространенности инфицирования.

Мы лидеры в Европе и Азии по количеству ВИЧ-инфицированных людей, и я не могла не написать об этом.

ВИЧ-инфекция — длительно текущее хроническое заболевание, вызванное ВИЧ. Основной мишенью для вируса являются CD4-лимфоциты (Т-хелперы) — клетки иммунной системы, главная задача которых сигнализировать другим участникам иммунного ответа о том, что распознан патогенный микроорганизм. Поражая эти клетки, ВИЧ сначала сам становится невидимым для иммунной системы, а затем, при критическом снижении числа Т-хелперов, делает человека уязвимым перед большинством инфекционных агентов.

Еще одна причина, по которой ВИЧ ускользает от иммунного ответа, — высокая изменчивость. Создавая свои копии, вирус допускает ошибки в самовоспроизведении настолько часто, что каждый экземпляр по крайней мере на один нуклеотид отличается от предыдущего.

Выделяют два вида ВИЧ: ВИЧ-1 и ВИЧ-2. Первый встречается намного чаще, служит основной причиной ныне существующей глобальной эпидемии ВИЧ-инфекции. Он более патогенен и легче передается. ВИЧ-2 — более редкий вариант вируса, он менее агрессивный и реже приводит к развитию СПИДа.

ВИЧ неустойчив во внешней среде. Мгновенно погибает под прямыми солнечными лучами, а также при термической и химической обработке большинством антисептиков. Однако в высохшей капле крови может сохранять жизнеспособность до недели, а внутри шприца при определенных условиях — до 42 дней.

Механизмы передачи

Заражение ВИЧ происходит в результате проникновения вируса через слизистые оболочки или поврежденную кожу при контакте с биологическими жидко-

[4] В написании разделов о ВИЧ, гепатитах и сифилисе принимала участие Паниева Дарья — врач-инфекционист, гепатолог, ассистент кафедры инфекционных болезней ГОО ВПО ДОННМУ им. М. Горького.

стями больного. К жидкостям, потенциально содержащим достаточное для заражения количество вируса, относятся кровь, сперма, предэякулят, вагинальный и параанальный секрет, а также грудное молоко.

В большинстве стран в передаче ВИЧ лидирует половой путь. Наибольшему риску подвержен принимающий партнер при анальном сексе. Примерно 1 из 70 таких половых актов заканчивается заражением. При незащищенном вагинальном сексе шанс заразиться равен 1 на 2500 для вводящего партнера и в два раза выше для принимающего. Острая стадия ВИЧ-инфекции, а также наличие сопутствующих заболеваний, передающихся половым путем, существенно увеличивают риск передачи вируса при половом акте.

В группе высокого риска также находятся инъекционные наркоманы, использующие нестерильную посуду и инструменты для приготовления и введения наркотиков.

Возможна передача ВИЧ от больной матери ребенку во время беременности, родов и в процессе грудного вскармливания. Последнее ВОЗ рекомендует заменить искусственным, по крайней мере в странах, где есть доступ к детским смесям.

Реже заражение ВИЧ происходит при использовании некачественно обработанных инструментов в маникюрных, косметических и тату-салонах и еще реже — в лечебных учреждениях во время медицинских манипуляций.

Потенциально опасны, но очень редко приводят к заражению переливание крови или ее компонентов, трансплантация органов, оральный секс и поцелуи при условии, что оба партнера имеют открытые повреждения в полости рта или кровоточивость десен (вирус не передается со слюной).

Проявления ВИЧ

В течении ВИЧ-инфекции выделяют три стадии: острая ретровирусная инфекция, период клинической латенции и СПИД.

В среднем через 1–4 недели после заражения у большинства инфицированных (50–90 %) развиваются симптомы острой ретровирусной инфекции. Основная проблема заключается в том, что проявления неспецифичны и маскируются под другие вирусные заболевания. В большинстве случаев отмечается повышение температуры тела, слабость, увеличение лимфатических узлов, диарея, сыпь, явления фарингита. Присутствие всех симптомов одновременно встречается редко, и возможны любые их комбинации. Примерно у четверти больных развивается серозный менингит, нередко заболевание также протекает в виде синдрома инфекционного мононуклеоза. В связи с разнообразием проявлений и схожестью с другими вирусными инфекциями на этой стадии заболевание выявляется редко. При этом заразность в этом периоде очень высокая, так как в крови находится огромное количество вирусных частиц.

Симптомы полностью проходят в течение 2–3 недель, после чего концентрация вируса постепенно снижается. Инфекция переходит в стадию клинической латенции, когда проявления заболевания отсутствуют или минимальны. У тех, кто не получает антиретровирусную терапию, она длится от 2 до 15 лет. В этом периоде ВИЧ медленно размножается и постепенно разрушает CD4-лимфоциты. Несмотря на удовлетворительное самочувствие и отсутствие жалоб, человек продолжает являться источником инфекции.

Когда количество Т-хелперов резко снижается и достигает критической отметки, иммунная система перестает адекватно реагировать на инфекционные агенты. С этого момента начинается стадия клинических проявлений — СПИД. Среди основных симптомов — потеря массы тела, субфебрильная лихорадка, лимфаденопатия, длительная диарея, слабость, депрессия, снижение памяти. Тяжесть состояния связана преимущественно с развитием оппортунистических инфекций — заболеваний, которые возникают из-за несостоятельности иммунного ответа. Обычно эти инфекции присоединяются, когда количество CD4 опускается ниже 200 клеток/мл крови, но некоторые из них развиваются уже при уровне CD4 менее 500.

К основным, наиболее часто встречающимся оппортунистическим заболеваниям относятся:

- туберкулез, в том числе тяжелое течение легочного туберкулеза и генерализованные формы с полиорганным поражением, а также инфекции, вызванные другими микобактериями;
- системный кандидоз, который чаще начинается с поражения ротоглотки и пищевода;
- тяжело протекающие герпетические инфекции, такие как генерализованный простой герпес, рецидивирующий опоясывающий лишай, генерализованная цитомегаловирусная инфекция, саркома Капоши;
- тяжелые рецидивирующие пневмонии бактериальной, вирусной и грибковой природы;
- токсоплазмоз с поражением головного мозга;
- рецидивирующая диарея, которая может быть вызвана бактериями, вирусами, грибками и простейшими, а также смешанной флорой;
- онкологические заболевания, такие как различные варианты лимфом, инвазивный рак шейки матки и уже указанная выше саркома Капоши;
- ВИЧ-ассоциированная энцефалопатия и прогрессирующая мультифокальная лейкоэнцефалопатия.

По данным глобальной статистики, в 2017 году ВИЧ-ассоциированные заболевания стали причиной смерти 940 000 инфицированных. Если сравнивать с 2010 годом (1,4 млн человек) и 2004 годом (1,9 млн), то очевидна позитивная динамика. Это стало возможным благодаря совершенствованию методов диагностики и лечения, а также увеличению их доступности.

Диагностика ВИЧ

По статистике на 2017 год, 37 млн людей живут с ВИЧ, каждый четвертый не знает о своем статусе. В рамках ЮНЭЙДС (Объединенная программа ООН по ВИЧ/СПИД), призванной остановить эпидемию ВИЧ-инфекции к 2030 году, поставлена промежуточная цель: в 2020 году 90 % ВИЧ-инфицированных должны знать свой диагноз.

Россия, Украина и Беларусь — тройка лидеров среди стран Европы по частоте новых случаев ВИЧ на 100 тысяч населения. Каждый человек в возрасте от 13 до 64 лет должен быть обследован на ВИЧ хотя бы однажды, даже при отсутствии очевидного повода для беспокойства. При наличии такого повода необходимо сдать анализы дополнительно. Ежегодное обследование рекомендовано лицам, относящимся к группам риска:

- мужчинам, практикующим секс с мужчинами;
- инъекционным наркоманам;
- гетеросексуалам, практикующим незащищенный секс с партнерами, чей ВИЧ-статус неизвестен;
- медицинским и научным работникам, имеющим контакт с кровью и другими потенциально опасными биологическими жидкостями.

Тестирование на ВИЧ, согласно рекомендациям ВОЗ, должно отвечать следующим требованиям:

- перед проведением исследования получено информированное согласие;
- обеспечена конфиденциальность;
- проведено дотестовое консультирование;
- выданы правильные результаты;
- организована связь со службой, обеспечивающей дальнейшее обследование и лечение.

«Золотой стандарт» первичной диагностики ВИЧ-инфекции — иммунологические тесты четвертого поколения для одновременного выявления антител к ВИЧ-1, ВИЧ-2 и антигена p24 ВИЧ-1. Они обладают высокой чувствительностью и специфичностью и позволяют выявлять ВИЧ на любых стадиях инфекции, начиная с 3–4-й недели от момента заражения, так как определяют не только иммунный ответ организма на вирус по антителам, но и сам вирус по антигену p24.

Если обнаружен только антиген p24 при отсутствии или сомнительной реакции на антитела, наличие вируса подтверждается при помощи ПЦР. Получение положительного результата в таком случае свидетельствует об острой ретровирусной инфекции. Когда речь идет не о скрининге, а о целенаправленном обследовании на предмет инфицирования в аварийной ситуации, можно начинать диагностику с метода ПЦР, так как с его помощью можно выявить вирус уже через неделю от предполагаемого момента заражения.

Обнаружение антител требует дальнейшего обследования для разграничения ВИЧ-1 и ВИЧ-2, а также определения иммунного статуса и вирусной нагрузки. Эти данные необходимы для выбора оптимальной тактики терапии.

Лечение

Лекарственных средств, способных излечить человека от ВИЧ-инфекции, пока не существует. Однако современная высокоактивная антиретровирусная терапия позволяет, при соблюдении правил ее приема, достичь полного контроля над вирусом у большинства больных.

Цели антиретровирусного лечения:

- снижение вирусной нагрузки до неопределяемой;
- улучшение иммунного статуса;
- уменьшение или ликвидация симптомов;
- снижение рисков передачи вируса.

На сегодняшний день в мире зарегистрировано несколько десятков лекарственных препаратов, эффективных против ВИЧ. Они разделены на шесть групп в зависимости от механизма действия. В качестве антиретровирусной терапии для достижения необходимого эффекта назначается комбинация как минимум из двух действующих веществ. Достаточно большой арсенал препаратов позволяет подбирать оптимальные схемы в зависимости от показаний, а также, по необходимости, вносить коррективы в процессе лечения.

Самое важное, что нужно знать об антиретровирусной терапии: она принимается пожизненно. И лучше совсем не начинать лечение, чем делать в нем перерывы. Дело в том, что при нарушении регулярности приема препаратов вирус начинает быстро размножаться и мутирует, приобретая устойчивость к лекарствам. Подобрать новую эффективную схему терапии в такой ситуации бывает непросто, иногда — невозможно.

Раньше считалось, что в антиретровирусной терапии нуждаются не все ВИЧ-инфицированные, а только те, чья иммунная система уже сильно повреждена и уровень CD4-лимфоцитов снизился до 200–500 клеток. Начало терапии в этом периоде позволяет снизить риск развития оппортунистических заболеваний. Такая тактика была оправдана из-за ограниченного спектра препаратов, высоких рисков развития побочных эффектов и устойчивости вируса.

Перед современной терапией поставлены, как мы уже обсудили выше, и другие задачи. Это стало возможным благодаря увеличению количества доступных препаратов и улучшению их качества. Наличие на фармацевтическом рынке готовых комбинированных форм, где в одной таблетке содержится несколько действующих веществ, позволяет снизить кратность приема до 1–3 таблеток в сутки, хотя раньше приходилось принимать в среднем 5–6. Это существенно увеличивает приверженность к терапии.

Благодаря этому очевидному прогрессу мировые стандарты пришли к тому, что антиретровирусную терапию должны получать абсолютно все ВИЧ-инфицированные. В странах, где по экономическим причинам обеспечить всех нуждающихся в терапии не удается, продолжают выделять показания для ее назначения, то есть антиретровирусная терапия назначается только тем, кому она необходима в первую очередь.

Существующее медикаментозное лечение не способно полностью избавить человека от ВИЧ. Однако на март 2019 года миру известно по меньшей мере два случая, когда пациентов удалось вылечить от ВИЧ-инфекции. Еще трое аналогичных больных находятся под наблюдением и являются потенциальными кандидатами на выздоровление. Речь идет о ВИЧ-инфицированных пациентах, которым потребовалась пересадка костного мозга, в связи с развившимся онкологическим заболеванием крови. В качестве доноров были выбраны люди с 32-дельта мутацией в гене CCR5, которая обеспечивает устойчивость организма к заражению ВИЧ. Благодаря замещению клетками донора собственных лимфоцитов, пораженных вирусом, удалось добиться полного избавления от ВИЧ. Методика очень ресурсозатратная, непростая технически и подходит лишь ограниченному контингенту больных, поэтому широкого распространения ожидать не приходится. Однако это натолкнуло ученых на создание препаратов, призванных модифицировать собственные лимфоциты больного, нарушая экспрессию CCR5. Несколько таких претендентов на роль лекарства, способного излечить ВИЧ, уже сейчас находятся на разных стадиях доклинических и клинических испытаний.

Профилактика ВИЧ

Одна из приоритетных задач медицинской науки — создание вакцины от ВИЧ. Попытки предпринимаются с 1998 года, однако справиться с высокой изменчивостью вируса пока не удается. На данный момент испытания проходят по крайней мере четыре потенциальные вакцины.

В настоящее время арсенал средств, призванных предотвратить заражение ВИЧ, состоит из до- и постконтактной химиопрофилактики, а также неспецифических мер индивидуальной защиты.

Тактика постконтактной профилактики несколько отличается для аварийных ситуаций при исполнении профессиональных обязанностей (медицинские работники) и для бытовых контактов. Здесь обсудим второй вариант, в том числе имея в виду риски, сопряженные с незащищенным половым актом. Если известно, что половой партнер инфицирован, то профилактическое лечение должно быть начато в течение первых 72 часов после контакта. В случае когда статус полового партнера неизвестен, решение о старте профилактики принимается индивидуально в каждом конкретном случае. Постконтактная профилактика подразумевает ежедневный прием комбинации из трех антиретровирусных препаратов в течение 28 дней. Контрольные анализы проводятся через 4–6 недель,

3 и 6 месяцев от предполагаемого момента заражения. Такой метод предотвращения инфицирования высокоэффективен и должен быть рекомендован в единичных аварийных ситуациях.

В случаях когда риск заражения сохраняется длительно, альтернативой постконтактной профилактики служит доконтактная профилактика. Она предполагает ежедневный прием антиретровирусного препарата, включающего два компонента (тенофовир + эмтрицитабин), и может быть рекомендована мужчинам, практикующим секс с мужчинами, коммерческим секс-работникам, людям, имеющим большое количество половых партнеров и практикующим незащищенный секс, потребителям инъекционных наркотиков, а также ВИЧ-негативным партнерам дискордантных пар (где один инфицирован, а второй нет).

С точки зрения профилактики также очень важно, чтобы ВИЧ-инфицированные получали антиретровирусную терапию. Снижение на фоне терапии вирусной нагрузки до неопределяемой сводит к минимуму риск передачи вируса любыми путями, в том числе половым и вертикально от матери к ребенку в течение беременности и в родах.

К неспецифическим мерам профилактики относится:

- использование барьерных средств контрацепции;
- отказ от грудного вскармливания;
- использование стерильных инструментов при нарушении или вероятности нарушения целостности кожи в медицинских и немедицинских целях.

Каждые сутки 5000 человек в мире заражаются ВИЧ. Помните об этом и делайте все для того, чтобы не стать причастным к этой печальной статистике.

Гепатит В

Гепатит В — вирусная инфекция, преимущественно поражающая печень. Заражение происходит при попадании вируса в кровь. Коварство возбудителя в том, что он невероятно устойчив во внешней среде: вне организма человека может жить в течение семи дней, а для того, чтобы развилась болезнь, нужно ничтожно малое количество вирусных частиц — всего 10 копий может быть достаточно. Нужно ли уточнять, что из всех гемоконтактных инфекций (ВИЧ, гепатит В и гепатит С) гепатит В наиболее заразен?

Механизмы передачи

- Любые медицинские и немедицинские манипуляции с нарушением целостности кожи и слизистых при несоблюдении правил дезинфекции и стерилизации. Процедура обработки многоразовых инструментов прописана в СанПиН и должна неукоснительно соблюдаться вне зависимости от того, идет речь об операционной или маникюрном салоне.

- Половой путь. При незащищенном половом контакте инфекция передается очень легко, риск может достигать 40 %.
- Бытовой путь. При использовании общих зубных щеток, бритвенных станков и маникюрных инструментов.
- Вертикальный путь. От больной матери к ребенку в процессе родов, реже — на этапе грудного вскармливания. Соблюдение мер специфической профилактики, о которых мы поговорим позже, позволяет свести риск инфицирования к минимуму.

Острый гепатит B

От момента проникновения вируса в организм до развития заболевания проходит от 1 до 6 месяцев. Это продолжительность инкубационного периода. Дальше есть два варианта развития событий. В 30–50 % случаев развивается манифестный гепатит с желтухой. Остальные пациенты переносят безжелтушную форму инфекции.

В первом случае больного в течение нескольких дней может беспокоить утомляемость, разбитость, повышение температуры тела, головная боль, нарушения стула. Это называется преджелтушный период. Затем эти симптомы проходят, и появляется желтуха — состояние, при котором кожа и склеры окрашиваются в желтый цвет, моча приобретает насыщенно коричневый оттенок, а каловые массы, наоборот, теряют свою окраску вплоть до ахолии (белый стул). Это происходит из-за того, что из разрушенных клеток печени пигмент билирубин массивно поступает в кровь. Желтуха и слабость — две основные жалобы, которые беспокоят больных острым гепатитом. При тяжелом течении присоединяются симптомы нарушения коагуляции (кровоточивость из носа, десен, гематомы на коже, кровянистые выделения из половых путей вплоть до обильных кровотечений) и признаки печеночной энцефалопатии (за счет поражения мозга билирубином и продуктами распада белков). Фульминантный гепатит, протекающий молниеносно и чаще всего приводящий к смерти, развивается в 0,1–0,5 % случаев.

Во втором случае, когда желтухи нет, больные редко обращаются за медицинской помощью, так как такой неспецифический симптом, как слабость, обычно списывается на усталость и редко становится поводом для посещения врача. Ситуация, когда человек переносит гепатит на ногах, даже не подозревая об этом, часто становится поводом для недоумения: «У меня никогда не было желтухи. Почему анализы указывают на гепатит/перенесенный гепатит?» Теперь вы знаете почему.

Только по симптомам отличить друг от друга разные острые вирусные гепатиты невозможно. Все они могут протекать как с желтухой, так и без нее. Поэтому, когда подозревается вирусный гепатит, чаще всего проводится обследование на три наиболее распространенные инфекции — гепатиты A, B и C. Исключение —

установленный контакт с больным, причина гепатита у которого известна. В таком случае объем обследования можно сократить.

Лабораторным подтверждением гепатита служит повышение уровня аланинаминотрансферазы (АЛТ), аспартатаминотрансферазы (АСТ) и, при желтушной форме, билирубина, больше за счет прямой фракции. При этом в общем анализе крови никаких специфических изменений нет. При проведении УЗИ может быть обнаружено увеличение размеров печени — гепатомегалия, что не является специфическим параметром, а потому не играет существенной роли в диагностике.

Для подтверждения вирусной природы заболевания и выявления конкретного вируса требуются специфические анализы. Если речь идет об остром гепатите В, то первостепенно обследование на австралийский антиген (HBsAg). В большинстве случаев для установления диагноза оно единственно необходимое.

Лечится острый гепатит В симптоматически, никакие специфические противовирусные препараты не применяются.

Хронический гепатит В

У взрослых более чем в 95 % случаев острый вирусный гепатит заканчивается выздоровлением. Это значит, что организм полностью избавляется от вируса и формируется стойкий пожизненный иммунитет. О том, что выздоровление наступило, говорит исчезновение HBsAg и появление к нему антител, которые сохраняются в течение нескольких лет после перенесенного заболевания. Навсегда в организме остаются антитела IgG к HBcorAg. Это иммунная защита, исключающая возможность повторного заражения.

В оставшихся 3–5 % случаев острый вирусный гепатит В переходит в хроническую форму. Хронический гепатит В констатируется, если HBsAg продолжает обнаруживаться через шесть месяцев от момента, когда он был выявлен впервые.

Хронический гепатит — это прогрессирующее заболевание, которое с течением времени приводит к структурным изменениям ткани печени: происходит замещение гепатоцитов, функциональных клеток печени, соединительной тканью. Это значит, что место «рабочих лошадок» занимают структуры, не выполняющие никаких функций. Такой процесс называется фиброзом.

Выделяют четыре стадии фиброза: умеренный (F1 и F2), тяжелый (F3) и цирроз печени (F4). Эти стадии при нелеченом хроническом гепатите с течением времени переходят одна в другую, пока не сформируется цирроз.

Чаще всего на стадиях фиброза F1–F3 нет никаких проявлений заболевания. Диагноз устанавливается либо в ходе диспансерного наблюдения после перенесенного острого гепатита В, либо заболевание выявляется случайно. Например, при подготовке к операции или при дообследовании в случае обнаружения повышенного уровня АЛТ, АСТ в биохимическом анализе крови.

Скорость формирования цирроза печени зависит от многих факторов. Она выше у пациентов, имеющих сопутствующие поражения печени, например другие вирусные гепатиты, токсические поражения (в том числе алкоголем), неалкогольная жировая болезнь печени и т. д. Также прогрессирование фиброза происходит быстрее у ВИЧ-позитивных.

Кроме цирроза, существует еще одна опасность, связанная с гепатитом В, — гепатоцеллюлярная карцинома (рак печени). У больных хроническим гепатитом В она развивается в 100 раз чаще, чем в популяции. В большинстве случаев рак обнаруживается на фоне уже существующего цирроза печени, то есть когда вирус гепатита В давно находится в организме. Но иногда при гепатите В карцинома поражает печень еще на стадии умеренного фиброза.

К сожалению, на сегодняшний день не существует высокоэффективной противовирусной терапии, направленной на выздоровление от хронического гепатита В. Без всякого лечения сероконверсия (то есть замена HBsAg на антитела к нему) возможна в 0,05–2 % случаев, при назначении лечения — в 2–11 %.

Из-за небольших шансов на выздоровление противовирусные препараты не рекомендованы всем пациентам с хроническим вирусным гепатитом В, а назначаются только при наличии высокого риска формирования цирроза печени и развития рака. Именно поэтому крайне важно проходить регулярное обследование, чтобы не упустить момент, когда лечение должно быть начато.

Что оценивается для выявления риска?

- Активность гепатита по уровню АЛТ, АСТ.
- Факт активного размножения вируса в организме по наличию HBeAg.
- Вирусная нагрузка по количеству ДНК вируса, которое определяется методом ПЦР.
- Степень фиброза. Есть три способа это выяснить: биопсия, фиброэластометрия, биохимический фибротест.
- По показаниям, при подозрении на рак, дополнительно может быть назначена компьютерная томография и определение уровня альфа-фетопротеина — онкомаркера гепатоцеллюлярной карциномы.

Для лечения хронического гепатита В на сегодняшний день рекомендованы пегилированный интерферон альфа-2b, энтекавир и тенофовир. Основные задачи терапии — снижение активности гепатита и подавление размножения вируса, с которыми указанные препараты в большинстве случаев справляются. Ну и, конечно, всегда остается надежда на полное выздоровление на фоне лечения.

Обратите внимание, что никакие другие противовирусные препараты — иммуномодуляторы, гепатопротекторы и другие «модуляторы» и «протекторы» — в лечении вирусного гепатита В не используются ни при остром, ни при хроническом течении.

Профилактика гепатита В — вакцинация

Вакцинация от гепатита В — единственный надежный метод специфической профилактики этой инфекции. Она входит в календарь обязательных профилактических прививок и начинает проводиться в первые дни после рождения. В первую очередь это связано с тем, что у детей по сравнению со взрослыми гепатит В намного чаще приобретает хроническое течение (дети до года — 90 % случаев, от 1 до 5 лет — 25–50 %) и быстрее формируется цирроз печени.

Вакцина от гепатита В представляет собой продукт генной инженерии. В ее составе не целый вирус, а лишь фрагмент — участок генома, отвечающий за продукцию HBsAg. Иммунная система привитого распознает этот антиген и вырабатывает в ответ на него специфические антитела, которые защищают человека от заражения при встрече с вирусом в диких условиях. Благодаря тому, что в вакцинах от гепатита В всего один иммуногенный компонент, они имеют очень высокий профиль безопасности и хорошо переносятся, надежно защищая при этом более 95 % привитых. Препятствуя заражению вирусом, прививка защищает не только от развития гепатита В, но и снижает смертность от цирроза и рака печени.

Учитывая, что риск заболеть гепатитом В есть у каждого, вакцинация показана всем ранее непривитым вне зависимости от возраста. Она проводится по схеме 0–1–6, то есть полный курс состоит из трех инъекций, после чего формируется стойкий иммунитет. Рекомендаций по необходимости и кратности ревакцинации нет, так как вопрос длительности иммунной защиты продолжает изучаться. Известно, что, даже когда антитела не обнаруживаются в крови современными лабораторными методами, клетки памяти хранят информацию о вирусе не менее 20 лет. Однако людям, входящим в группу риска, рационально периодически (раз в 5–10 лет) проверять титр антител к HBsAg и вводить дополнительные дозы по необходимости.

Кроме плановой вакцинации прививка применяется также для экстренной профилактики гепатита В. Например, после незащищенного полового контакта со случайным партнером или любой аварийной ситуации, где произошел контакт с кровью, а также для иммунизации детей, рожденных от матерей с гепатитом В.

Согласно рекомендациям Американской ассоциации по изучению заболеваний печени, для минимизации рисков передачи вируса гепатита В от больной матери ребенку в процессе родов в первые 12 часов после рождения рекомендовано ввести вакцину в сочетании с иммуноглобулином против гепатита В. Более того, беременным с вирусной нагрузкой более 200 000 МЕ/мл показан прием противовирусных препаратов (предпочтителен тенофовира дизопраксила фумарат) в течение всего третьего триместра беременности.

Дельта-гепатит

Гепатит D (дельта-гепатит) — это инфекционное заболевание, вызванное вирусом-сателлитом. Такие вирусы не способны размножаться самостоятельно, в качестве основы они используют своих сородичей. В случае с дельта-агентом «материалом для строительства» служит вирус гепатита В, то есть заболеть гепатитом D может только человек, инфицированный вирусом В.

Заражение может происходить одновременно сразу двумя вирусами. Тогда речь идет о коинфекции В + D. Такой гепатит обычно протекает тяжелее, чем моноинфекция гепатитом В, выше риск развития молниеносных форм, острой печеночной недостаточности и летального исхода.

Второй вариант развития событий — присоединение дельта-инфекции к уже имеющемуся гепатиту В. В этом случае говорят о суперинфекции, которая опасна ускоренным прогрессированием фиброза печени и формированием цирроза (в среднем на 10 лет быстрее, чем при изолированном гепатите В), а также возрастающим риском развития рака печени.

По данным ВОЗ, около 5 % больных гепатитом В во всем мире инфицированы дельта-агентом. Эта цифра сильно отличается в разных странах и в некоторых, например Монголии, достигает 60 %.

С учетом сателлитной природы дельта-агента профилактикой инфицирования служит вакцинация против гепатита В. В то же время пациенты, ранее инфицированные вирусом гепатита В, не располагают надежными методами предотвращения заражения дельта-вирусом и относятся к группе риска. Таким образом, своевременная вакцинация против гепатита В, по сути, обеспечивает защиту сразу от двух инфекций.

Все пациенты с хроническим гепатитом В должны быть обследованы на дельта-гепатит перед началом противовирусной терапии, так как это принципиально влияет на выбор схемы лечения.

На сегодняшний день ведется поиск эффективных лекарств для лечения хронического вирусного гепатита В. Параллельно идут испытания семи препаратов, активных против дельта-агента. Отрадно, что среди них есть совместная российско-немецкая разработка Myrcludex B, показавшая положительный промежуточный результат в клинических исследованиях. Будем надеяться на скорейший прогресс в этом направлении.

Гепатит С

Гепатит С — гемоконтактная инфекция, вызванная РНК-содержащим вирусом, преимущественно поражающим печень. На сегодняшний день выделяют по меньшей мере семь генотипов вируса и несколько десятков субтипов.

При комнатной температуре вирус может сохраняться на поверхностях до шести недель, но при физической или химической обработке погибает быстрее, чем вирус гепатита B.

Механизмы передачи

Заражение происходит при попадании вируса в кровь через поврежденную кожу или слизистые оболочки, чаще всего при использовании нестерильных колющих и режущих инструментов в медицинских и немедицинских целях или в быту. В отличие от гепатита B вирус гепатита C намного реже передается вертикально от матери к ребенку в процессе родов (6 %), а также половым путем. Даже среди пар, состоящих в длительных моногамных отношениях, только 2 % таких, где оба партнера инфицированы вирусом гепатита C.

Инфекция не передается через грудное молоко, поэтому естественное вскармливание не воспрещено при отсутствии трещин сосков.

Острый гепатит C

Инкубационный период для вирусного гепатита C составляет от 2 до 26 недель, после чего лишь у небольшой части больных появляются симптомы инфекции. Острый гепатит C обычно протекает легко, с минимальными клиническими проявлениями, такими как слабость, утомляемость, сниженный аппетит, тошнота. Классическая картина острого гепатита с желтухой наблюдается менее чем у 25 % больных. По данным осмотра отличить желтушную форму гепатита C от других острых гепатитов невозможно, поэтому для диагностики используются специфические лабораторные маркеры.

РНК вируса методом ПЦР обычно обнаруживается в крови на несколько недель раньше, чем появляются антитела. Предпочтительнее использовать высокочувствительную методику, способную выявлять от 15 МЕ/мл крови. Обнаружение вируса при отсутствии антител служит подтверждением острой инфекции. Также в пользу острого гепатита C может говорить наличие антител IgM к вирусу, хотя этот маркер ненадежный, так как может присутствовать и у пациентов с хронической инфекцией. Поэтому важно сопоставлять полученные результаты с симптомами заболевания и с показателями биохимического анализа крови. Для острого гепатита характерно повышение уровня АЛТ в 10 раз и более, а при наличии желтухи — и билирубина, преимущественно за счет его прямой фракции.

У 15–25 % пациентов с острым гепатитом C болезнь заканчивается выздоровлением. Эта цифра может возрастать до 45 %, если острая инфекция сопровождалась желтухой и высоким уровнем АЛТ, поэтому такой вариант течения прогностически более благоприятный. Кроме того, шансы на выздоровление выше у женщин, детей и молодых людей до 20 лет, обладателей CC-генотипа по гену IL-28B, а также при инфицировании первым генотипом вируса. Оказать влияние на все вышеуказанные факторы извне невозможно. Но есть еще один, влияющий на тяжесть течения и риски хронизации — прием гепатотоксичных препаратов и алкоголя. Поэтому во время болезни они должны быть полностью исключены.

Обычно пациенты с острым вирусным гепатитом С не нуждаются в госпитализации. Исключение составляют тяжелые случаи заболевания с развитием или риском развития острой печеночной недостаточности. При остром гепатите С это состояние наблюдается менее чем в 1 % случаев и требует неотложного медицинского вмешательства в условиях реанимационного отделения, а также решения вопроса о трансплантации печени.

В остальных случаях показано симптоматическое лечение и контроль биохимических показателей, а также РНК HCV в течение шести месяцев. Специфическое противовирусное лечение острого гепатита С обычно не проводится, но может быть предложено по показаниям (например, при наличии сопутствующих заболеваний, таких как ВИЧ-инфекция, цирроз печени, вызванный другими причинами, или по эпидемическим показаниям) не раньше 12–16-й недели от начала болезни, так как до этого наиболее высоки шансы на выздоровление.

После перенесенного вирусного гепатита С в течение нескольких лет сохраняются антитела к вирусу. Затем их концентрация снижается, и становится возможным повторное заражение. Кроме того, вне зависимости от наличия антител может происходить инфицирование другим генотипом.

Хронический гепатит С

Если по прошествии шести месяцев выздоровление не наступило, сохраняются повышенные показатели АЛТ, АСТ и/или вирус продолжает обнаруживаться высокочувствительной ПЦР, то констатируют хронический вирусный гепатит С. Трансформация острого гепатита С в хронический происходит у 55–85 % больных.

Но, как мы уже обсуждали выше, острый гепатит С обычно протекает бессимптомно, поэтому чаще эта инфекция выявляется впервые уже на хронической стадии. В абсолютном большинстве случаев хронический гепатит С тоже никак себя не проявляет вплоть до формирования цирроза печени. Обнаружить вирус можно либо случайно (например, в процессе подготовки к операции или при выявлении повышенной АЛТ во время плановой диспансеризации), либо если человек целенаправленно периодически сдает анализы на гемоконтактные инфекции, либо при появлении признаков цирроза и поиске причины его развития.

Как мы уже знаем из раздела о гепатите В, любой хронический гепатит сопровождается прогрессирующим фиброзом печени, то есть замещением рабочих клеток печени (гепатоцитов) соединительной тканью, с формированием в конечном счете цирроза печени. В среднем цирроз у больных хроническим вирусным гепатитом С развивается через 20–30 лет от начала заболевания. На скорость прогрессирования фиброза влияют множество факторов. Цирроз формируется быстрее при инфицировании гепатитом С после 40 лет, при наличии сопутствующего метаболического синдрома, алкогольной болезни печени, коинфекции гепатитом В и/или ВИЧ, а также у лиц мужского пола и у инфицированных 3А-генотипом вируса.

На фоне цирроза печени, вызванного вирусом гепатита С, у некоторых пациентов развивается рак печени — гепатоцеллюлярная карцинома. Риск ее возникновения составляет 1–4 % в год.

До недавнего времени наиболее успешной схемой лечения хронического гепатита С была комбинация интерферона с рибавирином. Средняя продолжительность такой терапии составляла от 6 до 12 месяцев в зависимости от генотипа, степени фиброза и некоторых других параметров. Эффективность колебалась от 45 до 80 %. Лечение требовало регулярных инъекций интерферона и ежедневного приема рибавирина в таблетках. Такая терапия имела немалый перечень противопоказаний и зачастую сопровождалась развитием побочных эффектов вплоть до необходимости отмены препаратов.

С 2011 года началась регистрация препаратов прямого противовирусного действия, эффективных против вируса гепатита С. В 2014 году был зарегистрирован первый комбинированный препарат для лечения хронического вирусного гепатита С, в котором два действующих вещества (софосбувир и ледипасвир) умещались в одной таблетке для приема один раз в день. Это стало предзнаменованием падения интерфероновой эры в лечении этой инфекции и началом ранней эры препаратов прямого противовирусного действия.

На сегодняшний день в мире зарегистрировано 14 препаратов прямого действия, эффективных в отношении вируса гепатита С: софосбувир, ледипасвир, даклатасвир, велпатасвир, омбитасвир, элбасвир, пибрентасвир, дасабувир, глекапревир, паритапревир, воксилапревир, симепревир, глекапревир, асунапревир. Они выпускаются как в виде монопрепаратов, так и в виде готовых комбинаций под различными торговыми названиями. Для лечения обычно используется комбинация из двух-трех действующих веществ. По определенным показаниям в схему также может быть включен рибавирин. Назначение пегилированного интерферона возможно в исключительных случаях, чаще всего связанных с отсутствием доступа к препаратам прямого действия. Никакие другие лекарственные средства для лечения хронического вирусного гепатита С использоваться не должны.

В 2016 году ВОЗ признала хронический вирусный гепатит С полностью излечимым заболеванием и озвучила своей целью ликвидировать вирусные гепатиты как угрозу общественному здравоохранению к 2030 году. Эта амбициозная задача может быть реализована благодаря тому, что сегодня мир входит в третью эру противовирусной терапии. Она подразумевает использование схем, высокоэффективных против всех генотипов вируса независимо от тяжести заболевания и сопутствующей патологии. На сегодняшний день под определение «пангенотипная» попадают три основные комбинации: софосбувир + велпатасвир, софосбувир + велпатасвир + воксилапревир и глекапревир + пибрентасвир. Выбор схемы и продолжительности терапии зависит только от наличия/отсутствия цирроза, истории предыдущего лечения и сопутствующей патологии. При этом отпадает необходимость определять генотип и количество вируса до начала терапии, значительно сокращаются кратность и спектр обследования в процессе и после лечения. Простой способ дозирования, подбора и приема препаратов, высокий профиль безопасности, уменьшение количества визитов к врачу и частоты обследования увеличивает приверженность пациента к терапии и делает возможным проведение лечения на уровне первичного звена, а значит, делает терапию гепатита С максимально доступной при условии, что закупка препаратов будет осуществляться за счет государства и/или стоимость в аптечной сети снижена до доступной для населения.

Эффективность современной терапии очень высокая и может достигать 100 % для определенных категорий больных, поэтому она показана абсолютно всем пациентам, у которых вирус выявлен в крови методом ПЦР. Обнаружение только антител при отсутствии РНК вируса не служит показанием к терапии, так как указывает на перенесенный в прошлом гепатит С.

Продолжительность лечения составляет 8–16 недель в зависимости от назначенной схемы и наличия у пациента и/или истории неуспешной противовирусной терапии в прошлом.

Если в течение двух лет (а по зарубежным рекомендациям — в течение 24 недель) после проведенного лечения вирус не обнаруживается в крови высокочувствительным методом, признается выздоровление от хронического вирусного гепатита С. В таком случае пациенты без цирроза не подлежат никакому дальнейшему наблюдению и обследованию и снимаются с диспансерного учета. При наличии цирроза печени сохраняется риск развития гепатоцеллюлярной карциномы, поэтому показан ежегодный пожизненный мониторинг.

Профилактика

На сегодняшний день специфическая профилактика гепатита С не разработана. Трудности в создании вакцины сопряжены прежде всего с наличием большого количества генотипов и субтипов вируса, а также с ограниченными возможностями моделирования инфекции на животных моделях. Пока ученые ломают голову над этим вопросом, практическое здравоохранение предлагает эффективные способы неспецифической профилактики:

- выявление и лечение больных гепатитом С;
- использование средств барьерной контрацепции;
- использование стерильных инструментов в медицинских учреждениях, косметологических и маникюрных салонах, при нанесении татуировок;

- лабораторный контроль препаратов крови и ее компонентов;
- использование индивидуальных маникюрных и бритвенных принадлежностей для каждого члена семьи.

В случае возникновения аварийной ситуации постконтактная профилактика гепатита С не рекомендована. Первое обследование на антитела проводится в течение 48 часов для того, чтобы установить, не был ли человек ранее инфицирован вирусом. При отрицательном результате рекомендовано не ранее чем через три недели от предполагаемого заражения обследовать на РНК HCV (или на антитела не ранее шестой недели), а затем еще раз повторить анализ через шесть месяцев.

Сифилис

Сифилис — инфекционное заболевание, передающееся половым путем и вызываемое бактерией класса спирохет — *Treponema pallidum*. При своевременном выявлении не представляет серьезных угроз, однако без адекватного лечения, а также при внутриутробной передаче от матери ребенку может приводить к тяжелым последствиям.

Механизмы передачи

Сифилис передается при прямом контакте кожи или слизистых оболочек с сифилитической язвой или кондиломами. Обычно они располагаются на слизистых оболочках влагалища, полового члена, полости рта, прямой кишки или коже вокруг них. Заражение возможно при любых вариантах полового контакта, а также при длительных поцелуях, если язва расположена в ротовой полости.

Инфицирование в быту происходит редко и только при условии нарушения правил личной гигиены, например при использовании общих полотенец или зубных щеток.

Инфекция также может передаваться внутриутробно во время беременности от матери плоду.

Заражение сифилисом НЕ происходит через сиденья унитазов, дверные ручки, общую одежду, а также при плавании в бассейне или естественных водоемах.

Клинические проявления

Период от момента заражения до появления симптомов болезни составляет от 10 до 90 дней, но чаще длится около трех недель.

По его истечении развиваются признаки первичного сифилиса. В месте внедрения возбудителя формируется безболезненная, чаще единичная язва с плотными краями, именуемая «твердый шанкр». Также может отмечаться увеличение близлежащего лимфатического узла. Отсутствие симптомов интоксикации и болевых ощущений в месте поражения, особенно при расположении язвы на слизистой оболочке влагалища или прямой кишки, — основная причина, по которой первичный сифилис может остаться незамеченным. Местные проявления полностью проходят в течение 3–6 недель вне зависимости от того, было проведено лечение или нет.

При отсутствии адекватной терапии сразу после исчезновения шанкра или через несколько недель развивается вторичный сифилис. Он характеризуется появлением высыпаний на коже и слизистых оболочках. По виду элементы сыпи у разных больных могут сильно отличаться, маскироваться под другие инфекционные и неинфекционные заболевания. Типичным является симметричное расположение, поражение ладоней и подошв, а также отсутствие зуда. У части больных сыпь может сопровождаться повышением температуры тела, общей слабостью и увеличением лимфатических узлов. В этот же период на наружных половых органах, вокруг ануса, в полости рта или на губах могут появляться плоские сифилитические кондиломы, содержащие большое количество спирохет. Еще одно возможное проявление — ранний нейросифилис, который протекает в виде менингита, поражения черепных нервов, нарушений слуха и зрения. Как и в случае с первичным сифилисом, все симптомы исчезают спонтанно даже при отсутствии лечения.

Далее болезнь переходит в стадию латенции. Она характеризуется полным отсутствием каких-либо проявлений и может длиться годами. Первые 12–24 месяца — в фазу ранней латенции — больной человек продолжает быть заразным для полового партнера.

Третичный сифилис развивается через 10–30 лет от момента заражения, если пациент до этого момента не получил лечение. Для этого периода характерны необратимые поражения нервной системы, сердца, кровеносных сосудов, глаз, кожи, костей и суставов. Третичный сифилис не опасен для окружающих, так как не заразен, но представляет угрозу для самого больного из-за развития тяжелых осложнений, которые могут привести к смерти.

Диагностика

Предварительный диагноз может быть выставлен в ходе оценки имеющихся симптомов заболевания, данных эпидемиологического анамнеза и истории болезни. Подтверждается сифилис лабораторно.

К прямым методам диагностики, когда речь идет об обнаружении самого возбудителя, относятся микроскопия в темном поле, прямая иммунофлюоресценция и ПЦР. Материалом для этих тестов служит содержимое шанкра, а также, возможно, элементов сыпи при вторичном или раннем врожденном сифилисе, если высыпания имеют экссудативный компонент. Прямые методы наиболее достоверны, однако результат сильно зависит от правильности забора материала. Поэтому отрицательный результат не исключает наличия заболевания.

Непрямая диагностика основана на выявлении антител в крови или спинномозговой жидкости. Нетрепонемные тесты, такие как реакция связывания комплемента (реакция Вассермана, RW) и ее более современная модификация — реакция микропреципитации с кардиолипиновым антигеном (RPR), — это методы экспресс-диагностики, отличающиеся своей доступностью и низкой стоимостью, поэтому широко использующиеся для скрининга. В то же время они не обладают высокой специфичностью (часто дают ложноположительные результаты, особенно при наличии сопутствующих острых инфекционных или аутоиммунных заболеваний) и часто неинформативны в диагностике первичного сифилиса, так как становятся положительными только на 4–6-й неделе болезни. Они также могут давать ложноотрицательный результат на стадии поздней латенции. Для подтверждения диагноза необходимо выявить нарастание титра минимум в четыре раза в парных исследованиях.

Существует несколько вариантов трепонемных тестов, направленных для выявления специфических антител IgM и IgG к *Treponema pallidum*. Цена этих исследований выше, как и достоверность результатов. В то же время они не подходят для оценки эффективности лечения, так как сохраняются положительными вне зависимости от успешности терапии.

Лечение

Препаратом выбора для лечения сифилиса служит антибиотик бензилпенициллин. К счастью, геном трепонем достаточно стабильный, поэтому за многолетнюю историю использования препарата бактерия не выработала к нему устойчивость, и он продолжает успешно применяться в терапии этой инфекции. Продолжительность лечения, способ введения и дозировки зависят от стадии заболевания. В случае тяжелой аллергии на пенициллиновый ряд антибиотиков препаратами выбора являются тетрациклин и доксициклин.

В первые 24 часа от начала терапии у части пациентов может развиваться реакция Яриша — Герксгеймера, связанная с массивной гибелью трепонем и проявляющаяся повышением температуры, ознобом, снижением артериального давления, тахикардией, головной болью и болью в мышцах. Такое состояние не служит проявлением аллергии на антибиотик и не должно служить поводом для его отмены.

Профилактика

Вакцины против сифилиса не существует. Основной метод профилактики — использование барьерных средств контрацепции при половых контактах с необследованным партнером.

В случае возникновения аварийной ситуации или при незащищенном половом контакте с больным сифилисом рекомендована профилактическая антибиотикотерапия независимо от результатов обследования.

Врожденный сифилис

Если женщина больна сифилисом, во время беременности, вне зависимости от стадии заболевания, может произойти внутриутробное инфицирование плода. В таком случае возможны самопроизвольный аборт во втором триместре, мертворождение, преждевременные роды или срочные роды плодом, имеющим тяжелые врожденные дефекты, несовместимые с жизнью. Врожденный сифилис приводит к младенческой смерти более чем в 40 % случаев. В остальных случаях либо выявляются пороки развития, не угрожающие жизни, либо симптомы вначале вовсе отсутствуют. К ранним проявлениям врожденного сифилиса относят буллезную сыпь, лимфаденопатию, ринит, ларингит, увеличение печени и селезенки, хориоретинит, менингит, поражение опорно-двигательного аппарата по типу периоститов и остеохондритов. Поздний врожденный сифилис (у детей старше двух лет) сопровождается тяжелыми нарушениями слуха и зрения, поражением нервной системы, суставов, деформациями костей и зубов.

С целью профилактики врожденного сифилиса все женщины на этапе планирования беременности или сразу после ее наступления должны быть обследованы. Лечение сифилиса во время беременности снижает риск передачи инфекции от матери плоду на 98 %. Если по какой-то причине беременная не получала терапию, то в случае подтверждения врожденного сифилиса у родившегося ребенка антибактериальные препараты должны быть назначены незамедлительно.

Генитальный герпес

Генитальный герпес представляет особый интерес во время беременности, и я писала об этом подробно в своей первой книге «Я беременна, что делать?».

Поэтому здесь мы не будем касаться беременных, а просто поговорим о генитальном герпесе у небеременных женщин, обсудим диагностику и варианты лечения для острого и рецидивирующего генитального герпеса.

Итак, генитальный герпес, вопреки заблуждениям многих, может быть вызван как вирусом простого герпеса 1-го типа (также является причиной лабиального герпеса (ротовая полость и губы)), так и вирусом простого герпеса 2-го типа.

И, кстати говоря, были даже задокументированы случаи заражения сразу двумя типами вируса простого герпеса одной и той же анатомической области (гениталий).

Механизмы передачи

Вирус простого герпеса передается при различных видах половых контактов: оральный, анальный, вагинальный секс, а также при тесном телесном.

У некоторых людей активная стадия герпетической инфекции может протекать абсолютно бессимптомно. Вирус в этот период активно выделяется, и человек заразен для окружающих.

Заразиться генитальным герпесом можно даже в детском возрасте, если ребенок касается руками герпетических высыпаний, а затем гениталий.

Заражение генитальным герпесом не происходит через дверные ручки, сиденье унитаза, посуду или постельное белье.

Симптомы

Симптомы генитального герпеса широко варьируются, часто заболевание протекает бессимптомно.

К симптомам генитального герпеса относят множественные пузырьки в области половых органов: влагалища, вульвы, ягодиц, заднего прохода и бедер. Через некоторое время пузырьки вскрываются, на их месте образуются эрозии и язвочки, которые затем покрываются корочками и заживают.

Кроме того, могут наблюдаться увеличенные и болезненные паховые лимфоузлы, боль в суставах или головная боль, повышение температуры тела.

У небольшого процента людей может развиться сильная головная боль, тошнота, рвота или нарушение мочеиспускания. Эти симптомы возникают, когда герпетическая инфекция поражает нервную систему.

Наиболее тяжелым является первичный эпизод генитального герпеса.

После первичного эпизода/заражения инфекция переходит в стадию латенции, когда вирус простого герпеса перемещается в ближайший нервный ганглий (пучок нервов у основания позвоночника), где «поселяется» надолго, иногда на всю жизнь. В этот период отсутствуют какие-либо симптомы, а человек не заразен для половых партнеров.

Периодически могут возникать рецидивы генитального герпеса. Рецидив всегда протекает намного легче, чем первичный эпизод.

До 50 % людей перед возникновением герпетических высыпаний (а иногда вообще без них) испытывают легкие продромальные симптомы: зуд, покалывание или боль в промежности, ягодицах, ногах или бедрах.

Рецидивы генитального герпеса имеют тенденцию становиться менее частыми и менее тяжелыми спустя год после заражения.

Рецидивы могут протекать абсолютно бессимптомно (так называемое субклиническое течение). Однако независимо от наличия симптомов во время рецидива человек заразен. **!**

Можно ли спрогнозировать вероятность рецидивов и что этому способствует?

Спрогнозировать с большой точностью и уверенностью ничего нельзя, но генитальный герпес чаще рецидивирует при заражении вирусом простого герпеса 2-го типа и намного реже при вирусе простого герпеса 1-го типа.

Рецидив с активными герпетическими высыпаниями возможен даже через несколько лет после первоначальной *бессимптомной* инфекции вирусом простого герпеса.

Этот вариант особенно тревожит женщин, и они начинают сомневаться в верности полового партнера. Однако он совсем не обязательно является источником нынешней герпетической инфекции. Заражение могло произойти раньше, а симптомы появиться только при рецидиве.

Факторы, способствующие рецидивам герпетической инфекции:

- тяжелая болезнь (например, пневмония или ОРВИ с наличием высокой температуры и тяжелым течением);
- стресс;
- чрезмерное воздействие ультрафиолетового облучения;
- переутомление.

Лабораторная диагностика генитального герпеса

Здесь много путаницы и недопонимания. Давайте обо всем по порядку.

К прямым методам диагностики относятся культуральный метод и ПЦР. Они целесообразны только при наличии герпетических высыпаний, так как материалом для исследования служит содержимое пузырьков, эрозий и язвочек.

При бессимптомном течении результат анализов, скорее всего, будет отрицательным. К тому же в отсутствие высыпаний не требуется лечение, за исключением случаев, когда вы не хотите заразить партнера. В связи с этим при субклиническом течении инфекции прямые методы диагностики не рекомендованы.

Чувствительность культурального метода в среднем составляет 50 %. Однако в первые 48 часов после появления элементов сыпи, а также при первичном эпизоде генитального герпеса она выше. При многократных рецидивах чувствительность исследования намного ниже.

ПЦР — также очень чувствительный метод исследования. ПЦР полезна для оценки риска передачи инфекции в парах, где заражен только один половой партнер, и оценки эффективности подавления вируса с помощью противовирусной терапии.

Непрямая диагностика заключается в выявлении антител (IgG — специфические белки, которые вырабатываются организмом в ответ на вирус герпеса 1-го и 2-го типа) в крови. Это самый информативный и достоверный метод исследования, который позволяет точно установить факт инфицирования вирусом простого герпеса.

Однако на ранних стадиях анализ неинформативен, поскольку антитела вырабатываются через несколько недель после заражения.

Положительный результат говорит об инфицировании вирусом в прошлом, и обычно невозможно узнать, когда именно это произошло и от кого именно вы заразились.

Антитела к вирусу простого герпеса 1-го или 2-го типа сохраняются на всю жизнь.

Анализы крови не требуют лечения. Это не инфекция, а антитела, клетки иммунной системы, и их не нужно лечить. **!**

Лечение

Генитальный герпес нельзя вылечить радикально, нельзя «достать» вирус из нервного ганглия. Он может жить там вечно, «активироваться» при благоприятных условиях, «выходить» на периферию и вызывать рецидивы.

Все доступные противовирусные препараты (ацикловир, фамцикловир, валацикловир) используются для лечения острой стадии инфекции или для предотвращения рецидивов генитального герпеса.

Острая стадия герпетической инфекции проходит самостоятельно, без лечения через несколько дней. Противовирусная терапия направлена на уменьшение длительности и снижение тяжести симптомов инфекции.

Супрессивная противовирусная терапия — это ежедневный прием прямых противовирусных препаратов в низкой дозе и на постоянной основе (год, два, иногда больше/меньше). Она уменьшает частоту и продолжительность рецидивов и снижает риск передачи вируса простого герпеса неинфицированному сексуальному партнеру.

Супрессивная терапия может быть рекомендована при наличии шести и более рецидивов в год, ВИЧ-инфекции или при приеме иммуносупрессивных препаратов.

Определенных сроков терапии нет. Можно продолжать ее несколько месяцев или даже лет, пробовать отменять и оценивать, нужна ли она снова. При наличии менее шести рецидивов генитального герпеса в год можно применять противовирусные препараты только в момент обострения инфекции.

Что лучше — эпизодическое лечение или супрессивная терапия?

При частых рецидивах (более шести в год), тяжелом течении или нежелании заразить полового партнера предпочтительна супрессивная терапия. Она безопасна.

В остальных случаях рекомендуется эпизодическое лечение или полное его отсутствие.

Как еще можно облегчить симптомы?

В качестве симптоматической терапии можно использовать сидячие ванночки с прохладной водой, а также ацетаминофен или ибупрофен для облегчения боли.

Наличие генитального герпеса может вызвать чувство стыда, страха и стресса. Но это от недостатка информации или наличия ложных знаний по этой теме. Генитальный герпес — абсолютно управляемая и нестрашная болезнь. Он не может вызвать бесплодие, рак или дисплазию шейки матки. С ним можно жить, здравствовать и умереть в 150 лет просто от старости.

Во время беременности может быть опасен только первичный генитальный герпес, об этом подробнее в моей книге «Я беременна, что делать?». С рецидивирующим генитальным герпесом можно беременеть.

Обращаю ваше внимание на это, поскольку зачастую пациентки получают неверные рекомендации. В качестве примера расскажу историю одной моей пациентки.

В моей книге всего пара строк о трех противовирусных препаратах, все просто и понятно: есть вирус — вот вам лекарство. Есть частые рецидивы — все то же лекарство, только пить его нужно постоянно.

Но мы же живем в бывших странах СССР, и тут все сложнее. Иммунитет надо «поднять», лечение нужно расширить, добавить дюжину препаратов, которые страшным образом могут воздействовать на здоровье, но абсолютно никак не будут влиять на вирус.

И. обратилась ко мне по вопросу планирования беременности, она давно была готова к ребенку, но у нее была проблема — рецидивирующий генитальный герпес. В течение двух лет она обращалась к нескольким гинекологам и иммунологам, которые лечили ее самыми разными хитромудрыми схемами: антибиотики, противовирусные препараты, свечи, уколы, таблетки, делали прививку и даже внутривенное лазерное облучение крови — фантастика, правда?

За два года было принято огромное количество самых разных препаратов и все без эффекта.

Последнее время она отметила уменьшение количества рецидивов и их тяжести и продолжительности и связывала это с действием каких-то лекарств.

Однако я уже писала, что наиболее болезненно и тяжело протекает первый эпизод генитального герпеса, все последующие становятся короче и легче переносятся, со временем инфекция беспокоит все реже и реже, и в среднем через два года после заражения рецидивы сами по себе становятся редкими и очень короткими. Но моя пациентка об этом не знала и списывала облегчение на действие лекарств.

Кроме того, назначив лечение, врачи запрещали женщине беременеть, пока не будет стойкой ремиссии. Она потеряла два года своей жизни, выпила кучу неэффективных лекарств, сдала не один десяток анализов (иммунограммы, посевы, мазки и пр.) и отчаялась бороться со своей болезнью.

Почему же есть такая разница во врачебных подходах? Почему у нас лечат 5–10 препаратами, а за рубежом назначают всего один, неужели там о них не знают? Почему у нас придумывают какие-то ужасы, рассказывают о страшных последствиях? Ведь рецидивирующий генитальный герпес почти не опасен для беременных, и даже те минимальные риски, которые могут возникнуть, легко можно устранить во время беременности. Зачем два года не разрешать женщине беременеть?

Потому что с продажи лекарств можно хорошо заработать, а на заработанные деньги купить рекламу в телевизоре, купить профессоров, которые на отечественных конференциях будут рассказывать об эффективности этих лекарств и необходимости их приема, продать еще больше, заработать еще больше. Потому что система образования у нас сильно хромает и врачи часто просто не знают, где взять достоверную и актуальную информацию, делают как все, лечат так, как старшие коллеги научили, даже не задумываясь иногда о том, насколько это неправильно.

За рубежом знают об этих препаратах, но не используют их, потому что они неэффективны и ни одна страховая компания не покроет их назначение. Поэтому ни один врач не будет их назначать, дабы не портить свою репутацию, хотя исключения бывают везде и ничего идеального в этом мире не бывает.

Поэтому хорошо, когда все просто и понятно, и без ужастиков, а вот если сложно, если все так, как было у моей пациентки, — это повод задуматься и обратиться за мнением к другому врачу.

Про иммуностимуляторы читайте в отдельной главе «Об иммунитете, иммунных препаратах и лечении у иммунологов».

Профилактика

Основной метод профилактики — использование латексного презерватива при каждом сексуальном контакте, даже при отсутствии симптомов. При наличии герпетических высыпаний следует избегать секса, а при герпетических высыпаниях в области рта — и орального секса.

Сейчас идет активная работа над созданием вакцин, которые, возможно, решат вопрос радикально.

И еще раз повторю: даже после постановки диагноза «генитальный герпес» можно жить здоровой и полноценной сексуальной жизнью и рожать здоровых детей. Это главное, что нужно запомнить.

Не читайте Рунет и форумы, где написаны абсолютно неадекватные вещи другими женщинами, которые также в большинстве своем ложно информированы. Доверяйте официальным сайтам медицинских сообществ (например, ВОЗ) и вводите свои запросы на английском языке.

В странах СНГ определенные проблемы с медицинским образованием и много устаревшей, иногда спекулятивной, откровенно коммерческой и недостоверной информации, которая и рождает все эти мифы.

Так что будьте благоразумны, здоровья вам и спокойствия.

Кандидоз[5]

Практически нет в мире женщины, которая хотя бы раз за свою жизнь не перенесла бы локальную кандидозную инфекцию слизистых в наиболее частом ее проявлении — вульвовагинальный кандидоз.

Кандидозная инфекция может быть острой или хронической (рецидивирующей), локализованной или системной.

Распространенный (системный) кандидоз (заражение крови, поражение кандидозом многих внутренних органов и систем) опасен для жизни, однако встречается крайне редко (обычно у людей с тяжелым иммунодефицитом, онкобольных, например, после перенесенной химио- или лучевой терапии, у людей с ВИЧ-инфекцией). В таких ситуациях человек находится в реанимации и вероятность неблагоприятного исхода высока.

Поэтому не верьте околонаучным статьям, в которых к симптомам системного кандидоза относят рецидивирующий кандидоз во влагалище, слабость, железодефицитную анемию, выпадение волос и описывают длинные схемы лечения этого недуга (БАДы, клизмы, витамины, «натуральные» гормоны и др.).

Вышеперечисленные симптомы скорее свидетельствуют об остром или рецидивирующем вульвовагинальном кандидозе, но не о системной его форме.

Мифы о кандиде были рождены задолго до сегодняшних натуропатов — еще в 1986 году, когда доктор Вильям Крук выпустил книгу о системном кандидозе — «Гиперчувствительность к кандиде». По его словам, данное состояние было ответственно за такие симптомы, как усталость, астма, пониженное либидо, псориаз.

К книге прилагался специальный тест, пройдя который можно было выявить проблемы, связанные с кандидой.

Естественно, у Крука была помощь. Был создан растительный препарат «Кантрол» для лечения гиперчувствительности к кандиде. Это был очень хороший, легкий и прибыльный бизнес.

---

[5] В написании этого раздела принимала участие Карташева Дарья — ученый-иммунолог, госпитальный инженер больницы Кошан, PhD аспирант департамента иммунологии Института Пастера, Париж, Франция.

Но, увы, FDA быстро пресекло этот бизнес, ибо любой препарат, позиционирующий себя как «лечащий болезнь», — это лекарство. Поэтому нужны тесты, клинические исследования, доказательства его эффективности и т. д.

Кантрол запретили продавать как лекарство от кандидоза, но продолжили продавать вместе с опросником на наличие кандиды.

Американская ассоциация аллергии, астмы и иммунологии пересмотрела все имеющиеся научные публикации и постановила:

- концепт спекулятивен и не доказан;
- некоторые элементы лечения из предложенных натуропатами схем потенциально опасны.

Системный кандидоз бывает только у иммунодефицитных пациентов. У обычных людей, кто не страдает этим состоянием, системный кандидоз — это казуистика, и никакой гиперчувствительности к кандиде не существует.

Кандида, как я уже сказала, иногда провоцирует местные реакции в виде вагинального кандидоза или кандидоза полости рта, пищевода. Но это локальные реакции, они не имеют отношения к системному кандидозу. **!**

Сегодня кандида получила второе дыхание. Громогласные безосновательные заявления об избыточном росте кандиды у 90 % населения и необходимости лечения возымели эффект.

Фейковая болезнь — фейковое лечение, зато натуральное, для вашего удобства.

Интегративная медицина продолжает приводить различные «факты» о системном кандидозе. Давайте разберемся в них.

- Грибок ногтей — один из симптомов системного кандидоза.

На самом деле, грибок ногтей — это совершенно другой вид грибков — дерматофиты, и с кандидой он не имеет ничего общего.

Использование противогрибковых средств без реального повода вредно для здоровья.

- Хашимото, волчанка, ревматоидный артрит — это все свидетельство кандиды.

Ни одно исследование не показало даже отдаленной связи, это все спекуляция для продажи своих схем.

- Урчание в животе и вздутие — явные признаки кандидоза.

На самом деле кандида не производит газы типа водорода или метана, как другие бактерии. Она производит CO_2, который тут же идет в кровь. Поэтому эти симптомы не имеют отношения к кандидозу.

- Минздравы стран не способствуют исследованию кандиды, так как это невыгодно фарме, теория всемирного заговора.

Опять спекулятивная ложь, потому что в 2006–2017 годах только в США было спонсировано более 200 научных лабораторий, занимающихся исследованием кандиды.

- Употребление продуктов, содержащих дрожжи, стимулирует рост кандиды.

В еде содержатся другие грибы/дрожжи, не кандида. Как и в случае с грибком ногтей, это абсолютно разные вещи.

Кандида встречается в нормальной микрофлоре каждого человека, и медицинской наукой не установлено нормальных значений этого микроорганизма, то есть у кого-то показатель может быть равен 10^5 КОЕ/мл, а у кого-то 10^{10} КОЕ/мл.

Нормы, установленные какой-либо лабораторией, — это всего лишь частное мнение, не имеющее под собой никакого научного обоснования, это ложь и развод, по-другому не скажешь.

Наличие в крови антител к кандиде не означает системного кандидоза. Это свидетельствует лишь о том, что иммунная система знакома с ней, отреагировала, держит в памяти. ВСЕ.

Действительно, при благоприятных условиях кандида может размножиться в избыточном количестве и вызвать местные реакции: вагинит, эзофагит, стоматит, но это локальные реакции, не имеющие никакого отношения к системному кандидозу.

Эпителий кишечника не способствует инвазии кандиды, потому что именно в эпителии кишки кандиде сложнее всего прикрепиться, она использует отличный от слизистой рта/влагалища механизм. Для эффективной инвазии желательно, чтобы эпителий кишки был уже поврежден, но это все научные частности, которые для обывателя имеют мало ценности.

В половине случаев кандида служит причиной сепсиса, вызванного внутрибольничными инфекциями. Однако возникает он у людей с крайне ослабленным иммунитетом, после больших и серьезных оперативных вмешательств, химио- или лучевой терапии и при ВИЧ-инфекции и пр. Но это не имеет никакого отношения к здоровым людям и антикандидным протоколам. При такой ситуации человек находится в палате интенсивной терапии.

В 1999 году группа немецких ученых провела исследование: они пометили атом углерода в сахарах и проследили его путь в организме. Выводы ученых были таковы: увеличение потребления сахаров никак не провоцирует рост кандиды в организме.

С тех пор прошло много лет, и мнения в отношении сахара и кандиды колеблются, но достоверно известно, что злоупотреблять рафинированными сахарами все же не стоит, а полное исключение сахара из рациона не поможет избавиться от кандидоза. Если кандиде нужно будет, она найдет сахар, независимо от того, едите вы его или нет. Поэтому тотальный отказ от сахара — это не панацея в лечении кандидоза.

А теперь давайте поговорим о реальных фактах.

Вульвовагинальный кандидоз — воспалительный процесс в области вульвы и влагалища, сопровождающийся зудом, жжением, обильными выделениями, вызванный избыточным размножением грибов рода *Candida*.

Важный момент!

Наличие кандиды во влагалище при отсутствии жалоб — это не кандидоз и не болезнь. Candida — компонент нормальной влагалищной флоры. Вульвовагинальный кандидоз не является венерическим заболеванием, им могут болеть даже те женщины, которые никогда не жили половой жизнью.

!

Вульвовагинальный кандидоз чаще всего встречается у женщин репродуктивного возраста, редко у женщин в постменопаузе, не принимающих МГТ эстрогенами, и девочек препубертатного возраста, то есть у девочек, которые еще не менструируют.

Микробиология и факторы риска

Candida albicans служит причиной 80–92% случаев вульвовагинального кандидоза, а *Candida glabrata* — почти все оставшиеся 20–12 %.

Когда во влагалище или желудочно-кишечном тракте изменяется баланс (меняется соотношение «плохой» и «хорошей» флоры), грибы размножаются в большом количестве, возникает вагинит.

Факторы риска

- Антибиотики (уменьшают количество лактобацилл — «хороших бактерий» во влагалище).
- Состояния, связанные с избытком эстрогенов: беременность, использование комбинированных контрацептивов (КОК, вагинальное кольцо, гормональный пластырь), заместительная терапия эстрогенами.
- Влагалищные губки, диафрагмы и ВМС.

Некоторые исследования показали, что кандида может прикрепляться к ВМС и формировать биопленку, создавая таким образом себе условия для избыточного размножения.

Спермициды, кстати говоря, не связаны с вагинальной кандидозной инфекцией.

- Сахарный диабет первого или второго типа, особенно плохо контролируемый.

- Злоупотребление сахаром, рацион с преобладанием быстрых углеводов.

Попробуйте минимизировать сладости до 5 % от суточного рациона, это в целом полезно для здоровья и может помочь снизить частоту рецидивов инфекции.

- Иммуносупрессия.

Кандидозные инфекции чаще встречаются у женщин, принимающих глюкокортикоиды или другие иммунодепрессанты, имеющих ВИЧ или тяжелые онкологические заболевания.

- Ношение обтягивающих брюк, колготок, джинс, леггинсов, длительное пребывание в мокром купальнике или мокрой после интенсивных занятий спортом одежде.
- Влагалищное спринцевание.
- Джакузи или частые горячие ванны (это если подолгу и очень часто).
- Гормональный «дисбаланс» накануне менструации, тут особо ничего не поделаешь, только могу посоветовать избегать стрессов.
- Перманентный стресс, который изменяет многие процессы в организме, в том числе иммунные.
- Переутомление, дефицит сна.
- Ароматизированные прокладки (особенно ежедневные) и тампоны.

Как видите, список не маленький, если вы мучаетесь от рецидивирующего вульвовагинального кандидоза, попробуйте устранить свои факторы риска, это может помочь избежать повторения инфекции.

Симптомы

Наиболее характерный и распространенный симптом — вульвовагинальный зуд. Он может быть единственным и самым назойливым симптомом кандидоза, иногда таким выраженным, что вы не можете спать ночью.

Другие симптомы:

- отек и покраснение вульвы/влагалища;
- жжение и боль во время мочеиспускания или полового контакта, красноватая сыпь;
- беловато-серые и «комковатые» выделения из влагалища (творожистые или водянистые).

Диагностика

Диагностика проводится на основании беседы с пациенткой, осмотра на гинекологическом кресле, измерения pH влагалища, исследования влагалищных выделений (микроскопия или флороценоз).

При осмотре обычно видны характерные выделения, отек и покраснение слизистых; pH при кандидозе — в диапазоне 3,8–4,5; микроскопия или флороценоз (фемофлор) выявляет избыточное содержание грибов во влагалищных выделениях.

При наличии четырех и более эпизодов вульвовагинального кандидоза в год он считается рецидивирующим. В этом случае необходимо выяснить истинную причину симптомов, поскольку они могут быть вызваны не только *Candida albicans*, но и другими видами *Candida*, такими как *Candida glabrata* или *Candida krusei*, а также аллергической реакцией или экземой. Поэтому необходимо всегда делать посев влагалищных выделений для подтверждения диагноза и выявления этих менее распространенных видов кандиды, если таковые имеются, поскольку для лечения этих инфекций используются другие лекарства.

Лечение

Основу лечения кандидоза составляют противогрибковые препараты в виде крема, мази, таблеток или вагинальных суппозиториев, которые назначает врач. Длительность лечения — один-три дня.

Используемые препараты: бутоконазол, клотримазол, миконазол, терконазол, флуконазол и некоторые другие.

Обычно все симптомы кандидоза проходят в течение нескольких дней после старта лечения. Тем не менее зуд и раздражение могут присутствовать еще некоторое время после окончания курса.

Если лечение неэффективно, возможно, нужна более длительная терапия или причина симптомов кроется не в кандидозе.

При рецидивирующем вульвовагинальном кандидозе назначают более длительный курс терапии, который включает в себя несколько доз флуконазола, принимаемых с интервалом в несколько дней, с последующими еженедельными дозами в течение следующих шести месяцев. Возможно также периодическое применение местных противогрибковых препаратов.

Лечение полового партнера

Дрожжевая вагинальная инфекция не передается половым путем, поэтому лечение полового партнера в отсутствие у него жалоб не проводится. Для снижения дискомфорта при половом акте можно использовать презерватив.

Неэффективные методы лечения

Нет никаких доказательств того, что употребление йогурта или других «пробиотических» продуктов, содержащих живые *Lactobacillus acidophilus*, или применение этих продуктов во влагалище приносит какую-либо пользу женщинам с рецидивирующими грибковыми инфекциями влагалища.

Но можете пробовать, если вы начнете в большем количестве употреблять кисломолочные продукты, ничего плохого в этом не будет.

Альтернативные методы лечения

Они не так эффективны и надежны, как традиционная терапия. К ним относится:

- кокосовое масло;
- крем с маслом чайного дерева;
- вагинальные суппозитории с борной кислотой.

Последние могут иметь серьезные побочные эффекты, а данные о безопасности при длительном использовании очень ограничены. Борная кислота может вызывать значительное местное раздражение и потенциально токсична (включая смерть) при случайном попадании в организм. Вагинальные свечи с борной кислотой обычно применяются только в случаях доказанной устойчивости кандиды к противогрибковым препаратам, но эти случаи достаточно редки.

Вульвовагинальный кандидоз иногда может проходить самостоятельно без всякого лечения через несколько дней.

На сегодняшний день существуют данные, что местная гиперчувствительность (особенность реакции иммунной системы) во влагалище к *C. albicans* служит причиной рецидивирующей инфекции у некоторых женщин, и исследование иммунного ответа поможет нам в скором будущем создать вакцину для профилактики вульвовагинального кандидоза и успешного лечения его рецидивирующей формы. Две вакцины находятся в разработке.

Профилактика

- Сбалансированное и здоровое питание, отказ от злоупотребления сахаром.
- Ношение натурального свободного хлопкового белья (шелк, лен).
- Своевременная смена тампонов, прокладок во время менструации, от ежедневных прокладок можно отказаться.
- Избавляемся от стрессов, высыпаемся.
- Избегаем ношения обтягивающих брюк, колготок, джинс или леггинсов.
- Не спринцуемся, в горячей ванной не сидим каждый день по три часа.
- Не используем антибиотики без надобности (при ОРВИ, например, или других вирусных инфекциях).

Посмотрите еще раз факторы риска и, если что-то у себя найдете, попробуйте это исключить.

Вульвовагинальный кандидоз и беременность

Вульвовагинальный кандидоз не осложняет течение беременности.

Для лечения могут использоваться местные противогрибковые препараты, таблетки не применяются.

Подробнее о вульвовагинальном кандидозе на фоне беременности есть в моей книге «Я беременна, что делать?», поэтому здесь детально останавливаться на этом вопросе не буду.

Выводы

Вульвовагинальный кандидоз — безопасное заболевание, но может доставлять сильный дискомфорт, особенно если он часто рецидивирует.

Он не может быть причиной бесплодия или невынашивания беременности, не является симптомом системного кандидоза или гиперчувствительности к кандиде, это мифы.

Достаточно хорошо с рецидивирующим кандидозом справляется противорецидивная терапия противогрибковыми препаратами и устранение факторов риска.

В этом разделе был использован обзор литературы Петит бебе, иммунолога, ученого, работающего во Франции.

Бактериальный вагиноз, или этот неприятный рыбный запах из влагалища

Во влагалище у каждой женщины находятся «хорошие» и «плохие» бактерии. «Полезных» бактерий больше, чем условно-патогенных, и, если это соотношение нарушается, «плохие» бактерии получают шанс завоевать территорию и размножиться в большем, чем им положено, количестве.

Бактериальный вагиноз (БВ) — это не что иное, как «смещение» вагинальной флоры в сторону уменьшения *Lactobacillus* (молочнокислых бактерий) и увеличения содержания факультативных анаэробов (гарднереллы, уреаплазмы и других микроорганизмов). Измененный микробиом вызывает увеличение pH влагалища и симптомы, которые варьируются от полного их отсутствия до очень назойливых и неприятных проявлений.

Таким образом, БВ — это всегда:

- малое содержание *Lactobacillus* по сравнению с более высоким содержанием условных патогенов;
- производство аминов новой бактериальной флорой (в связи с этим практически всегда присутствует неприятный рыбный запах из влагалища);
- повышение pH влагалища до > 4,5 (в норме pH находится в диапазоне 3,7–4,5).

Патогенез и микробиология

Измененная вагинальная флора (можно было бы сказать «дисбактериоз», хотя это не совсем корректно) не сопровождается воспалением, поэтому название этого состояния звучит именно вагино*з*, а не вагин*ит* (суффикс «-ит» в медицине всегда означает воспаление).

Этот микробный «дисбаланс» может в конечном итоге повлиять на функцию влагалища и привести к неблагоприятным последствиям (восходящей инфекции, воспалению эндометрия, осложнениям беременности и пр.), о них ниже.

Основные бактерии, обнаруживаемые у женщин с БВ: *Gardnerella vaginalis*, некоторые виды *Prevotella*, *Porphyromonas*, *Bacteroides*, *Peptostreptococcus*, *Mycoplasma hominis* и *Ureaplasma urealyticum*, а также *Mobiluncus*, *Megasphaera*, *Sneathia*, *Clostridia* и некоторые другие.

Лактобактерии — «хорошие» бактерии, продуцирующие перекись водорода, очень важны для предотвращения чрезмерного роста анаэробов, которые есть у всех женщин во влагалище, просто в небольшом количестве.

Уменьшение количества лактобацилл повышает pH, при этом происходит массивное разрастание анаэробов (условных патогенов), о которых я написала выше. Эти анаэробы продуцируют большое количество протеолитических ферментов карбоксилазы, которые расщепляют влагалищные пептиды на различные амины — это летучие и неприятно пахнущие соединения, которые и придают БВ специфический рыбный запах из влагалища.

При БВ часто возникают так называемые биопленки, которые способствуют сохранению размножившихся «плохих» бактерий, уменьшают успех лечения и увеличивают частоту рецидивов БВ.

Ученые сейчас активно работают над методами уничтожения биопленок, что позволит уменьшить частоту рецидивов и увеличить вероятность успешного лечения БВ, «сдерживать» его рецидивы.

Факторы риска

- Сексуальная активность.

Все больше данных подтверждают гипотезу о том, что БВ — это инфекция, передаваемая половым путем, но она еще не классифицирована как таковая из-за отсутствия единственного возбудителя и точного аналогичного заболевания у мужчин.

Сексуальная активность является фактором риска для БВ, и сегодня достоверно известно, что БВ не возникает у женщин, никогда не имевших сексуальных контактов любого типа, включая оральный/анальный секс, даже в однополых сексуальных контактах (то есть женщина с женщиной).

Сексуальные контакты с новыми партнерами мужского или женского пола увеличивают риск БВ, в то время как использование презервативов снижает эти риски.

Многие связанные с БВ микроорганизмы были выявлены на коже полового члена у мужчин, в их сперме, в мочеиспускательном канале и даже моче.

И интересный момент: моногамные отношения в течение шести месяцев и более имеют тенденцию к «выравниванию» и поддержанию стабильной благоприятной вагинальной микрофлоры у женщины. То есть если у женщины появился постоянный половой партнер, с большой вероятностью спустя шесть месяцев флора адаптируется, поменяется и проблема исчезнет.

Необходимо правильно понять вышеизложенный материал. БВ относится к заболеваниям, передающимся половым путем, но это не значит, что вы приобретаете каких-то вредоносных патогенных микроорганизмов от своих половых партнеров. Это скорее «обмен флорой», в результате чего во влагалище меняется соотношение флоры в сторону «плохих» бактерий.

- ИППП.

Женщины, инфицированные вирусом простого герпеса 2-го типа, ВИЧ или трихомонадной инфекцией, имеют более высокую вероятность возникновения БВ.

- Курение сигарет и спринцевание.

Некоторые женщины ошибочно полагают, что поддержание «чистоты» во влагалище («вымывание» душем или спринцовкой из него «всех и вся») остановит БВ, но все с точностью да наоборот. При спринцевании нарушается естественный нормальный здоровый баланс бактерий. Ароматические мыла, пенные ванны и вагинальные дезодоранты оказывают аналогичное действие. Нельзя «лазить» во влагалище, читайте главу об интимной гигиене и вреде спринцеваний.

- Возможно, ВМС, но нужно больше исследований, пока это не доказано основательно.

Бактериальным вагинозом нельзя заразиться в бассейне или общественном туалете, это МИФЫ.

Симптомы

В 50–75 % случаев БВ протекает бессимптомно. В случае клинических проявлений наблюдаются серые, белые, зеленоватые выделения из влагалища и/или неприятный рыбный запах из влагалища, который может усиливаться после полового акта и во время менструации.

БВ обычно не вызывает болей во время мочеиспускания и/или полового акта, зуда, жжения или воспаления влагалища (покраснения, отека). Наличие этих симптомов свидетельствует о смешанном вагините.

Хотя БВ не затрагивает шейку матки, но он может быть связан с острым цервицитом (характерны слизисто-гнойные выделения из шейки матки, она легко кровоточит при половом акте или касании каким-либо предметом).

Последствия БВ

Сам по себе БВ безопасен, а вот его последствия могут быть весьма неблагоприятными.

Беременные женщины с БВ имеют более высокий риск выкидышей, преждевременных родов и послеродовых осложнений (в том числе эндометрита).

БВ может увеличивать вероятность заражения ВИЧ, вирусом простого герпеса 2-го типа, гонореей, хламидиозом и трихомонадной инфекцией.

Повышенный риск заражения венерическими инфекциями возникает из-за отсутствия должного количества лактобацилл, продуцирующих перекись водорода, за счет чего во влагалище снижаются защитные барьеры.

Нелеченый БВ у женщин, перенесших операции (например, удаление матки) или аборт, может привести к послеоперационным инфекционным осложнениям.

БВ может быть фактором риска дисплазии шейки матки. Он способствует персистенции папилломавирусной инфекции человека.

Диагностика

Для постановки диагноза БВ должно присутствовать хотя бы три критерия из следующих пяти:

- уменьшенное содержание лактобактерий во влагалищной флоре (подтверждается с помощью микроскопии или флороценоза/фемофлора, преимущество отдается последним двум анализам);
- pH влагалища 6,5–7,5;
- наличие серовато-белых выделений на стенках влагалища;
- положительный аминный тест (появление специфического рыбного запаха при добавлении капли 10%-го гидроксида калия (KOH) к образцу влагалищных выделений);
- наличие «ключевых» клеток, выявляемых при микроскопии.

Неправильно говорить о наличии БВ только из-за высокого pH влагалища (> 4,5), так как pH может быть повышен при трихомониазе, атрофическом вагините и десквамативном воспалительном вагините.

Лечение

Главный вопрос: лечить или не лечить бессимптомных женщин? Есть дилеммы и есть однозначные мнения без «или».

Лечение абсолютно показано при наличии неприятных симптомов заболевания, а также при их отсутствии перед операцией (аборт, выскабливание, удаление матки и пр.), это необходимо для предотвращения послеоперационных инфекционных осложнений.

Если не планируются никакие диагностические процедуры и операции, лечение бессимптомного БВ может не проводиться, так как БВ может спонтанно проходить без всякого лечения у одной трети небеременных и у половины беременных женщин.

Однако я выступаю за лечение БВ в следующих случаях:

- во время беременности, так как даже бессимптомный БВ может привести к преждевременным родам или выкидышу, хотя лечение, к сожалению, не сильно нивелирует эти риски;
- у бессимптомных небеременных женщин, не имеющих постоянного полового партнера, так как это будет снижать риск заражения ИППП (гонорея, хламидиоз, ВИЧ и пр.).

То есть если вы попадете ко мне на прием, то, скорее всего, мы будем лечить БВ, даже если вас ничего не беспокоит. Но некоторые врачи могут это оспорить.

Для лечения используются местные (вагинальные кремы, гели, свечи) или системные (в виде таблеток) противомикробные (антибактериальные) препараты группы нитроимидазолов (метронидазол и аналоги). Срок терапии — 7–14 дней. Это один, максимум два препарата, не 10.

Лечение полового партнера

Здесь все очень интересно и неоднозначно.

Как я уже говорила, БВ относится к заболеванию, передающемуся половым путем, и наличие сексуальной активности, особенно с разными половыми партнерами, служит фактором риска возникновения заболевания.

Но, несмотря на все эти данные, как показывают исследования, лечение полового партнера не улучшает симптомы заболевания, не снижает риск возникновения БВ, не снижает частоту рецидивов, поэтому в отсутствие у партнера жалоб никакое лечение ему не показано.

Эти исследования имеют множество ограничений, и не исключено, что уже через год-два-три появится совершенно новая информация, согласно которой полового партнера нужно будет лечить, но пока таких данных нет и не известно, чем лечить, как долго, может ли это действительно помочь избавиться от рецидивов БВ. Рекомендации остаются прежними — полового партнера не лечим.

По моим личным наблюдениям, лечение полового партнера действительно еще никому не помогало, а вот при регулярном использовании презерватива, постоянном половом партнере или вообще при отсутствии секса БВ проходит быстрее, выше эффективность лечения и реже частота рецидивов. Так что испробовать эти мероприятия можно.

Лечение рецидивирующего БВ

К сожалению, около 30–50 % женщин имеют рецидив БВ в течение 3–12 месяцев.

Если за последние 12 месяцев было более трех эпизодов БВ, может помочь более длительное лечение, так называемая супрессивная терапия — использование все тех же противомикробных препаратов (нитроимидазолов) интравагинально два раза в неделю в течение 3–6 месяцев. Схем не пишу во избежание самолечения.

Кроме того, сейчас в качестве лечения изучается использование лактобацилл, введенных извне во влагалище. Возможно, будет перспективно. Пробуйте, это, во всяком случае, безвредно.

Неэффективные методы лечения

- «Подкисляющие» средства — никакой лимон, никакие вещества, «выравнивающие» pH влагалища, не помогут.
- Спринцевание — это может быть очень опасно.
- Пробиотики — они не более эффективны, чем плацебо, во всяком случае пока. Возможно, в скором будущем все изменится и появятся новые эффективные препараты.

Профилактика

1. Поскольку БВ связан с сексуальной активностью, ограничение половых контактов, по крайней мере с новыми половыми партнерами, — пункт номер один.

2. Использование презерватива при каждом половом акте. Если вы практикуете разные виды секса (анальный, вагинальный, оральный), нужно обязательно менять презерватив или мыть половой член половому партнеру перед сменой вида секса. Это не совсем удобно в разгар страстей, но важно для здоровья, будьте благоразумны. Секс-игрушки также нужно мыть и соблюдать такие же правила.

Кстати говоря, женщины, принимающие КОК, имеют на 70 % меньшую вероятность БВ по сравнению с женщинами, не принимающими их, из-за содержания в КОК эстрогенов.

3. Не спринцеваться, не «лазить» во влагалище!

4. Не использовать антибиотики без надобности.

5. Правильно подмываться по направлению от влагалища к анальному отверстию, подмываться обычной теплой водой без мыла (с моющим средством не более одного раза в день) и мыть только наружные половые органы.

Аэробный вагинит

Во влагалище по разным причинам иногда начинают преобладать те условные патогены, которых в норме должно быть меньше. Чаще всего это стафилококки, стрептококки и энтеробактерии (всеми любимая кишечная палочка и другие микроорганизмы).

При аэробном вагините также должны присутствовать жалобы.

Не нужно лечить кишечную палочку и другие условные патогены во влагалище в отсутствие жалоб, они есть у всех.

Неправильно делать посевы на флору, прочтите об этом подробно ниже.

!

Симптомы

- Выделения (их стало больше, они изменили свой цвет и консистенцию).
- Зуд и жжение во влагалище, покраснение и отек слизистой оболочки.

Диагностика

Диагноз подтверждается с помощью флороценоза/фемофлора или микроскопии влагалищных выделений. Посевы неинформативны.

Лечение

Лечение проводится антибактериальным препаратом в виде свечей или таблеток. Одно лекарство курсом до семи дней.

Аэробный вагинит чаще всего безобиден и достаточно хорошо излечивается.

Про посевы из влагалища

У меня в посеве 10^4 КОЕ/мл (10^8 и т. п.) обнаружили кишечную палочку/стафилококк/стрептококк/энтерококк или каких-либо других возбудителей? Что с этим делать?

В 99 % случаев ничего.

В отсутствие жалоб такой посев не требует лечения, и вообще это исследование — одно из самых бесполезных в гинекологии и крайне малоинформативное.

Стафилококки, стрептококки, кишечная палочка, энтерококк, уреаплазма уреалитикум и парвум, микоплазма гоминис, гарднерелла и прочие условные патогены мирно живут во влагалище у большинства женщин. Не важно, что их больше чем 10^4. Кто сказал, что их не может быть больше? Таких установленных норм нет, а те, которые вроде бы как являются таковыми, не имеют под собой никакого обоснования.

Посевы оправданы для поиска конкретных возбудителей, а именно в двух случаях:

1. Для выявления стрептококка группы В у беременной женщины. В случае его обнаружения, независимо от степени, лечение необходимо во время родов, но не во время беременности (есть в моей книге «Я беременна, что делать?»).

2. Как вариант диагностики трихомониаза, гонореи или туберкулеза, хотя в большинстве случаев более информативны ПЦР или NASBA.

Посевы на флору не дают информации о соотношении микроорганизмов, а установленные нормы до 10^4 на самом деле не являются таковыми, поэтому делать их не рекомендуется. Это же относится и к уреаплазме. Для постановки диагноза важно оценивать соотношение флоры.

! ***В отсутствие жалоб и даже при их наличии посевы делать не нужно, они абсолютно неинформативны. Посевы никак не отображают ситуацию во влагалище, не дают никакого представления о проблеме и не позволяют выставить правильный диагноз.***

При наличии жалоб измеряется pH влагалища, проводится флороценоз или фемофлор, на худой конец микроскопия и только на основании этих результатов назначается лечение.

! ***Отдельные возбудители не лечатся, таких диагнозов не существует.***

Уреаплазма уреалитикум, уреаплазма парвум, микоплазма гоминис требуют лечения? А они могут быть причиной выкидышей, замершей беременности, бесплодия?

Микоплазмы и уреаплазмы — это самые маленькие свободно живущие организмы без клеточной стенки. Они являются условными патогенами.

Эти микроорганизмы составляют часть нормальной микрофлоры влагалища и не могут быть причиной бесплодия или неудачных беременностей, пороков развития плода и пр.

Однако в странах СНГ принято лечить женщин от страшных уреаплазм бесконечными курсами антибактериальных препаратов, а еще списывать на уреаплазму все беды: и бесплодие, и выкидыши, и рецидивирующие кольпиты и многое другое.

Уреаплазмы действительно могут участвовать в развитии ассоциированных неспецифических ВЗОМТ, например БВ, но при этом они выступают такими же условными патогенами, как и стафилококк, стрептококк или гарднерелла. Можно составить целый список таких микроорганизмов и лечить их, но это абсолютно неверная тактика.

Условные патогены лечатся только в контексте ассоциированных заболеваний, а не просто при их выявлении в организме.

Например, стафилококк может быть выделен в крови при сепсисе, то есть он может вызвать сепсис. Кроме того, стафилококк может быть причиной пневмонии, но лечат все равно только болезнь, поскольку чаще всего неизвестно, какой именно условный патоген ее вызвал. На них на всех действует стандартная антибактериальная терапия, идентификация конкретного возбудителя нужна далеко не всегда (когда не работают антибиотики, есть подозрение на вирусную этиологию и пр.).

Поэтому наличие стафилококка не равно сепсису или пневмонии, и лечить его антибиотиками абсолютно всем не нужно.

То же касается и уреаплазмы. Она, в ряду других условных патогенов (их более 15), является одним из возбудителей БВ. И лечить нужно не уреаплазму, гарднереллу или что-то еще, а БВ или ВЗОМТ!

Этот возбудитель не требует отдельной идентификации и лечения.

Только согласно российским протоколам уреаплазма требует лечения при значениях анализа 10^4, но это не доказательная медицина.

Исключение составляет только микоплазма гениталиум. Она сегодня относится к ИППП (наряду с хламидиозом, гонореей и трихомониазом), требует обследования и лечения обоих половых партнеров. Может осложнять течение беременности.

О диагностике и лечении микоплазмы гениталиум см. в одноименном разделе.

У беременных женщин в 70–90 % случаев в посевах обнаруживают уреаплазму уреалитикум и парвум, микоплазму гоминис. Однако в случае рождения недоношенного ребенка эти условные патогены могут воздействовать на него неблагоприятным образом, но равно как и многие другие. Кроме того, антибактериальная терапия не снижает вероятности осложнений у ребенка. Поэтому обследовать беременных на наличие уреаплазмы уреалитикум и парвум и микоплазмы гоминис и лечить бессмысленно. Это ни на что не повлияет.

К условным патогенам относятся:

- микоплазма хоминис;
- уреаплазма уреалитикум;
- уреаплазма парвум;
- гарднерелла вагиналис;
- кишечная палочка;
- лептотрикс;
- стафилококки;
- стрептококки;
- энтерококк, клебсиелла.

Они требуют лечения только в контексте ассоциированных заболеваний. Их не нужно выявлять и лечить отдельно, тем более у бессимптомных женщин.

! ***Уреаплазмы не лечат и не выявляют. Это условные патогены, которые есть у большинства женщин во влагалище.***

На беременность они не влияют, к выкидышам не приводят, бесплодие не вызывают.

Лечить нужно болезни, например бактериальный вагиноз, а также микоплазму гениталиум.

А гарднерелла требует лечения?

Нет, не требует. Она также является условным патогеном и требует лечения только в контексте ассоциированных заболеваний (например, БВ), а не как отдельный патоген.

У меня все время повышены лейкоциты в мазке, как от этого избавиться?

А кто сказал, что от них нужно избавляться? Кто сказал, что повышенные лейкоциты в цервикальном канале или во влагалище — это воспаление?

Все нормы для количества лейкоцитов очень условны, и они сильно колеблются в зависимости от дня менструального цикла, особых состояний (беременность, менопауза), фоновых заболеваний и многих других факторов. Присутствие лейкоцитов в цитологических мазках или по результатам микроскопии — нормальное явление и не должно трактоваться как воспаление, сколько бы их там не было.

По современным взглядам, лечение только лишь лейкоцитов в мазке не может быть оправдано, такие анализы лечить не нужно.

В главе про иммунитет также упомянуто, как сильно может меняться количество лейкоцитов в зависимости от дня менструального цикла и вообще в целом.

Мне, правда, немного обидно за тех женщин, которые бесконечно лечат «высокие» лейкоциты и никак не могут вылечиться. Это лечение нормы, лечение здоровых женщин, из которых делают зачем-то больных, кроме того, такое лечение может иметь последствия, ведь оно нарушает нормальный состав флоры и действительно приводит к различным проблемам.

У меня без конца обнаруживают «воспалительный тип мазка», как вылечиться от воспаления?

«Воспалительный тип мазка» — это заключение, которое чаще всего звучит по результатам цитологического исследования и в 99 % случаев выставляется на основании содержания лейкоцитов. А как вы уже знаете, только лишь лейкоциты не требуют лечения. Воспалительный тип мазка — это не воспаление во влагалище. Вернитесь к предыдущему абзацу, перечитайте его внимательно и поймите, что в отсутствие жалоб подобное заключение не должно беспокоить, оно не требует лечения.

Гинекологу все время не нравятся мои выделения, я все время лечусь, как быть?

Меняйте гинеколога. Выделения должны не нравиться вам, а не вашему врачу.

У постсоветских гинекологов мода ставить диагнозы на глаз и во время осмотра на кресле кричать: «Мама дорогая, какие ужасные выделения, как вы с ними ходите».

Выделения действительно могут настораживать и иметь характерный вид при различных патологиях (творожистые или водянистые при вагинальном кандидозе, зеленоватые и с неприятным запахом, иногда пенистые при трихомониазе или БВ), но в этом случае эти выделения, а также другие неприятные симптомы (зуд, жжение и пр.) приносят беспокойство и женщине.

Если у женщины всегда были такие выделения и ее ничего не беспокоит, а гинекологу не нравится их внешний вид и он хочет их лечить, есть смысл посетить другого доктора во избежание совершенно неоправданных медикаментозных вмешательств.

«У меня во влагалище выявили» цитомегаловирус. Что с этим делать?

Ничего. Совершенно смело и со всей ответственностью заявляю, что с этим абсолютно ничего не нужно делать. Искать цитомегаловирус во влагалище может только очень безграмотный врач.

Подробнее о нем см. в книге «Я беременна, что делать?».

pH влагалища. Важность этого показателя в диагностике различных заболеваний

Измеряли ли вам хоть раз pH влагалища?

Уверена, что большинству из вас нет, и это печально.

Сейчас измерение pH влагалища входит во все стандарты, и без него часто невозможно диагностировать проблему, ведь часто жалобы бывают на нормальные выделения. И иногда только благодаря исследованию pH можно сразу же выставить правильный диагноз и назначить правильное лечение.

Это очень информативный, дешевый метод диагностики, который можно проводить в домашних условиях.

В норме во влагалище кислая среда с диапазоном pH ~ 4,0–4,4 (3,8–4,5).

Кислая среда — барьер для условных и в какой-то степени абсолютных патогенов. И если по каким-то причинам происходит размножение условно-патогенной флоры (кишечной палочки, уреаплазмы, гарднереллы и пр.), то pH при этом сдвигается.

Измерение pH позволяет сразу же провести дифференциальную диагностику между разными заболеваниями.

- При кандидозном вагините pH нормальный.
- При аэробном вагините pH > 6,5.
- Есть зуд и выделения, при этом pH в норме — это «молочница».
- Есть неприятный рыбный запах, выделения зеленоватого цвета, pH 7–7,5 — это БВ.

Все элементарно. Однако женщинам назначают множество анализов: посевы на флору, мазки, определение условных патогенов методом ПЦР и многое другое, а затем лечат норму.

! *Не делайте бакпосевы, они не дают никакой информации о влагалищной флоре и являются одним из самых бесполезных анализов.*

Диагнозов «дисбиоз», «уреаплазмоз», «микоплазмоз», «гарднереллез» не существует.

При наличии жалоб на выделения, зуд и пр. измерение pH влагалища и исследование флоры с помощью фемофлора/флороценоза или, на худой конец, микроскопии дает полную и правильную информацию о существующей проблеме и позволяет назначить правильное лечение одним препаратом местно или системно.

Обследования на инфекции после опасных половых контактов

С презервативом не те ощущения, хотим без него, как быть?

На здоровье, но только после обследований. Хотите быть здоровой женщиной, без проблем зачать и родить здорового ребенка — забудьте о «стыдно», «неудобно», «меня это не касается». Это касается всех людей, живущих половой жизнью, без исключений.

Это вам шпаргалка на всю жизнь, прямо с этим списком можно отправляться в лабораторию и четко называть, какие анализы нужно сдать и откуда их брать.

Обследования, необходимые женщине

Мазок из влагалища на выявление методом ПЦР (качественно) через 1 неделю после заражения:

- микоплазмы гениталиум;
- гонококка;
- хламидии трахоматис;
- трихомонады вагиналис.

Правила подготовки к сдаче анализа

1. На протяжении двух суток перед забором материала не применять препаратов местного действия (антибактериальные кремы, свечи и пр., не спринцеваться!), воздержаться от половых контактов.

2. За 21 день до сдачи анализа не должны быть использованы антибиотики.

Обследования, необходимые мужчине

Анализ мочи на выявление в ней методом ПЦР (качественно) четырех возбудителей:

- гонококка;
- микоплазмы гениталиум;
- хламидии трахоматис;
- трихомонады вагиналис.

Правила подготовки к сдаче анализов

1. На протяжении двух суток перед забором материала не применять препаратов местного действия (например, антибактериальные кремы), воздержаться от половых контактов.

2. На протяжении двух часов до сдачи мочи воздержаться от мочеиспускания.

3. За 21 день до сдачи анализа не должны быть использованы антибиотики.

4. Собрать только первую порцию утренней мочи (не пол-литра, а 20–30 мл).

5. Мочу можно собрать дома, можно в лаборатории, главное, за два часа до сдачи анализа не мочиться и не везти мочу в лабораторию несколько часов после ее сбора.

Обследования, необходимые обоим партнерам

Анализ крови на:

- Гепатит В:
  - HBsAg — через 2–9 недель после контакта;
  - или лучше ПЦР (качественно) — через 1–2 недели после возможного инфицирования.
- Гепатит С:
  - иммуноферментный анализ (ИФА) — суммарные антитела к гепатиту С IgM, IgG через 4–12 недель после контакта;
  - или лучше ПЦР (качественно, высокочувствительным методом от 15 МЕ/мл) — через 1–2 недели после инфицирования.
- ВИЧ:
  - лучше ИФА, выявление антител к ВИЧ, тест-системы четвертого поколения — через 3–4 недели после контакта;
  - или обычный ИФА, выявление антител к ВИЧ — через 8–12 недель после контакта;
  - или ПЦР, выявление ВИЧ прямыми методами — через 1–2 недели после заражения, в СНГ пока использование данного метода диагностики ограничено.

- Сифилис:
  - ИФА, суммарные антитела к *Treponema pallidum* — через 2–6 недель после контакта.

Ни один из этих методов обследования не имеет 100% точности, погрешность составляет около 1–5 %, иногда больше, в зависимости от вида инфекции, времени сдачи анализа (сдали раньше — легко могли получить ложноотрицательный результат), соблюдения всех правил подготовки к анализу и правильности забора материала персоналом. Также бывают ошибки лаборатории, мы живем в мире людей.

В случае малейших сомнений анализы можно пересдать.

Только после этого вы можете заниматься сексом без презерватива.

Если половые партнеры меняются через день, используйте презерватив, тут без вариантов.

Будьте уверены в себе и своем половом партнере.

Разве плохо убедиться в том, что все хорошо? Не для того, чтобы обидеть, а для того, чтобы вовремя начать лечение!

Согласны?

Здоровья вам и бессонных ночей в хорошем смысле этого слова.

Средства профилактики ИППП

Самое большое заблуждение среди женщин: «Любую инфекцию можно предотвратить, если после полового акта «залить» во влагалище мирамистин, хлоргексидин, перекись водорода или спирт, поставить свечи или какие-либо другие «сильнодействующие» средства».

Пожалуйста, не надо так делать и не надо верить в эти глупости.

Ниже перечислю действительно эффективные методы профилактики ИППП.

1. Вакцинация.

Можно привиться от гепатита А, В и ВПЧ. Ищите информацию об этом в соответствующих главах.

2. Использование презерватива. Последовательно и правильно!

Презерватив следует надевать на половой член в состоянии эрекции, до генитального, орального или анального контакта.

При этом должна быть адекватная смазка. При использовании дополнительных смазок в сочетании с латексными презервативами они должны быть только на водной основе, поскольку смазки на масляной основе (в том числе вазелин) могут ослабить защиту. С полиуретановыми презервативами могут использоваться любые смазки.

3. Медикаментозная постконтактная профилактика бактериальных ИППП. Для жертв сексуального насилия, как условно уже инфицированных людей, может применяться эмпирическая антибактериальная терапия. Это не антисептики, а антибиотики.

Если половой контакт был намеренно незащищенным и вы в поиске быстрого профилактического лечения всевозможных инфекций, то такого не существует.

Да, антибиотикопрофилактика, по-видимому, снижает частоту возникновения определенных бактериальных ИППП, но до тех пор, пока не будут установлены их долгосрочные эффекты, включая влияние на показатели устойчивости к бактериям, такие подходы остаются экспериментальными, они пока не утверждены и широко не используются. Только в случае изнасилования.

4. Один из наиболее эффективных методов профилактики передачи ВИЧ — использование антиретровирусной терапии у людей, больных ВИЧ. Она снижает вирусную нагрузку в крови, сперме, влагалищных выделениях до очень низкого уровня и снижает риск передачи ВИЧ здоровому человеку примерно на 95 %.

Если произошел опасный контакт с ВИЧ-инфицированным человеком, вам может быть проведена антиретровирусная профилактика, которая поможет снизить риски заражения. Обратитесь к инфекционисту.

5. Микробициды для местного применения: сурфактанты, мембранные разрушители, модификаторы влагалищной флоры, ингибиторы обратной транскриптазы и пр. — пока не показали эффективность в клинических исследованиях.

Поэтому пока все тривиально и до боли просто: презерватив, прививки, незамедлительное обращение к врачу в случае малейших сомнений насчет безопасности секса. Самолечением не занимаемся, неэффективные препараты не используем.

Помним, что здоровье важнее любых ощущений.

Вирус папилломы человека

Самый узнаваемый вирус среди женского населения, из-за которого было пролито много слез, вокруг которого много мифов и абсолютно ложных, неверно интерпретированных данных.

Не будем отвлекаться на долгие лирические вступления, перейдем сразу к сути.

Итак, ВПЧ поражают только людей.

Существует более 200 типов ВПЧ, их разделяют на категории в зависимости от их тропности к тканям: некоторые поражают кожные покровы, некоторые слизистые и пр.

Папиллома на теле может быть вызвана ВПЧ, но это не означает наличие гинекологических проблем, потому что это другие типы ВПЧ, которые к гинекологии не имеют никакого отношения.

У ВПЧ есть одна особенность, которая сильно отличает его от всех остальных вирусов.

В абсолютном большинстве случаев все типы ВПЧ, в том числе и высокоонкогенные, самостоятельно, вернее, с помощью работы иммунной системы исчезают из организма через 12 месяцев после заражения.

Тем не менее есть небольшой процент женщин, у которых ВПЧ продолжит персистировать, что увеличит вероятность возникновения в будущем дисплазии и в конечном итоге рака шейки матки.

Различные типы ВПЧ поражают совершенно разные участки тела.

- «Кожные» типы (чаще всего 1, 2 и 4) вызывают обыкновенные или «подошвенные» бородавки.
- 3-й и 10-й типы ВПЧ вызывают плоские бородавки.
- Около 40 типов ВПЧ поражают кожу и слизистые аногенитального тракта, как у мужчин, так и у женщин.
- ВПЧ 6-го и 11-го типов ответственны за возникновение генитальных кондилом в 90 % случаев. Эти типы ВПЧ не способны вызывать дисплазию или рак шейки матки.
- ВПЧ 16-го и 18-го типов — вирусы высокоонкогенного риска, служащие причиной большинства (около 70 %) случаев рака шейки матки и ее предраковых заболеваний.
- Типы 31, 33, 45, 52 и 58 также относятся к типам высокого риска, вызывая около 19 % случаев рака шейки матки. Другие типы высокоонкогенного риска (35, 39, 51, 56 и 59) также могут вызывать рак шейки матки, но встречаются еще реже.

Эти типы вируса «приживаются» на половом члене или мошонке, в области промежности или анального отверстия, в перианальной области, во влагалище, вульве или на слизистой оболочке шейки матки.

Как происходит заражение ВПЧ?

ВПЧ передается от человека к человеку при половом контакте (вагинальный, оральный, анальный секс) и тесном телесном контакте.

Презервативы не обеспечивают 100%-й защиты от ВПЧ, поскольку они не покрывают всю площадь кожи половых органов (мошонки, кожа промежности и лобка и пр.).

ВПЧ невозможно заразиться через предметы, например сиденье унитаза, — только путем прямого контакта с человеком.

Риск заражения ВПЧ возрастает с увеличением числа половых партнеров, с которыми у вас были сексуальные контакты, и с количеством партнеров, которые были у вашего партнера до вас.

Теперь цифры, о которых нужно знать.

От 75 до 80 % людей во всем мире будут заражены ВПЧ в возрасте до 50 лет. Большинство из этих людей впервые заражаются ВПЧ в возрасте 15–25 лет.

ВПЧ-инфекция чаще всего временная и может проходить самостоятельно в промежутке между обследованиями на ВПЧ. То есть можно сдавать анализы и всегда получать отрицательный результат, но это не значит, что ВПЧ-инфекции никогда не было, — она была временно и в очень короткий период между анализами.

Чаще всего ВПЧ-инфекция протекает бессимптомно и в 90 % случаев не вызывает проблем со здоровьем.

У 10–20 % женщин ВПЧ продолжит персистировать и не исчезнет из организма с течением времени. В этой ситуации больше шансов «заработать» дисплазию шейки матки, а затем и рак шейки матки. Однако это происходит при абсолютном бездействии в отношении дисплазии, а срок трансформации в рак составляет 20–25 лет (за редкими исключениями).

При ежегодном посещении гинеколога выявить заболевание шейки матки на ранней стадии (об этом в главе о шейке матки), еще до развития рака не составляет труда.

Факт наличия инфекции ВПЧ в организме и заболевание — абсолютно разные вещи!

Наличие ВПЧ не равно болезнь.

Инфекция приводит к развитию предрака у малой части инфицированных женщин (около 0,5 %), а рака — еще меньше (около 0,1 %). То есть ВПЧ заражены 90 % женщин, а заболевание возникнет только у 0,1–0,5 %.

От заражения до развития предрака и рака шейки матки в среднем проходит 10–20 лет.

!

Эффективного лечения ВПЧ не существует, лечится только заболевание, то есть изменения клеток шейки матки, если они возникли.

Если у меня был ВПЧ в организме, а потом исчез, могу ли я заразиться им повторно?

Да, можете. Иммунитет нестойкий, и повторное заражение от новых половых партнеров возможно.

Разные типы ВПЧ поражают разные участки генитального тракта.

Генитальные кондиломы

Генитальные кондиломы (аногенитальные бородавки, папилломы) — это доброкачественные образования, вызванные чаще всего 6-м и 11-м типами ВПЧ (в 90 % случаев).

Несмотря на доброкачественность генитальных кондилом, они формируют комплексы и могут оказывать крайне негативные психологические эффекты на женщин. Они влияют на сексуальную жизнь и самооценку.

По моим личным наблюдениям, пациентки с генитальными кондиломами часто тревожны, беспокойны, у них присутствует чувство вины и практически всегда есть опасения по поводу будущей способности иметь детей и риска возникновения рака.

Генитальные кондиломы действительно могут очень некрасиво выглядеть, особенно если они разрастаются в большом количестве. Они могут быть единичными или множественными, плоскими, куполообразными, в виде «цветной капусты», нитевидными, грибовидными, в виде бляшек, с гладкой или бугристой поверхностью.

По цвету они белые или телесные, редко бывают эритематозными (розовыми или красными), коричневыми или гиперпигментированными.

Кондиломы могут возникать также на шейке матки, в области мочеиспускательного канала и анального отверстия.

При значительном разрастании в области анального отверстия генитальные кондиломы сильно обезображивают эту зону и могут даже препятствовать акту дефекации.

Кондиломы, располагающиеся в области уретры, могут привести к кровотечению и, в редких случаях, к обструкции мочеиспускательного канала и нарушению оттока мочи.

Кондиломы могут вызывать зуд, болезненные ощущения и даже кровотечения, если они травмируются.

Иногда генитальные кондиломы могут самостоятельно исчезнуть через некоторое время, у некоторых женщин они могут разрастаться или долго сохраняться, что приводит их в кабинет гинеколога.

От момента заражения ВПЧ до появления генитальных кондилом может пройти несколько недель или даже месяцев, и все это время не будет никаких симптомов. Поэтому точное время заражения установить нельзя.

Следовательно, появление генитальных кондилом не свидетельствует о неверности вашего полового партнера в рамках текущих сексуальных отношений.

При наличии генитальных кондилом у одного или обоих половых партнеров, естественно, будет происходить заражение.

Поэтому по возможности рекомендуется избегать половых контактов с новыми половыми партнерами, пока генитальные кондиломы не будут успешно вылечены (хотя это и не устраняет риски передачи инфекции на 100 %).

Надо ли делать обследование на ВПЧ при обнаружении кондилом?

Нет, не надо, их наличие и так свидетельствует об инфицировании определенными типами ВПЧ. Если и делать, то анализ стоит брать именно из кондилом, а не из влагалища или шейки матки.

Лечение

Основное показание к лечению генитальных кондилом — устранение неприятных симптомов: зуд, кровотечение, жжение, болезненность, выделения из влагалища, боль, обструкция влагалища, боли при половом акте или психологический дискомфорт.

Бородавки не представляют серьезного риска для здоровья или фертильности (возможности иметь детей), поэтому можно выбрать выжидательную тактику, кондиломы могут спонтанно исчезнуть (в 40 % случаев так и происходит).

Нет никаких медицинских показаний для лечения бессимптомных кондилом, случайно найденных при исследовании гениталий.

Нет совершенно никаких оснований полагать, что лечение вульвовагинальных кондилом снизит риск возникновения рака в будущем, это никак не взаимосвязанные вещи. Точно так же не следует их лечить для защиты полового партнера, поскольку удаление кондилом не гарантирует избавление от ВПЧ, который их вызвал.

После проведенного лечения генитальные кондиломы могут рецидивировать. Это зависит от состояния здоровья, иммунного статуса и самого заболевания, но в целом от 20 до 30 % женщин имеют рецидивы генитальных кондилом (новые поражения на ранее пролеченных или новых участках) в течение нескольких месяцев.

Тем не менее генитальные кондиломы у иммунокомпетентных женщин проходят в среднем через два года благодаря работе иммунной системы.

«Лучшего» лечения кондилом не существует. «Лучшее» лечение — индивидуальное, выбор которого зависит от количества кондилом, их места расположения, предпочтений пациентки и лечащего врача.

Ниже я перечисляю возможные методы терапии.

Это научно-популярная книга для женщин, а не инструкция, как стать самому себе лекарем. Все возможные методы необходимо обсуждать с лечащим врачом и лечиться под его наблюдением, не ставя на себе эксперименты.

1. *Местное медикаментозное лечение:* использование кремов или растворов, которые наносятся местно прямо на кондиломы.

Как правило, лекарство применяют один или несколько раз в неделю в течение нескольких недель до исчезновения кондилом.

Используются подофиллин или подофилокс, имиквимод (эти препараты противопоказаны для применения у беременных), бихлоруксусная или трихлоруксусная кислота, а также интерфероны, которые вводятся инъекционно прямо в кондилому. Здесь я не буду возмущаться насчет интерферонов, так как при генитальных кондиломах они действительно могут использоваться.

Побочные действия интерферона включают гриппоподобные симптомы, слабость, боль и ломоту в мышцах, снижение аппетита.

Интерферон не рекомендуется в качестве терапии первой линии. Его можно использовать в сочетании с хирургическим и/или другим местным лечением, если монотерапия не очень эффективна.

! ***Интерферон противопоказан во время беременности.***

Синекатехин — это растительный препарат, который также может быть использован для лечения генитальных кондилом.

Точный механизм действия катехинов до конца не изучен, но они обладают антиоксидантной и иммунологической активностью. Мазь наносится наружно на каждую кондилому.

Не используется во влагалище или на слизистой анального отверстия у женщин с иммунодефицитом (например, с ВИЧ) или у женщин с активным генитальным герпесом.

Мазь обязательно нужно смыть с кожи перед половым контактом или перед введением тампона во влагалище.

Почти у 90 % женщин при применении этих препаратов возникают местные реакции, некоторые из них достаточно тяжелые: зуд, покраснение, боль, воспаление, изъязвление, отек, жжение, возникновение волдырей.

2. *Хирургическое лечение:* удаление кондилом или их уничтожение (криодеструкция (замораживание), коагуляция («сжигание») бородавок).

Хирургия относительно безопасна, может применяться при беременности и рекомендована в следующих случаях:

- если кондиломы не реагируют на медикаментозную терапию;
- при обширной площади поражения и большом количестве кондилом;
- при расположении кондилом во влагалище, уретре или в области заднего прохода.

Есть онконастороженность, сочетание кондилом с какими-то предраковыми заболеваниями кожи и слизистых.

Криотерапия — заморозка кондилом, достаточно быстрая процедура, обычно даже не требующая анестезии. Во время процедуры может быть незначительная болезненность.

Другие побочные эффекты: раздражение кожи, отек, образование пузырей и изъязвления.

Криотерапия может использоваться во время беременности.

Электрокоагуляция обычно проводится в операционной под местной анестезией.

Хирургическое удаление — в операционной под местной или общей анестезией. В послеоперационном периоде могут образовываться рубцы или инфекционные осложнения.

Лазер требует специального оборудования и специально обученного доктора. Лечение также проводится в операционной чаще всего с использованием местной анестезии. Обычно применяется при значительном количестве кондилом. Риски лазерной хирургии включают образование рубцов, болезненность и кожную депигментацию (обычно белого цвета).

Профилактика

- Вакцинация от ВПЧ (об этом ниже).
- Использование презервативов уменьшает риски передачи ВПЧ-инфекции, но она все равно может передаваться при контакте с инфицированной кожей, которая не покрыта презервативом.
- Избегание половых контактов с теми, у кого уже есть кондиломы.

Дисплазия и рак шейки матки

Пятнадцать типов ВПЧ на сегодняшний день классифицированы как ВПЧ высокоонкогенного риска: 16, 18, 31, 33, 35, 39, 45, 51, 52, 56, 58, 59, 68, 73 и 82.

ВПЧ-16 и 18 наиболее опасны и ответственны за 70 % всех случаев рака шейки матки.

В 99 % случаев дисплазия и рак шейки матки вызваны персистирующей ВПЧ-инфекцией.

Читая эти строки, скорее всего, вы пришли в ужас, пустили слезу и поставили себе страшный диагноз: «рак… если не сегодня, так завтра…».

Но подождите умирать, у вас еще вся жизнь впереди, до рака еще ооочень далеко, и с вероятностью более чем 98–99 % вы никогда им не заболеете.

В 90 % случаев ВПЧ исчезает из организма благодаря работе иммунной системы через два года после заражения. Перечитайте эти строки еще раз, чтобы они надежно отложились в вашей памяти. У девяти из десяти женщин, от вируса не останется и следа через 6–24 месяца.

Что делать, пока вирус присутствует в организме или продолжает персистировать, не исчезает с течением времени?

Делать Пап-тест, возможно с кольпоскопией или без нее один раз в год и ничего более.

О Пап-тесте, кольпоскопии, дисплазии и пр. читайте в главе о шейке матки.

На сегодняшний день эффективного лечения от ВПЧ не существует. **!**

Нет в целом мире таких лекарств, которые могли бы избавить от вируса и защитить от персистенции.

Тут многие могут мне возразить и привести положительные отзывы женщин о различных препаратах и докторах, которые их назначают, «научные» статьи, написанные академиками и доказывающие эффективность того или иного лекарства.

Но давайте рассуждать логически. Как женщина может быть уверена, что она излечилась от ВПЧ с помощью какого-либо препарата, если она не знает, что было бы без лечения?

А что касается «научных» статей, то страны СНГ, к сожалению, сильно отличаются от всего мира высоким уровнем коррупции и низким уровнем знаний среди врачей, низким качеством системы образования в целом, поэтому ВПЧ действительно активно лечат неэффективными и дорогими препаратами, манипулируя несчастными женщинами, которые готовы отдать последние деньги, «лишь бы спастись от рака». Страх перед раком подстегивает женщин пробовать различные методы с надеждой на излечение.

Вирус папилломы человека в 80–90% случаев исчезает сам по себе, благодаря работе иммунной системы через 6–12 месяцев.

Это происходит независимо от приема каких бы то ни было лекарств.

Каких только глупостей мне не доводилось слышать:

«Лекарство не избавит вас от вируса, но оно поможет вашей иммунной системе».

«У вас высокая вирусная нагрузка, поэтому лечиться нужно обязательно».

«У вас самые страшные типы ВПЧ, вам никак нельзя без лечения».

И конечно же, запугивание: «Хотите «заполучить» рак — можете не лечиться, дело ваше, вы берете всю ответственность за свое здоровье на себя».

Не верьте всем этим страшилкам и небылицам.

Конечно, многие доктора старой гвардии могут меня ругать и считать неграмотным врачом из Инстаграма. Но я не просто «врач из Интернета», я практикующий врач, который работает по принципам доказательной медицины и руководствуется международными стандартами и протоколами лечения и диагностики. Я непрерывно занимаюсь своим образованием, но не посещаю проплаченные отечественные врачебные конференции.

В таких условиях сложно быть хорошим и честным доктором, но заниматься шарлатанством, запугиванием и недобросовестным заработком денег не выход, надо всегда ставить себя на место пациентов.

! ***Еще раз повторяю: эффективного лечения от ВПЧ не существует, исключений не бывает. Если вам говорят обратное, знайте, вас обманывают.***

Все якобы эффективные препараты для лечения ВПЧ созданы исключительно для заработка денег, а не для помощи людям!

Об «иммунных» препаратах читайте в главе про иммунитет и иммунные препараты.

С ВПЧ живем спокойно, с вирусом ничего не делаем, не спринцуемся, не колемся, не ставим свечи, не пьем таблетки, ничего!!!

Регулярно посещаем гинеколога, делаем Пап-тест и радуемся жизни, не забивая себе голову ложной и совершенно не нужной информацией.

Если ВПЧ не лечится, зачем тогда вообще обследоваться и выявлять этот вирус?

На самом деле, в возрасте младше 21–25 лет этот анализ бесполезен и сдавать его не имеет смысла (за редкими исключениями, когда начало половой жизни было очень ранним), так как вирус обнаруживается в 80–90 % случаев, но иммунная система чаще всего с ним справляется.

После 21–25 лет ситуация другая.

На сегодняшний день в США уже одобрен анализ на ВПЧ как замена Пап-тесту (см. в главе о шейке матки). Материал для анализа на ВПЧ женщина может собрать у себя самостоятельно и отнести в лабораторию для исследования. Также анализ на ВПЧ может проводиться вместе с Пап-тестом, это усиливает информативность последнего.

Обследование стоит проводить только на выявление ВПЧ высокоонкогенного риска, их перечислила в самом начале.

Результаты могут быть представлены как:

- отрицательный — отсутствуют штаммы ВПЧ высокоонкогенного риска;
- положительный — присутствуют штаммы ВПЧ высокоонкогенного риска.

При обнаружении ВПЧ требуется дополнительное обследование — Пап-тест. Если результаты Пап-теста абнормальные, то могут предлагать также кольпоскопию с возможным проведением биопсии. Подробнее об этом в главе о шейке матки.

Если результаты Пап-теста всегда хорошие, но ВПЧ персистирует длительное время, то это также требует внимания, есть смысл в проведении кольпоскопии.

Таким образом, анализ на ВПЧ помогает выделить женщин, к которым требуется особое внимание и проведение дополнительных обследований: кольпоскопии, биопсии, это отражено в алгоритмах в главе о шейке матки.

Анализ на ВПЧ важен после лечения дисплазии или рака шейки матки: отрицательный результат говорит о высокой вероятности успешного лечения.

При выявлении ВПЧ высокоонкогенного риска в дальнейшем анализ на ВПЧ сдается один раз в год, при отрицательном результате анализа — 1 раз в 5 лет.

Другие ассоциированные с ВПЧ заболевания

Рак вульвы и влагалища встречается достаточно редко, и далеко не все виды рака наружных половых органов связаны с инфекцией ВПЧ. Доля, обусловленная ВПЧ-инфекцией, составляет от 30 до 40 % при раке вульвы и около 70 % при раке влагалища.

Анальный рак — тоже достаточно редкое явление. ВПЧ типов 16 и 18 ответственны почти за 90 % анального рака и предраковых заболеваний.

Рак ротоглотки — тоже редкость, не всегда ассоциирован с ВПЧ.

Еще один важный момент! Зачастую ВПЧ приписывают такие последствия, которые на самом деле он вызвать не может:

- ВПЧ не вызывает бесплодие
- ВПЧ не может приводить к воспалительным заболеваниям шейки матки или влагалища
- ВПЧ не может нарушить менструальный цикл, не может быть причиной выкидыша или замершей беременности
- ВПЧ высокоонкогенного риска не передается во время беременности и в процессе родов ребенку, с наличием ВПЧ вы можете рожать самостоятельно!

Профилактика заражения ВПЧ

- Вакцинация от ВПЧ.
- Использование презервативов.
- Снижение числа половых партнеров.

Не нужно бояться ВПЧ, он есть у более чем 90 % людей во всем мире, и в более чем 90 % случаев иммунная система успешно с ним справляется.

Презерватив, регулярные посещения гинеколога, нормальное сексуальное поведение — залог вашего здоровья, с ВПЧ или без него.

Вакцинация от ВПЧ

За открытие ВПЧ как основной причины рака шейки матки в 2008 году Харальду цур Хаузену была вручена Нобелевская премия.

Вскоре после этого были специально разработаны вакцины для защиты от ВПЧ-инфекции.

Они готовят «армию» антител, которые готовы встретить «врага» и знают его в лицо, то есть они формируют иммунитет, который потом сможет справиться с вирусом, попадающим в организм, а значит, никаких ассоциированных болезней, в том числе онкологических, не возникнет.

Существует три вида вакцин, различающихся по количеству типов ВПЧ, от которых они защищают:

- четырехвалентная вакцина (Гардасил) — защищает от 6, 11, 16 и 18-го типов ВПЧ;
- девятивалентная вакцина (Гардасил-9) — новейшая вакцина, защищающая сразу от девяти типов ВПЧ: 6, 11, 16, 18, 31, 33, 45, 52 и 58;
- двухвалентная вакцина (Церварикс) защищает только от 16 и 18-го типов ВПЧ.

Эти вакцины являются профилактическими, а не лечебными. Они не могут вылечить от уже имеющегося вируса или каких-либо заболеваний шейки матки. Ими нужно воспользоваться до заражения ВПЧ, до возникновения всех возможных болезней, ассоциированных с ВПЧ.

На сегодняшний день активно ведутся работы над созданием лечебных вакцин, которые, возможно, смогут успешно излечивать от вируса, но пока это только разработки, ожидаем их появления в клинической практике в скором времени.

Частый вопрос от женщин, у которых есть дети: стоит ли делать прививку мальчику?

Да, он получает все ту же защиту от рака, который может возникнуть в результате персистирующей инфекции ВПЧ.

ВПЧ 16-го и 18-го типов вызывают почти 90 % раковых заболеваний анального канала и значительную долю рака ротоглотки и полового члена. Вакцина также защищает от генитальных кондилом, которые доставляют мужчинам немало проблем, в том числе психологических.

В целом общее количество ВПЧ-ассоциированных раковых и предраковых заболеваний среди мужчин меньше, чем количество ВПЧ-ассоциированных болезней у женщин. Тем не менее, несмотря на меньшую прямую абсолютную пользу вакцинации против ВПЧ у мужчин, ее общая польза перевешивает потенциальные риски из-за дополнительных преимуществ для всего населения в целом, формирования коллективного иммунитета и доказанной безопасности вакцин.

Поэтому если вы финансово не ограничены, вакцинация от ВПЧ имеет безусловное преимущество и для мальчиков, делайте прививку.

В каком возрасте лучше всего делать прививку?

11–13 лет, можно и позже, я обычно рекомендую 14–15 лет.

Чтобы обеспечить наибольшую эффективность вакцины, прививку нужно сделать до начала половой жизни.

Если я старше 15 лет и уже жила половой жизнью, имеет ли смысл делать прививку?

Прививку можно делать с 9 до 45 лет (до 45 одобрены только Гардасил или Гардасил 9, Церварикс — до 25 лет, позже не используется).

Однако есть нюансы. Рассмотрим две ситуации.

1. Вам 24 года, вы ведете активную сексуальную жизнь, сейчас у вас есть отношения, но, возможно, в скором времени вы вступите в новые сексуальные отношения. Жизнь длинная, вы молоды и в активном поиске своей второй половинки. Каждый новый половой партнер может заражать вас новыми типами ВПЧ.

Однако маловероятно, что к 24 годам вы успели заразиться всеми четырьмя, а тем более девятью типами ВПЧ, от которых защищает вакцина (Гардасил, Гардасил-9).

В этом случае прививка не защитит вас от тех типов, которыми вы уже заразились, но может защитить от тех, с которыми вы еще не встречались.

Таким образом, при непостоянной сексуальной жизни прививку, конечно, стоит сделать.

2. Вы замужем, вам 30 лет, у вас один постоянный половой партнер, и вы у него тоже одна. В моногамных отношениях невозможно заразиться новыми типами ВПЧ, а с теми типами ВПЧ, которыми вы уже заражены, вакцина не поможет справиться. Прививку делать бессмысленно, хоть и безопасно.

Некоторые доктора говорят, что прививка поможет справиться с имеющимся вирусом, дисплазией или кондиломами, но это не так. Не поможет. Поможет в том случае, если прививка сделана до возникновения инфекции или ВПЧ-ассоциированных болезней.

Еще раз повторяю: вакцина является профилактической, а не лечебной. Зря деньги тоже тратить не стоит, тем более что избавление от инфекции или болезни это не сулит.

Какая вакцина лучше?

Конечно, Гардасил 9, потому что она защищает от девяти типов ВПЧ.

Но в странах СНГ это пока дефицитный товар, если есть возможность, прививайтесь за рубежом. Нашли у себя в городе — вы счастливица.

Если Гардасил 9 для вас недоступна, преимущество отдается Гардасилу, так как она защищает от четырех типов ВПЧ.

Ну и если совсем худо с вакцинами и кроме Церварикса в вашем регионе нет никакой другой, ваш возраст до 25 лет, можно делать Церварикс — это защита всего от двух типов ВПЧ, но лучше, чем ничего.

График вакцинации

Лица, начинающие вакцинацию в возрасте до 15 лет — вводится две дозы вакцины: первая и через 6–12 месяцев — вторая (0, 6–12 месяцев).

Лица, начинающие вакцинацию в возрасте 15 лет и старше — вводится три дозы вакцины против ВПЧ: первая, через 1–2 месяца вторая, и через 6 месяцев третья (0, 1–2, 6 месяцев).

Ревакцинация не проводится, то есть прививка делается один раз в жизни по графику, указанному выше.

Обследования перед прививкой

Вакцинация против ВПЧ может проводиться без проведения каких-то специальных обследований. Нужно показаться доктору и побеседовать с ним.

Анализы крови или обследование на ВПЧ перед вакцинацией не требуются.

Эффективность

Вакцина очень эффективна в отношении ВПЧ-инфекций и предраковых и раковых заболеваний шейки матки.

- Если женщина не была инфицирована ВПЧ и вакцинация была проведена до 25 лет, ее эффективность составляет 98–100 %.
- Вакцинация снижает риск возникновения аногенитальных бородавок у половых партнеров.
- Вакцинация против ВПЧ также снижает риск развития анального рака как у мужчин, так и у женщин.
- Вакцинация против ВПЧ предотвращает оральную инфекцию ВПЧ, которая связана с раком ротоглотки.

Может ли после вакцинации все равно возникнуть рак шейки матки или предраковые заболевания?

Да! Потому что прививка не защищает от всех типов ВПЧ, которые могут вызывать рак, — только от семи типов при вакцинации Гардасил 9 или от двух при вакцинации Гардасил/Церварикс.

Безопасность вакцины

Ни одна вакцина от ВПЧ не содержит вирусов, ни живых, ни мертвых, никаких, поэтому заразиться ВПЧ, сделав прививку, просто невозможно.

Вакцины содержат вирусоподобные частицы, которые имитируют вирусный капсид, не содержащий никакого генетического материала самого ВПЧ.

Но вокруг вакцины от ВПЧ, как, впрочем, и вокруг остальных вакцин, крутится много мифов, я постараюсь развеять самые глупые из них.

В период с 2006 по 2013 год в Соединенных Штатах было вакцинировано около 57 миллионов человек, а на 2019 год, по некоторым данным, вакцинированных более 70 миллионов. Вы только вдумайтесь в эту цифру.

За это время специальная организация, которая занимается сбором поствакцинальных данных, получила 21 194 сообщения о побочных эффектах после вакцинации против ВПЧ среди женщин.

92 % пациентов оценивали их как умеренные, 8 % — как тяжелые. Побочными эффектами были боль, покраснение и отек в месте инъекции, головная боль, тошнота, рвота, повышение температуры тела, слабость, головокружение, аллергические реакции, обморок, недомогание.

Теперь о пугающих сообщениях в СМИ о том, что вакцины от ВПЧ вызывают бесплодие (как мужское, так и женское причем), а еще рак шейки матки.

Шумиха поднялась, когда в 2018 году в одном научном англоязычном (не медицинском!) журнале вышла статья о том, что якобы у женщин, привитых от ВПЧ, снижается вероятность наступления беременности.

Ее автор — человек, не имеющий медицинского образования, работающий в одном из университетов США на кафедре экономики и финансов. Он провел свой анализ, на основании которого заявил, что у 118 вакцинированных женщин и 582 невакцинированных в возрасте 25–29 лет оказалась снижена рождаемость. Ученые посмеялись, обыватели ужаснулись.

Ключ к пониманию того, насколько его заявление абсурдно, лежит в том, что им были взяты данные анкетирования среди женщин 25–29 лет (что очень странно и предвзято, так как в США средний возраст первородящих составляет 30 лет). Это анкетирование было проведено с 2007 по 2014 год, и никакой связи с прививками от ВПЧ в нем не рассматривалось. Согласно данным опроса, в США в целом снизилась рождаемость в этой возрастной группе (25–29 лет!). Рождаемость падает во многих развитых странах, и причины тому далеко не медицинские, а социальные: учеба, работа, карьера, межличностные взаимоотношения и пр.

Кроме того, в США было вакцинировано более 70 миллионов человек, о каких 118 женщинах идет речь и в каком месте была выявлена связь с вакциной?

Это чистая спекуляция, ложь и перекручивание фактов.

В последнее время были проведены крупные и достоверные исследования, которые действительно изучали влияние вакцин на фертильность. Ни одно из них не продемонстрировало отрицательного воздействия: ни в исследованиях на животных, ни в крупном датском исследовании (Quadrivalent HPV Vaccination and the Risk of Adverse Pregnancy Outcomes), в котором участвовало более 8000 человек.

Эта статья — пример того, как можно ввести людей в заблуждение данными, которые человек интерпретирует как хочет и намеренно приводит только одни, утаивая другие.

На просторах Интернета была еще одна абсолютно фейковая статья якобы ученого из Гарварда, однако, как оказалось, никакого ученого с такой фамилией в Гарварде никто не знает, и он никогда там не работал. Все данные в статье были вымышленными, даже авторство.

Со всей ответственностью могу сказать, что вакцины от ВПЧ абсолютно безопасны.

За все эти годы не было выявлено ни одного случая, который мог бы связать прививку от ВПЧ хоть с каким-нибудь серьезным последствием для здоровья, в том числе бесплодием, невынашиванием беременности, раком или еще чем-то.

Это безопасное и эффективное средство предотвращения рака шейки матки и других раковых заболеваний, ассоциированных с ВПЧ.

Перепроверяйте любую информацию, не становитесь жертвами чужих заблуждений и ложных выводов.

Длительность эффекта

Иммунитет против ВПЧ держится не менее 10 лет после вакцинации. Этого вполне достаточно, поэтому и эффективность вакцин такая высокая, ведь от начала половой жизни и до создания семейных отношений, когда люди перестают менять полового партнера, а следовательно, перестают заражаться новыми типами ВПЧ, проходит в среднем 10 лет. Вы защищены и будете готовы к встрече с вирусом в пик своей сексуальной активности.

Однако прививка не должна «растормаживать»: «Я привита, значит, мне можно ничего не бояться и жить половой жизнью открыто». Есть много других ИППП, о которых нужно помнить и бояться их, так что презерватив — это ваш друг на все случаи жизни.

Если я сделала прививку, надо ли мне проходить цитологический скрининг? Делать Пап-тест или анализ на ВПЧ?

Да, если прививка была сделана после начала половой жизни, поскольку вакцина не лечит уже имеющуюся ВПЧ-инфекцию.

Кроме того, есть другие высокоонкогенные типы ВПЧ, от которых вакцина не защищает, но которые также могут вызывать рак шейки матки.

Я написала 15 страниц текста о ВПЧ, я уверена, что многие из вас будут перечитывать строки этой главы снова и снова. Я постаралась ответить на самые распространенные вопросы об этой инфекции и очень надеюсь, что мне удалось вооружить вас знаниями и теперь вы не будете лечить вирус, лить слезы и «умирать» от рака в 18 лет, потому что у вас ВПЧ, возможно, сделаете прививку, будете знать, зачем делать обследование на ВПЧ и что делать дальше, если ВПЧ будет у вас обнаружен.

Будьте здоровыми и знающими.

ВСЕ О МОЛОЧНЫХ ЖЕЛЕЗАХ[6]

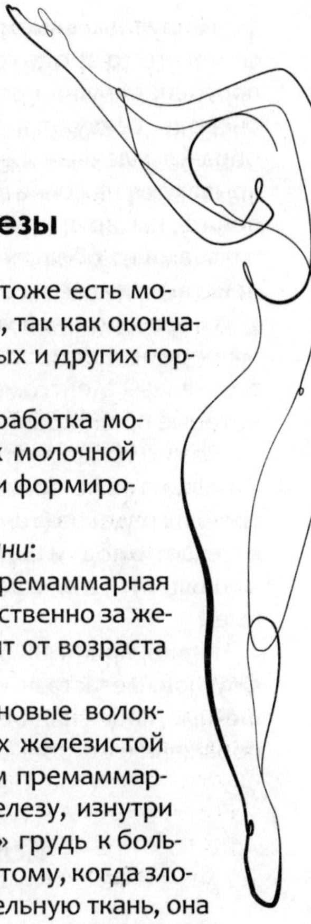

Анатомия и физиология молочной железы

Женская грудь — молочная железа (кстати, у мужчин тоже есть молочные железы, но они находятся в неактивном состоянии, так как окончательно грудь формируется под сложным влиянием половых и других гормонов).

Как понятно из названия, основная ее функция — выработка молока. Чтобы разобраться в болезнях и других состояниях молочной железы, надо познакомиться подробнее с ее строением и формированием на разных этапах развития.

Молочная железа состоит из *трех основных типов ткани*:

1. Жировая ткань, которая располагается под кожей (премаммарная клетчатка), залегает в толще молочной железы и непосредственно за железой (ретромаммарная клетчатка). Количество ее зависит от возраста и конституции женщины.

2. Соединительная ткань, которая содержит коллагеновые волокна и обеспечивает поддержку, «каркас» для более мягких железистой и жировой ткани. Она, залегая под кожей и тонким слоем премаммарной жировой клетчатки, окружает снаружи молочную железу, изнутри окружает доли молочной железы, а также «прикрепляет» грудь к большой грудной мышце и коже с помощью связок Купера. Поэтому, когда злокачественная опухоль прорастает окружающую соединительную ткань, она может натягивать связки Купера, и мы видим втяжение кожи в месте опухоли.

3. Железистая ткань — самая важная, функциональная ткань. Она отвечает за выработку молока. Клетки железистой ткани молочной железы содержат множество рецепторов к гормонам. Именно железистая ткань все время претерпевает циклические изменения в течение жизни женщины. Около 50 % всей железистой ткани расположены в верхненаружном квадранте молочной железы (ближе к подмышечной впадине). Именно этим, а не воздействием дезодорантов, объясняется тот факт, что около 50 % опухолей молочной железы возникают в верхненаружном квадранте.

Основная функциональная единица железистой ткани — долька, которая состоит из трубчатых желез и выводных протоков. Дольковые протоки сливаются,

---

[6] В написании этой главы принимала участие Флегонтова Полина — врач-онколог, маммолог, ультразвуковой диагностики.

формируя долевые протоки. Таким образом, молочная железа представляет собой что-то вроде грозди винограда, где виноградинки — дольки, а веточки — протоки. Мелкие протоки сливаются в более крупные — долевые, а те, в свою очередь, следуют к соску. Непосредственно за соском протоки расширяются, образуя млечные синусы, в которых скапливается молоко. Затем протоки открываются на соске в виде нескольких отверстий. Зная эту особенность, можно понять, как во время лактации правильно сцеживать грудь вручную: надавливая пальцами на область ареолы (сцеживая содержимое синусов), но никак не воздействуя с силой на основание груди.

Сосок молочной железы окружен пигментированной кожей (ареола). Во время беременности на коже ареолы становятся хорошо различимы «бугорки» — это железы Монтгомери. Они являются видоизмененными сальными железами, которые предохраняют сосок от высыхания и инфекций во время кормления.

Важно также знать пути оттока лимфы от разных отделов молочной железы. Лимфоотток по большей части происходит в подмышечные лимфоузлы. От внутренних отделов (те, что расположены ближе к середине грудной клетки) лимфа оттекает в под- и надключичные лимфоузлы (последние можно прощупать над ключицей) и в лимфоузлы, расположенные в грудной полости (парастернальные).

Редко, при РМЖ, когда поражены вышеуказанные группы регионарных лимфоузлов, метастазы опухоли с током лимфы могут попадать в паховые, подмышечные, под- и надключичные, парастернальные лимфоузлы с противоположной поражению стороны.

Какие изменения претерпевает женская грудь в течение жизни

Зачатки молочных желез появляются примерно на шестой неделе внутриутробного развития. До периода полового созревания грудь находится в «спящем» состоянии: дольки еще не сформированы, присутствуют только основные протоки. В период полового созревания под действием эстрогенов начинается рост и развитие груди: протоки начинают ветвиться, формируются дольки. В начале полового созревания девочки могут обнаруживать появление плотных, болезненных «комочков» за соском. Это начало формирования груди. Зачастую эти «комочки» появляются не синхронно, чем заставляют беспокоиться девочку и родителей. Визит к нормальному врачу все расставляет на свои места.

Постепенно, с формированием устойчивого регулярного менструального цикла, грудь обретает зрелое строение: дольки и протоки хорошо сформированы и готовы к своей основной функции.

Во время менструального цикла происходят следующие изменения в ткани молочной железы:

1–5-й день цикла (во время менструации) — постепенно нарастает концентрация эстрогенов в крови. Ткань груди минимально отечна, клетки железистой ткани не делятся.

После окончания менструации (примерно с 5-го дня) и примерно до 21–23-го дня цикла — происходит активное деление клеток железистой ткани, расширение желез, утолщение слоев клеток, выстилающих железы. Отек в этот период не выражен.

В позднюю лютеиновую фазу (примерно с 21-го дня цикла), в связи с падением концентрации эстрадиола и прогестерона, усиливается отек тканей груди, а также возникает воспалительная реакция в ткани. В этот период грудь болезненная, может увеличиваться в размерах, прощупывается более выраженная «дольчатость». Выраженность указанных симптомов может быть разной, иногда они доставляют серьезный дискомфорт женщине и требуют симптоматического лечения. В целом же умеренная болезненность и незначительное увеличение груди перед месячными — это нормальное состояние и признак овуляторного менструального цикла!

Во время беременности грудь готовится к кормлению: активно ветвятся и растут протоки, увеличивается количество долек. Грудь увеличивается примерно на два размера. Усиливается и кровоснабжение груди, в том числе венозный отток. Поэтому во время беременности и кормления под кожей так хорошо заметны расширенные вены. После рождения ребенка железы в дольках под действием пролактина (гормон, вырабатываемый гипофизом — железой в головном мозге) начинают секретировать молозиво, а затем и молоко. Из «трубочек» они превращаются в «мешочки» — ацинусы. Внутренний слой клеток желез производит молоко, а наружный слой, содержащий гладкомышечные волокна, «выталкивает» молоко в протоки.

С наступлением менопаузы железистая ткань груди постепенно замещается жировой тканью (жировая инволюция молочной железы). Применение МГТ может несколько замедлить этот процесс.

Что такое мастопатия и насколько точен этот диагноз?

Наверное, нет женщины на территории бывшего СССР, которой бы не ставили хоть раз в жизни диагноз «мастопатия». По определению ВОЗ 1984 года «мастопатия — это фиброзно-кистозная болезнь, сопровождающаяся нарушением соотношения железистого и соединительнотканного компонента, различными пролиферативными и регрессивными изменениями в тканях молочной железы».

В англоязычной литературе термин «фиброзно-кистозная болезнь» (fibrocystic disease) уже давно заменен на термин «фиброзно-кистозные изменения» (fibrocystic changes) — таким образом подчеркивается доброкачественный, неопасный характер этого состояния.

В целом диагноз «мастопатия» устарел уже лет 30 назад и не несет для врача никакой информации, поскольку под этим термином можно объединить множество состояний молочной железы, одни из которых повышают риск РМЖ и требуют лечения, а другие не опасны и требуют лишь наблюдения и иногда симптоматического лечения. Таким образом, важен не сам факт наличия мастопатии, а ее гистологическая форма, потому что слово «мастопатия» абсолютно не несет в себе никакой информации.

Принято деление доброкачественных состояний молочных желез на:

- непролиферативные (простые кисты, дуктэктазия, фиброз) — они практически не повышают риск РМЖ[7];
- пролиферативные (внутрипротоковая папиллома, радиальный рубец, склерозирующий аденоз, гиперплазия без атипии и др.) — повышают риск РМЖ в 1,5–2,5 раза в зависимости от гистологической формы;
- атипические (протоковая и дольковая гиперплазия с атипией, дольковая карцинома *in situ*) — повышают риск РМЖ в 4–8 раз в зависимости от гистологической формы[8].

Поэтому важно понимать, что мастопатия — это гистологический диагноз. Диагностировать фиброзно-кистозную мастопатию на основании только жалоб и данных маммографии и УЗИ не совсем правильно. Гораздо важнее знать ситуации, когда необходима биопсия образования молочной железы.

Когда нужна биопсия

1. Подозрительное узловое образование молочной железы, обнаруживаемое по данным маммографии/УЗИ/МРТ/пальпации.

2. Сложная киста по данным УЗИ — это киста с утолщенной стенкой, и/или толстыми перегородками, или пристеночными разрастаниями. Неблагоприятным признаком служит наличие кровотока в пристеночных структурах или стенке кисты.

3. Образования в протоках молочной железы, особенно если они сопровождаются кровянистыми или желто-оранжевыми выделениями из соска.

4. Неправильной формы скопления микрокальцинатов на маммографии.

---

[7] Фиброаденома также не повышает риск рака молочной железы, подробнее о ней будет написано ниже.

[8] Помимо гистологически неблагоприятных узлов, есть другие факторы, значительно повышающие риск рака молочной железы. О них в разделе, посвященном раку молочной железы.

Во всех перечисленных случаях производится биопсия молочной железы, также возможно хирургическое иссечение образования. В зависимости от полученных результатов пациентке назначается соответствующее лечение и выбирается тактика наблюдения.

Другие состояния, которые путают с мастопатией

Есть состояния, которые зачастую называют мастопатией, но которые либо не являются опасными, либо представляют собой вариант нормы:

- Циклическая болезненность молочных желез. Умеренное нагрубание, отечность и болезненность груди перед началом месячных — вариант нормы. Как уже было сказано в первой части, этот симптом обусловлен циклическим колебанием уровня гормонов молочной железы.
- Боль может быть следствием «дисбаланса жирных кислот» в клетках, что может повлиять на чувствительность тканей молочной железы к циркулирующим гормонам.
- Боль может появиться вследствие использования лекарств (КОК, эстроген и/или прогестерон, антидепрессанты).
- Женщины с большой грудью могут иметь нециклические боли в груди, связанные с размером молочных желез. Боль в шее, плечах и спине может сопровождать боль в груди из-за ее размеров.
- Боль в груди может быть связана с операцией на груди и образованием рубцов, может иногда сохраняться длительное время после заживления ран.

Иногда болезненность может быть выраженной, мешать нормальной жизни женщины и продолжаться довольно длительно. В этих случаях в первую очередь необходимо исключить сопутствующие гинекологические заболевания, заболевания щитовидной железы и другую эндокринную патологию (например, гиперпролактинемию). В случае подтверждения какой-либо патологии необходимо обратиться к профильному специалисту. При правильном лечении болезненность груди проходит или значительно уменьшается.

Если же серьезных причин у данного симптома нет, то назначается симптоматическая терапия.

У многих женщин боль в груди со временем проходит сама по себе.

Устранение циклической боли:

- подбор правильного бюстгальтера;
- прием НПВП (в том числе местно, в виде кремов или мазей);
- смена или отказ от приема КОК, если боль связана с их приемом;
- отказ или уменьшение дозы гормона при МГТ;
- горячие или холодные компрессы;

- релаксационная терапия;
- ограничение или устранение кофеина;
- соблюдение рациона с низким содержанием жиров и достаточным количеством сложных углеводов;
- ведение дневника, в котором необходимо отмечать, когда вы испытываете болезненность в груди и другие симптомы, чтобы определить, является ли боль циклической или нециклической.

Иногда можно пробовать использовать масло примулы вечерней, эта добавка может изменить баланс жирных кислот и уменьшить боль в груди.

Важно помнить, что боль в груди не всегда связана непосредственно с молочной железой. Иногда она может быть вызвана поражением периферических нервов, мышц, связок, сердца и даже инфекциями (опоясывающий лишай).

Боль, как правило, не связана с состоянием молочной железы, если она:

- локализована (поражена одна грудь, при этом вы можете указать точку болезненности);
- усиливается при дыхании/движении руками/в определенном положении тела/при нагрузке;
- по своему характеру как «прострелы», «жжение»;
- отдает в руку, шею, челюсть.

Боль, как правило, связана с состоянием молочной железы, если:

- болят обе груди (при этом в одной из них болезненность может быть более выражена; чаще боль бывает сильнее в верхненаружных квадрантах молочных желез — в области, которая находится ближе к подмышечной впадине);
- боль связана с менструальным циклом (усиливается перед месячными, проходит в первой фазе цикла);
- боль не связана с дыханием, движением руками, но при этом прикосновения и давление могут быть болезненными. Боли сопутствует небольшая отечность и нагрубание груди;
- по характеру боль постоянная, ноющая.

Выделения из сосков бывают трех видов:

1. Прозрачные, зеленоватые — появление небольшого количества таких выделений при надавливании не является патологией.

2. Молозивные (белого цвета). После прекращения кормления грудью молозивные выделения в небольшом количестве могут сохраняться длительное время (до трех и более лет). Обильные молозивные выделения у некормящей женщины могут быть связаны с приемом некоторых лекарств (антидепрессанты, верапамил, резерпин, метилдофа и др.), а также с эндокринными заболеваниями.

3. Красные (кровянистые) или сукровичные (оранжевые, желтые) выделения — повод для дообследования. Причиной таких выделений могут быть внутрипротоковые папилломы, РМЖ, реже — травма молочной железы и соска. С целью обследования проводят: мазок-отпечаток выделений (цитологическое исследование), УЗИ молочных желез (на современных аппаратах хорошо видно внутрипротоковые разрастания), маммографию, дуктографию (маммография с контрастированием протоков молочных желез). При обнаружении внутрипротоковых структур показано хирургическое лечение (удаление пораженного участка молочной железы).

Находки на УЗИ и маммографии

А теперь поговорим о находках на УЗИ и маммографии, которые пугают женщин, но не несут в себе опасности.

Нарушение соотношения тканей молочных желез

Зачастую в заключении УЗИ можно прочитать: «толщина железистого слоя такая-то», «мастопатия с преобладанием фиброзного компонента», «аденоз» (это вообще гистологический диагноз). На самом деле определенное по данным УЗИ «неправильное» соотношение тканей не является патологией и не позволяет ставить какой-либо диагноз.

Высокая маммографическая плотность

Высокая плотность молочной железы на маммографии — неблагоприятный признак, так как затрудняет обнаружение злокачественных опухолей. В различных международных гайдлайнах «плотная грудь» указана как фактор, повышающий риск РМЖ. Но не стоит сразу пугаться, ведь эти слова относятся к высокой плотности молочной железы у женщины в *постменопаузе* (после наступления климакса).

Почему так? Все дело в том, что высокую плотность, то есть «непрозрачность» на рентгеновском изображении, дает железистая ткань. Как мы уже знаем, с возрастом железистая ткань замещается жировой (грудь претерпевает жировую инволюцию) и, следовательно, становится прозрачной на снимке. Все опухолевые узлы в такой прозрачной груди хорошо различимы, и не сложно обнаружить даже самые маленькие из них. Но в возрасте 30–45 лет железистая ткань присутствует в груди в значительном количестве (для каждой женщины это соотношение индивидуально), и, соответственно, грудь в этом возрасте на маммограммах может выглядеть «плотной». Именно поэтому маммография имеет наибольшее преимущество в выявлении РМЖ у женщин 50 лет и старше (во многих европейских странах скрининговая маммография проводится женщинам, начиная с 50 лет). В менопаузе «плотная грудь» может быть на фоне применения МГТ.

В целом при высокой маммографической плотности молочных желез рекомендуется дополнять скрининговую маммографию другими методами, чаще всего УЗИ молочных желез.

Кисты молочных желез

Дело в том, что кисты молочных желез бывают разными. В зависимости от типа кисты отличается и тактика ведения пациентки.

Кисты молочной железы — это округлые/овальные структуры, заполненные жидкостью, которые в абсолютном большинстве случаев представляют собой доброкачественные образования, не требующие никаких вмешательств.

Кисты могут появляться естественным образом совершенно в любом возрасте (за исключением женщин в менопаузе, которые не принимают МГТ, для них кисты — это большая редкость) в результате нормальных колебаний уровня эстрогенов в организме.

Они могут быть единичными или множественными, большими и маленькими, в одной или обеих грудях.

Кисту может определить сама женщина или врач на ощупь — это гладкий и легко смещаемый круглый или овальный «комочек» с четкими контурами. Проявлениями кисты могут быть боль и чувствительность груди, возникновение каких-то «комочков» накануне менструации и их исчезновение с ее началом.

Кисты появляются и исчезают чаще всего самостоятельно без всякого лечения.

Наиболее информативный метод выявления кист — УЗИ. При этом в заключении должен быть прописан тип кисты, так как они бывают разные!

Типы кист:

1. Простые кисты встречаются в подавляющем большинстве случаев. У них гладкая, тонкая стенка, они правильной формы и заполнены прозрачной однородной жидкостью. В них нет никаких включений, и они всегда доброкачественные.

Наличие простых кист молочной железы не увеличивает риск РМЖ!

Простые кисты не требуют лечения (вы здоровая женщина), за исключением ситуаций, когда киста большого размера (2 см и более) и вызывает выраженный болевой синдром и дискомфорт. Тогда кисту прокалывают и опорожняют, в этом заключается вся терапия. Никаких БАДов, никаких лекарств.

2. Сложные кисты (complex cysts) имеют неправильные/неровные контуры, у них толстая стенка, в которой есть признаки кровотока, их содержимое может быть неоднородным и содержать разные включения.

Сложные кисты требуют особого внимания и практически всегда проведения аспирации ее содержимого/биопсии для исключения РМЖ.

3. Осложненные кисты (в литературе complicated cysts). Они находятся как бы между простыми и сложными кистами и имеют большинство характеристик простых кист (тонкая стенка правильной формы, в ней нет кровотока и пр.), но их содержимое неоднородное, в нем могут быть включения.

Риск РМЖ при осложненной кисте составляет всего 2 %, такие кисты пунктируют, исследуют их содержимое и затем наблюдают (УЗИ каждые 6–12 месяцев в течение 1–2 лет).

Обратите внимание, что нигде не идет речь ни о каких лекарствах, а лишь о дообследовании с целью исключения РМЖ при сложных и осложненных кистах.

Профилактика возникновения кист молочной железы и способы сведения к минимуму связанного с ними дискомфорта:

1. Бюстгальтер правильного размера, который способен хорошо поддерживать грудь и в то же время ничего не передавливать.

2. Уменьшите потребление кофеина или вообще исключите его. Нет никаких убедительных доказательств, которые могут связать кофеин с возникновением кист молочных желез, но большинство женщин отмечают уменьшение болезненности.

3. При выраженном болевом синдроме могут использоваться обезболивающие препараты из группы НПВП (парацетамол, ибупрофен и пр.).

4. Масло вечерней примулы, гамма-линоленовая кислота, ненасыщенные жиры омега-6 могут ослабить болезненность в груди во время менструального цикла.

5. Отказ от курения, поддержание идеальной массы тела. Избыточный вес и ожирение увеличивают риск не только возникновения кист молочной железы, но и РМЖ.

6. Избегание стрессов, умеренные физические нагрузки и рациональное питание с большим количеством овощей и фруктов.

Подведу итоги и остановлюсь на важных моментах.

1. В заключении УЗИ должен быть указан тип кисты (простая, сложная, осложненная).

2. Простые кисты не требуют лечения, если не болят, не беспокоят и небольшого размера. Они есть почти у всех, это абсолютно нормальная история.

3. Не надо «закидываться» БАДами при наличии кист, это совершенно неэффективно и к тому же потенциально опасно.

4. Ведите здоровый образ жизни и хорошо питайтесь.

Локальное расширение протоков молочных желез

Для начала нужно понять, что ширина протоков молочных желез зависит от:

- фазы цикла (во вторую фазу протоки несколько шире);
- состояния женщины (при беременности и лактации протоки расширены в норме);
- локализации протока: как мы уже знаем, за соском протоки расширяются, образуя млечные синусы. Поэтому если в заключении написано «протоки расширены за соском до 2–3 мм» — это норма.

Но иногда может быть единичный расширенный до 3–5 мм проток. Опасно ли это?

Все зависит от того, есть ли внутри протока какие-либо структуры. Если стенка протока гладкая и тонкая, а из соска нет кровянистых или желто-оранжевых выделений, страшного ничего нет. Такая ситуация нуждается в контроле через 6–12 мес. Если же в протоке на УЗИ видна какая-то структура, если стенка протока выглядит неровной, утолщенной, а из соска у пациентки имеются кровянистые или сукровичные выделения — это повод для биопсии. В таком случае важно исключить внутрипротоковую папиллому или РМЖ.

Кальцинаты в ткани молочных желез

Кальцинаты — отложение солей кальция. На маммограмме они выглядят как яркие белые пятна и точки разных размеров и формы. Могут быть единичные или множественные кальцинаты, сгруппированные или разбросанные диффузно по всей железе. Кальцинаты образуются:

- в старых фиброаденомах;
- кистах («кальциевое молочко», обызвествленное галактоцеле);
- стенках сосудов;
- протоках молочной железы;
- после травм и операций (жировой некроз, гематома);
- в злокачественных опухолях.

Опухолевые кальцинаты очень мелкие, расположены на ограниченном участке, скопления таких кальцинатов имеют неправильную форму, неровные края.

Таким образом, иногда они требуют дообследования, но чаще всего это норма.

Фиброаденома: в чем сложность?

Фиброаденома — довольно распространенная доброкачественная опухоль, которая состоит из нескольких тканевых компонентов, основные из которых —

фиброзная строма и заключенные в ней элементы железистого эпителия. Появляются фиброаденомы чаще в молодом возрасте (с момента полового созревания до 40 лет).

Причины появления фиброаденом до конца не известны, в настоящий момент принято считать *основными факторами, предрасполагающими к возникновению фиброаденом*:

- гормональные влияния (повышение уровня эстрогенов);
- применение препарата циклоспорин — связывают с возникновением множественных фиброаденом (этот цитостатик используется при трансплантации органов, для того чтобы у реципиента не возникло отторжения трансплантата);
- наследственность — если у матери были множественные фиброаденомы, у дочерей риск возникновения этой патологии повышен.

Типичные фиброаденомы не перерождаются в РМЖ. Но есть нюансы.

Дело в том, что на УЗИ и маммограммах РМЖ или листовидная опухоль[9] могут не отличаться от фиброаденомы. Поэтому выявленные при исследовании фиброаденомы требуют проведения биопсии и/или наблюдения.

Как выглядит фиброаденома?

Вы можете прощупывать плотное округлое или овальное болезненное или безболезненное образование. При осмотре и пальпации, как правило, сложно сказать, что это — фиброаденома, киста, долька молочной железы или другая опухоль. На маммографии фиброаденома — это округлое затемнение с четкими контурами. На УЗИ — овальное гипоэхогенное (темно-серое) образование с четкими ровными контурами. В структуре фиброаденомы могут быть кальцинаты (как правило, крупные и единичные). Юношеские фиброаденомы отличаются быстрым ростом и требуют пристального наблюдения, биопсии и аккуратного лечения.

Тактика при фиброаденомах

При впервые выявленных фиброаденомах желательно проведение биопсии. Лучше, если это будет кор-биопсия, а не тонкоигольная пункция[10]. В некоторых случаях (очень малые размеры) биопсию можно не проводить.

Когда диагноз «фиброаденома» установлен гистологически (или цитологически, что менее предпочтительно), пациентке предлагается на выбор хирурги-

---

9 Листовидные опухоли — опухоли, которые как и фиброаденомы имеют фиброэпителиальную природу, но клетки их делятся активнее и могут иметь признаки атипии (то есть клетки напоминают злокачественные). Такие опухоли имеют большие размеры (более 3 см), быстрый рост. В зависимости от гистологической структуры могут быть доброкачественными, пограничными и злокачественными. Обладают склонностью к рецидивам после операции.

10 О видах биопсии молочной железы в соответствующей главе.

ческое лечение или наблюдение. Хирургия предпочтительнее при сомнительных результатах гистологии, при крупных фиброаденомах (более 2 см), если отмечается рост образования (визуально или по данным исследований). При небольших фиброаденомах (менее 2 см) хорошей альтернативой операции является вакуумная аспирационная биопсия. Данные о применении криодеструкции фиброаденомы (жидкий азот) пока ограничены.

Если решено выбрать в качестве тактики наблюдение, то контрольные осмотры и исследования обычно проводятся с интервалами 3–6–12 месяцев (кратность определяется лечащим врачом). При планировании беременности в ближайшее время тактика ведения тщательно обсуждается с пациенткой, так как фиброаденома во время беременности может увеличиваться и осложняться кровоизлияниями внутри опухоли. Поэтому в таких случаях рекомендуют удалять фиброаденому размером более 1,5–2 см.

Фиброаденома и беременность

Во время беременности могут:

- образоваться новые фиброаденомы;
- расти уже имеющиеся фиброаденомы;
- осложниться инфарктом (кровоизлияние в толще фиброаденомы) существующие фиброаденомы, что выглядит на УЗИ как «подозрительная» опухоль и может потребовать биопсии. Инфаркты встречаются редко, в основном в фиброаденомах больших размеров (3 см и более).

При наблюдении фиброаденомы во время беременности контроль проводят один раз в 1–2 месяца. Основной метод — УЗИ, но при необходимости может быть сделана маммограмма (не несет вреда для плода, при этом установление верного диагноза очень важно для матери!). Если есть показания, проводится биопсия. Допустимым при беременности считается рост фиброаденомы до 20 % от исходного объема.

Рак молочной железы

Пожалуй, основная задача врача-маммолога — своевременная диагностика РМЖ. Рак молочной железы — это злокачественная опухоль из клеток железистого эпителия (см. строение молочной железы — железистая ткань). Также крайне редко (около 1 % всех злокачественных опухолей молочной железы) в груди могут образовываться злокачественные опухоли из других тканей: саркомы, лимфомы. Еще одно редкое явление — метастазы различных опухолей в молочной железе.

В этой части речь пойдет именно о РМЖ.

Симптомы

Есть очень хорошая картинка, которая называется «знай свои лимоны» (know your lemons). На ней в наглядной форме представлено все разнообразие симптомов РМЖ.

Изменения в груди, при которых необходимо показаться врачу:

- появление прощупываемого уплотнения;
- втяжение кожи;
- появление изъязвления на коже;
- явления воспаления (покраснение, повышение местной температуры, отечность), особенно если женщина не кормит грудью;
- появление обильных, особенно кровянистых или оранжево-желтых, выделений из соска;
- бугристая, неровная поверхность груди;
- появление «выпуклости» или втяжения;
- изменение сосудистого рисунка, не связанное с кормлением, несимметричное расширение подкожных вен;
- втяжение соска;
- покраснение, шелушение, язва соска;
- отек кожи по типу «апельсиновой корки».

Как узнать свой риск рака молочной железы?

На риск заболеть РМЖ в течение жизни влияет множество факторов. Среди них есть факторы, значительно повышающие риск, а есть и те, чье влияние минимально. Есть факторы образа жизни, на которые мы в состоянии повлиять, а есть и такие, на которые мы повлиять не в силах. В целом же всех женщин можно разделить на две группы: группа среднего риска (риск заболеть раком молочной железы такой же, как в среднем по популяции) и группа высокого риска (риск РМЖ значительно выше и требуется особая тактика наблюдения и профилактического лечения). Ниже перечислены все ***факторы риска рака молочной железы*** в убывающем порядке их значимости:

1. Наследственная предрасположенность: мутации BRCA1, BRCA2, CHEK2, P53, PTEN или другие. У таких пациенток прослеживается семейная история РМЖ и других опухолей[11].

2. Облучение на область грудной клетки в возрасте до 30 лет. *К рентгеновским методам диагностики данный пункт не имеет отношения!* Здесь имеется в виду дистанционная гамма-терапия области грудной клетки, в частности мо-

[11] Наиболее часто встречается наследственный рак молочной железы, связанный с BRCA-мутациями. О них речь пойдет ниже.

лочных желез. Наиболее часто молодые пациентки получают лучевое лечение по поводу лимфомы Ходжкина. Почему это так важно? В юности происходит активное формирование молочных желез. Воздействие ионизирующей радиации в этот период может приводить к поломкам в геноме здоровых клеток молочной железы и, как следствие, возникновению злокачественных опухолей.

3. Ранее выявленные предраковые процессы — дольковая карцинома *in situ*, гиперплазия долькового или протокового эпителия молочной железы с *атипией*. Эти процессы значительно повышают риск РМЖ. К тому же зачастую они могут существовать совместно с инвазивным[12] РМЖ. Это значимый фактор риска.

4. Лишний вес. Актуально для женщин в постменопаузе, риск РМЖ после наступления климакса выше на 20–40 % у женщин, которые значительно прибавили в весе во взрослой жизни. Жировая ткань — источник эстрогенов. В клетках жировой ткани содержится ароматаза — фермент, который превращает андрогены в эстрогены. Эстроген стимулирует деление клеток железистой ткани молочной железы. Это была плохая новость. Хорошая новость: мы можем влиять на этот фактор!

5. Отсутствие родов. Как мы знаем, во время родов и грудного вскармливания происходит дифференцировка клеток молочной железы. Дифференцировка — значит «усложнение» организации, приобретение новых специфических черт и функций. Чем более дифференцированы клетки, тем менее они подвержены окружающим канцерогенным воздействиям.

6. Поздние первые роды — после 30 лет.

7. Большой интервал между началом менструаций (менархе) и наступлением менопаузы: это может быть раннее менархе (до 12 лет), поздняя менопауза (после 55 лет) и их совокупность. Вообще чем больше менструальных циклов было в жизни женщины, тем выше риск РМЖ. Таким образом, все процессы, уменьшающие количество менструальных циклов (беременность, кормление грудью, удаление яичников и др.), снижают риск РМЖ.

8. Национальность. Среди евреев Ашкенази высок процент наследственного BRCA-ассоциированного РМЖ, также несколько выше риск РМЖ у темнокожих женщин.

9. Высокая маммографическая плотность молочных желез (для женщин старше 45 лет). В таких железах больше железистой ткани, соответственно, выше риск РМЖ.

10. Менопаузальная гормональная терапия комбинированными (эстроген + гестаген) препаратами. Повышает риск РМЖ примерно на 26 %. Это связано

---

[12] Рак in situ («на месте») — самая ранняя стадия формирования злокачественной опухоли, когда опухолевые клетки еще не проросли базальную мембрану — тонкую пластинку, отделяющую эпителиальные клетки от окружающих тканей. Инвазивный рак — клетки опухоли прорастают окружающие ткани.

с тем, что в присутствии получаемых извне эстрогенов и гестагенов грудь дольше остается в «молодом» состоянии, позднее наступает жировая инволюция. Сохраняется большее количество железистой ткани, а значит, и риск РМЖ несколько повышен. Риск РМЖ стремительно падает после прекращения комбинированной МГТ. Интересно, что риск РМЖ у женщин с удаленной маткой на МГТ одними эстрогенами не выше среднего, а даже несколько ниже.

11. Злоупотребление алкоголем. Здесь нечего обсуждать. Пить вредно!

Но есть и ***факторы, которые снижают риск рака молочной железы,*** к ним относятся:

1. Грудное вскармливание. Защитным действием обладает грудное вскармливание более шести месяцев, но в идеале кормить лучше год и более. При этом стаж кормления суммируется (то есть если кормили двоих детей, каждого по полгода, в итоге стаж 12 месяцев). Каждые 12 месяцев кормления снижают риск РМЖ в среднем на 4 %. Но! К сожалению, есть и будут случаи РМЖ у беременных и кормящих. Рак молочной железы у кормящих на начальных этапах бывает сложно отличить от лактостаза или мастита. Поэтому консультация врача при этих состояниях будет не лишней.

2. Физические упражнения достоверно повышают настроение и снижают риск РМЖ. Особенно для женщин в постменопаузе.

3. Удаление яичников в возрасте до 45 лет снижает риск РМЖ примерно на 10 %.

Ну и немного мифологии — ***факторы, влияние которых на риск рака молочной железы не доказано:***

1. Аборт. В крупных проспективных исследованиях доказано, что как самопроизвольный аборт, так и искусственный не повышают риск РМЖ.

Проспективное исследование — это такое исследование, когда набирают большую группу женщин и наблюдают за ними в течение длительного времени. Есть еще ретроспективные исследования (они также называются исследования по типу «случай — контроль»), отличаются они тем, что набирают группу женщин с уже случившимся РМЖ (случай) и сравнивают ее со схожей группой без РМЖ (контроль). Основной метод такого исследования — опрос. Учитывая деликатность темы аборта, многие не заболевшие РМЖ женщины в ретроспективном исследовании могли сознательно не разглашать информацию, в то время как женщины с РМЖ, наоборот, всячески пытаются найти причину своей болезни, винят себя и отчитываются исследователям со всей строгостью. Результаты ретроспективных исследований противоречивы: в одних из них аборты повышают риск РМЖ, в других — нет. Суммируя все данные и принимая во внимание высокую вероятность ошибки в ретроспективных исследованиях, в настоящее время всеми сообществами экспертов акушеров-гинекологов и онкологов принято не относить аборт к факторам риска РМЖ.

2. Антиперспиранты. В настоящий момент нет убедительных доказательств тому, что парабены и алюминий, содержащиеся в антиперспирантах, способны вызвать РМЖ.

Алюминий проникает через кожу в очень малых количествах (0,012 %), таким образом, основная часть алюминия попадает в организм с продуктами питания. В одном исследовании было обнаружено, что клетки РМЖ способны накапливать алюминий, но абсолютно в таком же количестве алюминий накапливается и в окружающей здоровой ткани груди.

Парабены — вещества, которые используются как консерванты. Они содержатся в косметике, шампунях, бытовой химии и некоторых продуктах питания. Известно, что парабены обладают слабым эстрогеноподобным эффектом (то есть способны связываться с рецепторами эстрогена, тем самым стимулируя деление клеток молочной железы). При мониторинге 2,5 тысячи здоровых добровольцев разных возрастов, проведенном в США в 2013 году, парабены определились в моче у 99 % человек. При этом не выявлено никакой связи между концентрацией парабенов в моче и состоянием здоровья. Таким образом, убедительных доказательств связи парабенов из дезодорантов (и других источников) и РМЖ на сегодняшний момент нет.

Тот факт, что опухоли молочной железы наиболее часто развиваются в верхненаружном квадранте (область, находящаяся ближе к подмышечной впадине), связан не с воздействием дезодоранта, а с тем, что в этой области сосредоточено около 50 % всей железистой ткани груди. Распространенный миф о том, что антиперспиранты мешают выходить с потом канцерогенным веществам и те накапливаются в молочной железе, также не нашел научного обоснования и подтверждения, так как с потом выделяется незначительное количество продуктов обмена, основная выделительная функция выполняется почками и печенью.

3. Бюстгальтеры. Да, тесный лифчик может доставлять дискомфорт и в определенных случаях может возникать болезненность молочных желез. Но лифчики не вызывают РМЖ.

4. Силиконовые имплантаты. На сегодняшний день нет убедительных доказательств того, что силиконовые имплантаты способны вызывать РМЖ. Пациенткам с имплантатами не всегда удается провести скрининговую маммографию (при компрессии есть вероятность повреждения капсулы имплантата), поэтому могут потребоваться другие методы обследования — УЗИ, МРТ.

Учитывая количество малограмотных страшилок в Сети, имеет смысл сказать о лимфоме, ассоциированной с грудными имплантатами.

Лимфома — злокачественная опухоль из клеток лимфоидной ткани (лимфоциты). Это не рак, методы лечения лимфомы в корне отличаются от лечения РМЖ. Лимфома, ассоциированная с грудными имплантатами, — крайне редкое осложнение: зарегистрировано всего 600 с небольшим случаев во всем мире (это очень низкий процент, если учесть, что счет женщин с имплантатами в мире идет на миллионы). Как правило, это заболевание возникает не сразу, а через несколько лет «ношения» имплантатов. Среди заболевших лимфомой, связанной с имплантатами, наиболее часто встречались пациентки с «шершавыми» (текстурированная поверхность) имплантатами. В месте нахождения имплантата неожиданно возникало скопление жидкости, формировалась опухоль. Как правило, удаление капсулы с имплантатом приводило к полному выздоровлению, но в некоторых случаях требовалась химио- и лучевая терапия.

Вот так страшилка! Самое главное, надо понимать, что риск заиметь лимфому, связанную с грудными имплантатами, крайне низкий (около 0,35–1 случая на 1 000 000 человек в год), ниже, чем риск получить тяжелую аллергическую реакцию (анафилаксия) от поедания арахиса.

Жизнь — это череда рисков. Операция или другая манипуляция также не могут не иметь рисков или осложнений. Зная их, вы можете согласиться или отказаться, так же как с арахисом, между прочим.

Высокий риск развития рака молочной железы

К *группе высокого риска РМЖ* относят:

- женщин, пролеченных ранее по поводу РМЖ;
- женщин с наследственной предрасположенностью (выявленная мутация BRCA1, BRCA2[13] — наиболее частая причина наследственного РМЖ — или других генов, связанных с развитием рака; четко прослеживаемая семейная история РМЖ);
- женщин, получавших лучевую терапию на область грудной клетки в возрасте до 30 лет;
- женщин, у которых при биопсии образований молочной железы выявлены следующие гистологии: дольковая карцинома *in situ*; гиперплазия с атипией (протоковая или дольковая);
- женщин, у которых риск РМЖ в течение ближайших пяти лет более 1,7 % согласно опроснику Gail model[14].

Основные элементы снижения риска и своевременной диагностики для женщин из групп высокого риска РМЖ:

---

[13] Подробнее о том, кому и когда необходимо проходить генетический тест на мутации BRCA, в соответствующем разделе.

[14] Gail model — алгоритм, разработанный для расчета индивидуального риска РМЖ у женщин старше 35 лет без наследственной истории РМЖ и не проходивших лучевую терапию на область грудной клетки в молодом возрасте. Для оценки риска в тесте используются параметры: национальность, возраст, наличие близких родственников с РМЖ, количество и результаты биопсий молочной железы, репродуктивные факторы. Алгоритм вычисляет ориентировочный пятилетний риск РМЖ и риск РМЖ в течение жизни. НО! Данный тест не подходит для женщин, у которых (или у их близких родственников) есть BRCA-мутации. Можно пройти этот тест по ссылке https://bcrisktool.cancer.gov/.

- Регулярный осмотр и консультация специалиста (это может быть онколог, или маммолог, или гинеколог).

- Более раннее по сравнению с группой среднего риска начало маммографического скрининга[15]. Предпочтительное использование методик с высокой чувствительностью (МРТ, маммография с томосинтезом) в качестве скрининга РМЖ.

- Препараты, снижающие риск РМЖ (нужны не во всех случаях, назначает врач!).

- Хирургические операции: профилактическое удаление груди, яичников и маточных труб (эта опция используется у женщин с выявленными BRCA-мутациями).

- Но также не стоит забывать об общепринятых стратегиях снижения риска РМЖ: физическая активность, сбалансированное питание, грудное вскармливание и регулярное самообследование груди.

Наследственный рак молочной железы и яичников. Мутации BRCA1, BRCA2. «Синдром Анджелины Джоли»

В свое время знаменитая голливудская актриса Анжелина Джоли вызвала ажиотаж в прессе, признавшись, что ей были выполнены профилактические операции по удалению груди и яичников с маточными трубами. Мама и бабушка актрисы умерли от РМЖ в относительно молодом возрасте. 37-летняя (на тот момент) Анжелина прошла тестирование у генетика, при котором была выявлена мутация гена BRCA1.

Гены BRCA1 и BRCA2 являются генами-супрессорами, то есть в ответ на повреждение ДНК запускают ее восстановление (репарацию) и регулируют деление клетки. При наличии мутаций указанных генов процессы репарации ДНК нарушаются и повышается риск возникновения злокачественных опухолей.

Опухоли, связанные с мутациями BRCA1 и BRCA2

1. РМЖ. Риск заболеть в течение жизни составляет 41–90 % в зависимости от того, какая мутация выявлена. При этом у пациентки, которая уже пролечена по поводу РМЖ, риск возникновения рака в другой груди значительно выше, чем у остальных пациенток с ненаследственным РМЖ. У мужчин с такими мутациями риск РМЖ тоже выше, чем у остальных мужчин в популяции.

2. Рак яичников. Риск составляет 17–44 % в зависимости от мутации. При этом мутации BRCA1 более значительно повышают риск, чем BRCA2. Как ни странно, рак яичников, связанный с BRCA2-мутациями, имеет лучший прогноз и лучше поддается лечению, в отличие от «немутантного» рака.

---

[15] Подробнее о том, что такое скрининг РМЖ и в каком возрасте его начинают, в соответствующем разделе.

3. Рак предстательной железы, особенно агрессивные его формы, которые развиваются чаще в относительно молодом возрасте (до 50 лет).

4. Несколько выше риск заболеть раком поджелудочной железы.

5. В некоторых исследованиях выявлена связь между BRCA1 и BRCA2-мутациями и риском рака тела матки, меланомы кожи и лейкемии.

Около 6–10 % всех случаев РМЖ и около 10 % случаев рака яичников связаны с BRCA1 и BRCA2-мутациями. Эти мутации могут передаваться по наследству как от отца, так и от матери. Риск получить мутацию от родителя составляют 50 %. При анализе семейной истории необходимо оценивать отдельно как материнскую, так и отцовскую сторону.

Когда идти к генетику?

Сейчас огромное количество лабораторий зазывают всех желающих сдавать анализы на BRCA-мутации. Но стоит ли? Ведь те тесты, которые проводят в большинстве лабораторий, определяют лишь несколько (7–10) самых распространенных в данной популяции мутаций. В специализированных клиниках используются более современные и информативные методики, позволяющие оценить все патологические мутации в указанных генах. К тому же врач-генетик подробно проанализирует историю вашей семьи и вашу и, исходя из этого, назначит необходимые тесты. Это более грамотный подход, исключающий возможные ошибки. Ведь знание о наличии BRCA1 и BRCA2-мутаций влияет на тактику наблюдения и лечения пациентки.

Кому же имеет смысл обратиться к генетику (ну, или хотя бы сдать анализ на BRCA1,2 в одной из коммерческих лабораторий)?

1. Женщинам с раком молочной железы и/или яичников анализ необходимо сдать, если:

- Возраст пациентки в момент выявления болезни младше 45 лет.
- У пациентки младше 60 лет выявлен трижды негативный РМЖ (это значит, что в опухоли не определяются рецепторы к эстрогену, прогестерону и не выявлена гиперэкспрессия Her2-neu).
- У пациентки выявлен рак обеих молочных желез или сочетание РМЖ и рака яичника (реже — сочетание РМЖ и рака поджелудочной железы, РМЖ и меланомы). Это называется первично-множественные злокачественные опухоли. Они могут выявляться одновременно (синхронные) или в разное время (метахронные).
- У пациентки есть семейная история РМЖ и/или рака яичников: опухоли развивались у одного или более близких родственников[16] в молодом возрасте

[16] Близкие родственники включают три линии родства. Первая линия (ближайшие родственники) — родители, дети, братья и сестры. Вторая линия — бабушка, дед, тети и дяди, внуки, племянники. Третья линия — двоюродные родственники, внучатые племянники. Оцениваются отдельно родственники по линии матери и отца.

(для РМЖ — до 50 лет). А также если у пациентки в семье были случаи метастатического рака простаты, РМЖ у близких родственников мужского пола.

2. Женщинам, не страдающим РМЖ или раком яичников, если в семье у одного или более близкого родственника выявлено наличие данной мутации.

В случае если наличие мутаций BRCA в семье неизвестно, рутинно сдавать эти тесты не рекомендовано. Если есть возможность, в первую очередь генетическая консультация и тестирование нужны пострадавшим от опухолей родственникам. Но, к сожалению, это не всегда получается. Здоровой женщине желательно сдать анализ на BRCA-мутации, если у близких родственников прослеживается семейная история:

- РМЖ в возрасте до 50 лет;
- рака яичников (особенно в возрасте до 60 лет);
- метастатического рака предстательной железы;
- РМЖ у мужчин.

Особое внимание следует обратить тем, у кого в семье есть множественные случаи (у одного или нескольких родственников) РМЖ, рака яичников и их сочетание с другими опухолями (рак простаты, меланома, рак поджелудочной железы). **!**

Обследование груди

Рак молочной железы занимает первое место по заболеваемости у женщин в России, США и Европе. Средний возраст заболевших женщин — 55–61 год. Тем не менее заболевание встречается и у женщин более раннего возраста. Цель обследования состоит в своевременном выявлении РМЖ.

Есть два подхода к обследованию:

1. Скрининг — массовое обследование женщин, не предъявляющих жалоб и не имеющих каких-либо симптомов, с целью раннего выявления РМЖ. Скрининг проводят большому количеству женщин. Основная цель — снижение смертности от заболевания. В скрининге участвуют женщины определенной возрастной группы или с теми или иными факторами риска. В случае скрининга РМЖ — это женщины в перименопаузе и старше (начало в возрасте 40–50лет и старше)[17]. К тому же, важным условием является регулярность скрининговых обследований[18].

---

[17] В странах, где работают скрининговые программы по раку груди, возраст начала и окончания скрининга различен. Например, в России в рамках диспансеризации маммография рекомендована всем женщинам с 39 лет, в Германии и многих других странах Европы — с 50.

[18] Интервал между скрининговыми маммографиями в разных странах составляет от одного года (США) до трех лет (РФ). В Европе — два года.

2. Диагностическое обследование проводится женщинам любого возраста с теми или иными жалобами или симптомами. Цель та же — не пропустить РМЖ.

При скрининге РМЖ основным методом служит маммография. При выявлении на скрининговой маммографии каких-либо подозрительных или непонятных образований обследование может быть дополнено другими методами.

При диагностическом обследовании также используют маммографию, УЗИ молочных желез, МРТ, контрастную маммографию и др. В этом случае показания для назначения того или иного метода обследования определяет врач в каждой конкретной ситуации.

Методы обследования молочных желез от простого к сложному

1. Самообследование груди.

Знаю, что сейчас модно говорить о том, что самообследование неэффективно, заменяя это понятие более широким *self-awareness* или выражением, что женщина должна быть *familiar with her breasts*. Все это значит лишь одно: женщине необходимо знать симптомы РМЖ и при появлении «чего-то, чего раньше со своей грудью не отмечала», обратиться к врачу. О симптомах РМЖ уже говорилось выше.

Проводить ревизию груди желательно регулярно (один раз в 1–3 месяца). Сначала нужно осмотреть грудь: нет ли покраснения, втяжения, отека, асимметрии, красноты или изъязвлений на коже и соске. Необходимо уделить внимание области под грудью (удобно это делать в положении лежа). Затем поднимаем руку за голову и ощупываем грудь противоположной рукой: левую — по часовой стрелке, правую — против часовой стрелки. Уделяем внимание подмышечным областям. Лежа или стоя прощупываем область под грудью. Надавливаем слегка на ареолу соска: смотрим, нет ли выделений. Прощупываем область над ключицей. При большом размере груди боковые области удобно ощупывать лежа на противоположном боку, когда рука заведена за голову.

2. Осмотр врача.

Грудь смотрят врачи акушеры-гинекологи, маммологи, онкологи и терапевты. Осмотр проводится примерно так же, как и самообследование груди, в позициях лежа и стоя, с пальпацией регионарных лимфоузлов. Всем женщинам рекомендовано ежегодно проходить такой осмотр.

3. Маммография — это рентгеновский метод. Если сказать проще: «рентгеновский снимок молочных желез». Маммография используется для скрининга РМЖ у женщин старше 40 лет и для уточнения диагноза у женщин любого возраста.

Плюсы метода:

- Хорошая визуализация (при условии, что в груди больше жировой ткани, чем железистой и фиброзной). В отличие от УЗИ на маммографии видны те опухоли, которые представлены только скоплением микрокальцинатов.

- Наличие документального подтверждения (рентгеновские или цифровые снимки) позволяет сохранять архив, смотреть динамику, пересылать снимки для того, чтобы получить второе мнение.

- Возможность выполнить биопсию под контролем маммографии: для этого используются специальные приставки к маммографу и устройства для биопсии. Биопсия по контролем маммографии может понадобиться, когда образование видно на снимках, но не видно на УЗИ.

Недостатки маммографии:

- Плохая видимость при плотной груди (на фоне большого количества железистой такни). Поэтому метод часто не информативен у пациенток до 40–45 лет, пациенток, получающих МГТ.

- Компрессия груди (при исследовании грудь зажимается между двумя пластинами) может быть болезненна или опасна при наличии силиконовых имплантатов. При очень маленьком размере груди не всегда удается уложить ее между пластинами. При очень же большой груди не всегда удается добиться хорошей компрессии или некоторые части груди могут просто не попасть в область снимка.

- Бывают рентген-негативные опухоли, которые не видны на маммографии (их около 2 %), но такие опухоли можно определить другими методами и прощупать во время осмотра.

- Маммограф — достаточно габаритный и дорогой аппарат.

У женщин существует опасение по поводу рентгеновского излучения при маммографии. На самом деле исследований, оценивающих возможность возникновения РМЖ под действием излучения, полученного от регулярных маммографических снимков, нет. Это просто невозможно оценить. Есть лишь теоретические расчеты, сделанные на основании людей, пострадавших во время радиационных катастроф(!), позволяющие лишь отдаленно предполагать, какой процент РМЖ мог быть вызван маммографией. Надо ли говорить, что цифровая маммография со своим излучением (однократно это около 0,4 мЗв в зависимости от степени компрессии и модели маммографа, что примерно соответствует дозе естественного радиационного облучения за 1–2 месяца) не идет ни в какое сравнение с поражением, вызванным взрывами в Хиросиме и Нагасаки. Согласно таким расчетам, теоретический риск развития таких опухолей выше у более молодых пациенток, делающих скрининговую маммографию ежегодно. Это логично, ведь радиация поражает наиболее активную железистую ткань. Если ее мало, то и риск меньше. После наступления климакса железистой ткани мало. Таким образом, это еще один аргумент для того, чтобы проводить маммографический скрининг в возрасте старше 40 лет. Для диагностической же маммографии не существует возраста: если врач назначает, сделать ее необходимо для уточнения диагноза!

4. *УЗИ молочных желез.* Пожалуй, самый популярный метод.

Достоинства метода:

- Возможность выполнения всем желающим (молодым, пожилым, беременным, кормящим) — метод безопасен и может выполняться всем без исключения и с любой частотой.
- Высокая информативность: возможность отличить кисту от солидного узла, выявление дополнительных пристеночных разрастаний в кисте (если они есть), возможность оценить поражение лимфоузлов.
- Возможность выполнить биопсию и лечебные манипуляции под УЗ-контролем.
- УЗИ-аппарат более мобильный, чем маммограф.

Недостатки метода:

- Высокая зависимость от качества оборудования и от профессионализма специалиста (это из серии «почему один доктор увидел опухоль, а другой — нет»).
- Рак молочной железы — чаще всего гипоэхогенный (темно-серый) по УЗИ, жировая ткань — тоже гипоэхогенная структура. Этим можно объяснить тот факт, что в жировой клетчатке не всегда четко удается отграничить опухоль. Поэтому в постменопаузе УЗИ не всегда работает хорошо.
- Некоторые опухоли не заметны на УЗИ (но хорошо видны на маммографии). Например, если на маммографии опухоль представлена небольшим скоплением микрокальцинатов с нечеткими контурами, на УЗИ она может быть не видна.
- Невозможность создания качественного архива. Изображения образований на УЗИ очень вариабельны: зависят не только от того, кто и на чем смотрел, но и от того, как стоял датчик, например (при перемещении датчика размеры образования могут меняться, поэтому оценить динамику на УЗИ с такой точностью, как на маммографии, невозможно).
- Большая проблема с написанием протоколов. Для маммографии и УЗИ есть стандарты описания, выпущенные Американским колледжем радиологов (система BIRADS). Они подразумевают классификацию изображений на шесть категорий. И если все рентгенологи уже давно перешли на использование этих стандартов и заключение российского рентгенолога будет понятно даже врачу, например, из Мексики, то врачи ультразвуковой диагностики не спешат пе-

реходить на систему BIRADS и пишут длинные заключения с предположительными диагнозами.

5. *МРТ молочных желез.* Метод набирает популярность, но всем МРТ не нужна.

Достоинства метода:

- Высокая чувствительность, то есть способность обнаружения опухолей молочных желез. Но! Здесь есть загвоздка в виде низкой специфичности (об этом ниже).
- Отсутствие лучевой нагрузки.

Недостатки:

- Низкая специфичность, то есть опухоли МРТ находит, но отличить доброкачественные опухоли от злокачественных на МРТ сложно, нужна биопсия. Отсюда повышение количества «доброкачественных» биопсий и все сопряженные с этой процедурой риски: кровотечение, инфицирование, беспокойство пациентки. Оно нам надо? И да, и нет. Да — в случае женщин с высоким риском РМЖ (см. выше, кто входит в эту группу). Нет — если риск РМЖ не отличается от среднего по популяции.
- На МРТ не видны микрокальцинаты.
- Требуется использование контрастного препарата с гадолинием.

Таким образом, МРТ молочных желез не нужно всем. Его может назначить врач с целью дообследования или женщинам из группы высокого риска.

6. *Различные модификации маммографии:* маммография с томосинтезом (при исследовании получают послойные изображения груди); маммография с контрастным усилением (используется для уточнения диагноза при маммографически «плотной» молочной железе).

7. Термография, электроимпедансная маммография — малоинформативные методы. Не рекомендованы для оценки состояния молочных желез.

А что до 39 лет?

В нашей стране скрининг РМЖ начинается с 39 лет (у гинекологов есть приказ, согласно которому они должны направлять на маммографию всех женщин с 35 лет). Сейчас в СМИ раздувается ажиотаж, всюду звучит фраза «рак молодеет», маммологи призывают девушек чуть ли не с 18 лет начинать делать ежегодные УЗИ молочных желез. Но насколько это оправдано?

Факты:

1. Наиболее часто РМЖ болеют женщины в возрасте 55–60 лет.

2. РМЖ у молодых женщин, как правило, развивается в группе высокого риска (наследственность, облучение грудной клетки).

3. РМЖ у молодых пациенток чаще всего представлен более агрессивными, быстрорастущими формами опухолей в отличие от постменопаузального РМЖ. Такие опухоли могут появляться даже между плановыми скринингами. По современным данным, около 70 % РМЖ у молодых женщин (моложе 50 лет) были обнаружены ими самостоятельно в ходе самообследования груди.

Таким образом, ранний скрининг РМЖ показан только женщинам из групп высокого риска (мутации BRCA, четкая семейная история РМЖ, облучение на грудь в возрасте до 30 лет, предраковые процессы на предшествующих биопсиях, пятилетний риск РМЖ более 1,7 % по Gail model).

Все остальные женщины моложе 39 лет из группы среднего риска, не предъявляющие никаких жалоб, нуждаются лишь в самообследовании груди и ежегодном осмотре врача (гинеколога или маммолога), который при необходимости может назначить те или иные обследования.

Методы биопсии молочных желез

1. Тонкоигольная аспирационная биопсия (пункция) позволяет получить с помощью тонкой иглы цитологический материал (отдельные группы клеток). Такой анализ не всегда информативен, так как получаем единичные клетки из ограниченного участка. Тонкоигольная аспирационная биопсия используется для пункции кистозных образований с целью диагностики или лечения.

2. Кор-биопсия (трепанобиопсия) — для забора материала используется более толстая игла специальной конструкции. Получаем уже не единичные клетки, а столбики ткани из образования (этот материал отправляется на гистологическое исследование). Обычно берется несколько столбиков для более точного диагноза. Информативность выше, чем у тонкоигольной аспирационной биопсии: позволяет оценить структуру ткани, провести дополнительные исследования (иммуногистохимический анализ при РМЖ). Но забор ткани, так же как и при пункции, идет лишь из нескольких участков.

3. Вакуумная аспирационная биопсия проводится с помощью толстой иглы, по конструкции похожей на иглу для трепанобиопсии. Но игла для вакуумной аспирационной биопсии, вращаясь, удаляет все подозрительное образование. Есть ограничение по размеру (до 2 см) и расположению образования. Преимущества метода — способность удалять образование или подозрительную зону целиком и хорошие косметические результаты по сравнению со стандартной хирургической операцией.

4. Хирургический метод — операция по удалению образования молочной железы. Проводится при недоступности или противоречивых результатах всех предыдущих методов. Полученный послеоперационный гистологический материал дает исчерпывающий ответ.

Снижаем риск РМЖ. Пять пунктов для всех женщин

- Образ жизни: здоровое питание, отсутствие вредных привычек, физическая активность, грудное вскармливание.
- Регулярное самообследование груди (один раз в 1–3 месяца).
- Оценка рисков РМЖ совместно с доктором: семейная история, облучение грудной клетки, предшествовавшие биопсии молочной железы.
- Ежегодные осмотры врача (маммолог или гинеколог).
- Участие в скрининге РМЖ.

АКНЕ[19]

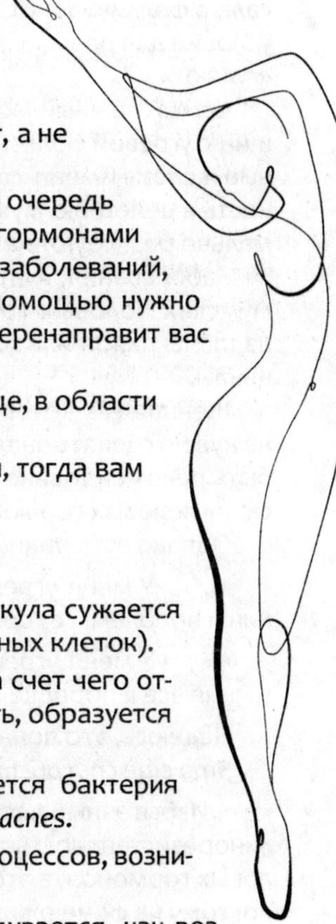

Я буду писать об этой проблеме как акушер-гинеколог, а не так, как это мог бы сделать дерматолог.

Моя цель — рассказать о том, что акне — это в первую очередь заболевание кожи, которое действительно связано с гормонами и *иногда* может возникнуть по причине гинекологических заболеваний, но не так часто, как все об этом думают. И первично за помощью нужно обращаться к дерматологу, который, если потребуется, перенаправит вас к гинекологу.

Высыпания при акне могут локализоваться на спине, лице, в области грудной клетки и плечах.

Сначала «загуглите», как выглядит волосяной фолликул, тогда вам будет проще понять текст ниже.

Механизм возникновения акне

1. Первым этапом выводной проток волосяного фолликула сужается за счет гиперкератинизации (избыточного количества кожных клеток).

2. Далее увеличивается производство кожного сала, за счет чего отверстие фолликула полностью закрывается (можно сказать, образуется «пробка»).

3. В таких условиях в фолликуле отлично размножается бактерия *Propionibacterium acnes*, также известная как *Cutibacterium acnes*.

4. Процветая, она запускает целый каскад иммунных процессов, возникает активное воспаление.

Это все может привести к разрыву фолликула (он надувается, как воздушный шарик) и образованию тех самых злополучных прыщей.

Кстати говоря, именно иммунный ответ является одним из ключевых моментов возникновения акне, и воздействие на определенные звенья иммунитета, возможно, уже в очень скором времени сделает революцию в лечении угревой болезни.

Все намного интереснее и сложнее, чем вы думали.

Что этому способствует и почему все так происходит?

Гормоны — ключевой момент, читаем очень внимательно!

Когда вы вошли в прекрасный подростковый возраст, возрастающий уровень мужских половых гормонов приводит к увеличению выработки кожного

---

19 В написании этой главы принимала участие Мария Кардакова — MSc, ANutr, нутрициолог общественного здравоохранения Великобритании; Senior Associate, The Royal Society of Medicine (www.mariakardakova.com)/

сала в фолликуле. Нет сала — не будет закупорки протока фолликула, не будет условий для размножения бактерий; есть — значит, им хорошо, комфортно, они «гуляют».

Самый важный момент состоит в том, что у абсолютного большинства женщин с угревой болезнью уровень мужских половых гормонов в норме, но сальные железы имеют свою, возможно, генетическую, очень высокую чувствительность к действию мужских половых гормонов, их рецепторы абсолютно ненормально реагируют на нормальный уровень гормонов.

Заболевания, которые могут быть причиной истинно повышенного уровня мужских половых гормонов: СПКЯ, ВДКН, андрогенпродуцирующие опухоли надпочечников или яичников — все! При этом будут нарушены менструальные циклы.

Женщине, у которой месячные как часы, трое детей и есть угревая болезнь, не нужно сдавать анализ крови на гормоны, но это не означает, что вам не может быть рекомендовано лечение, направленное на уменьшение воздействия «мужских» половых гормонов на волосяной фолликул.

Однако есть принципиальная разница в двух ситуациях:

- «У меня угревая болезнь, потому что есть гинекологические заболевания и проблемы с гормонами»;
- «У меня угревая болезнь, но гинекологически я здорова и с гормонами у меня все в порядке» — в 80 % случаев угревой болезни это именно так.

Надеюсь, это понятно.

Что еще способствует возникновению акне?

1. Избыточный вес и ожирение и сопутствующая им практически всегда инсулинорезистентность также приводят к избыточному производству мужских половых гормонов, а это, как вы уже поняли, увеличивает секрецию кожного сала, поэтому на фоне ожирения угри возникают намного чаще, чем у худых людей.

Избыточного веса или ожирения не должно быть.

2. Водолазки, тесные бюстгальтеры и спортивные костюмы, косметика на масляной основе, шапочки, спортивные шлемы, которые не позволяют телу дышать, мобильный телефон, который все время приложен к лицу, также могут вызывать механические угри, закупоривая просвет волосяных фолликулов.

3. Особенности питания. Есть связь между возникновением акне и употреблением коровьего молока (в том числе обезжиренного!) и быстрых углеводов (белый хлеб из муки высшего сорта, сладости, чипсы, сладкая газированная вода). Эти продукты могут ухудшать состояние кожи и провоцировать возникновение акне.

Шоколад давно «под следствием», если можно так выразиться, но пока никакой взаимосвязи не было выявлено, и необходимы более крупные и качественные исследования.

4. Стресс запускает/ухудшает ситуацию, это абсолютно точно доказано.

5. И не последнюю роль играет наследственность.

Мыло и другие подобные моющие средства удаляют кожное сало с поверхности кожи, но они не уменьшают его выработку.

Частая и агрессивная чистка может на самом деле только ухудшить ситуацию.

Мифы об акне

Эти факторы не влияют на возникновение акне:

1. Употребление жирной пищи, хотя она и не полезна в больших количествах, не связано с акне. С другой стороны, работа, связанная с постоянным приготовлением пищи или нахождением в помещении с кипящим и жарящимся маслом (поваром, например), может провоцировать закупоривание волосяных фолликулов каплями жира из окружающей среды. Это может сильно раздражать кожу и способствовать возникновению акне.

2. Гигиена. Акне не возникает из-за грязной кожи.

Фактически слишком сильная и агрессивная очистка кожи или чистка с помощью мыла и агрессивных моющих средств смывает защитный барьер, раздражает кожу и может только ухудшить ситуацию.

3. Синдром дырявого кишечника — акне не возникает из-за «дыр» в кишечнике, и БАДами эти «дыры» не латаются. Это фантазии докторов, которые очень плохо учили в медицинском институте базовые вещи, такие как физиология, патофизиология и патанатомия, и которые никак не могут понять, что «дырявый кишечник» существует, но это следствие болезни кишечника, а не его первопричина, и акне к этому состоянию не имеет никакого отношения и не служит его проявлением.

Миф: выдавливание и чистка поверхности кожи от угревой сыпи — лучший способ избавиться от прыщей

Правда: такой традиционный способ очищения может привести к ухудшению состояния кожи, воспалению и рубцам. Исследования показывают, что при чистке поверхности лица в среднем в течение 2–3 недель после процедуры отмечается увеличение количества воспалительных процессов. В течение того же периода большинство протоков желез снова заполняются сально-роговыми пробками.

Миф: солнечные ванны и солнечные лучи помогают устранить прыщи

Правда: на данный момент нет качественных доказательств того, что использование соляриев или солнечных лучей могут улучшить состояние кожи на продолжительный период времени. Однако есть данные, свидетельствующие, что длительное воздействие солнечного света может увеличить риск возникновения рака кожи. Кроме того, многие препараты, используемые для лечения акне, делают кожу более чувствительной к солнечному свету, поэтому длительное воздействие может нанести коже очень серьезный ущерб.

Миф: угри вызваны плохим питанием

Правда: нет никаких доказательств того, что рацион играет роль в появлении акне в подростковом или взрослом возрасте.

И действительно, если обратиться с вопросом лечения акне к ведущим мировым дерматологическим ассоциациям, лечение питанием или особой диетой нигде не будет упомянуто как один из первых и необходимых способов по контролю течения заболевания. Подобно экземе, акне имеет как наследственную, так и непредсказуемую этимологию, развиваясь под воздействием генетических и внешних факторов, усиливаясь при контакте с триггерами, специфичными для отдельного организма.

На сегодняшний день ученые выделяют несколько аспектов, которые могут ухудшить состояние течения акне, связанные не столько с прямым воздействием на поверхность кожи (неправильно подобранная косметика, воспалительные процессы, механические травмы), сколько с образом жизни:

- состояние желудочно-кишечного тракта, нарушение микрофлоры кишечника;
- нарушения иммунного статуса человека;
- воспалительные процессы в организме;
- гормональные изменения или нарушения;
- влияние окружающей среды, качества воздуха и воды;
- стресс.

Организм — это единая структура, и дисбаланс в любой из систем приводит к нарушениям работы в другой. Сложно представить себе клиническое исследование, описывающее взаимосвязь всех внешних проявлений нарушения работы одной отдельно взятой системы: иммунной, нервной, пищеварительной и любой другой. Однако если брать системы по отдельности, мы знаем, что нарушение микрофлоры кишечника может быть связано как со снижением иммунного статуса, так и с психоневрологическими заболеваниями, которые, в свою очередь, могут также страдать под воздействием нехватки важных для организма микро- и макроэлементов, недополучаемых с пищей.

Существует не так много исследований, рассматривающих непосредственно взаимосвязь отдельных аспектов рациона с появлением и развитием акне. Как известно, метаисследования, проводившиеся на большом количестве людей разных стран и культур и изучавшие различные факторы здоровья людей, связанные с питанием, имеют погрешности, и с их помощью невозможно определить течение болезни.

Более прицельное изучение вопроса взаимосвязи появления акне и образа жизни человека, у которого оно развивается, выявило зависимость от определенных факторов, связанных непосредственно с питанием человека на биохимическом уровне.

Акне и инсулиновый ответ

Основные исследования в области взаимосвязи питания и акне были вызваны повышенным интересом ученых к вопросу увеличения количества подростков и взрослых с развивающимся диабетом второго типа.

Выводы из ряда исследований были сосредоточены на гликемической нагрузке (скорости поступления глюкозы в кровь из продуктов), чувствительности к инсулину, гормональных медиаторах и акне. Исследователи сообщили, что продукты с высоким гликемическим индексом (60–90 единиц) могут способствовать распространению угревой сыпи, повышая концентрацию инсулина в сыворотке (что стимулирует пролиферацию себоцитов и увеличение продуцирования кожного сала), подавляя концентрацию секс-гормона, связывающего глобулин, и повышая концентрации андрогенов. Продукты с низким гликемическим индексом (30–60 единиц), напротив, уменьшают уровни андрогенов и увеличивают концентрацию секс-гормона, связывающего глобулин. А как известно, более высокий уровень последнего связан с более низкой степенью акне.

В этих исследованиях были включены контрольные группы и рассмотрен эффект рациона, основанного на продуктах с низкой гликемической нагрузкой (25 % калорий из белка и 45 % из углеводов с низким гликемическим индексом), на акне, а также чувствительность к инсулину. В исследовании, длившемся 12 недель, участвовало 43 человека (мужчины 15–25 лет). Они случайным образом были разделены на три группы: мужчины, питающиеся продуктами преимущественно с низким гликемическим индексом; мужчины, питающиеся продуктами преимущественно с высоким гликемическим индексом; и контрольная группа. Дерматологи оценивали количество очагов акне каждые четыре недели. У участников эксперимента, изменивших рацион в сторону понижения скорости усвоения глюкозы, наблюдалось сильное уменьшение общего количества акне и воспалительных поражений по сравнению с контрольной группой. В дополнение к улучшению состояния кожи у добровольцев на низкогликемической диете было отмечено повышение чувствительности к инсулину и значительное изменение в уровне андрогенов. Наблюдалась положительная корреляция между изменением общего числа поражений и изменением чувствительности к инсулину. Уровень секс-гормона, связывающего глобулин, также отрицательно коррелировал с изменением количества поражений.

На сегодняшний день типичная западная диета связана не просто с повышенной калорийностью рациона, но и с большим содержанием продуктов с высоким гликемическим индексом. Именно такое питание зачастую и вызывает резистентность к инсулину, нарушает механизм выработки кожного сала и, следовательно, провоцирует воспалительные процессы и угри.

Бесспорно, акне и его зависимость от питания необходимо изучать и дальше, для того чтобы с уверенностью сказать о прямом влиянии выработки инсулина на состояние кожи. Ведь, безусловно, не у всех людей с нарушением работы поджелудочной железы есть акне. Однако, как было упомянуто выше, проблема чаще всего имеет комплексный характер и акне — это, скорее всего, комбинация нарушений в работе нескольких систем одновременно, а не одной из них.

Основа рациона

Питание, в основе которого лежат продукты с высокой гликемической нагрузкой, может быть связано с распространением акне. Питание с низкогликемической нагрузкой не наносит вред пациенту, является полноценным и может быть рекомендовано как профилактическая мера или быть частью комплексной терапии в борьбе с акне.

Рацион, включающий в себя большое количество фруктов и овощей, зерновые крупы, хлеб и изделия из муки грубого помола, рыбу, морепродукты, растительные жиры, а также умеренное потребление красного мяса и птицы, отражает в себе суть средиземноморского рациона, используемого сейчас в качестве «золотого стандарта» сбалансированного питания.

Множество исследований показывают его эффективность в снижении риска сердечно-сосудистых заболеваний, диабета второго типа и даже ожирения (European Heart Journal). Следует отметить, что в исследованиях Smith et al. участники также потеряли вес.

Фрукты содержат преимущественно фруктозу и умеренное количество глюкозы, не вызывающей резкий скачок инсулина, большое количество важных для организма микроэлементов и клетчатку, способствующую улучшению микрофлоры кишечника, стимуляции иммунной системы.

Овощи — основа любого рациона, служат источниками не только незаменимой клетчатки, витаминов и минералов, но также антиоксидантов (таких, как витамин А, Е, селен и другие), способных ингибировать воспалительные процессы в организме и участвовать в выведении токсинов.

Всемирная организация здравоохранения (ВОЗ) рекомендует употреблять минимум пять порций овощей и фруктов в день для снижения рисков сердечно-сосудистых заболеваний, ожирения и диабета второго типа, коррелирующих с развитием и таких заболеваний кожи, как акне.

Зерновые продукты — источники медленных углеводов — составляют часть любого здорового рациона. Именно благодаря зерновым продуктам у организма есть возможность в умеренных количествах получить глюкозу, важную для работы головного мозга и всех обменных процессов, не вызывая резких скачков инсулина.

Другие исследования, которые учитывались при разработке средиземноморской диеты, были направлены на изучение работы мозга и усвояемости нашим организмом различных видов жирных кислот, а значит, рыбы, источников растительных жиров и морепродуктов.

Омега-3

Большинство людей, живущих в современном обществе, употребляют в пищу больше жиров омега-6 из зерновых продуктов, растительных масел, орехов и птицы, чем омега-3 жирных кислот из рыбы (рыбьего жира) и семян (например, семян льна, чиа, конопли). Это идет вразрез с принципами питания охотников-собирателей, генетический материал которых служит прототипом современного человека. Таким образом, употребление более сбалансированного соотношения жиров омега-3 и омега-6 помогает модулировать воспаление в организме человека. Поскольку акне — это воспалительное заболевание, эти процессы могут быть связаны.

Воспаление

Омега-3, а в особенности эйкозапентаеновая (EPA) и докозагексаеновая (DHA) полиненасыщенные жирные кислоты, обычно встречаются у рыб, способствуют ингибированию продуцирования цитокинов и воспалительных молекул лейкотриена B4. EPA и DHA также ингибируют mTORC1 — белок, подающий сигнал секреции кожного сала.

Стресс

Омега-3, как известно, улучшают настроение и уменьшают стресс и беспокойство. Существуют исследования, доказывающие связь напряженной работы нервной системы и появления акне. Добавление омега-3 к питанию может стать фактором снижения стресса, а значит, помочь уменьшить симптомы акне.

Антибактериальные свойства

EPA, в частности, является антибактериальной и наряду с другими жирными кислотами может ингибировать рост *Propionibacterium acnes* (*P. acnes*) и *Staphylococcus aureus*, которые связаны с развитием акне.

Гормоны

Кроме того, омега-3 помогает контролировать уровень IGF-1 (инсулиноподобный фактор роста), который теоретически может помочь предотвратить продуцирование клетками кожи излишков сального секрета.

Исследования

Корейские исследователи в одной из научных работ показали, что при приеме 2000 мг EPA + DHA одновременно с 400 мг гамма-линоленовой кислоты (омега-6) значительно снижается воспаление и угри. На данный момент проводятся исследования для подтверждения схожего эффекта от употребления омега-3.

Молочные продукты

Молочные продукты — источник большого количества важных элементов питания, таких как кальций, витамины B_2 и B_{12}. Но в то же время и такого спорного элемента, как насыщенные жирные кислоты. Однако и здесь, как оказалось, нет качественных исследований, подтверждающих необходимость добавлять к рациону или исключать из него молочные продукты, чтобы предотвратить появление акне. Обратимся к смежным исследованиям.

Иммунная система и кишечная микрофлора

Употребление ферментированных молочных продуктов, таких как кефир, ряженка, айран, творог, может благоприятно сказаться на кишечной микрофлоре и не только запустить работу иммунной системы, тем самым снизив риски воспалительных процессов, но и устранить возможные нарушения работы желудочно-кишечного тракта, являющиеся причинами ухудшения состояния кожи. Также важно помнить о дополнительной поддержке микрофлоры кишечника пробиотиками после курса антибактериальных препаратов.

Насыщенные жиры

С другой стороны, употребление большого количества молочных продуктов, богатых насыщенными жирами, таких как сыры, сливочное масло, сливки, может, наоборот, спровоцировать нарушение работы обмена веществ и, как следствие, не только проблемы с кожей, но и нарушение работы сердечно-сосудистой системы.

Какие продукты стоит исключать?

Большое количество в рационе продуктов, обладающих низкой пищевой ценностью, может не только создать в организме тотальный дефицит важных микро- и макроэлементов, но и полностью нарушить работу желудочно-кишечного тракта, что ведет к повышению риска развития воспалительных заболеваний.

Сладкие напитки

Газированные напитки, сладкие морсы, чай с сахаром, кофе с карамельным сиропом — употребление всех этих напитков ведет к резкому повышению сахара в крови и, как следствие, к риску возникновения акне. На данный момент сладкие напитки — основной источник простых сахаров в рационе у детей и подростков.

Что делать?

Заменять водой, зеленым чаем, обладающим антиоксидантным эффектом (белый чай, китайские зеленые чаи, молочный улун, ромашка).

Кондитерские изделия

Ни для кого не секрет, что чаще всего в кондитерских изделиях можно встретить сочетание насыщенных жиров низкого качества с большим количеством простых сахаров и белой муки. Эти продукты относятся к категории продуктов с высоким гликемическим индексом и обладают минимумом полезных веществ.

Что делать?

- Готовить качественные продукты дома.
- Частично использовать в блюдах муку грубого помола — она повышает количество клетчатки в продукте, тем самым снижая гликемический индекс.
- Уменьшать пропорцию сахара в блюде — снижает общий уровень сахара и, как следствие, не вызывает большого пика инсулина.
- Использовать в выпечке темный шоколад вместо молочного — так можно добавить к блюду долю антиоксидантов, преобладающих в темном шоколаде, и привнести в выпечку настоящий аромат какао-бобов, способных снизить уровень стресса.

Алкоголь

Алкоголь напрямую влияет на уровень гормонов. Одна из прямых причин акне — дисбаланс в уровнях тестостерона или эстрогена. Кроме того, люди, склонные к употреблению алкоголя, часто не могут справиться со стрессом, что также влияет на гормональную систему и, как следствие, приводит к проблемам с кожей.

Что делать?

На время лечения от акне постараться исключить алкоголь, особенно в случае назначения лечения антибактериальными препаратами.

Чипсы и продукты длительного срока хранения

Такие продукты часто не обладают никакими полезными свойствами, кроме поднятия настроения. Высокое содержание соли, сахара, насыщенных жиров и усилителей вкуса в сочетании с высокой калорийностью могут стать настоящей проблемой для любого подростка и даже взрослого человека, вызывая зависимость и, как следствие, проблемы со здоровьем.

Постоянное употребление таких продуктов приводит к нарушению работы желудочно-кишечного тракта, гастритам, колитам и даже язвам желудка. Сейчас регистрируется пик заболеваний желудочно-кишечного тракта среди подростков и студентов и распространение акне среди этих двух групп населения.

Что делать?

Решение здесь не может быть однозначным. Медицинские рекомендации требуют исключить такие продукты полностью, а здравый смысл — научить детей и подростков питаться грамотно и помимо рафинированных продуктов включать в свой рацион достаточное количество овощей, фруктов, зерновых и бобовых, кисломолочных продуктов, мясо птицы, рыбу и морепродукты. Не забывая об орехах и семечках, которые тоже могут быть прекрасным и вкусным перекусом, как, например, попкорн домашнего приготовления — зерновой продукт, признанный самым полезным из самых неполезных снеков.

Прописать строгую диету или определенный диетический стол можно всегда. Но и задаваться вопросом, будет ли человек следовать рекомендациям, — тоже важно.

Акне, питание и эмоции

Говоря об организме как о системе, невозможно не учитывать эмоционально-психологические факторы.

Недаром основные периоды, связанные с развитием акне, попадают на периоды полового созревания у подростков и период беременности у женщин. Гормональные и эмоциональные перегрузки зачастую связаны с нарушениями в питании. Стоит ли говорить о том, что подростки именно в возрасте 11–19 лет имеют рацион, скудный по пищевой ценности. Получая возможность самостоятельного выбора, ребенок-подросток склонен выбирать запретные у него дома продукты или те, что помогут ему идентифицировать себя как независимого, продвинутого члена общества. К сожалению, современные маркетинговые реалии таковы, что «модные» продукты обладают минимумом пищевой ценности. Продолжительный дефицит основных элементов приводит к затяжным инфекционным заболеваниям, падению иммунитета, повышенному стрессу, склонности к депрессиям.

Проблема с акне тяжело сказывается на самооценке и подростка, и молодой матери, и людей с нарушениями обмена веществ, ожирением и диабетом — постоянный стресс и в том числе неуверенность в себе могут снова и снова приводить к перееданию некачественных продуктов, чрезмерному потреблению сахара и снижению потребления важных для организма продуктов. Получается замкнутый круг.

Дерматологи не должны игнорировать исследования в области питания и опираться только на новые технические разработки в области лечения кожных заболеваний внешним воздействием. Возможно, в ряде ситуаций с развитием акне может быть привлечен диетолог для анализа баланса рациона и возможной коррекции нарушения секреции кожного сала. А также психолог — для помощи человеку в непростой жизненной ситуации, для регулирования самооценки и улучшения пищевых привычек. Как итог работы дерматолога стоит рассматривать возможность улучшить качество жизни человека в целом, а не просто его внешний вид.

В Великобритании и Америке регулярно издаются справочники для врачей-дерматологов с обновлениями исследований в сфере кожных заболеваний и возможной их взаимосвязи с питанием, эндокринной и иммунной системами, образом жизни, экологией и психологией. Важен комплексный подход к проблеме и сотрудничество между специалистами, а также дальнейшие исследования возможных механизмов, влияющих на появление акне.

Лечение

Лечение акне — это искусство, нужно иметь определенный опыт и способность мастерски комбинировать различные препараты/методы.

Гигиена кожи: умывайтесь теплой водой не чаще двух раз в день не мылом, а используя специальное моющее средство и свои руки (без мочалок, губок и пр.).

Нельзя выдавливать прыщи — это может привести к инфицированию кожи и образованию рубцов.

Увлажняющие «некомедогенные» средства.

Защита от солнца — используйте солнцезащитный крем с SPF 30 или выше.

Подберите правильный уход, обратитесь за помощью к дерматологу, полюбите свою кожу.

Не надо ее обливать спиртом и «драить» мочалкой с хозяйственным мылом.

В зависимости от тяжести и формы угревой болезни для начала могут использоваться салициловая кислота, бензоилпероксид, альфа-гидроксикислоты, адапален или масло чайного дерева.

Средства можно комбинировать, чтобы избежать аллергических реакций, наносите их тонким слоем и на небольшие участки.

Есть много травяных, органических и натуральных продуктов, продаваемых для лечения или профилактики прыщей. Эффективность этих средств не доказана, а вот вред вполне реальный.

Что есть в арсенале дерматолога и почему он вам нужен?

Дерматолог поможет подобрать правильный уход.

У них есть:

1. *Ретиноиды* — производные витамина А: местные (в составе различных гелей или кремов) или системные (таблетки).

Системные ретиноиды имеют побочные эффекты (иногда сухость и шелушение кожи, боли в мышцах, носовые кровотечения и пр.), рекомендуется периодически делать контроль функции печени, уровней холестерина и триглицеридов, общего анализа крови. Ретиноиды категорически противопоказаны во время беременности (местные в том числе).

Местные ретиноиды устраняют акне от умеренной до тяжелой степени, их можно использовать в сочетании с другими средствами, такими как бензоила пероксид или пероральные антибиотики.

Местные ретиноиды не имеют серьезных побочных эффектов в сравнении с оральными ретиноидами.

При тяжелой форме угревой болезни изотретиноин является наиболее эффективной терапией. Это единственный препарат, который воздействует на все звенья патогенеза акне и может часто убрать самые злостные элементы, которые не поддались никаким другим способам лечения. Тем не менее препарат имеет побочные эффекты, он может вызвать серьезные врожденные дефекты у плода и поэтому *никогда* не должен приниматься женщиной, которая беременна или не использует надежную контрацепцию. Кроме того, он не может использоваться во время кормления грудью.

Некоторые исследования предполагают, что его использование было связано с повышенным риском депрессии, самоубийств и воспалительных заболеваний кишечника.

Другие побочные эффекты: сухость кожи, боль в мышцах и суставах, головная боль, повышенный уровень триглицеридов и, редко, временное выпадение волос.

Для большинства людей, принимающих эти препараты, побочные эффекты легкие и не служат поводом для прекращения терапии.

Их нельзя назначать себе самостоятельно, проконсультируйтесь с вашим лечащим врачом.

2. *Кислоты: салициловая, гликолевая, азелаиновая.*

Азелаиновая кислота часто входит в состав гелей или кремов и обладает антибактериальными и противовоспалительными свойствами. Она чаще используется для лечения розацеа, но может быть эффективна при легких и умеренных проявлениях акне.

3. *Дапсон* является актуальным гелем, который обладает антибактериальным и противовоспалительным действием.

4. *Местные антибиотики*: эритромицин, клиндамицин и пр. При тяжелом течении акне могут использоваться системные антибиотики. Они уничтожают бактерии, участвующие в возникновении акне, и уменьшают воспаление. Есть несколько антибактериальных средств в составе кремов, гелей, растворов, пенок и лосьонов.

Местные антибактериальные препараты не могут проникать через кожу и воздействовать на более глубокие элементы при акне, тогда как системные антибиотики циркулируют по всему организму и воздействуют не только там, где нам нужно (в области сальной железы), а везде.

Системные антибиотики часто вызывают больше побочных эффектов, чем местные, но они могут быть использованы для более тяжелых видов акне.

Однако местные антибиотики часто не рекомендуются в качестве лечения акне, так как они могут увеличить риск устойчивости бактерий к антибиотикам в будущем. Тем не менее использование бензоила пероксида в комбинации с местным антибиотиком может снизить такую вероятность.

Клиндамицин и эритромицин — наиболее эффективные и назначаемые антибиотики, в большинстве случаев используются местно.

5. *Триамцинолон*, тип кортикостероида, который вводится непосредственно в элементы сыпи при угревой болезни.

6. Комбинированные схемы (например, бензоила пероксид с местным антибиотиком и/или ретиноидом) более эффективны, чем лечение одним препаратом.

7. Иногда можно подключать лазерную терапию и другие физические методы.

8. Тяжелая артиллерия — гинеколог и использование гормональных препаратов. У женщин с наличием гинекологических заболеваний и/или не отвечающих на все остальные методы.

- Комбинированные оральные контрацептивы (не все могут использоваться, а некоторые даже могут ухудшить угри). Подробно их механизм действия описан в главе о КОК. При акне они работают за счет того, что стимулируют синтез белка в печени (ССГ), который связывает мужские половые гормоны, и, таким образом, устраняются все проявления акне. Эффект временный и присутствует только на фоне приема КОК. Максимальный эффект от оральных контрацептивов наступает через три-четыре месяца.
- Антиандрогены — спиронолактон, финастерид, флутамид (подробнее о них в разделе про мужские половые гормоны). Последние два не могут использоваться длительно, влияют на функцию печени, поэтому применяются с особой осторожностью. Антиандрогены могут предлагаться женщинам, у которых есть противопоказания к КОК или которые не желают их использовать.

Не занимайтесь самолечением, это может быть опасно для вашего здоровья.

Таким образом, как видите, спектр используемых препаратов достаточно велик.

Важно найти грамотного дерматолога и гинеколога, если это необходимо, подобрать правильный уход и устранить все факторы риска, устранить стресс и наладить питание.

Лечение акне является сложной задачей, но все реально.

Профилактика

Из-за ассоциации акне с нормальными колебаниями уровней гормонов и возможными генетическими факторами иногда говорят, что нет способа их предотвратить.

Бывает, что рацион и гигиена идеальны, а акне все равно никуда не девается. Поэтому важна правильно подобранная терапия и уход за чувствительной кожей, особенно в подростковом возрасте.

Немаловажные факторы профилактики — использование некомедогенных средств для кожи (в том числе некомедогенной косметики), солнцезащитных кремов, а также поддержание идеального веса.

ЧЕКАП ДЛЯ ЖЕНЩИН

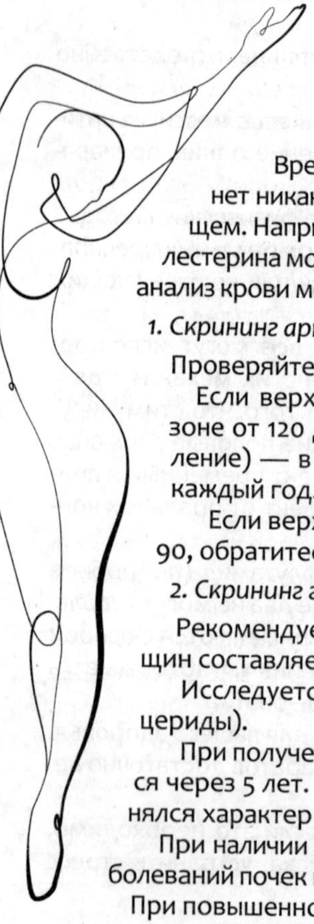

18–39 лет

Время от времени необходимо посещать врача, даже если у вас нет никаких жалоб, это может помочь вам избежать проблем в будущем. Например, высокий уровень сахара в крови и высокий уровень холестерина могут не иметь никаких проявлений на ранних стадиях. Простой анализ крови может проверить их уровень и вовремя начать лечение.

1. Скрининг артериальной гипертензии.

Проверяйте артериальное давление не реже одного раза в два года.

Если верхняя цифра (систолическое давление) находится в диапазоне от 120 до 139 мм рт. ст. или нижняя цифра (диастолическое давление) — в диапазоне от 80 до 89 мм рт.ст., его следует проверять каждый год.

Если верхняя цифра давления больше 140 или нижняя цифра более 90, обратитесь к терапевту/кардиологу/семейному врачу.

2. Скрининг гиперхолестеринемии.

Рекомендуемый возраст для скрининга уровня холестерина для женщин составляет 20–45 лет.

Исследуется общий холестерин и его фракции (ЛПВП, ЛПНП, триглицериды).

При получении нормального результата повторный анализ проводится через 5 лет. Исследование можно сделать раньше, если сильно поменялся характер питания и появился избыточный вес/ожирение.

При наличии сахарного диабета, сердечно-сосудистых заболеваний, заболеваний почек и пр. может потребоваться более тщательный мониторинг.

При повышенном результате анализа обратитесь к терапевту/семейному врачу для получения дальнейших рекомендаций.

3. Скрининг сахарного диабета.

Если артериальное давление составляет 140/80 мм рт. ст. и выше, есть ожирение или избыточный вес, есть родственники первой линии с сахарным диабетом первого типа, следует обязательно сдать глюкозу крови натощак и иногда гликированный гемоглобин один раз в год.

4. Посещение стоматолога.

Регулярно ходите к стоматологу один-два раза в год для профилактической профессиональной чистки зубов и лечения мелкого кариеса при его появлении.

5. Вакцинация.

Желательно ежегодно делать прививку от гриппа.

После 19 лет проводится вакцинация против столбняка, дифтерии и коклюша, если ее не проводили ранее в подростковом возрасте.

Далее, каждые 10 лет проводится ревакцинация от столбняка и дифтерии.

Можно привиться от ветряной оспы (ветрянки), если вы ею не болели и никогда не делали прививку. Во взрослом возрасте заболевание переносится крайне тяжело.

Также можно сделать анализ крови на IgG к краснухе и кори и, если они не будут обнаружены, сделать прививку от этих заболеваний. Это живые ослабленные вакцины, которые запрещены к использованию во время беременности. После вакцинации нужно надежно предохраняться один месяц.

Можно сделать прививку от ВПЧ в возрасте до 45 лет (см. раздел о ВПЧ).

6. Скрининг рака шейки матки.

Начиная с 21 года (или через 3 года от начала половой жизни), проведение Пап-теста ежегодно или реже, если делаете Пап-тест в комбинации с анализом на ВПЧ (см. главу о шейке матки и ВПЧ).

7. Скрининг рака молочных желез.

Женщины моложе 39 лет из группы среднего риска, не предъявляющие никаких жалоб, нуждаются лишь в самообследовании груди и ежегодном осмотре гинеколога/маммолога.

Маммография с 39–40 лет раз в 1–2–3 года (зависит от страны) или после 25–35 лет, если вы из группы высокого риска РМЖ (мутации BRCA1, BRCA2, семейная история РМЖ, облучение груди в возрасте до 30 лет, предраковые процессы по результатам биопсии, пятилетний риск РМЖ более 1,7% по Gail model).

8. Скрининг рака яичников.

С 30–35 лет или на 5–10 лет раньше, чем возраст самого молодого члена семьи, заболевшего таким раком, при наличии:

- мутации BRCA1, BRCA2 и сохранных яичниках;
- синдрома Линча (также называемого наследственным неполипозным колоректальным раком) и сохранных яичниках.

Проводится анализ крови на СА-125 и УЗИ органов малого таза ежегодно.

Женщинам не из группы риска скрининг не показан.

И да, он сильно критикуется и, честно сказать, не является очень хорошим и достоверным, но рекомендован только потому, что сегодня нет ничего лучше этого.

9. *Скрининг на заболевания, передающиеся половым путем,* если у вас были незащищенные половые контакты и вы не знаете ничего о наличии/отсутствии у полового партнера этих самых инфекций (см. главу обследования на инфекции после незащищенных половых контактов).

10. Скрининг раковых заболеваний кожи (меланомы и пр.).

Все подозрительные родинки и образования кожи требуют немедленного обращения к врачу-онкологу. **!**

Меланому называют королевой всех раковых заболеваний, потому что она очень агрессивная, быстро прогрессирует, и шансы на выживание небольшие. НО, если ее выявить на самой ранней стадии, можно прожить очень долгую и счастливую жизнь.

Показывайтесь один раз в год-два врачу-дерматологу для изучения всех образований на своей коже. Простой часовой визит к врачу раз в один-два года может спасти вам жизнь.

11. *Флюорография/рентген грудной клетки* делается один раз в год-два, начиная с 18 лет (рекомендации разнятся) в связи с наличием эпидемии туберкулеза в странах бывшего СССР.

40 лет и старше

Смотрим раздел «Чекап для женщин 18–39 лет» и продолжаем:

- контролировать артериальное давление;
- холестерин;
- глюкозу крови;
- посещать стоматолога;
- делать скрининг рака яичников, если вы из группы риска;
- посещать дерматолога;
- делать скрининг на ИППП, если вы из группы риска;
- флюорографию или рентген органов грудной клетки раз в один-два года.

Вернитесь к предыдущему разделу, там подробно расписаны все эти пункты.

После 40 лет добавляется:

1. *Скрининг колоректального рака*, начиная с 50 до 75 лет или раньше:

- при наличии полипов или воспалительных заболеваний кишечника;
- если в семье кто-то болел раком толстой кишки (скрининг начинается на 10 лет раньше, чем возраст самого молодого члена семьи, заболевшего раком).

Основной метод диагностики — колоноскопия. Она проводится каждые 10 лет или чаще при наличии факторов риска колоректального рака, таких как:

- язвенный колит;
- личная или семейная история колоректального рака;
- история аденоматозных полипов.

После 75 лет скрининг, как правило, прекращается, но лучше уточнить этот момент у лечащего врача, поскольку могут быть показания для его продолжения.

Альтернативой колоноскопии у людей из группы среднего риска колоректального рака может быть:

- гибкая сигмоскопия каждые 5 лет;
- ирригоскопия с двойным контрастированием каждые 5 лет;
- КТ-колонография (виртуальная колоноскопия) каждые 5 лет;
- обычный анализ кала на скрытую кровь ежегодно (дешево, просто, но не очень точно);
- иммунохимический анализ на скрытую кровь в кале, более информативен, делается каждый год;
- cologuard — выявление ДНК-маркеров и крови в стуле каждые 3 года (одобрен FDA, широко применяется за рубежом, насколько распространен в СНГ — сложно сказать).

2. *Посещение офтальмолога.*

Осмотр у офтальмолога проводится каждые 2–4 года в возрасте от 40 до 54 лет и каждые 1–3 года в возрасте 55+ или чаще при уже существующих проблемах со зрением или риске возникновения глаукомы.

3. *Маммография* — после 40–50 лет каждые 1–2 года (старт маммографии зависит от рекомендаций конкретной страны, они разнятся), после 50 лет ежегодно.

4. *Вакцинация.*

После 50 лет можно сделать вакцину против опоясывающего герпеса (*Hergpes Zoster*).

В возрасте 65+ рекомендована вакцинация от пневмококка.

Прививка от гриппа ежегодно.

Ревакцинация от столбняка и дифтерии каждые 10 лет.

5. *Скрининг остеопороза.*

Рентгеновская денситометрия — «золотой стандарт».

После 65 лет проводится всем женщинам обязательно.

После 50 лет — если уже были переломы костей или есть факторы риска остеопороза (преждевременная менопауза, прием лекарственных препаратов и пр.).

По показаниям иногда и ранее 50 лет.

6. *Скрининг рака шейки матки.*

Пап-тест не проводится после 65 лет, если было три отрицательных теста в течение последних 10 лет.

7. *Курильщикам.*

Если вы курильщик с индексом 30 пачка/лет (считаем индекс курильщика в пачках/лет, гуглим и разбираемся, все ПРОСТО!) или вы курили столько, но бросили меньше чем 15 лет назад, показано ежегодное низкодозированное КТ для скрининга рака легких в возрасте 55–80 лет.

Рентген и флюорография не являются заменой и не выявляют рак легких, иногда даже на четвертой стадии!

Используется только низкодозированное КТ! Это единственный доказанный и информативный метод выявления рака легких.

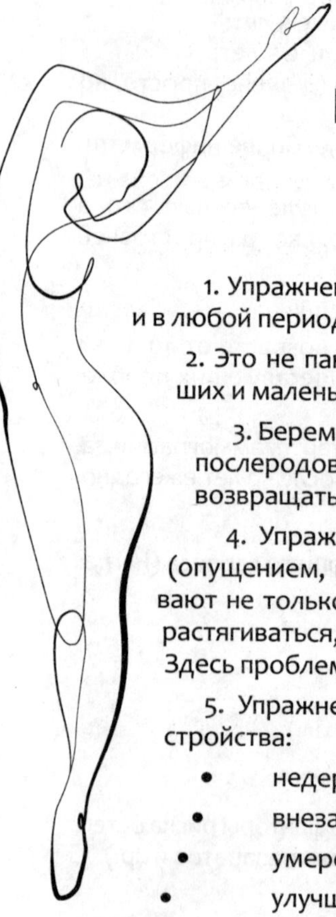

Тренировка мышц тазового дна — упражнения Кегеля. Инструкция и ответы на самые распространенные вопросы

1. Упражнения Кегеля можно делать всем, всегда, в любом возрасте и в любой период жизни.

2. Это не панацея, но хорошее и эффективное решение многих больших и маленьких проблем.

3. Беременность не является противопоказанием к их проведению, послеродовой период тоже, уже в первые недели после родов можно возвращаться к их выполнению.

4. Упражнения не помогут справиться с выраженным пролапсом (опущением, выпадением органов малого таза), так как их поддерживают не только мышцы, но и связки, мышечные фасции, которые могут растягиваться, и никакими упражнениями в прежний вид их не вернуть. Здесь проблема решается хирургическим путем.

5. Упражнения Кегеля могут скорректировать только легкие расстройства:

- недержание мочи при кашле, смехе, чихании;
- внезапные и резкие позывы к мочеиспусканию;
- умеренное недержание газов и кала;
- улучшить качество сексуальной жизни.

Они малоэффективны при выраженном недержании мочи и неэффективны, когда недержание мочи не связано с тонусом мышц (это определяет врач при осмотре).

Мышцы тазового дна могут ослабевать с возрастом, после вагинальных родов или после хирургического вмешательства, на фоне ожирения. И регулярное выполнение этих упражнений поможет быстрее восстановиться после родов, уменьшить вероятность возникновения и прогрессирования пролапса.

Делать ли их? Конечно! И самое главное, делать их правильно.

Если делать их неправильно, это не причинит никакого вреда здоровью, просто будут задействованы не те мышцы, и упражнения будут неэффективны.

Как понять, какие именно мышцы должны участвовать в упражнении?

- Поместите палец во влагалище и попробуйте сжать мышцы вокруг него.
- Во время полового акта можно делать то же самое, когда половой член введен во влагалище.

Теперь вы поняли, какие мышцы должны участвовать в упражнениях, и именно их нужно сжимать. Мышцы живота и бедер не принимают участие в упражнениях.

Упражнения можно выполнять в любом положении (лежа, сидя, стоя), циклами три раза в день через день, то есть 3–4 раза в неделю.

За один цикл нужно сжимать мышцы от 6 до 12 раз и удерживать их в сжатом состоянии не менее 6–8 секунд.

Через 3–4 месяца регулярных упражнений будет виден эффект.

Надо ли использовать тренажеры, вагинальные шарики и пр.?

Нет, совсем необязательно.

Они могут кому-то помочь понять, какие мышцы должны участвовать в упражнениях, и они как бы контролируют силу сжатия мышц и дают обратную связь, но их использование совершенно необязательно, если вы достаточно организованы, понятливы и способны самостоятельно выполнять упражнения правильно, вам не нужен контроль.

Кому упражнения Кегеля противопоказаны?

Женщинам с вагинизмом, поэтому лучше перед началом их выполнения проконсультироваться с гинекологом.

О ВРЕДЕ СПРИНЦЕВАНИЯ

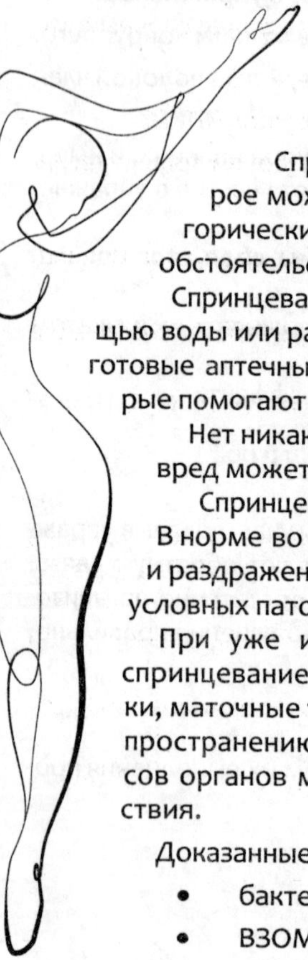

Спринцевание — это крайне вредное вмешательство, которое может приводить к очень серьезным последствиям, и я категорически запрещаю его проводить. Никогда, никому, ни при каких обстоятельствах.

Спринцевание — «вымывание» из влагалища всего «лишнего» с помощью воды или растворов (соды, марганцовки, йода, уксуса и пр.). Есть уже готовые аптечные растворы в удобных упаковках с наконечниками, которые помогают легко впрыскивать раствор во влагалище.

Нет никакой пользы для здоровья влагалища от спринцевания, зато вред может быть очень серьезным.

Спринцевание изменяет баланс влагалищной флоры и кислотность. В норме во влагалище кислая среда, она защищает его от инфекций и раздражения. Спринцевание может привести к чрезмерному росту условных патогенов, вызвать вагинальный кандидоз или БВ.

При уже имеющемся воспалительном процессе во влагалище спринцевание может «вытолкнуть» «плохих» бактерий в полость матки, маточные трубы, яичники и брюшную полость. Это приведет к распространению инфекции и возникновению воспалительных процессов органов малого таза, что может иметь очень серьезные последствия.

Доказанные на сегодня последствия спринцевания:

- бактериальный вагиноз;
- ВЗОМТ;
- внематочная беременности и преждевременные роды;
- более легкое «внедрение» ИППП, в том числе ВИЧ (при незащищенных половых контактах);
- раздражение или сухость влагалища.

Можно ли спринцеваться, чтобы избавиться от неприятного запаха из влагалища или устранить зуд, боль, жжение, выделения?

Нет, нельзя.

Это может на время устранить неприятные симптомы, но после будет еще хуже. Обратитесь к врачу для выяснения причин и лечитесь.

Не нужно принимать «вагинальный душ», влагалище способно само естественным образом «вымыться» и «очиститься», и помощь ему не нужна.

Здоровые влагалищные выделения могут иметь «мягкий» запах, который меняется в течение дня. Физическая активность может придать более сильный, мускусный аромат, это нормально.

Может ли спринцевание до или после секса предотвратить ИППП?

Нет. Не делайте это ни в коем случае. Это на самом деле может только увеличить риск заражения ИППП, включая ВИЧ.

Можно ли спринцеваться, если я занималась сексом без презерватива или если он порвался?

Нет. Смотри предыдущий ответ. Это не поможет предотвратить беременность.

Обратитесь к врачу, вспомните об экстренной контрацепции (есть в отдельной главе), обследуйтесь на ИППП.

Как спринцевание влияет на беременность?

Исследования показали, что женщины, которые спринцуются хотя бы раз в месяц, чаще имеют трудности с зачатием, по сравнению с теми женщинами, которые не делают этого.

Кроме того, спринцевание приводит к более высокому риску внематочной беременности и преждевременных родов.

Я надеюсь, что мне удалось вас убедить, и если вы спринцевались ранее, то больше никогда не будете делать этого впредь.

ОБ ИНТИМНОЙ ГИГИЕНЕ

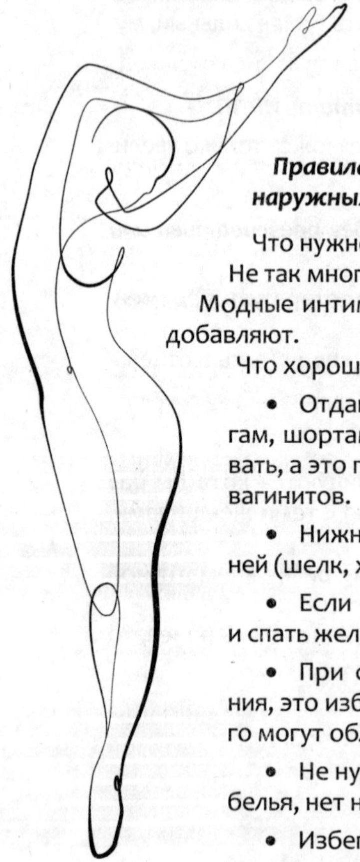

Правила эксплуатации наружных женских половых органов

Что нужно для здоровья влагалища?

Не так много, как всем кажется.

Модные интимные гели, «супердышащие ежедневки» здоровья ему не добавляют.

Что хорошо?

- Отдавать предпочтение ночным рубашкам, а не тесным стрингам, шортам, штанам. Они позволяют воздуху свободно циркулировать, а это пусть и немного, но все же уменьшает риск возникновения вагинитов.
- Нижнее белье должно быть свободным и из натуральных тканей (шелк, хлопок).
- Если любите пижаму, то штаны должны быть свободными, и спать желательно в свободном белье или вообще без него.
- При стирке пользуйтесь функцией дополнительного полоскания, это избавит белье от стирального порошка, компоненты которого могут обладать раздражающим действием.
- Не нужно использовать ополаскиватели или кондиционеры для белья, нет ничего лучше чистой воды.
- Избегайте длительного ношения тесного белья, колготок, лосин, джинс, легенсов.
- Отдавайте предпочтение юбкам и свободным брюкам.
- Ежедневно купайтесь в чистой теплой воде в течение 10–15 минут.
- Ограничьте использование моющих средств. Подмываться можно обычной водой и не более 1–2 раз в день с мылом (моющим средством) с нейтральным pH.
- Для гигиены никакие специальные «интимные» гели не нужны. Чем меньше в составе моющего средства наименований, тем лучше. Все хорошо, что без отдушек, ароматизаторов и антисептиков. Могут быть аллергические реакции.

- Используйте мягкую, белую туалетную бумагу без ароматизаторов или влажные салфетки. А лучше подмойтесь!

- Вытираться после акта дефекации или подмываться нужно спереди назад, направление от влагалища к анальному отверстию и ни в коем случае не наоборот.

- Подмывайтесь каждый раз после акта дефекации и мочеиспускания, если есть такая возможность.

- Мыть нужно только наружные половые органы! Во влагалище не «лезем» никогда, ни в коем случае, ни при каких обстоятельствах.

- Спринцеваться категорически запрещаю, есть риск восходящей инфекции и других проблем, смотрите отдельный раздел об этом.

- Вливать себе во влагалище различные антисептики (перекись водорода, хлоргексидин и пр.) после половых актов (чтобы никакая «зараза» не прицепилась) и для профилактики заболеваний не нужно!

- Ежедневные прокладки также не являются необходимостью, нет никакой пользы от них (вреда, в общем-то, тоже, если вовремя их менять). Есть возможность обходиться без них — прекрасно, воспользуйтесь ею! Лучше лишний раз сменить белье, чем целый день ходить с прокладкой.

Можно ли пользоваться тампонами?

Можно, но крайне нежелательно, чтобы тампон находился во влагалище более 6 часов, и нежелательно использовать их ночью.

Чем проще, чем свободнее белье, чем меньше моющих средств — тем лучше.

СЕКС ВО ВРЕМЯ МЕНСТРУАЦИИ

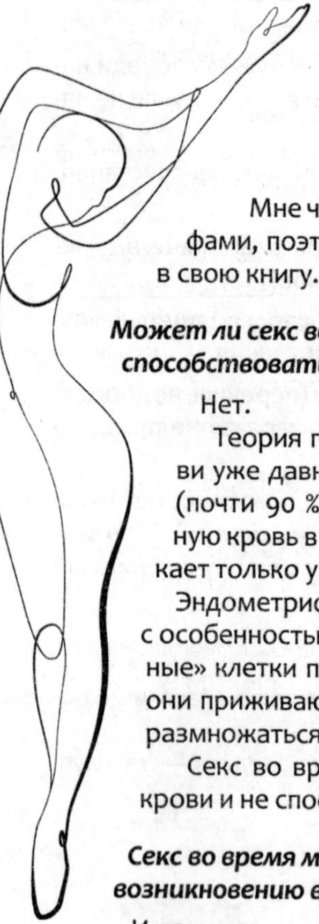

Мне часто задают вопросы на эту тему, она окутана многими мифами, поэтому я решила написать небольшой ликбез и включить его в свою книгу.

Может ли секс во время менструации способствовать возникновению эндометриоза?

Нет.

Теория про ретроградный (обратный) заброс менструальной крови уже давно оспорена, так как у абсолютного большинства женщин (почти 90 %) во время менструации можно обнаружить менструальную кровь в брюшной полости, это нормально, но эндометриоз возникает только у некоторых.

Эндометриоз связывают с генетической предрасположенностью, с особенностью работы иммунной системы, когда иммунные «защитные» клетки по каким-то причинам не уничтожают клетки эндометрия, они приживаются в нетипичном для них месте и начинают там активно размножаться и функционировать (см. главу об эндометриозе).

Секс во время менструации не увеличивает заброс менструальной крови и не способствует возникновению эндометриоза — это миф.

Секс во время менструации может способствовать возникновению воспалительных заболеваний?

И да, и нет.

Во время менструации действительно больше шансов заразиться ВИЧ и другими ИППП. Кровь представляет собой хорошую питательную среду и создает благоприятные условия для внедрения патогенных микроорганизмов, то есть вероятность заразиться ИППП несколько выше.

Поэтому, если вы достоверно не знаете о наличии/отсутствии у своего полового партнера ИППП, всегда используйте презерватив, тем более если занимаетесь сексом во время месячных.

Почему во время менструации секса хочется больше?

Зреющий доминантный фолликул вырабатывает эстрогены и андрогены, которые побуждают нас активно размножаться и увеличивают половое влечение. Яйцеклетка не должна пропасть даром, в этом месяце непременно должна наступить беременность, и наша репродуктивная система делает для этого все возможное. После овуляции желание, как правило, угасает, это нормально.

Может ли наступить беременность во время менструации?

Нет, во время менструации беременность наступить не может, эндометрий отторгается (плодному яйцу некуда прикрепиться), доминантный фолликул еще не созрел, овуляции еще не было. НО!!!

После эякуляции сперматозоиды могут сохранять свою жизнеспособность в полости матки до 5 дней. Если, предположим, половой контакт был на 3–5-й день месячных, добавим еще 5 дней жизни сперматозоидов и получим 8–10-й день цикла, на который у некоторых женщин происходит овуляция, — новый эндометрий уже «нарос» и, конечно, может наступить беременность.

Могут ли во время беременности идти месячные?

Нет, не могут, и беременность наступить не может. НО возможен такой вариант.

Беременность наступила до менструации, и в дни предполагаемых месячных появляются кровянистые выделения. Это не менструация, как думают многие женщины.

У 25 % женщин есть кровянистые выделения в ранние сроки беременности. Чаще всего они связаны с угрожающим выкидышем, но, как бы страшно это ни звучало, это, как правило, не опасно, проходит самостоятельно, лечения не требует, потому что эффективного лечения по спасению беременности не существует. Читайте подробно об этом в моей книге «Я беременна, что делать?».

Другие причины кровянистых выделений:

- внематочная беременность;
- пузырный занос;
- самопроизвольный полный или неполный выкидыш;
- имплантационное кровотечение.

Поэтому, если у вас были незащищенные половые контакты и вы знаете, что у вас может быть беременность, в сомнительных случаях лучше показаться врачу и исключить беременность.

Вывод таков: в целом секс во время менструации безопасен, и беременность наступить может, если никакие методы контрацепции не используются, так что будьте аккуратны.

КОНТРАЦЕПЦИЯ

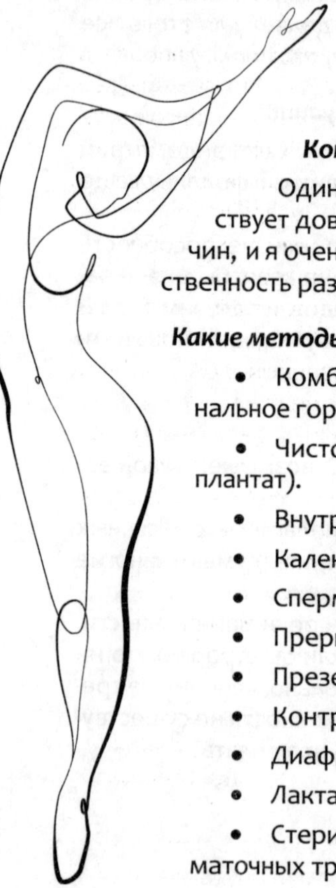

Контрацепция, какой метод выбрать?

Один из самых главных вопросов в жизни женщины. Их существует довольно много для женщин и несправедливо мало для мужчин, и я очень надеюсь, что в скором времени это изменится и ответственность разделится.

Какие методы контрацепции существуют?

- Комбинированные гормональные контрацептивы (КОК, вагинальное гормональное кольцо, гормональный пластырь).
- Чисто прогестиновые контрацептивы (инъекции, таблетки, имплантат).
- Внутриматочная спираль (ВМС (гормональная или медная)).
- Календарный метод.
- Спермициды.
- Прерванный половой акт.
- Презервативы (мужские/женские).
- Контрацептивные губки.
- Диафрагма (колпачок).
- Лактационная аменорея.
- Стерилизация (мужская — вазэктомия, женская — перевязка маточных труб).

Комбинированные оральные контрацептивы

Это один из самых важных разделов моей книги, и эта книга «родилась» еще и потому, что мне хотелось написать так подробно о КОК, как еще никогда никто этого не делал, разложить эту тему на молекулы.

КОК у некоторых женщин вызывают панический страх, фобию, они готовы истекать кровью или регулярно делать аборты, готовы на любые другие лечебные схемы, готовы сделать операцию по удалению матки, рискнуть заполучить осложнения болезней или хирургических вмешательств, но в жизни не согласятся на прием этих препаратов. Они убеждены в том, что КОК разрушают репродуктивную систему женщины, что именно из-за их приема в прошлом они сейчас не могут забеременеть, что они истощают запас яйцеклеток и могут вызвать ранний климакс, что, если они начнут принимать их сейчас, после их отмены все станет еще хуже, чем было раньше, они подсядут на «иглу» КОК-зависимости и будут всю жизнь расхлебывать последствия их приема. КОК ничего не лечат, КОК придуманы для того, чтобы делать женщин бесплодными и «маскировать» симптомы заболевания, а может, даже и вызывать их. КОК разрушают печень, кишечник, иммунитет, это яд для организма женщины.

Другим женщинам КОК, наоборот, вселяют надежду, они верят, что они «настроят» репродуктивную систему на правильную работу, покажут ей, как это делать, она, в свою очередь, это запомнит и после отмены КОК будет по инерции продолжать работать хорошо. КОК восстановят гормональный фон, вылечат СПКЯ, помогут забеременеть, сохранят яйцеклетки и отсрочат климакс, дадут яичникам «отдохнуть», восстановят организм после неудачных беременностей. Они излечат спайки, эндометриоз, миому матки, нарушенный менструальный цикл, кисты яичников, нормализуют уровни гормонов. Это хорошее лекарство от многих гинекологических болезней.

Как видите, есть две крайности одной и той же сущности, и обе из них нехороши. Ни первый вариант, ни второй не соответствует реальной действительности, это мифы, которые рождены из-за полного непонимания анатомии, физиологии, устройства репродуктивной системы женщины, механизма действия этих препаратов и сути многих заболеваний.

Самое плохое в ложных убеждениях то, что, независимо от того, какими они являются — плохими или хорошими, они вносят смуту, дают призрачные надежды, отнимая драгоценное время, или вселяют панический страх, который не дает делать выбор, принимать разумные и взвешенные решения.

Вы не поймете тему КОК, если не прочтете главу об устройстве репродуктивной системы, поэтому рекомендую начать с нее, а уже потом вернуться сюда.

История создания КОК и их состав

КОК — комбинированные оральные контрацептивы. Слово «комбинированные» означает, что они содержат в себе два вида гормона: эстроген и прогестин (синтетический прогестерон).

Здесь сразу замечу, что комбинированные гормональные препараты — это не только таблетки, существуют еще и другие формы комбинированной гормональной контрацепции: пластырь и вагинальное кольцо, о них информация в самом конце этой главы.

Почему же столько шумихи именно вокруг КОК?

КОК появились одними из первых, поэтому они лучше изучены, дольше применяются, более популярны и узнаваемы.

Некоторые женщины ошибочно полагают, что пластырь или вагинальное кольцо безопаснее, это же не таблетки, и у них другой механизм действия. Это мнение формируется бессознательно и исходит из того, что о КОК больше негативной информации; кроме того, пластырь или кольцо — это не таблетка, а значит, действие совершенно другое, это что-то новое и интересное. Можно пробовать.

На самом деле, разница только в пути введения гормонов. При использовании пластыря это происходит через кожу, при использовании кольца — через слизистую оболочку влагалища, при приеме таблеток — через желудочно-кишечный тракт.

В 1938 году произошло очень значимое событие в биохимии стероидных гормонов: к эстрадиолу добавили 17-альфа-этинильную группу и появился новый активный эстроген, который сохранял свою активность при всасывании через желудочно-кишечный тракт. Это соединение, известное как этинилэстрадиол, представляет собой синтетический эстроген, который на сегодняшний день до сих пор содержится в абсолютном большинстве КОК.

Вскоре после этого из тестостерона (мужского полового гормона) создали прогестин (синтетический гормон, который получил способность связываться с прогестероновыми рецепторами). Это открытие привело к разработке целого класса прогестинов, называемых производными 19-нортестостерона (норэтиндрон, ацетат норэтиндрона и левоноргестрел и пр.).

Все эти прогестины, полученные из тестостерона, имеют способность связываться не только с прогестероновыми рецепторами, но и с андрогенным, а это значит, что они проявляют некоторую остаточную андрогенную активность, и это не всегда хорошо. Новые прогестины были разработаны с меньшей андрогенной активностью, об этом подробнее чуть ниже.

Самые первые КОК содержали огромную дозу гормона — 100–150 мкг этинилэстрадиола, — в связи с чем имели огромное количество побочных эффектов (тромбозы, РМЖ и пр.), и все устрашающие статистические данные прошлого века принадлежат именно тем высокодозированным КОК.

Современные КОК низкодозированные и содержат в среднем от 20 до 30 мкг этинилэстрадиола, что в разы меньше по сравнению с самыми первыми КОК. Они все так же эффективны как метод контрацепции, как и их предшественники, но намного безопаснее.

Все еще существуют КОК с более высоким содержанием этинилэстрадиола — 50 мкг, но они не очень популярны и используются сегодня достаточно редко.

Также уже есть микродозированные КОК, содержащие всего 10 мкг этинилэстрадиола, тоже используются пока не так широко.

С момента создания первых КОК прошло более 70 лет, и на сегодняшний день были созданы другие формы эстрогенов: эстрадиола валерат (обычно идет в комбинации с прогестином диеногестом) и 17-бета-эстрадиол (обычно в комбинации с номегэстрола ацетатом). Эти КОК оказывают меньшее влияние на показатели свертываемости крови и уровни липидов (жиров), но в то же время они менее эффективны при лечении состояний, связанных с избытком мужских половых гормонов.

Я прекрасно понимаю, как сложно читать и воспринимать все эти названия, но я не имею права указывать коммерческое название какого бы то ни было препарата, так как, во-первых, это может расцениваться как реклама, во-вторых, врач в принципе не имеет права это делать, он должен указывать только действующее вещество, а пациент может пойти в аптеку и по названию действующего вещества купить любой доступный препарат.

Узнать информацию о любом интересующем вас препарате очень легко — найти ее в Интернете или посмотреть раздел «состав» в инструкции к препарату, там указано действующее вещество.

Второй вид гормона в составе КОК — прогестины.

Как я уже сказала в самом начале, большинство прогестинов были созданы из тестостерона, и поэтому они способны связываться как с прогестероновыми, так и с андрогенными рецепторами (рецепторы к мужским половым гормонам).

Прогестины первого и второго поколения — это норэтиндрон, норэтиндрона ацетат, левоноргестрел и диацетат этинодиола. Некоторые из этих прогестинов, особенно левоноргестрел, обладают андрогенными свойствами, которые вызывают неблагоприятные метаболические эффекты, такие как снижение концентрации в сыворотке крови липопротеинов высокой плотности (ЛПВП).

Чем это плохо? ЛПВП — это «хорошие» соединения, которые способствуют выведению лишних жиров из организма. Если их уровень снижается, это увеличивает риск возникновения атеросклероза, ишемической болезни сердца, инфарктов, инсультов и пр.

По этим и не только причинам КОК имеют определенный перечень противопоказаний и побочных эффектов, об этом чуть ниже.

Третье поколение прогестинов — норгестимат, дезогестрел и гестоден, — несмотря на то, что являются производными 19-нортестостерона, имеют структурные модификации, снижающие их андрогенную активность.

Новые прогестины также способны связываться с андрогенными рецепторами, но имеют очень малую, если можно так сказать, силу воздействия и поэтому мало влияют на концентрацию ЛПВП в том числе.

Эти прогестины оказывают меньшее влияние на углеводный и липидный обмен в целом и являются хорошим вариантом для женщин более старшего возраста, а также при различных метаболических рисках. Таким образом, третье поколение прогестинов лучше и безопаснее (см. состав КОК).

Антиандрогенные прогестины или прогестины четвертого поколения обладают умеренной антиандрогенной активностью. К ним относятся соединение, полученное из тестостерона (диеногест), аналог спиронолактона (дроспиренон) и ацетат ципротерона (производное ацетата 17-гидроксипрогестерона).

Диеногест-содержащие КОК доступны в сочетании с этинилэстрадиолом и эстрадиола валератом. Они меньше «задерживают» воду и влияют на содержание калия. Чаще всего рекомендуются для женщин с тяжелым ПМС.

Механизм действия КОК

Контрацептивное действие реализуется за счет подавления выработки гипоталамусом ГнРГ и гонадотропинов (ФСГ, ЛГ) гипофизом по принципу обратной связи. Если в крови достаточный уровень содержания эстрогена и прогестерона, автоматически гипофиз будет в меньшем количестве вырабатывать в первую очередь ЛГ, во вторую ФСГ.

Таким образом, говоря простыми словами, КОК блокируют овуляцию. Это первое, на что необходимо обратить внимание.

1. Наиболее важный механизм, который способствует блокированию овуляции и, следовательно, обеспечению надежного контрацептивного эффекта, — подавление выброса ЛГ в середине менструального цикла.

2. Второй механизм состоит в подавлении выработки ФСГ: фолликулогенез подавлен — доминантный фолликул в яичнике не растет. Тем не менее у значительного числа женщин могут расти доминантные фолликулы при приеме КОК, который содержит более низкие дозы этинилэстрадиола (от 20 до 35 мкг), в этой ситуации подключается подавление выработки ЛГ, чтобы даже если фолликул вырос, он не лопнул, то есть овуляция не произошла.

3. Кроме того, КОК воздействует на эндометрий, делая его менее подходящим для имплантации. Казалось бы, какая имплантация, если КОК блокируют овуляцию, а следовательно, оплодотворение наступить не может, чему имплантироваться?

Несмотря на блокировку овуляции, крайне редко оплодотворение наступить может. Называется ли это абортивным действием — читайте в соответствующем разделе.

4. КОК меняют качество цервикальной слизи (слизь в шейке матки), она становится менее пригодной для проникновения сперматозоидов из влагалища в полость матки.

5. КОК влияют на подвижность реснитчатого эпителия маточных труб и их перистальтику — сперматозоидам сложнее пробраться к яйцеклетке.

При правильном и надлежащем использовании контрацептивная эффективность КОК составляет 99 %.

Противопоказания к КОК

Всемирная организация здравоохранения (Медицинские критерии приемлемости для использования методов контрацепции, 5-е издание, 2015 г.)

и Центр по контролю и профилактике заболеваний США создали исчерпывающие таблицы медицинских состояний (заболеваний) и характеристик, благодаря которым подбирается/отбрасывается тот или иной метод контрацепции.

Документ ВОЗ можно найти по этой ссылке: https://www.who.int/reproductivehealth/publications/family_planning/MEC-5/ru/

Там все на русском языке и вполне доступно для понимания особо любопытными женщинами.

Ранее самой крупной и узнаваемой организацией в мире — FDA были установлены верхние возрастные ограничения для использования КОК, все эти ограничения были сняты еще в 1989 году для условно здоровых и некурящих женщин. Таким образом, КОК на сегодняшний день могут использоваться в любом возрасте (от подросткового возраста до периода менопаузы) у тех женщин, которые не имеют никаких противопоказаний.

Абсолютные противопоказания к приему КОК

- Возраст ≥ 35 лет и курение (обратите внимание, что из последних рекомендаций убрали количество выкуриваемых сигарет в день, остался только факт курения, теперь не важно, сколько сигарет в день вы курите).
- Множественные факторы риска сердечно-сосудистых заболеваний (такие как пожилой возраст, курение, сахарный диабет и артериальная гипертензия).
- Гипертоническая болезнь (систолическое давление ≥ 160 мм рт. ст. или диастолическое ≥ 100 мм рт. ст.).
- Венозная тромбоэмболия (в прошлом или настоящем).
- Известные тромбофилии высокого риска (подробнее об этом в разделе «Обследования перед приемом КОК»).
- Известная ишемическая болезнь сердца.
- Инсульт (в прошлом или настоящем).
- Осложненные пороки сердца (легочная гипертензия, риск фибрилляции предсердий, подострый бактериальный эндокардит в анамнезе).
- Текущий РМЖ.
- Мигрень с аурой.
- Тяжелый (декомпенсированный) цирроз печени.
- Гепатоцеллюлярная аденома или злокачественная гепатома (опухоль печени).

Это не все противопоказания, их намного больше, подробнее о других ограничениях смотрите в сводных таблицах, о которых я написала выше.

Риски и возможные побочные эффекты, связанные с приемом контрацептивов

С момента создания первых КОК в 1960 году был целый ряд неблагоприятных эффектов и опасений в связи с их использованием (тромбоэмболические осложнения и сердечно-сосудистые заболевания), и они, как правило, не использовались длительно.

Однако снижение содержания как эстрогена, так и прогестина в современных КОК по сравнению с первыми препаратами привело к снижению риска возникновения побочных эффектов и сердечно-сосудистых осложнений, поэтому на сегодняшний день эти препараты являются разумным вариантом контрацепции для большинства женщин.

Частые временные побочные эффекты, которые проходят через 3–6 месяцев приема:

- тошнота;
- вздутие;
- чувствительность и болезненность молочных желез;
- головные боли.

Чтобы максимально их нивелировать, первые две таблетки можно принимать на ночь, перед сном, в одно и то же время. Во сне тошнота беспокоить не будет.

Если достаточно сильно болят молочные железы или голова, может использоваться ибупрофен или парацетамол в среднетерапевтических дозах.

Еще один распространенный побочный эффект КОК — ***межменструальные кровянистые выделения*** (иногда называемые прорывные кровотечения).

Это не говорит о том, что таблетки не «работают» или что-то не так с циклом, яичниками или маткой, это отражает нормальные изменения в эндометрии, когда он приспосабливается к новому тонкому состоянию, в котором он «хрупок» и атрофичен. Это нормально, так бывает, с течением времени обычно проходит.

Такие нерегулярные кровотечения чаще встречаются при приеме КОК, содержащих более низкие дозы эстрогена (20 мкг против 30–35 мкг), а также при длительном использовании в непрерывном режиме.

Если через 3–6 месяцев приема кровотечения не исчезли или они возникли из-за пропуска таблетки, обратитесь к врачу, это может быть беременность, или полип, или миома матки, или просто необходимо увеличить дозу эстрогенов — словом, идите к доктору.

Влияние на настроение. Здесь данные очень противоречивы: одна женщина будет говорить, что с приемом КОК она стала как «зомби»; другая скажет, что у нее, наоборот, теперь нет никаких ПМС и всегда отличное настроение; третья скажет, что прием КОК никаким образом не повлиял на ее жизнь и настроение.

Здесь все индивидуально и достоверных научных данных по этому поводу нет. Оценивайте сами их эффект.

Увеличение веса. Многие женщины и их врачи считают, что от приема КОК можно поправиться. Однако все имеющиеся данные свидетельствуют, что это не так.

Многолетние наблюдения за женщинами, принимающими КОК, не показали никаких существенных различий. Колебания составляют не более 2–3 кг, а если больше, то это связано с повышением аппетита у некоторых женщин, которые просто начинают есть за десятерых, но это не из-за «гормонов». В таком случае надо просто в течение дня на время заклеивать скотчем рот и повесить замок на холодильник, и будет вам счастье.

Либидо. Здесь тоже все очень индивидуально. У некоторых женщин половое влечение снижается, у других — увеличивается, но абсолютное большинство не заметят никакой разницы.

Либидо может снижаться, потому что КОК снижают концентрацию тестостерона в крови, а он, в свою очередь, ответственен в том числе за сексуальное влечение. Тестостерон на фоне приема КОК не отсутствует, его просто меньше, поэтому и реакция на КОК в плане либидо у всех женщин индивидуальная.

Если это стало серьезной проблемой, возможна либо замена другим видом КОК (может быть, с меньшим содержанием этинилэстрадиола, другой вид прогестина в составе), либо смена метода контрацепции (спираль, барьерные, хирургические методы).

Головные боли — один из наиболее распространенных побочных эффектов и часто одна из причин прекращения приема КОК.

Однако данные по этому поводу также разнятся. У большинства женщин не наблюдается сильной связи между использованием КОК и головной болью. Женщины с сильной личной или семейной историей головных болей (в частности, мигрени) подвергаются более высокому риску возникновения головной боли, связанной с применением КОК.

Независимо от причины, когда головные боли начались или усилились при использовании КОК, они имели тенденцию к улучшению, несмотря на продолжающееся использование. У женщин, которые испытывают головную боль в первом цикле употребления таблеток, вероятность возникновения головной боли во втором и третьем циклах составляет 1 к 3 и 1 к 10 соответственно.

КОК могут использоваться при мигренях и нежелательны к применению, если есть мигрень с аурой.

Существуют доказательства того, что высокие дозы КОК связаны с повышенным риском ишемического инсульта у женщин с мигренью с аурой, хотя сейчас это мнение является предметом активных дискуссий, так как низко- и микродозированные КОК не демонстрируют таких побочных эффектов.

Но пока «наверху» не определились, очень осторожно подбирайте лучшее для вас контрацептивное средство со своим лечащим врачом.

Отсутствие менструаций (аменорея). Аменорея — это нормально при приеме КОК в непрерывном режиме (в пачке 21 таблетка, вы пропили все 21 и не делаете перерыв 7 дней, а начинаете новую пачку).

Гораздо реже аменорея встречается в двух случаях:

- при приеме КОК в режиме 21 день + 7 дней перерыв;
- когда в упаковке КОК 28 таблеток, рассчитанные на 28 дней приема без перерыва (последние 4 таблетки — это плацебо, и обычно возникает кровотечение отмены).

В любом случае аменорея — это результат перехода эндометрия в относительно «тонкое состояние» вследствие прогестин-доминантного компонента этих схем.

В этом случае исключается беременность и может быть рекомендован переход на более высокую дозу эстрогена (от 30 до 35 мкг этинилэстрадиола), то есть замена вида КОК.

В целом аменорея не служит признаком новой эндокринной проблемы и не означает, что вы не защищены от беременности.

Обсудите с лечащим врачом, по какой причине могла возникнуть аменорея и надо ли с этим что-то делать.

«*Аменорея после приема таблеток*» означает неспособность возобновить менструацию в течение шести месяцев после прекращения приема КОК.

Термин является неправильным, поскольку КОК не способны вызвать расстройства менструального цикла.

Заболеваемость и эндокринологические результаты у женщин с аменореей, возникающей после применения циклических схем КОК, такие же, как у женщин со спонтанными нарушениями менструального цикла. То есть это просто совпадение, случайность, которая не имеет никакого отношения к приему КОК.

Женщины, которые не менструируют через 3–6 месяцев после прекращения приема КОК, должны пройти такие же обследования (анализы на гормоны, УЗИ и пр.), как и любая другая женщина с аменореей, которая никогда не принимала КОК.

Сердечно-сосудистые риски (тромбозы, инфаркты, инсульты). В прошлом наибольшее беспокойство при использовании КОК было связано с увеличением заболеваемости сердечно-сосудистой системы и смертности, которые действительно возросли с приемом первых КОК, содержащих высокие дозы гормонов.

В 1960-х и начале 1970-х годов стандартные КОК содержали в 3–5 раз больше доз эстрогена, чем современные КОК (100–150 мкг против 20–35 мкг этинилэстрадиола соответственно).

Последующее снижение содержания эстрогена существенно повысило безопасность КОК в целом и в отношении сердечно-сосудистых заболеваний в частности.

Гипертония. КОК могут вызвать легкое повышение артериального давления, однако оно будет оставаться в пределах нормальных значений.

Явная гипертония — в настоящее время крайне редкое явление при использовании низкодозированных КОК. То есть КОК не могут повысить давление значительно, но у женщин с артериальной гипертонией их применение ассоциировано с высоким риском, поэтому все же не рекомендуются.

Инсульт. Использование КОК было связано с небольшим, но значительным увеличением риска ишемического инсульта во многих, но не во всех ранних исследованиях. Это было особенно важно для ранних препаратов КОК, которые содержали высокие дозы эстрогена. Препараты КОК, содержащие менее 50 мкг этинилэстрадиола, связаны с более низким риском возникновения инсульта, чем препараты, содержащие ≥ 50 мкг.

Следует отметить, что у здоровых молодых женщин (некурящих без артериальной гипертонии) абсолютный риск крайне низок (1–2 дополнительных случая на 10 000 женщин в год). Таким образом, женщина, принимающая КОК, имеет даже меньший риск ишемического инсульта по сравнению с женщиной, которая курит или страдает ожирением.

КОК не связаны с повышенным риском геморрагического инсульта. Тем не менее КОК не рекомендуют использовать женщинам, перенесших такой вид инсульта.

Дополнительные факторы риска для возникновения ишемического инсульта при использовании КОК:

- старший возраст;
- курение;
- гипертония;
- мигрень с аурой;
- ожирение;
- дислипидемия;
- наследственные тромбофилии высокого риска.

Подробнее о них в разделе обследования перед приемом КОК.

Венозная тромбоэмболия — наиболее распространенное сосудистое осложнение применения КОК.

Хотя риск у женщин, принимающих КОК в 2–4 раза выше, чем у женщин, которые их не принимают, абсолютный риск является низким, и он намного меньше, чем риск венозной тромбоэмболии, возникающий абсолютно у всех женщин во время беременности и в раннем послеродовом периоде.

Снижение содержания стероидных гормонов в КОК улучшило их безопасность и уменьшило количество побочных эффектов, но повышенный риск венозной тромбоэмболии не был полностью устранен.

Риск венозной тромбоэмболии при приеме КОК зависит от следующих факторов:

- дозы этинилэстрадиола (меньший риск при дозах < 50 мкг);
- типа прогестина (в целом самый низкий риск наблюдается при приеме КОК, содержащих прогестин второго поколения, такой как левоноргестрел);
- длительности приема КОК (самый высокий риск — в первый год использования КОК, впоследствии он уменьшается, но сохраняется все время приема КОК).

Однако абсолютные риски, связанные с использованием КОК, являются низкими, особенно по сравнению с гораздо более высокими рисками венозной тромбоэмболии во время беременности и в послеродовом периоде, например.

Для сравнения: при приеме КОК частота венозной тромбоэмболии составляет 9–13 случаев на 10 000 женщин, а при беременности и в послеродовый период — от 20 до 30 и от 40 до 65 случаев на 10 000 женщин соответственно. В послеродовом периоде очень высокий риск наблюдается только в первые несколько дней.

Ожирение, возраст старше 35 лет и курение еще больше увеличивают риск венозной тромбоэмболии, поэтому и существуют ограничения в приеме КОК среди таких женщин.

Рак. Прием КОК не связан с повышенным риском возникновения рака. Это было очень хорошо продемонстрировано в когортном исследовании Королевского колледжа врачей общей практики, в котором приняло участие около 50 000 женщин в течение 44 лет.

Постоянное использование КОК ассоциировалось со *снижением риска* колоректального рака, рака эндометрия и яичников.

Данные о риске *рака молочной железы* при использовании КОК были очень противоречивыми, некоторые исследования вообще не выявляли такой ассоциации, а другие наблюдали увеличение риска при текущем, но не прошлом использовании. Это значит, что если вы в 30 лет принимали КОК, то у вас нет/не будет повышенного риска РМЖ в 40–50–60 или 80 лет из-за приема КОК в прошлом.

Среди тех исследований, где выявили увеличение риска РМЖ, абсолютный риск был очень низок, и он сбалансирован значительным снижением риска рака яичников и эндометрия.

Одним из исследований, в котором сообщалось об увеличении риска РМЖ, было общенациональное проспективное когортное исследование почти двух миллионов женщин, в котором сравнивался риск РМЖ у нынешних или недавних пользователей гормональной контрацепции любого типа с женщинами, которые никогда не использовали гормональные контрацептивы.

После среднего периода наблюдения в 11 лет общий риск РМЖ у нынешних или недавних пользователей КОК по сравнению с теми, кто никогда не принимал их, составил 1,19. Однако абсолютное увеличение числа случаев РМЖ, диагностированных у пользователей КОК, было небольшим: 13 на 100 000 человеко-лет (примерно один дополнительный случай на 7690 женщин в год). Для женщин в возрасте до 35 лет (возрастная группа, наиболее вероятно использующая КОК) риск составлял только 2 на 100 000 человеко-лет (то есть 1 дополнительный случай на 50 000 женщин в год).

Есть такие же противоречивые данные о риске возникновения *рака шейки матки*: некоторые исследования таких данных не обнаруживают, другие обнаруживают, но только в том случае, если у женщины есть ВПЧ, но он опять-таки очень мал.

Для сравнения: курящая женщина имеет намного больший риск рака шейки матки, чем та, которая принимает КОК.

И на самом деле до сих пор неясно, есть ли вообще изолированная связь между использованием КОК и раком шейки матки, поскольку все данные получены только среди женщин, имеющих ВПЧ — известной причины рака шейки матки.

Рак яичников и эндометрия. Прием КОК уменьшает риск рака яичников и эндометрия, защитный эффект сохраняется в течение 30 лет после прекращения приема КОК.

Вот это называется «сбалансирование», «уравновешивание» рисков. С одной стороны, есть совсем небольшое (а возможно, вообще нет) увеличение риска РМЖ и шейки матки, а с другой стороны, уменьшение риска рака яичников и эндометрия, которое сохраняется столько лет после прекращения приема контрацептивов.

Общая смертность. Использование КОК у курящих женщин старше 35 лет связано с повышенным риском смерти от сердечно-сосудистых заболеваний. Тем не менее общие показатели смертности не увеличиваются и могут фактически уменьшаться среди всех пользователей КОК по сравнению с теми, кто никогда ими не пользовался.

Врожденные аномалии плода. Непреднамеренный прием КОК на ранних сроках беременности не связан с увеличением риска врожденных аномалий плода. Поэтому ничего страшного, если вы забеременели (например, пропустили таблетку) и, не зная этого, продолжали принимать КОК, это не показание для прерывания беременности, и ребенок от этого не пострадает. Так что если вы примете решение сохранить свою беременность, будьте уверены, с ней все в порядке, КОК никаким негативным образом не повлиял на ребенка.

Миома матки. Использование низкодозированных КОК не приводит к росту миомы, поэтому прием этих препаратов не противопоказан женщинам с этим заболеванием.

КОК не используются для лечения миомы матки или «сдерживания» роста миоматозных узлов, это миф, они не оказывают никакого воздействия на нее. **!**

Аденома печени. КОК увеличивают риск возникновения аденомы печени (доброкачественная опухоль печени), риск коррелирует с дозой гормонов и продолжительностью использования КОК. Но эти данные основаны на наблюдениях за женщинами, которые принимали ранние препараты КОК с высоким содержанием эстрогенов и прогестинов. При использовании современных микро- и низкодозированных КОК риск возникновения аденомы снижается.

В целом аденомы печени — крайне редкий побочный эффект.

КОК не связаны с возникновением рака печени (гепатоцеллюлярной карциномы).

Панкреатит (повреждение поджелудочной железы). Этинилэстрадиол, который содержится в таблетке КОК, повышает концентрацию триглицеридов (жиров) в сыворотке крови, и, как следствие, действительно может возникнуть острый панкреатит за счет гипертриглицеридемии (избыточного содержания жиров в крови).

Поэтому наследственная дислипидемия или уровень триглицеридов в сыворотке крови > 500 мг/дл, обнаруженный до приема КОК, служит абсолютным противопоказанием к их использованию.

У условно здоровых женщин панкреатит на фоне приема КОК не возникает.

Воспалительное заболевание кишечника. Использование КОК, возможно, связано с повышенным риском развития болезни Крона и язвенного колита, однако причинный фактор пока не выявлен.

Целесообразно продолжать прием КОК, имея воспалительные заболевания кишечника, если вы хорошо себя чувствуете, и стоит прекратить прием, если остаются назойливые симптомы основного заболевания, несмотря на лекарственную терапию.

Здоровье костей. Большинство данных свидетельствует о положительном влиянии КОК на минеральную плотность костной ткани женщин позднего репродуктивного и перименопаузального периодов. Во всяком случае, данных о вреде в отношении здоровья костей нет, кроме того, вероятна и профилактика остеопороза.

КОК не защищают вас от ИППП! Только от беременности!

Если вы не знаете ничего о наличии/отсутствии у своего полового партнера ИППП, необходимо дополнительно пользоваться презервативом во время полового акта.

Неконтрацептивное использование КОК

КОК применяют при различных заболеваниях: акне, избыточном росте волос по мужскому типу (гирсутизм), СПКЯ или врожденной дисфункции коры надпочечников (ВДКН).

Не спешите округлять глаза, видя сочетание этих двух слов — КОК и СПКЯ. Сначала очень внимательно прочтите отдельную главу этой книги, посвященную проблеме СПКЯ, а потом вернитесь к этому абзацу и читайте дальше о КОК.

Каков механизм действия КОК в этой ситуации?

1. КОК подавляют выработку ЛГ и ФСГ гипофизом, что снижает выработку мужских половых гормонов яичниками.

2. Они повышают концентрацию секс-связывающего глобулина — белка, который связывает, «захватывает» мужские половые гормоны, в результате в крови снижается содержание свободного андрогена. Андрогены, которые связаны с белком, практически не оказывают биологического действия на организм.

3. КОК подавляют выработку андрогенов в надпочечниках.

Использование КОК при других проблемах

КОК могут использоваться у женщин с врожденным недоразвитием яичников или преждевременной недостаточностью яичников.

КОК также могут использоваться (но не используются обязательно) при тяжелом ПМС, аномальных маточных кровотечениях, гиперплазии эндометрия, чрезмерно болезненных менструациях (альгодисменорее), эндометриозе, для профилактики (не для лечения!) возникновения функциональных кист яичников.

Ключевая фраза здесь — «*КОК могут использоваться*», если это приемлемый выбор для женщины и для ее конкретной ситуации и если нет никаких противопоказаний к их приему.

По каждому заболеванию, по каждой проблеме существует масса терапевтических вариантов, и КОК — просто один из возможных и ни в коем случае не обязательный. Например, с акне можно в большинстве случаев справиться с дерматологом, а от избыточного роста волос может помочь избавиться банальная эпиляция.

На этом терапевтические возможности КОК заканчиваются, но, к сожалению, их назначают намного чаще, чем это действительно необходимо, порой запугивая женщин фразами: «Не будешь сейчас пить КОК — потом не сможешь забеременеть». Это, конечно же, полный абсурд, так как прием КОК никак не влияет на возможность зачатия, не уменьшает и не увеличивает такую вероятность.

Пример необоснованного назначения КОК

И. обратилась ко мне на консультацию с проблемой нарушения менструального цикла. На тот момент ей был 21 год. Менструации у нее начались в 12 лет и до 21 года (то есть целых 9 лет!) были как часы, цикл — день в день, никаких проблем никогда не возникало.

За последний год у И. было много стрессов, она переехала в другую страну, сдавала сложные вступительные экзамены в серьезный вуз, была болезнь у мамы — словом, было очень много поводов для переживаний.

И вот в течение последних трех месяцев ее менструальный цикл сбился: сначала менструация пришла с задержкой на 15 дней, а следующая задержалась на целый месяц, то есть фактически она попала ко мне с отсутствием менструации на протяжении двух последних месяцев. И успела за это время посетить двух других гинекологов, которые с ходу назначили ей КОК. Разница в назначениях была только в названии препаратов. Одна из гинекологов напугала, сказав, что, если И. не начнет пить гормоны сейчас, цикл никогда не наладится и она останется потом бесплодной.

Давайте думать, насколько обоснованы тут рекомендации по приему КОК и какова была возможная причина нарушения менструального цикла.

Конечно же, стресс, я подробно пишу об этом в главе про стресс и ФГА.

В этой ситуации КОК как раз таки использовать крайне нежелательно, так как стресс подавляет функцию гипоталамуса и гипофиза, снижается в первую очередь выработка ГнРГ гипоталамусом, выработка ЛГ, ФСГ, а КОК, как известно, оказывают схожее действие, функция гипофиза будет подавлена еще больше.

Пользы от КОК в данной ситуации быть не может, назначение не оправдано. Когда при ФГА рассматривается вопрос о назначении гормонов, выбор делается не в пользу КОК, а в пользу заместительной гормональной терапии. Однако такой необходимости на момент обращения И. не было.

Какие рекомендации получила И.?

Не принимать никаких гормонов, посетить психолога, нормально есть, спать, заняться йогой, сделать все возможное, чтобы успокоиться и систематически пребывать в хорошем настроении. Избавьтесь от стрессов — и менструальный цикл наладится сам по себе. Так и случилось: у И. снова все как часы.

И второй случай из моей практики, к сожалению, пока не с таким счастливым концом.

У Д. было все точно так же, как и у И.: сильные стрессы, учеба, волнения, появились задержки, а после вообще менструация пропала на несколько месяцев. Она обратилась к гинекологу, ей назначили КОК, и она, не раздумывая, начала их пить. Стрессы продолжались уже на фоне приема КОК, к ним добавилась еще и потеря веса (Д. похудела на 8 кг за короткий период времени), но, принимая гормоны, Д. имела регулярные менструальноподобные кровотечения отмены, что создавало картину мнимого благополучия: «Я теперь регулярно менструирую, — думала Д., — значит, у меня все хорошо».

Но это искусственный цикл, созданный приемом гормонов, который никак не отражает здоровье репродуктивной системы и не сопровождается овуляцией, а менструация — на самом деле не менструация, а кровотечение на фоне отмены гормонов.

Д. принимала КОК целых три года, а когда отменила, менструации так и не пришли. На этом этапе она попала ко мне.

КОК нежелательно использовать при так называемой функциональной гипоталамо-гипофизарной аменорее, которая и была у Д. Стрессы, резкое похудение подавляют функцию нежных и очень важных структур головного мозга, а КОК подавляют их еще больше. Читайте о вторичной гипоталамо-гипофизарной аменорее в отдельной главе с одноименным названием.

С Д. мы ждали восстановления менструального цикла почти год, и, к сожалению, этого так и не произошло. Более длительное ожидание связано с нарастающим дефицитом эстрогенов и возможным возникновением остеопороза в будущем.

Заставить мозг работать, как раньше, тоже никак нельзя, нет таких препаратов, которые могли наладить вертикаль сложных взаимодействий: кора головного мозга — гипоталамус — гипофиз — яичники.

С учетом того, что у Д. пока нет репродуктивных планов и в течение года так и не пришла менструация, мы подобрали схему гормональных препаратов, дабы нивелировать последствия дефицита эстрогенов.

Вот почему я не приветствую назначений КОК у спортсменок, женщин с эмоциональной лабильностью, которые любят очень серьезно экспериментировать со своим весом. Когда стресс дошел до точки кипения и работа репродуктивной системы дала сбой, будет звоночек — задержка месячных, нарушенный менструальный цикл, это заставит вас задуматься и обратить внимание на свой образ жизни. И у вас никогда не будет такого звоночка, если вы будете принимать КОК.

Во всем должна быть мера и золотая середина.

Берегите себя.

КОК и беременность

Еще один пример, самый печальный, когда у женщин отнимают время.

Катя пришла ко мне на прием с проблемой отсутствия беременности в течение одного года при нерегулярных половых контактах (муж ездит в командировки и часто по несколько недель не бывает дома). На вопрос, что принимали за все это время, она ответила, что, когда после первых трех месяцев попыток у нее не получилось забеременеть, она обратилась к гинекологу, и тот назначил ей на три месяца КОК, так как, с его слов, на фоне отмены препарата беременность у нее должна наступить быстрее. КОК как бы «простимулируют» работу яичников и поспособствуют качественной овуляции. Если в первый месяц отмены беременность не наступит, схему нужно будет повторить.

То есть Кате предложили схему «лечения», согласно которой три месяца у нее овуляция будет заблокирована, она будет принимать надежный контрацептив, и только в один месяц из четырех она сможет пробовать беременеть. Прошло полгода, беременность так и не наступила, что вполне логично, и Катя пришла ко мне.

Лучшая и более быстрая беременность на фоне отмены КОК — это миф, которому нет никакого научного обоснования. Вероятность забеременеть самостоятельно будет точно такая же, независимо от приема КОК. Никакого «ребаунд-эффекта» не будет при такой схеме, поэтому если есть трудности с зачатием, никогда и ни при каких обстоятельствах не могут быть назначены КОК. Женщины, которые хотят беременеть, не теряйте время, как потеряла моя пациентка Катя.

Она, кстати говоря, успешно забеременела через полгода, отменив все гормональные препараты и начав жить с мужем регулярной половой жизнью.

Если через 12 месяцев (для женщин старше 35 лет с известными гинекологическими заболеваниями, например СПКЯ, срок ожидания самостоятельной беременности составляет 6 месяцев) регулярной половой жизни без контрацепции так и НЕ наступила беременность, обратитесь вместе с половым партнером к доктору для выяснения возможных причин.

Если предлагают КОК, меняйте врача, это не поможет.

Отдельный абзац для женщин, которые скажут, что я не права, так как у них был «ребаунд-эффект», и именно так они и забеременели. Повторяю еще раз: это только ваш опыт, и вы не знаете, что было бы без приема КОК. «После» — не значит «благодаря».

Я всегда привожу в пример историю с функциональной кистой яичника (киста желтого тела или фолликулярная киста), которая проходит сама по себе без всякого лечения через один, максимум шесть месяцев, и все нормальные гинекологи об этом прекрасно знают. Но та женщина, которая будет все эти месяцы принимать гормоны/антибиотики/различные БАДы/примочки/припарки/ставить пиявки, будет уверена в том, что ей помогло лечение, а не время и естественные процессы выздоровления, и она будет убеждать в эффективности всех выпитых ею лекарств окружающих ее людей. Но она-то не знает, что, если бы она ничего не делала, у нее бы точно так же все прошло, и никогда не узнает об этом, потому что у нее был только ее опыт, и он был именно таким, с кучей ненужных и бесполезных лекарств.

Поэтому, чтобы оценить эффективность тех или иных лекарств и вероятность беременности после отмены КОК, необходимо провести крупное исследование с десятками тысяч женщин, которые принимали КОК и пробовали беременеть на фоне их отмены, и десятками тысяч женщин, которые не принимали КОК и пробовали беременеть самостоятельно, без приема/отмены всяких КОК, и сравнить показатели беременности в обеих группах.

Так вот, такие исследования были проведены, и по их результатам вероятность наступления беременности одинаковая в обеих группах. То есть прием

КОК никаким образом не влияет на возможность наступления беременности, это не увеличивает и не уменьшает шансы на беременность.

Еще раз, беременность и КОК — это абсолютно несовместимые вещи. Поэтому, если вы хотите беременеть, беременейте, если у вас не получается, найдите нормального врача для поиска возможных причин. Не теряйте время, не пейте КОК, они ничем не помогут.

КОК также не должны использоваться, когда причина нарушенных менструальных циклов не установлена. Если врач с ходу без анализов назначает КОК, лучше обратиться к другому доктору.

При нарушенных циклах КОК могут быть назначены только в следующих случаях:

- при СПКЯ (если на сегодняшний день нет репродуктивных планов);
- ВДКН (иногда, смотрите отдельный раздел по этому вопросу «17-оксипрогестерон — самый важный анализ»);
- преждевременном истощении яичников и недоразвитии яичников (гипогонадизме);
- у женщин с аномальными маточными кровотечениями (в том числе и у подростков) с целью купирования и предотвращения маточных кровотечений и коррекции анемии, которая часто является их следствием.

Но причин нарушенных менструальных циклов намного больше, чем я перечислила, поэтому до выяснения обстоятельств и установления точного диагноза КОК не могут быть назначены.

КОК не должны использоваться для лечения функциональных кист яичников (они проходят самостоятельно) и полипов эндометрия, но могут использоваться для их профилактики.

КОК не нужно принимать после выкидыша или замершей беременности, если вы заинтересованы в беременности. Как только после аборта восстановится менструальный цикл, организм готов к новой беременности. Не нужно яичникам никакого «отдыха», «отпуска», они готовы уже через месяц-два при выкидышах на малом сроке, и максимум через 3–6, если беременность прервалась на позднем сроке (более 20 недель) или если нужны специальные обследования при рецидивирующих выкидышах.

Обследование перед приемом КОК

Это самый спорный момент, который вызывает негодование у многих женщин: «Как так, мне не назначили ни одного анализа и сразу на приеме выписали гормональный препарат, такое вообще возможно?»

Возможно, поверьте. В США, Канаде или Европе врачи точно так же могут ничего не назначить женщине, перед тем как выписать рецепт на КОК.

Самое важное при решении о назначении КОК — беседа с женщиной.

Врач должен расспросить обо всем на свете и выяснить, какие заболевания есть сегодня или были в прошлом, разузнать личный и семейный анамнез, расспросить и задать тысячу вопросов про сахарный диабет, тромбозы, инфаркты, пороки сердца, системную красную волчанку, мигрень, инсульты, заболевания печени; про то, курите ли вы, если да, то сколько сигарет в день, возраст, вес, регулярный ли у вас половой партнер, есть ли гипертоническая болезнь, были ли переливания крови, может, в данный момент вы еще кормите грудью, а может, есть установленная наследственная дислипидемия и т. д. и т. п. Список вопросов можно продолжать до бесконечности. БЕСЕДА — это пункт номер 1.

Именно эти данные самые важные и значимые, поэтому нельзя ничего скрывать, ни о чем нельзя забыть, нужно вспомнить всю медицинскую историю своей жизни и своих ближайших родственников.

По результатам этой беседы могут быть назначены (а могут и не быть) дополнительные обследования. Также после подробной беседы необходимо измерить артериальное давление.

Тем не менее для женщин, которые хотят перестраховаться, имеют финансовую возможность и хотят быть во всеоружии, есть список необязательных обследований перед приемом КОК. Они имеют низкий класс доказательности (С) и не вносят существенного вклада в безопасное и эффективное использование КОК, их не рекомендует проводить рутинно ни одно медицинское сообщество, но еще раз повторюсь, они могут быть проведены.

Большинство из них, кстати говоря, необходимо делать каждый год любой женщине, независимо от того, собирается она принимать КОК или нет. К ним относятся:

- исследование молочных желез;
- гинекологический осмотр на кресле;
- анализы крови на глюкозу, ЛПВП, ЛПНП, холестерин, триглицериды, печеночные ферменты (АЛТ, АСТ), общий билирубин/прямой, наследственные тромбофилии, развернутая коагулограмма;
- Пап-тест;
- анализы на ИППП (в том числе ВИЧ, сифилис).

Подробнее о наследственных тромбофилиях.

Для начала давайте разберемся в терминах.

Наследственная тромбофилия — это наличие определенных генов, которые предрасполагают к развитию венозной тромбоэмболии.

К наследственным тромбофилиям высокого риска относятся:

- мутация фактора V/Лейдена;
- протромбина (G20210A);
- дефицит протеина S;

- дефицит протеина C;
- дефицит антитромбина.

При наличии этих тромбогенных мутаций риск возникновения тромбоза в случае приема КОК возрастает в 2–20 раз.

! ***КОК категорически противопоказаны женщинам с наличием этих мутаций в гомозиготном варианте. При гетерозиготном варианте все решается индивидуально с гематологом и/или гинекологом с учетом других факторов риска (семейный анамнез, возраст и пр.), но в целом комбинированных гормональных методов контрацепции также рекомендуют избегать.***

Это касается не только КОК, но и вагинального кольца или гормонального пластыря.

Никакие другие состояния, кроме вышеперечисленных, не относятся к наследственным тромбофилиям высокого риска. Поэтому не нужно делать других обследований, таких как:

- исследование мутаций генов фолатного цикла (полиморфизмы генов MTHFR — метилентетрагидрофолатредуктазы, MTRR — метионин синтазы редуктазы и MTR — метионин синтазы);
- PAI-1 — ингибитор активатора плазминогена-1, 4G/5G, ITGA 2 и пр.

Это дорогостоящие и совершенно бесполезные анализы.

Надо ли делать обследования всем подряд перед приемом КОК?

Нигде в мире не рекомендуется проводить обследование на выявление наследственных тромбофилий высокого риска среди бессимптомных женщин (мужчин), не имеющих истории тромбозов в молодом возрасте и/или родственников первой линии с историей тромбозов в молодом возрасте.

Рутинный скрининг не рекомендован по трем причинам:

- Низкая распространенность генетических дефектов в общей популяции (от 0,02 до 5 %), то есть процент людей, имеющих наследственные тромбофилии высокого риска, крайне мал.
- Низкая частота возникновения каких-либо проблем даже у носителей патологических генов (от 2 до 18 %).
- Отсутствие безопасного, рентабельного, долгосрочного метода профилактики в случае обнаружения патологических генов.

Но еще раз повторюсь, при наличии финансовой возможности можно сделать эти анализы, и если мутации высокого риска будут обнаружены, КОК будут противопоказаны.

Однако с вероятностью более чем 95–99,8 % никаких наследственных тромбофилий у вас не будет выявлено, так как их распространенность крайне низкая.

Индивидуальный подбор КОК

Каждая женщина хочет быть особенной, индивидуальной и неповторимой. Я уже много лет работаю только с женщинами и, когда вижу, как в кабинет на прием к доктору другой специальности заходит мужчина, почти падаю в обморок.

Женщины — это совсем другой тип пациентов, а вопросы, которые задает гинеколог, порой являются очень личными и интимными. Видишь человека пять минут, а нужно узнать все подробности сексуальной жизни: сколько было половых партнеров, сколько раз в неделю/месяц вы занимаетесь сексом, не было ли последнее время каких-то плохих событий в жизни и т. д. и т. п. Но это не из праздного любопытства и не из желания узнать все подробности личной жизни. Это дает возможность понять, есть ли риск заражения, есть ли риск осложнений при приеме КОК, действительно ли они нужны. А если половой контакт раз в месяц, зачем пить таблетки 21–28 дней? Можно раз и презервативом воспользоваться.

Но давайте вернемся к теме этого раздела про индивидуальный подбор КОК. Существует ли он?

Если вы начали читать эту главу сначала, то теперь вам известно, что практически все КОК содержат один и тот же синтетический эстроген — этинилэстрадиол (иногда эстрадиола валерат) и разные виды прогестинов. То есть в целом практически все КОК очень мало чем отличаются друг от друга: дозой эстрогенов (10–35 мкг) и видом прогестина.

Поэтому КОК не может подбираться индивидуально, исходя из результатов каких-то анализов. Это миф.

КОК могут подбираться индивидуально, только исходя из преследуемых целей: контрацепция, лечение акне, эндометриоза и пр. Поэтому если доктор предлагает на выбор несколько названий без назначения анализов — это нормально. Это и есть индивидуальный подбор КОК.

Отмена и перерывы в приеме КОК

Как отменяются КОК? Есть ли какая-то схема плавной отмены препарата?

Нет. Таких схем нет, это миф. Препарат просто отменяется и все, вы допиваете последнюю таблетку из упаковки и новую не начинаете. Таблетки не нужно делить, плавно снижая дозу, заменять таблетками с меньшим содержанием гормонов. Иногда действительно придумывают какие-то схемы отмены, но этому нет никакого научного обоснования, и я не могу объяснить, зачем это делают.

Надо ли делать перерывы при приеме КОК?

Нет. Это было актуально, когда широко применяли КОК с высокой дозой гормонов.

Современные низкодозированные КОК не требуют перерывов, можно использовать их столько, сколько нужно, и год, и два, и пять, и 10 и большее количество лет.

Надо ли выждать время после отмены препарата, если я хочу беременеть? Нужно ли дать возможность организму восстановиться и «очиститься» от КОК перед беременностью?

Нет, не нужно. Это еще один миф.

Забеременеть можно в первом же цикле после отмены препарата, поэтому если вы хотите беременеть, не теряйте время, будьте уверены — вы чисты и готовы!

Мифы о КОК

Я собрала самые распространенные заблуждения, связанные с КОК. У меня когда-то был такой пост в Инстаграме, и я решила увековечить его в своей книге.

Что-то отсюда уже было написано выше, но повторение — мать учения, информация, пусть и такая же, но сказанная другими словами, лучше отложится в голове.

1. КОК вызывают бесплодие.

Метаанализ 2018 года, куда вошли научные данные с 1985 по 2017 год (22 крупных исследования, десятки тысяч женщин), показал суммарную частоту наступления беременности 83,1 % в течение первых 12 месяцев после отмены КОК — это такая же частота наступления беременности, как и среди женщин, никогда не принимавших КОК.

Чтобы вы понимали, метаанализ для доктора — это как автомобиль «Ролс Ройс» или «Майбох», круче них может быть только космический корабль, а круче метаанализа может быть только новый метаанализ.

Метаанализ — это научные данные самого высокого качества, им можно верить, на них можно положиться.

А почему процент наступления беременности не 100, а только 83–85? Да потому что на планете Земля есть определенный процент супружеских пар (15–20 %), которые по разным причинам не могут иметь детей, но это никак не связано с приемом КОК.

! *КОК не могут вызвать бесплодие.*

Ссылка на первоисточник: https://www.ncbi.nlm.nih.gov/pubmed/30062044.

2. КОК могут ускорить наступление климакса, так как повреждают яичники и нарушают выработку гормонов гипофиза.

Еще никогда в жизни ни один синтетический стероидный гормон не смог «убить» ни одну яйцеклетку в нашем организме, поэтому мне даже нечего сказать по этому поводу, это все равно, что опровергать теорию о том, что содой можно вылечить рак.

Нарушение выработки гормонов гипофизом вообще не имеет никакого отношения к климаксу, так как климакс возникает тогда, когда в яичниках заканчивается запас яйцеклеток. Закладка яйцеклеток происходит на этапе эмбрионального развития, каждая девочка рождается со своим запасом яйцеклеток, и он строго генетически детерминирован.

Операции на яичниках, когда удаляют его часть, химиотерапия, курение и пр. повреждают яйцеклетки и действительно могут ускорить наступление климакса, но КОК здесь ни при чем.

3. КОК могут отсрочить наступление климакса, яйцеклетки сохраняются «на потом», овуляция ведь заблокирована.

Повторяю в сотый раз, что стадий созревания фолликула много и оно длится около шести месяцев. КОК опосредованно блокируют только последнюю, гормонозависимую стадию, длительностью в две недели. КОК не сохраняют яйцеклетки, они все равно гибнут, независимо от того, произошла овуляция в этом месяце или нет.

4. КОК восстанавливают нерегулярный менструальный цикл, «налаживают» гормональный фон и функцию яичников, они могут «настроить» их на беременность, и после их отмены беременность наступит быстрее.

КОК блокируют овуляцию, делая это опосредованно, через подавление выработки гормонов гипофизом — ЛГ и ФСГ, то есть они не влияют на функцию яичников прямым образом.

Создается «фальшивый» менструальный цикл, который не сопровождается овуляцией (в 99 % случаев). На фоне приема КОК будут регулярные менструации (это называется кровотечение отмены), но они искусственно созданы гормонами.

КОК никогда не излечивали первопричину нарушенных менструальных циклов, поэтому после их отмены будет все так же, как до их приема.

Таким образом, если вы хотите беременеть, вам ни в коем случае, ни при каких условиях не могут быть назначены гормональные контрацептивы для лечения чего бы то ни было или увеличения шансов на беременность, не теряйте время!

Беременность и КОК — абсолютно несовместимые вещи. **!**

Мой любимый пункт.

5. КОК ничего не лечат, а после их отмены все будет еще хуже.

КОК ничего не излечивают, но это не значит, что они не могут использоваться для симптоматического лечения.

Они существуют более 70 лет, и механизм их действия достаточно хорошо изучен. Они могут применяться при акне, эндометриозе, СПКЯ, аномальных маточных кровотечениях, врожденном недоразвитии яичников (гипогонадизме) или преждевременной яичниковой недостаточности.

Могут, а не должны.

Например, одна из причин акне — повышенная генетическая чувствительность рецепторов к действию мужских половых гормонов, и женщине с идеальным весом, питанием, которая не справилась со своей проблемой с дерматологом, можно помочь, уменьшив в крови содержание свободного андрогена. КОК это делают путем увеличения выработки белка (секс-связывающий глобулин), который и связывает эти гормоны.

Это временный эффект, который сохраняется только на время приема препарата, но это не значит, что он не может использоваться.

Лечение диабета первого типа инсулином — это тоже симптоматическая терапия, многие проблемы нельзя устранить радикально.

Если нет желания принимать КОК, можно этого не делать. От акне или эндометриоза еще никто не умирал, кроме того, может использоваться ряд других препаратов.

У любого блогера есть читатели уровня «эксперт».

Недавно одна из таких мне написала, что генетика — это все ерунда, наследуется образ жизни, а все болячки от плохого питания и психосоматики.

Пытаться что-то доказать человеку, который отрицает генетику как таковую, — все равно, что пытаться доказать первобытному человеку, что мобильный телефон и космический корабль будут существовать в XXI веке.

Наука никогда не отрицала связи образа жизни (перманентного стресса, нездорового рациона, вредных привычек) с возникновением/ухудшением некоторых заболеваний, а только подтверждала это. Но причина может быть не только в этом, точка.

6. КОК вызывают зависимость, яичники «забывают», как надо работать, после их отмены будет сложнее забеременеть.

Это миф, смотри пункт первый.

7. Гормоны, содержащиеся в КОК, накапливаются в организме, а потом эти «залежи» еще очень много лет его отравляют.

Период полувыведения препарата — 24–48 часов (зависит от вида прогестина), именно поэтому, если женщина пропускает таблетки или отменяет их, она может забеременеть даже на фоне приема КОК (пропуск таблетки) или в первом же цикле после их отмены.

8. КОК вызывают рак, болезни и имеют кучу «побочек».

Прием КОК связан с риском возникновения рака так же, как и ожирение, курение, красное мясо и алкоголь. В целом это не более 1–3 %, а некоторые исследования вообще такой связи не находят. Риск рака сбалансирован за счет уменьшения риска рака яичников и эндометрия (см. отдельный пункт о раке и КОК).

9. КОК приводят к СПКЯ, эндометриозу, миоме матки.

Это миф. Прочтите подробнее о патогенезе этих заболеваний в соответствующих главах этой книги, и вы поймете, что это чьи-то фантазии и не более того.

Побочные реакции, конечно, есть, поэтому некоторым женщинам КОК категорически противопоказаны, а другие будут вынуждены их отменить, потому что побочные действия будут достаточно неприятными.

Когда КОК не должны использоваться?

Читайте примеры моих пациентов!

- Когда причина нарушенных менструальных циклов не установлена.
- Когда есть вторичная функциональная аменорея из-за стресса или похудения.
- Когда женщина хочет беременеть.
- КОК не являются жизненно необходимыми препаратами, и абсолютно любая женщина может прожить всю жизнь без них.

Достоверные источники информации по КОК

1. bedsider.org.

2. Проект CHOICE — бесплатный веб-сайт, спонсируемый Медицинской школой Вашингтонского университета в Сент-Луисе.

3. https://beyondthepill.ucsf.edu — бесплатный веб-сайт Калифорнийского университета в Сан-Франциско.

4. https://www.plannedparenthood.org.

5. https://www.acog.org/Patients.

6. https://www.who.int/reproductivehealth/publications/family_planning/MEC-5/en/.

7. https://www.cdc.gov/reproductivehealth/contraception/mmwr/spr/summary.html?CDC_AA_refVal=https%3A%2F%2Fwww.cdc.gov%2Freproductivehealth%2Fcontraception%2Fusspr.htm.

Выводы

! *Категорически запрещаю принимать КОК самостоятельно без назначения врачом, это может быть очень опасно для здоровья.*

Прочитав весь раздел о КОК, вы не стали врачами и не можете так рисковать здоровьем. Обратитесь к врачу, который с вами побеседует и подберет подходящий метод контрацепции.

КОК заполучили очень много необоснованного негатива от женщин, которые тешили себя надеждой, что КОК излечат их от каких-то проблем (например, СПКЯ), помогут забеременеть, восстановят функцию яичников и уровни гормонов и прочее.

Но это не КОК виноваты, а ложная информация о них, представленная врачами или в Интернете. Ясное дело, что когда женщина пьет КОК много лет в надежде излечить какие-то болезни, а после отмены все возвращается на круги своя, она злится, ведь ее буквально силком заставляли это делать. Получается, столько лет она «просидела на гормонах» зря?!

Еще раз, КОК не могут ни от чего излечить, но это не значит, что они не могут использоваться для симптоматического лечения.

КОК — прекрасный и надежный метод контрацепции для женщин, для которых беременность категорически нежелательна, а аборт неприемлем.

Риски, связанные с приемом КОК, гораздо меньше, чем риски, связанные с абортом или курением.

КОК на 99,9 % безопасны для тех женщин, у которых нет никаких противопоказаний и ограничений к их использованию.

Это не «плохой», и не «хороший» препарат, потому что таких препаратов не бывает, они все имеют свои показания, противопоказания, побочные эффекты и ограничения.

Если использовать их с умом, абсолютно точно зная, зачем их принимают, какие цели преследуют, не теша себя ложными надеждами и обладая достоверной информацией, то никаких проблем в связи с их приемом не возникнет.

КОК по-своему очень удобны в отношении их отмены, так как назначить КОК должен врач, а в случае возникновения побочных эффектов отменить их можно самостоятельно — просто допить последнюю таблетку из упаковки и не начинать новую (со спиралью, например, так не получится).

КОК имеют множество противопоказаний и ограничений к использованию, в этом разделе я перечислила многие, но далеко не все, и если вы перейдете по ссылкам, то сможете найти еще более подробную информацию о них.

Я очень надеюсь, что мне удалось внести немного ясности в вопрос о КОК, пролить свет на многие злободневные темы и, самое главное, развеять мифы.

Во всем должна быть ясность и четкое понимание всех «за» и «против».

Если конкретно для вас плюсов больше – почему бы и нет, если минусов — зачем их использовать?

Никакого насилия (меня буквально заставляли пить КОК, а я не хотела), никакого недопонимания (зачем мне назначили КОК?), никаких ложных надежд (КОК помогут мне забеременеть) — и тогда у вас с КОК сложатся отличные взаимоотношения.

Гормональный пластырь и гормональное вагинальное кольцо

Гормональный пластырь приклеивают на кожу и таким образом предохраняются от нежелательной беременности.

Пластырь представляет собой матричную систему, состоящую из трех слоев: наружный слой пластыря водостойкий и защищает нижележащий слой от воздействия внешних факторов, средний слой — это лекарства (гормоны), а внутренний слой — прозрачная прокладка, которая удаляется при приклеивании пластыря на кожу.

Механизм действия, противопоказания и побочные эффекты пластыря такие же, как у КОК. Разница только в том, что пластырь клеится на кожу, гормоны всасываются через кожу — это удобно, зато не так «приватно». Пластырь могут увидеть, о таблетках никто может не узнать.

Кроме того, у пластыря есть и другие недостатки:

- вероятность повышенного риска венозной тромбоэмболии по сравнению с использованием КОК;
- пластырь не подходит женщинам с чувствительной кожей или эксфолиативными дерматологическими расстройствами, а также с гиперчувствительностью кожи к любому компоненту пластыря.

В остальном гормональный пластырь ничем не отличается от КОК.

Гибкое пластиковое вагинальное кольцо содержит эстроген и прогестин. Его вставляют во влагалище сроком на 3 недели, и через слизистую оболочку гормоны медленно и равномерно всасываются. Потом неделя перерыва, в этот период обычно происходит менструальноподобное кровотечение отмены.

Кольцо небольшого размера, и большинство женщин с легкостью им пользуются. При желании его можно извлечь из влагалища на срок до трех часов, например во время полового акта. Механизм действия, риски и побочные эффекты влагалищного кольца аналогичны с КОК, разница только в пути введения гормонов.

Контрацептивный имплантат

Это не очень популярное средство контрацепции, во многих странах СНГ контрацептивный имплантат вообще не зарегистрирован, но вопросов о нем все больше.

Контрацептивный имплантат представляет собой тоненький стержень, по виду напоминающий спичку, а по гибкости стержень шариковой ручки, который регулярно выделяет гормоны (синтетический прогестерон) в организм и таким образом препятствует беременности.

Контрацептивный имплантат устанавливается под кожу плеча сроком на 3–5 лет в зависимости от типа имплантата.

Имплантат продается в уже готовом наборе для легкого и быстрого введения его под кожу. Устройство это выглядит как шприц, игла которого прокалывает кожу, и затем с помощью поршня имплантат устанавливается на место. Это делается под местным обезболиванием. Имплантат невидимый и может прощупываться через поверхность кожи.

Вы можете чувствовать болезненность или припухлость вокруг имплантата в течение первых нескольких дней, может быть даже кровоподтек. Обычно в течение недели-двух все проходит.

Контрацептивный имплантат предотвращает беременность тремя способами:

- сгущение слизи в шейке матки, что усложняет возможность проникновения сперматозоидов в полость матки и к яйцеклетке;
- блокировка овуляции — она практически никогда не происходит, за редкими исключениями;
- нарушение роста эндометрия, и даже если оплодотворение происходит, прикрепление эмбриона в полости матки становится невозможным.

Эффективность контрацептивного имплантата составляет 99–99,5 %.

Имплантат можно изъять в любой момент, не дожидаясь 3–5 лет.

Беременность возможна уже в первый месяц после извлечения имплантата.

! ***Контрацептивный имплантат не защищает от ИППП. Поэтому всегда используйте презерватив, если не уверены в своем половом партнере.***

Как скоро можно заниматься сексом открыто?

В первый же день, но в том случае, если имплантат установлен в течение первых пяти дней менструального цикла. Если позже, необходимо использовать какой-либо другой вид контрацепции (например, презервативы) в течение первой недели после постановки имплантата.

Противопоказания к имплантату

- Рак молочной железы и беременность.
- Мигрени с неврологической симптоматикой.
- Тромбозы или тромбоэмболии в настоящее время или в анамнезе, наличие антифосфолипидных антител.
- Гормонозависимые злокачественные опухоли, опухоли печени или тяжелые заболевания печени (например, цирроз).
- Неконтролируемая артериальная гипертензия, кровотечения из влагалища неясной этиологии.

Возможные побочные эффекты при использовании контрацептивного имплантата

Серьезные побочные эффекты встречаются достаточно редко.

Среди возможных это боль в руке в месте имплантата, которая длится дольше, чем несколько дней, инфицирование или рубцевание тканей.

Также могут быть нерегулярные кровянистые выделения в скудном количестве (кровянистая мазня) в первые 6–12 месяцев после его установки. Это не страшно и ни на что не влияет, но психологически некоторым женщинам может быть некомфортно с отсутствием чистого белья в течение нескольких месяцев.

Иногда менструация становится более обильной и продолжительной, но у большинства женщин, наоборот, менструация становится более скудной, а одна из трех женщин с имплантатом перестанет менструировать вовсе через год после постановки имплантата. Это нормальный и ожидаемый эффект, который связан с воздействием гормонов на эндометрий. Ничего страшного в этом нет, это нормально.

Также могут быть:

- головные боли;
- болезненность и чувствительность молочных желез;
- тошнота;
- небольшой набор веса;
- кисты яичников;
- акне и жирность кожи.

Контрацептивный имплантат совместим с грудным вскармливанием, не влияет на производство молока и на ребенка. Гормоны попадают в грудное молоко в очень небольшом количестве, но никакого отрицательного воздействия на организм ребенка не оказывают.

Преимущество контрацептивного имплантата

Имплантат содержит только один вид гормона — прогестин. Некоторые женщины с определенными проблемами со здоровьем не могут использовать препараты, в которых содержится еще и эстроген.

Метод эффективный и обратимый — забеременеть можно в первый же месяц после удаления имплантата.

Достаточно хороший метод контрацепции, при его хорошей переносимости и отсутствии противопоказаний к использованию.

Инъекционные контрацептивы

Это гормональное контрацептивное средство, которое вводится в организм путем одной инъекции сроком на три месяца. Инъекции делаются каждые 12–13 недель или четыре раза в год.

Безопасный, удобный и очень приватный метод контрацепции, который очень эффективно защищает от беременности, если вовремя делать повторные инъекции.

Инъекционный контрацептив содержит синтетический прогестерон (*медроксипрогестерон*).

Контрацептивный эффект достигается тремя путями:

- подавление овуляции;
- сгущение цервикальной слизи, которая становится очень плохо проницаемой для сперматозоидов;
- влияние на эндометрий, который становится непригодным для имплантации плодного яйца, если все-таки зачатие произойдет, что бывает в целом крайне редко.

! ***Инъекционные контрацептивы не защищают от ИППП. Поэтому если вы ничего не знаете о наличии/отсутствии у своего полового партнера ИППП, используйте презерватив.***

Как скоро можно жить половой жизнью открыто?

Если первая инъекция сделана в течение первых семи дней менструального цикла, жить открыто половой жизнью можно сразу же. Если позже седьмого дня, необходимо использовать презерватив в течение первых семи дней после инъекции.

Абсолютные противопоказания для использования инъекционных контрацептивов

- Рак молочной железы.
- Беременность.
- Мигрени с неврологической симптоматикой.

- Тромбозы или тромбоэмболии в настоящее время или в анамнезе, антитела к фосфолипидам.
- Гормонозависимые злокачественные опухоли, опухоли печени или тяжелые заболевания печени (цирроз, например).
- Неконтролируемая артериальная гипертензия, кровотечения из влагалища неясной этиологии.

Возможные побочные эффекты инъекционных контрацептивов

Снижение минеральной плотности кости. Эти риски тем больше увеличиваются, чем дольше вы их используете. Минеральная плотность снова становится нормальной сразу же после отмены инъекционных контрацептивов, за исключением женщин, которые достигли периода менопаузы.

Чтобы максимально защитить костную ткань, бросьте курить, ограничьте употребление алкоголя и регулярно выполняйте хотя бы легкие физические нагрузки и добавляйте препараты кальция.

Существует очень небольшая вероятность наступления беременности (менее 1 %). Однако инъекционные контрацептивы не увеличивают риск врожденных дефектов у плода, поэтому можно спокойно вынашивать беременность.

У большинства людей, использующих противозачаточные средства, вообще не будет проблем. Но на всякий случай хорошо знать, каковы признаки серьезной проблемы.

Другие побочные эффекты инъекционных контрацептивов:

- тяжелая депрессия;
- мигрень с аурой;
- инфекции, покраснение и болезненность в месте укола;
- аномальные маточные кровотечения;
- повреждение печени;
- усиление или возникновение акне;
- повышенное оволосение по мужскому типу;
- нарушение системы свертывания крови;
- тошнота;
- прибавка веса;
- болезненность и чувствительность молочных желез.

Беременность может наступить в течение 10 месяцев после прекращения использования инъекционных контрацептивов.

Преимущества инъекционных контрацептивов

Эффективная защита от беременности.

Удобство и приватность, не нужно пить ежедневно таблетки.

Не нужно ничего применять непосредственно во время полового контакта.

Может уменьшать объем менструальной кровопотери. Половина женщин, использующих инъекционные контрацептивы, перестают менструировать в среднем через 12 месяцев. Это нормально и не повод для волнений, это обратимый эффект, который связан с воздействием гормонов на эндометрий.

В течение первых 12 месяцев у многих женщин появляются нерегулярные межменструальные кровянистые выделения.

Инъекционные контрацептивы снижают риски рака эндометрия и внематочной беременности.

Инъекционные контрацептивы — обратимый метод контрацепции, беременность возможна после прекращения его приема где-то через 6–10 месяцев. Поэтому, если вы хотите забеременеть в ближайшей перспективе, подумайте о другом методе защиты от нежелательной беременности.

Использование инъекционных контрацептивов совместимо с грудным вскармливанием. Они не влияют на выработку молока и на ребенка.

Недостатки инъекционных контрацептивов

- Необходимость в инъекциях каждые три месяца.
- Возникновение побочных эффектов при использовании инъекционных контрацептивов.

Инъекционные контрацептивы — хороший метод контрацепции при отсутствии побочных эффектов и хорошей переносимости.

Чисто прогестиновые оральные контрацептивы (ЧПОК)

Помню, как в институте, сокращение ЧПОК вызывало у нас, молодых студентов, смех. Думаю, вы тоже сейчас улыбнулись. Сокращение и правда весьма занятное.

ЧПОК представляют собой таблетки, которые содержат только прогестиновый компонент, только один гормон — синтетический прогестерон.

Контрацептивный эффект достигается путем:

- подавления овуляции;
- увеличения вязкости слизи в шейке матки, что затрудняет проникновение сперматозоидов в полость матки;
- влияния на эндометрий — он становится тонким и непригодным для имплантации плодного яйца в полости матки, если зачатие все-таки произошло, что бывает в целом достаточно редко.

ЧПОК обычно используются у женщин, которые кормят грудью, а также тех, кому не рекомендованы или строго противопоказаны гормональные контрацептивы, содержащие эстрогены (при артериальной гипертензии, наследственных тромбофилиях высокого риска).

Как скоро можно жить половой жизнью открыто?

Прием ЧПОК может быть начат в любой день цикла, главное, чтобы была исключена беременность.

Если прием контрацептивов начат в течение первых пяти дней менструального цикла, то жить половой жизнью открыто можно с первого же дня, в дополнительной контрацепции нет необходимости. Если позже, то в течение следующих семи дней нужна дополнительная контрацепция.

Противопоказания

- Беременность.
- Рак молочной железы.
- Мигрени с неврологической симптоматикой.
- Тромбозы или тромбоэмболии в настоящее время или в анамнезе; наличие антител к фосфолипидам.
- Гормонозависимые злокачественные опухоли; опухоли печени или тяжелые заболевания печени (например, цирроз).
- Неконтролируемая артериальная гипертензия; кровотечения из влагалища неясной этиологии.

Недостатки и побочные эффекты

- Не защищают от ИППП. Поэтому если вы ничего не знаете о наличии/отсутствии у своего полового партнера ИППП, используйте презерватив.
- Нужно ежедневно пить таблетку в одно и то же время и не забывать о ее приеме.
- Через несколько месяцев после начала приема ЧПОК менструация может стать скудной или вообще испезнуть. Это нормально и не повод для волнений, это обратимый эффект, который связан с воздействием гормонов на эндометрий.
- В течение первых 12 месяцев у многих женщин появляются нерегулярные межменструальные кровянистые выделения. Отсутствие чистого белья и бесконечная кровянистая мазня может очень сильно раздражать некоторых женщин и влиять на качество сексуальной жизни.

Другие побочные эффекты:

- влияние на либидо;
- усиление или возникновение акне;
- тошнота;
- небольшая прибавка веса;
- болезненность и чувствительность молочных желез;
- головные боли.

Преимущества

- Можно использовать на фоне грудного вскармливания.
- Эффективная защита от беременности (99 %), если вы не забываете пить таблетки.
- Обратимый контрацептивный эффект. Беременность возможна в первый месяц после отмены препарата.
- ЧПОК снижает риски возникновения рака эндометрия и внематочной беременности.

Если контрацепция больше не нужна, ее просто отменяют в тот же день, когда принято такое решение, беременность возможна в первый же месяц после отмены препарата.

! ***Не назначайте себе никакие гормональные препараты самостоятельно, всегда требуется консультация врача.***

Экстренная контрацепция

Это памятка для каждой женщины на случай крайней необходимости.

Экстренная контрацепция — это «план Б», когда произошло ЧП.

Препараты для экстренной контрацепции

- Левоноргестрел 0,75 мг, 2 таблетки.
- Левоноргестрел 1,5 мг, 1 таблетка.
- Улипристала ацетат 30 мг, 1 таблетка.
- Могут использоваться КОК несколько таблеток сразу или ВМС.

Экстренная контрацепция — это не таблетки для аборта! У них совсем другой механизм действия.

Какие из них лучше?

Зависит от времени, когда произошел опасный половой контакт. Чем раньше будет осуществлена экстренная контрацепция, тем меньше будет вероятности получить нежелательную беременность.

Если после незащищенного полового контакта прошло менее трех дней, можно использовать левоноргестрел 0,75 или 1,5 мг; если более трех дней, но не более пяти — улипристала ацетат.

По истечении 120 часов препараты для экстренной контрацепции не используют, они не сработают.

Обстоятельства, при которых может использоваться экстренная контрацепция

- В течение последних пяти дней (120 часов) был незащищенный вагинальный половой акт.
- Вы неправильно использовали свой обычный метод контрацепции:
  - презерватив порвался или соскочил;
  - забыли принять таблетку КОК или мини-пили;
  - мужчина не успел, и произошла частичная или полная эякуляция во влагалище или на наружные половые органы;
  - календарный метод не надежный, вы можете ошибиться, базальная температура тоже может не отражать реальной ситуации с овуляцией, это каменный век.

Как работает экстренная контрацепция?

Зависит от препарата. Есть несколько механизмов действия: уменьшается вероятность оплодотворения и вероятность прикрепления оплодотворенного плодного яйца в матке, если оплодотворение все-таки произошло. Если плодное яйцо уже прикрепилось в полости матки, экстренная контрацепция не сможет вызвать аборт, она так не работает.

Насколько это надежно защитит от беременности?

Это зависит от многих факторов. Среди них:

- в какой день цикла произошел половой акт;
- в какое время по отношению к овуляции был секс — до, во время или после нее;
- как скоро после незащищенного секса будет принят препарат и какой именно;
- какой у вас вес (ожирение может уменьшать эффективность метода, предпочтение отдается улипристала ацетату).

В целом эффективность метода составляет от 50 до 99 %.

Это безопасно? Я смогу потом иметь детей?

Сможете, безопасно, экстренная контрацепция может использоваться даже среди тех женщин, у которых есть противопоказания к постоянному приему гормональных контрацептивов.

Имеется несколько противопоказаний к применению, читайте инструкцию!

Метод не рекомендован к постоянному использованию, только эпизодический прием!

Некоторые виды экстренной контрацепции вообще не содержат гормонов (улипристала ацетат).

Ужасы про то, что женщина в 18 лет применила экстренную контрацепцию и в 30 стала бесплодной, прибавила 20 кг, заболела СПКЯ, «сломалась» ее репродуктивная система, она родила через 10 лет ребенка с отклонениями — это МИФЫ.

Побочные эффекты

- Тошнота, рвота, краткосрочные нарушения менструального цикла, увеличивается риск возникновения внематочной беременности и могут появляться функциональные кисты яичников (фолликулярная киста или киста желтого тела).
- Если в течение часа после приема таблетки произошла рвота, метод НЕ сработает. В этом случае можно использовать метоклопрамид и в течение часа выпить новую таблетку.
- Сбой менструального цикла. Месячные должны быть в течение недели, в ожидаемый срок, плюс-минус семь дней. Если месячные задержались более чем на 3–4 недели после приема экстренной контрацепции, необходимо сделать тест на беременность или анализ крови на общий B-ХГЧ и обратиться к врачу.

Если при приеме экстренной контрацепции беременность все-таки наступила, ее нет необходимости прерывать из-за приема препаратов, так как негативного влияния на эмбрион они не оказывают.

Внутриматочная спираль

Внутриматочная спираль — это небольшое устройство (маленький кусочек гибкого пластика в форме буквы «Т» или «О»), которое вводится в полость матки для предотвращения нежелательной беременности.

Это долгосрочный (от 3 до 5 лет, за рубежом есть спирали, которые могут использоваться до 12 лет), обратимый и один из самых эффективных методов женской контрацепции.

ВМС бывают двух типов: медные (на самом деле бывают еще и с напылением золота, но они менее популярны, поэтому будем говорить в основном о медных) и гормональные (содержат в составе гормон левоноргестрел).

Постановка ВМС

ВМС устанавливается врачом во время осмотра на гинекологическом кресле. Процедура чаще всего безболезненная, может, совсем слегка, больше дискомфортная, реже бывает сильная боль и реакция, в этом случае могут назначить обезболивающие препараты после. Постановка ВМС занимает 5–15 минут.

Некоторые врачи иногда рекомендуют принять обезболивающее за 30–60 минут до постановки спирали. Также могут вколоть местный анестетик в шейку матки.

Во время или сразу после постановки ВМС одни чувствуют себя отлично, в то время как другие могут чувствовать головокружение и им нужно немного времени.

Могут быть спастические боли внизу живота и пояснице. В течение первых нескольких дней обычно рекомендуют покой, отдых дома, использование тепла и обезболивающих препаратов. Потом боль утихает, но у некоторых женщин может оставаться дискомфорт до 3–6 месяцев.

После введения спирали во влагалище остается торчащая ниточка длиной около 2–3 см (контрольные нити ВМС). Их можно почувствовать, если ввести пальцы во влагалище и коснуться шейки матки. Ни в коем случае нельзя дергать за них, потому что можно сместить ВМС или вообще ее извлечь.

Как работают ВМС?

Как медные, так и гормональные ВМС предотвращают беременность, влияя на движение сперматозоидов, чтобы они не смогли добраться до яйцеклетки и оплодотворить ее.

Медная спираль использует для этих целей медь, гормональная спираль предотвращает беременность еще двумя способами:

- сгущает слизь в шейке матки, в результате чего затрудняется проникновение сперматозоидов в полость матки;
- гормоны, которые она выделяет, могут блокировать овуляцию, что делает наступление беременности просто невозможным.

При наличии спирали редко, но может наступать оплодотворение, в этом случае включается последний контрацептивный механизм — воздействие спирали как инородного тела на эндометрий, что препятствует прикреплению эмбриона в полости матки.

Мало кто знает, но медная ВМС может использоваться как средство экстренной контрацепции. Ее вводят в течение 120 часов (5 дней) после незащищенного полового контакта.

Эффективность ВМС (как в качестве постоянного, так и экстренного метода контрацепции) составляет более 99 %. Это означает, что менее 1 женщины из 100, использующих ВМС, забеременеет в течение 1 года.

Преимущества

- Не нужно каждый день пить таблетки, не нужно клеить пластырь и вставлять кольцо, вы раз поставили спираль и забыли о ней. Вы защищены от беременности на 99 % 24/7 в течение 3–12 лет, в зависимости от типа ВМС.
- ВМС не влияет на либидо.
- Гормональная спираль может оказывать лечебный эффект при обильной менструации и эндометриозе, снижает риск рака эндометрия и рака шейки матки.

- ВМС не повышают риск рака молочных желез.
- Не повышают (или повышают очень незначительно) риск венозных тромбоэмболий и инфаркта миокарда.

Недостатки

ВМС не защищают вас от заболеваний, передающихся половым путем! Используйте презерватив дополнительно, если ничего не знаете о наличии/отсутствии инфекций у своего полового партнера.

Гормональные ВМС «делают» менструации более скудными, а у некоторых женщин они вообще могут исчезнуть через какое-то время. Это нормально, эффект обратимый, и менструации вернутся после ее удаления. Это не повод вынимать спираль раньше времени, не какой-то побочный эффект, это ожидаемая реакция на гормональную ВМС и является нормой.

Медные ВМС могут, наоборот, приводить к более обильной и длительной менструации, иногда менструации становятся слишком обильными, и ВМС со временем приходится удалять, меняя ее на гормональную ВМС или другой метод контрацепции.

Как скоро после постановки ВМС можно жить открытой половой жизнью?

Если установлена медная ВМС — сразу, если гормональная — через семь дней после постановки.

Противопоказания

- Заболевания, передающиеся половым путем, активные воспалительные процессы в органах малого таза.
- Беременность.
- Рак шейки матки или тела матки.
- Недавние инфекционные осложнения (в течение последних трех месяцев) после родов или аборта.
- Аллергия на медь, болезнь Вильсона или нарушение свертываемости крови.
- Рак молочной железы в прошлом.
- Аномалии развития матки (например, двурогая).

Риски, связанные с постановкой ВМС

- Выпадение спирали. Это может произойти в любое время, но чаще всего случается в течение первых трех месяцев.
- Беременность (вероятность около 1 %).
- ВЗОМТ.

- Перфорация матки (повреждение целостности стенки матки) и попадание спирали в брюшную полость (случается крайне редко, проводится операция по ее удалению).
- Довольно интенсивная болезненность внизу живота в течение нескольких дней после введения ВМС.
- Межменструальные кровянистые выделения (особенно характерны для гормональной ВМС, обычно проходят через 3–6 месяцев после постановки спирали).
- У некоторых женщин гормональная спираль может вызвать чувствительность и болезненность молочных желез, жирность кожи, акне, усилить выпадение волос на голове, головные боли, незначительный набор веса. Обезболивающее обычно помогает устранить боль в течение первого времени после постановки ВМС.
- Возможно увеличение частоты рецидивов БВ и вульвовагинального кандидоза (характерно для медных спиралей).

В следующих случаях необходимо обратиться к врачу:

- если вам кажется, что спираль выпала или сместилась (например, вы случайно потянули за контрольные нити во влагалище);
- вы думаете, что можете быть беременной;
- сильные непроходящие боли внизу живота;
- боль или кровотечение во время полового акта;
- высокая температура, учащенное сердцебиение и дыхание;
- ненормальные выделения из влагалища;
- вагинальное кровотечение.

Совместима ли ВМС (гормональная или медная) с грудным вскармливанием?

Да, совместима, безопасна, можно использовать любую из них. Любая спираль безопасна для вас и ребенка.

После родов ВМС может быть установлена через 4–6 недель и более.

Действие ВМС обратимо, ее можно использовать как у рожавших, так и у нерожавших.

ВМС не повлияет на фертильность и не затруднит наступление беременности в будущем. Беременность возможна в первом же цикле после удаления спирали.

Могут ли ВМС вызывать воспалительные заболевания органов малого таза?

Сами по себе ВМС не могут быть причиной ВЗОМТ. Основные факторы ВЗОМТ — гонорея и хламидиоз. Тем не менее введение ВМС при наличии гонореи и хламидиоза во влагалище может приводить к распространению инфекции в вышележащие отделы генитального тракта.

Можно ли использовать ВМС в подростковом и старшем возрасте?

Да. Никаких возрастных ограничений для использования ВМС нет. ВМС должна быть удалена после наступления менопаузы через 12 месяцев после последней менструации.

Может ли ВМС вызывать бесплодие у женщин?

Нет. После удаления ВМС любая женщина может забеременеть так же быстро, как и та женщина, которая никогда не использовала данный метод контрацепции. Результаты исследований говорят о том, что женщины, которые использовали ВМС, не входят в группу повышенного риска бесплодия. Тем не менее определенная угроза бесплодия присутствует у тех женщин, у которых есть нелеченые ВЗОМТ, ИППП (гонорея, хламидиоз), независимо от того, использовалась ли ВМС или нет.

Можно ли использовать ВМС нерожавшим женщинам?

Да. Никаких ограничений нет. Единственный момент в том, что у нерожавших женщин полость матки меньше и есть большая вероятность выпадения спирали после ее установки.

Перед введением ВМС профилактическое лечение антибиотиками не проводится.

Что делать, если наступила беременность на фоне ВМС?

Вероятность беременности составляет 1 %.

Если вы не желаете сохранять беременность, спираль удаляют, беременность прерывают (медикаментозно или с помощью хирургии). Если вы хотите сохранить беременность, вы должны знать, что в этом случае существенно повышен риск выкидыша и преждевременных родов. Имеет смысл извлечь спираль, несмотря на то что сама эта процедура может привести к прерыванию беременности, но с меньшей вероятностью, чем вероятность выкидыша/преждевременных родов, если спираль оставить.

Спермициды

Спермициды — вариант барьерной контрацепции, но ни один врач не рекомендует использовать этот метод самостоятельно, так как вероятность беременности составляет около 30 %.

Спермициды продаются в виде крема/геля/свечей, которые содержат в своем составе химические вещества, разрушающие сперматозоиды.

Спермициды необходимо вводить во влагалище за 20–30 минут (минимально за 5 минут) до полового контакта.

Ввиду высокой вероятности беременности они могут использоваться только в сочетании с презервативом, например, или диафрагмой, а не как самостоятельный метод контрацепции.

Спермициды можно использовать любой женщине (даже кормящей), они не защищают надежно от ИППП, могут нарушать влагалищную флору и увеличивать частоту рецидивов вагинального кандидоза.

Возможны аллергические реакции.

Прерванный половой акт

При использовании прерванного полового акта в течение одного года частота наступления беременности составляет 20–30 %.

Об этом написано на следующих сайтах:
www.ncbi.nlm.nih.gov/pubmed/23921858;
www.ncbi.nlm.nih.gov/pubmed/12291937.

Это связано с тем, что в предсеменной жидкости (предэкуляте) могут содержаться сперматозоиды. Предэякулят — это прозрачная слизь, выделяемая из уретры полового члена во время эрекции, еще до семяизвержения.

На самом деле масштабных исследований по этому вопросу проведено не было, но большая часть из них свидетельствует, что сперматозоиды могут там присутствовать. Например, в исследовании 2016 года (www.ncbi.nlm.nih.gov/pubmed/2726214) живые и активные сперматозоиды были обнаружены у 17 % мужчин; в другом — у 37 % (www.ncbi.nlm.nih.gov/pubmed/21155689), однако у некоторых мужчин в предэякуляте их практически нет, и поэтому они могут практиковать прерванный половой акт более успешно, чем другие. Возможно, именно этой их способностью, а также хорошим мужским контролем и непопаданием половых актов в дни овуляции и объясняются истории женщин, которые пишут, что предохраняются так всю жизнь и у них не было ни одной незапланированной беременности.

Кроме того, на вероятность беременности может влиять частота половых актов. Сперматозоиды после семяизвержения сохраняются некоторое время в уретре и при скором повторном половом акте вероятность их присутствия в предсеменной жидкости выше, соответственно, и наступления беременности тоже.

Мужчина может не успеть вовремя вынуть половой член (некоторые любят извлекать на волне эякуляции), и авария-таки случится.

Прерванный половой акт можно сочетать с календарным методом и использовать во время грудного вскармливания, но еще раз повторюсь, метод не очень надежный.

Важный момент! Отсутствие беременности при использовании прерванного полового акта не означает бесплодия. Хоть 10 лет вы так предохраняетесь, это все равно ничего не значит.

Начните жить открытой половой жизнью, и только тогда будет понятно, что к чему.

Прерванный половой акт подходит только для тех пар, которые не боятся нежелательной беременности и, если что, готовы к появлению ребенка.

Календарный метод контрацепции

Календарный метод контрацепции — это метод, при котором высчитываются «опасные» и «безопасные» дни для незащищенных половых контактов. Например, при цикле около 30 дней «опасными» считаются 8–19-й дни цикла (в эти дни или партнеры воздерживаются, или используют другие методы контрацепции).

При идеальном использовании вероятность наступления беременности в течение года составляет примерно 5 %, в реальности существенно выше — около 25 %.

У календарного метода нет противопоказаний и побочных эффектов, он бесплатный и не влияет на либидо. Но у него низкая эффективность предотвращения беременности, и он не подходит женщинам с нерегулярными менструальными циклами. Не защищает от ИППП и подходит только тем парам, которые готовы к незапланированной беременности и не будут в связи с этим делать аборт.

Если вы категорически сейчас не готовы к беременности, выберите другой, более надежный метод контрацепции.

Метод лактационной аменореи

Это высокоэффективный метод контрацепции (эффективность около 99%), но при условии, что мама кормит ребенка 24/7, и днем, и ночью, перерывы между кормлениями не более четырех часов, и отсутствует менструация.

Эффективность контрацепции снижается, как только интервалы между кормлениями составляют более шести часов и появляются менструации (хотя даже с отсутствием менструации может быть овуляция и можно забеременеть). В такой ситуации вероятность наступления беременности составляет 25–85 %.

Поэтому кормящие мамы должны пользоваться более надежными методами контрацепции:

- презервативы;
- чисто прогестиновые таблетки;
- инъекции;

- имплантат;
- ВМС;
- стерилизация (мужская/женская) — если вы больше не планируете детей.

Женская стерилизация

Перевязка маточных труб — это хирургическая операция, которая нарушает проходимость маточных труб, и, таким образом, яйцеклетка после овуляции погибает в брюшной полости и не может встретиться со сперматозоидом, путь перекрыт, потому что трубы непроходимы.

При этом никаких заметных изменений не происходит, менструации продолжают идти, просто трубы будут непроходимы, и вероятность беременности сводится к нулю.

Кому подходит стерилизация?

Тем женщинам, которые абсолютно точно уверены, что они никогда в жизни не захотят иметь детей, так как это необратимый метод контрацепции и на 99% вы никогда больше не сможете забеременеть.

В РФ можно проводить женщинам после 35 лет и имеющим двоих и более детей.

Стерилизация не может быть приемлемым методом, если:

- есть шанс, что вы захотите забеременеть в будущем;
- на вас оказывает давление партнер, друзья или семья;
- вы надеетесь, что стерилизация решит временные проблемы, например неудачный брак или проблемы сексуального характера, кратковременные психические или физические заболевания, финансовые трудности.

Безопасна ли женская стерилизация?

Да, но есть минимальные риски, связанные с самой операцией, так как при перевязке маточных труб проводят инвазивное хирургическое вмешательство под общим наркозом в условиях гинекологического стационара.

Доступ к маточным трубам может быть:

- лапароскопический (маленькие разрезы на коже около 1 см, проводят в большинстве случаев);
- лапаротомический (большой разрез на коже);
- гистероскопический (из полости матки, куда попадают через влагалище и шейку матки).

И если сравнивать ее с мужской стерилизацией (вазэктомией), то вазэктомия — более простая манипуляция и имеет меньше рисков.

Стерилизация — необратимый метод контрацепции. Если вдруг через несколько лет вы захотите беременеть, можно провести повторную операцию и попробовать восстановить проходимость маточных труб, но эффективность такого вмешательства крайне низкая, иногда нулевая. Другой вариант — сделать ЭКО, что может быть дорого и неэффективно.

Поэтому, прежде чем принять такое решение, подумайте о любых возможных жизненных ситуациях, о которых вы сейчас и предположить не можете, а они, к сожалению, могут случиться. Например, развод, желание родить ребенка новому мужу, смерть ребенка, не дай бог, и т. д. Существуют и другие такие же эффективные методы контрацепции (99 %), но обратимые.

Риски стерилизации

- Послеоперационные или интраоперационные осложнения, связанные с хирургическим вмешательством (кровотечение, осложнения в связи с наркозом, инфекции, повреждение кишечника или мочевого пузыря, маточных сосудов). Случаются крайне редко.
- Могут быть небольшие риски внематочной беременности (около 1 %).
- Может быть отсутствие должного контрацептивного эффекта (обычно он недостаточный, если проводится гистероскопический доступ).

Преимущества женской стерилизации

- Эффективна, удобна, вы защищены от беременности 24/7 365 дней в году.
- Метод не имеет побочных эффектов, не нужно ничего постоянно пить/колоть/вставлять, экономична (если разделить на годы вашей жизни те деньги, которые вы потратите один раз на операцию).
- Метод не влияет на либидо и гормональный фон.
- Стерилизация может улучшить сексуальную жизнь, так как больше не будет боязни нежелательной беременности.
- Она не вызывает преждевременный климакс — тоже важный момент.
- С менструальным циклом и менструациями будет все точно так же, как было прежде, абсолютно ничего не изменится.

Недостатки

- Стерилизация необратима! Подумайте 100 раз, обратной дороги не будет!
- Стерилизация может нести в себе риски во время проведения самой операции.
- Стерилизация не защищает от ИППП.

Вазэктомия

Вазэктомия — мужская стерилизация — перевязка или частичное удаление семявыносящих протоков, в результате чего сперматозоиды не попадают в эякулят. Высокоэффективный (99 %) и необратимый (на 99 %) метод контрацепции.

Метод не влияет на либидо, эрекцию или количество эякулята, так как сперматозоиды вообще практически не принимают участия в его формировании, их там около 1 %.

Процедура выполняется под местным обезболиванием, занимает не более 30 минут.

После операции через некоторое время (обычно через 2–4 месяца) предлагают провести спермограмму для подтверждения отсутствия в эякуляте сперматозоидов. Только после такого подтверждения можно жить половой жизнью открыто.

Преимущества вазэктомии

- Нет побочных эффектов (есть небольшие риски, связанные с самим хирургическим вмешательством, но они минимальные).
- Эффективность контрацептивного метода около 99–100 %.
- Отсутствие финансовых затрат (один раз потратился и забыл на всю оставшуюся жизнь).

Недостатки

- Необратимый метод. Иногда проводят операции с попытками восстановления фертильности, но они имеют очень низкую эффективность, и рассчитывать на них не стоит.
- Не защищает от ИППП.
- Наступление беременности возможно после биопсии ткани яичка и проведения ЭКО.

Про абортивное действие контрацептивов

Здесь будут мои рассуждения, утвердительное «я считаю» и совсем немного доказательной медицинской науки.

Для начала давайте вспомним про базовые права всех пар и отдельных лиц свободно и ответственно определять число детей и сроки их рождения, а также иметь информацию и средства, позволяющие делать это; права женщин контролировать, свободно и ответственно решать вопросы, касающиеся ее половой жизни, сексуального и репродуктивного здоровья, без принуждения, дискриминации и насилия; права на доступ к соответствующей медицинской информации; права каждого человека пользоваться плодами научного прогресса и его практическими результатами.

Иногда, говоря о контрацепции, некоторые умники умудряются хоронить клетки, проводить аналогии с фашизмом, называть использование контрацептивных методов легальным убийством и пр.

Все от недопонимания и желания навязать кому-то свою точку зрения.

Недопонимание состоит в том, что некоторые женщины, как оказалось, не знают, что при использовании некоторых контрацептивных средств (гормоносодержащие таблетки/пластыри/кольца/инъекции/имплантаты, ВМС) может происходить оплодотворение яйцеклетки (с гормональными препаратами это происходит достаточно редко, со спиралью чаще).

Как же в таком случае контрацептивы защищают от беременности?

Включаются другие контрацептивные (не абортивные!) эффекты — воздействие на эндометрий, он становится менее подходящим для имплантации.

Это ни для кого не секрет и везде об этом написано.

Но в связи с незнанием/недопониманием многочисленные ресурсы якобы открывают глаза некоторым женщинам, разоблачая вселенский заговор и многочисленные убийства.

! *Однако действие спирали или гормональных контрацептивов, которые могут допускать оплодотворение, не называют абортивным, это неправильно.*

В медицине абортом называется удаление уже прикрепившегося в полости матки эмбриона с помощью медикаментов или хирургии (вакуум-аспирация полости матки, кюретаж).

Некоторые скажут: «Какая разница, как это называется, я не считаю это правильным. Мне не позволяет религия, мораль, нравы».

Окей! Можно выбрать любой доступный метод контрацепции или их комбинации (барьерный + календарный, или спираль + спермициды, или гормональный + барьерный и пр.). Можно вообще воздерживаться от секса и жить половой жизнью только для продления рода человеческого, такой вариант тоже возможен.

Аргументы людей, которые думают иначе, тоже могут быть достаточно сильными.

Но если эмбрионы нельзя убивать, как же быть с женщинами, у которых случилась внематочная беременность? Ждать, пока само рассосется?

А как же ежемесячная гибель небеременных яйцеклеток (это ведь половинка той самой части новой жизни) и сперматозоидов, о которых никто не думает? А они ведь, голубчики, тоже гибнут, да еще и в таком количестве. Как тогда допускать смерть половых клеток и не пользоваться ими по назначению?

В этом споре никогда не будет правых и виноватых, бессмысленно кого-то в чем-то переубеждать. Я считаю, что оба мнения имеют право на существование и каждая женщина имеет право выбирать себе жизнь, методы контрацепции и иметь полную информацию по этому вопросу.

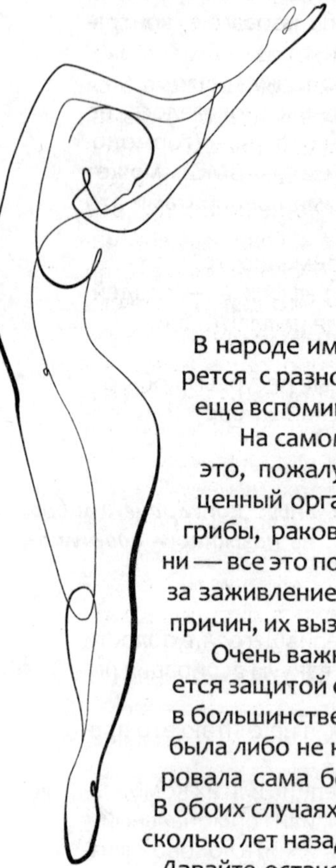

ОБ ИММУНИТЕТЕ, ИММУННЫХ ПРЕПАРАТАХ И ЛЕЧЕНИИ У ИММУНОЛОГА[20]

Иммунная система

В народе иммунитет — это некая эфемерная субстанция, которая борется с разного рода вредными бактериями и вирусами. Некоторые еще вспоминают грибы в этом контексте.

На самом деле иммунная система (а не иммунитет сам по себе) — это, пожалуй, одна из главнейших систем, которая охраняет наш ценный организм от… всего! Это целая вселенная: микробы, вирусы, грибы, раковые клетки, трансплантация органов, поврежденные ткани — все это под надзором иммунной системы. Именно она ответственна за заживление и рубцевание поврежденных тканей, вне зависимости от причин, их вызвавших.

Очень важно осознать, что спектр иммунной системы не ограничивается защитой от патогенов. Сегодня уже очевидно: чем бы вы ни болели, в большинстве случаев болезнь пропустила иммунная система, которая была либо не настолько эффективна в борьбе с врагом, либо ее ангажировала сама болезнь (например, онкология) «работать по контракту». В обоих случаях это дает огромное поле для действий врачей, что еще несколько лет назад всеми игнорировалось.

Давайте остановимся подробнее на главных функциях этого удивительного иммунологического мира.

Подразделения и устав

Важнейшее свойство иммунной системы, на котором базируется совершенно все, — это ее способность различать «свое» и «чужое». Глобально иммунная система настроена на уничтожение «чужого» и на сохранение «своего». «Чужое» в данном случае — это микроорганизмы-захватчики, видоизмененные раковые клетки, целые органы при трансплантации. «Свое» — непосредственно ткани самого организма.

---

[20] В написании этой главы принимала участие Карташева Дарья — ученый-иммунолог, госпитальный инженер больницы Кошан, PhD, аспирант департамента иммунологии Института Пастера, Париж, Франция.

Каждое мгновение наш организм атакует множество «иностранных» агентов из окружающей среды, а также идет постоянный контакт с разного рода раздражителями. Это и патогены, и условные патогены, токсины, различные мелко- и крупнодисперсные частицы, аллергены. Попадая в организм, они встречаются с иммунной «армией», которая делает все возможное для защиты организма. В одном случае она начинает дружить с непрошеным гостем, в другом — уничтожает его, в третьем — берет «на карантин», в четвертом — терпит бедствие.

1. Наш организм — это динамичная система. В каждой клетке постоянно все двигается/перемещается/превращается — все заняты делом. Генетический материал, точнее, ДНК в этом плане не исключение. Под воздействием множества факторов — внутренних и окружающей среды (чем дышим, что едим, что пьем, какой микроорганизм встретим) — происходит множество мутаций и поломок ДНК в клетках по всему организму, каждый день. Естественно, существуют механизмы коррекции данных поломок, огромные белковые комплексы крепятся к нашей ДНК и «перечитывают» ее, исправляя возникшие ошибки. Но порой они не срабатывают, и клетка должна быть удалена — в этот момент на сцену выходит иммунная система, которая с радостью убивает «перерожденную» клетку, опознав ее по спецсигналам, которые она выставляет на поверхность, терпя бедствие. Этот механизм происходит ежедневно у каждого здорового человека.

Если в иммунной системе сбой, переродившаяся клетка с мутациями не умирает, а начинает активно делиться, в спешке образуются новые мутации, захватывая все больше и больше пространства и здоровых тканей. Так растёт рак.

2. С другой стороны, есть аутоиммунные заболевания. Порой иммунная система слепнет и начинает атаковать сам организм. В данных патологиях особая роль отводится крючкам на поверхности иммунных клеток, типа HLA (главный комплекс гистосовместимости). Данные крючки особые, именно их проверяют при трансплантации органов на предмет совместимости донора и реципиента. Почему они такие особенные?

HLA-молекула на поверхности клетки представляет собой крючок-трезубец. Их роль — нацепить на трезубец антиген (кусочек от бактерии, вируса, поврежденных тканей, кусочки белка, даже кусочки внутреннего содержимого самой клетки, если ей надо подать сигнал бедствия) и пойти представить его новобранцам, молодым, еще наивным Т- или В-лимфоцитам. Таким образом последние узнают, кто враг и кого нужно уничтожить, тут же начинают размножаться клонированием, все специфичные к этому представленному им антигену на трезубце HLA. То есть без контакта с трезубцем и антигеном ни Т-лимфоцит, ни В-лимфоцит работать не будут.

Крючки HLA бывают двух классов, первый и второй. HLA 1-го класса располагаются на поверхности практически всех клеток. HLA 2-го класса располагаются в основном на клетках-«свахах» — главных клетках, специализирующихся на представлении антигена Т- и В-лимфоциту.

Каждый класс имеет еще несколько подклассов, и среди них есть те подтипы HLA, которые особенно любят, при определенных условиях, нацеплять на себя кусочки собственных, неповрежденных тканей организма и показывать их Т-лимфоцитам. Т-лимфоцит долго не думает, ему показали цель — он действует, особенно если изначально склонен к аутореактивности. В данном случае начинает атаковать собственные клетки организма, параллельно активируя и В-лимфоциты, которые начинают усиленно производить антитела против собственных тканей организма. Человек, у которого есть эти определенные подтипы HLA, склонен к тем или иным аутоиммунным заболеваниям. Механизмы очень сложные, далеко не все до конца изучены, но ясно одно: злить иммунную систему и вмешиваться в нее непроверенными способами не рекомендуется.

3. Иной раз антиген вместо того, чтобы быть уничтоженным, настолько сильно провоцирует иммунную систему, что она реагирует слишком бурно, гипервозбуждением, даже на малое его количество. Мы это видим как аллергические реакции различного толка. Иммунные клетки запоминают аллерген и при встрече моментально выпускают массивный залп из аллергомолекул типа гистамина и прочих.

4. Бывает так, что иммунная система с рождения имеет дефекты. Это могут быть нарушения самого разного толка: дефицит/отсутствие Т- или В-лимфоцитов, врожденные мутации сигнальной системы, дефекты системы комплемента или фагоцитоза, отсутствие тех или иных рецепторов и др. Это не простое «снижение иммунитета», это тяжелые нарушения в работе иммунной системы, которые проявляются множественными осложненными инфекционными заболеваниями (прежде всего бактериальной этиологии), инфекциями кожи, кишечника, а порой и тотальным отсутствием иммунной защиты организма.

Большинство из этих болезней проявляют себя уже в первый год жизни. Нарушения гуморального звена иммунитета (то есть системы комплемента и секреции антител) составляют примерно 60 % от всех первичных иммунодефицитов. В зависимости от вида частота встречаемости разнится: селективный дефицит IgA — 1:300–1:700; ОВИН — 1:7000–1:200 000; Х-сцепленная агаммаглобулинемия — 1:50 000–1 000 000. Но в любом случае тяжелые формы первичного иммунодефицита — это редкое явление.

Вторичные иммунные дефициты — это приобретенные дефекты иммунитета. Это опять же не простое «снижение иммунитета». Это дефекты, возникающие в результате, например, иммуносупрессивного лечения, онкологии, химиотерапии, ВИЧ-инфекции.

Истинные иммунные дефициты, помимо частых осложненных инфекций, характеризуются разрастанием грибковой флоры в виде системного кандидоза или дрожжеподобного гриба пневмоциста.

Иммунограмма

Очень часто мы наблюдаем один и тот же жизненный сценарий. Мама приводит к врачу своего «часто болеющего» ребенка на предмет аномалии иммунной системы: «Иммунитет совсем снизился, доктор, помогите». Или же молодая женщина получает результаты мазка с комментариями: «У вас воспаление, снизился иммунитет, сдайте анализы, сходите к иммунологу». А уж если у женщины рецидивирующий генитальный герпес, то пиши пропало: «Ваш иммунитет совсем упал, надо срочно провериться у иммунолога».

Среди анализов часто фигурирует иммунограмма — очень сложный, мощный технический инструмент, позволяющий протипировать иммунные клетки человека. Проблема в том, что данная методика имеет совершенно четкие показания к проведению. Просто по причине «снизился иммунитет»/«у вас генитальный герпес» иммунограмму делать совершенно нерационально и даже вредно. Почему?

Иммунограмма в медицинской практике используется для выявления реальных иммунных дефицитов.

Показания для проведения иммунограммы:

- тяжелые рецидивирующие инфекционные болезни, прежде всего бактериальной этиологии, обширные рецидивирующие грибковые инфекции, оппортунистические инфекции;
- множественные аутоиммунные патологии, требующие типирования иммунных клеток;
- ВИЧ-инфекция;
- контроль лечения иммунными супрессорами, цитостатиками;
- некоторые онкологические заболевания (онкогематология).

Для выявления простого рутинного колебания количества клеток иммунограмму не проводят. И если врач говорит, что «в норме Т-лимфоцитов CD8 должно быть от 20 до 30 %, а у вас 18 % », и назначает длинный список иммунных модуляторов и прочих псевдостимуляторов иммунитета в отсутствие какой-либо иммунной болезни, не верьте ему и уходите. Это лишние траты и абсолютно ненужные медикаменты, которые не то чтобы «не вылечат» (лечить ведь нечего), но могут навредить.

Поэтому без реальных показаний и подозрений на серьезные иммунные нарушения, просто по поводу частых ОРВИ, вируса Эпштейна — Барр или вагинального кандидоза, иммунограмму не делают, а врача, который ее назначает, лучше поменять.

Натуропаты с обширным списком БАДов тут тоже не помогут. Иммунитет не питается БАДами, а вот БАДоврач питается вашим кошельком. Поберегите и свой кошелек, и свой иммунитет, на пару с печенью.

А если мой ребенок часто болеет?

Обычные классические ОРВИ в детском возрасте, бактериальные инфекции, протекающие без осложнений и заканчивающиеся полным выздоровлением, — это не иммунный дефицит. Это обычное нормальное развитие детского организма и его иммунной системы. Почему мы так говорим?

Ребенок рождается условно стерильным, массивное заселение флорой начинается с прохождения по родовым путям матери и с первым вдохом. Иммунная система при рождении неопытна, не обучена. В ее армии одни сплошные новобранцы, которые только-только прошли обучение в школах иммунитета (в тимусе или костном мозге) на предмет толерантности: Т- и В-лимфоциты были обучены не трогать свой собственный организм, быть к нему терпимым. Тех, кто реагировал, заставили пройти переобучение или уничтожили. Другие же вышли на работу, патрулировать улицы. С первого вдоха крохи у иммунной системы много работы, ведь она совершенно не знакома с окружающим миром, сама незрелая, у нее еще нет памяти и картотека врагов небольшая.

Родители по максимуму оберегают контакты ребенка первый год жизни, он еще не умеет ходить и самостоятельно познавать мир, нагрузка антигенами извне умеренная. В это время очень помогает грудное вскармливание, что передает младенцу готовые факторы иммунной защиты, включая антитела класса IgA, они будут защищать слизистые малыша от вторжений патогенов. В этот период ребенок болеет редко или умеренно.

По мере взросления и познания внешнего мира контактов с антигенами окружающей среды все больше, иммунная система все больше расширяет свою базу данных, грудное вскармливание заканчивается, ребенок переходит на общий стол (готовые факторы иммунной защиты из грудного молока уже не поступают), ребенок периодически болеет инфекционными заболеваниями (ОРВИ, грипп, детские инфекции).

С появлением детского сада нагрузка возрастает в несколько раз, роты иммунных клеток не всегда сразу справляются с врагом, они новички, без опыта. Родители нервничают из-за частых ОРВИ, насморка и кашля. В 99 % случаев это нормальное течение периода взросления и созревания иммунной системы. Да, до 10–12 неосложненных ОРВИ в год — это НОРМА. Повод насторожиться — это частые, затяжные бактериальные осложнения, например пневмонии (больше двух в год) или отиты (больше 4–6 в год и есть вакцинация от пневмококка).

В этот период особенно важно правильно ухаживать за иммунной системой. Да-да, именно ухаживать, полюбить ее. Иммунитет не любит, когда к нему лезут. Он любит свободу и свежий воздух, не любит теплую одежду, которая заставляет потеть, не любит летом носочки в сандаликах, предпочитая зеленую травку босиком, не любит газировку и фастфуд, отдавая свое расположение овощам и фруктам. И чем последних больше, тем разнообразнее флора, тем больше и лучше она помогает иммунной системе поддерживать мир в организме, способствуя, где нужно, иммунной толерантности, а где-то, наоборот, немедленному реагированию.

На сегодня главная теория, объясняющая увеличение аллергических и в некоторой степени аутоиммунных заболеваний в развитых странах, — это теория гигиены, впервые сформулированная врачом-эпидемиологом Дэвидом Страчаном в 1989 году и опубликованная в Британском медицинском журнале в статье «Сенная лихорадка, гигиена и величина семьи» (Hayfever, hygiene, andhouseholdsize). Основываясь на данных своего исследования, он делает следующий вывод: «Чем больше у ребенка братьев и сестер, тем меньше вероятность, что у него будет аллергический ринит (насморк). <...> Это, однако, может объясняться тем, что развитие аллергических болезней было предотвращено перенесенными в раннем детстве инфекционными болезнями, заражение которыми происходило через негигиенические контакты со старшими братьями и сестрами...» Статья завершается выводом: «За последнее столетие уменьшение величины семей, улучшение бытовых удобств и более высокие стандарты личной гигиены уменьшили вероятность перекрестного инфицирования в молодых семьях. Это, возможно, привело к более широкому распространению аллергических болезней...»

Технический прогресс давно опередил естественный. Вы можете обеспечить ребенку стерильные условия жизни в чистейшей квартире лучшего города на Земле, но иммунная система ждет совсем другого. Она будет счастлива неглаженой и нестерильной пеленке, и вон той гусенице, которую малыш тыкает пальчиком. Ей нужна стимуляция антигенами извне, иначе она начинает атаковать собственные ткани внутри организма или внешние безобидные антигены (аллергены), сдерживать настолько мощную машину практически невозможно, ибо от природы, по своей натуре, иммунная система реактивна и возбуждена.

Да, если говорить глобально, больше грязи — золотое правило иммунитета. Не нужно намывать чистящими средствами пространство вокруг себя и ребенка, не нужно намывать с мылом овощи и фрукты, дайте ребенку съесть ягодку смородины с куста или клубничку с грядки, дайте ему в руку только что сорванную морковь, пусть он сам ее помоет в бочке под вашим присмотром и потом, ополоснув чистой проточной водой, с удовольствием сгрызет, сидя под лучами утреннего солнца, босиком, в легкой футболке. Это будет лучшая забота об иммунитете ребенка. И да, можно трогать грязь и валятся в лужах, можно трогать земляного червяка и нужно общаться с животными. Все это дает ребенку большее количество шансов меньше болеть, снизить вероятность аутоиммунных или аллергических заболеваний.

Иммунная система в женском половом тракте, и как на ней можно заработать одним деньги, другим головную боль

Иммунная система вездесуща, и женская половая система не исключение; ввиду важнейшей функции репродукции жизни на нашей планете было бы несколько странно не иметь прочных защитных и регуляторных механизмов в этом месте. Конечно, они есть.

Звенья иммунной системы комфортно расположились в органах малого таза. На них возложены две очень важные задачи: защищать территорию от захвата патогенными микроорганизмами и поддерживать в сохранности беременность до конца срока гестации.

Как вы уже знаете, прочитав предыдущие главы книги, женская половая система — это двухэтажное здание. На нижнем этаже расположилось влагалище и наружная часть шейки матки (эктоцервикс), на верхнем — внутренняя часть шейки, собственно матка и фаллопиевы трубы. Иммунная система на этих двух этажах сама себе противоречит. Если внизу все ее действия направлены на защиту, борьбу и полную нетерпимость к иностранным агентам, то на верхнем этаже она толерантна, чтобы пропустить сперматозоиды и впоследствии «терпеть» плод.

Одну из важнейших защитных функций берет на себя эпителий, выстилающий женскую половую систему. Помимо того, что это физический барьер против проникновения инфекции, эпителиальные клетки находятся в постоянном контакте с микроорганизмами, населяющими половую систему, и должны уметь отличать «плохих микробов» от «хороших», должны препятствовать разрастанию и инвазии пусть и «хорошей» флоры. Именно поэтому природа наделила их способностью к антимикробным действиям, а также возможностью регулировать приток клеток естественного и адаптивного иммунитета, если это требуется. Эпителий женской половой системы — это умный эпителий!

Также среди неспецифической, и косвенно иммунной, защиты преобладает секреция мукуса эндоцервиксом и, конечно, кислый pH влагалища. Про pH нужно упомянуть еще раз отдельно, так как данный параметр пассивно помогает иммунной системе в борьбе с патогенами. Дело в том, что основная флора, населяющая влагалище, — это ацидофильные лактобактерии, любящие кислую среду. Но патогенные микробы, а также вирусы, в частности ВИЧ, наоборот, не жалуют такую неприветливую атмосферу, им гораздо сложнее выжить в такой среде, и они надолго не задерживаются — иммунная система уничтожает. При частых незащищенных барьерным способом половых контактах pH секрета влагалища повышается, приближаясь к нейтральному. Сперма нейтрализует кислотность секрета влагалища, устанавливается кислотно-основное равновесие. В такой момент тому же ВИЧ намного проще закрепиться и устроиться поудобнее. (Почему-то именно в этой части повествования хочется пожелать вам поддерживать свое женское здоровье и верность партнеру или хотя бы заботиться о контрацепции барьерным способом, который сможет остановить передачу ВИЧ-инфекции и прямо, и косвенно.)

Главные иммунные клетки, которые базируются в женской половой системе, — это Т-лимфоциты, NK-клетки, клетки-«свахи» (антиген-представляющие клетки, которые знакомят антиген с Т-лимфоцитом), нейтрофилы, макрофаги.

На нижнем этаже, во влагалище, все иммунные роты очень активны: им нужно, с одной стороны, уничтожать всех непрошеных гостей, с другой — найти баланс и договориться с местной флорой. Основные клетки тут — Т-лимфоциты киллеры, которые прогуливаются поодиночке или целыми ротами. Нейтрофилы в этой части составляют порядка 10 % иммунных клеток.

В шейке матки, в ее эндоцервикальной части, расположены заводы по производству мукуса. Это еще одна линия защиты, которая препятствует распространению восходящей инфекции. В связи с этим иммунный состав экто- и эндоцервикса сильно различается. Множество эффекторных, активированных лимфоцитов и лимфоцитов памяти и их помощников, клеток-«свах» в эктоцервиксе выступают как последняя ступень защиты от проникновения врага. Настоящая армия охраняет вход в полость матки.

В эндоцервиксе всего много меньше, просто потому, что полость матки совсем близко, а там нужна толерантность и спокойствие, основные роты Т-лимфоцитов остаются позади.

В эндометрии располагается царство лейкоцитов — здесь их больше, чем в любой другой части половой системы. Естественно, состав и количество клеток меняются в зависимости от цикла. Если в секреторную фазу у нас порядка 4000 клеток на миллиграмм ткани, то в пролиферативную фазу в 10 раз меньше. Т-лимфоцитов в эндометрии всего 1–2 % от общего количества клеток — да-да, та самая толерантность, лимфоцитов-убийц мало. При этом их количество не зависит от фазы цикла, а вот их активность — да. В пролиферативную фазу они более агрессивны, чем в секреторную.

NK-клетки

Закончим наше повествование клетками NK. Это и не лимфоциты, и не клетки естественного иммунитета. Они между, имеют характеристики и тех, и других.

Основное их место обитания и функции — это кровь и защита организма от вирусной инфекции, они настоящие киллеры — беспощадны к инфицированным вирусом клеткам.

Но в матке они особенного типа. Маточные естественные киллеры не обладают потенциалом «убивать» такой силы. Они придерживают свой потенциал убийц на низких оборотах и успокаивают себя и всех вокруг, способствуя толерантности и миру.

Маточные NK-клетки следуют женскому циклу: немного притормаживают в пролиферативную фазу, а далее, после овуляции их количество буквально взрывается. В секреторную фазу мы наблюдаем, что до 70 % иммунных клеток в эндометрии — это NK-клетки. Так женская половая система по максимуму защищает себя от иностранного вторжения, готовясь к имплантации плодного яйца (при его наличии, если беременность не наступает, происходит самоуничтожение NK-клеток апоптозом).

Если беременность наступила, их количество продолжает расти, достигая максимума к концу первого триместра, и снижается к концу срока беременности. Они вырабатывают некоторые необходимые цитокины для имплантации и формирования плаценты, такие как ангиогенные факторы роста (VEGF), фактор роста плаценты (PLGF2), ангиопоэтин и др.

Во время беременности в матке царит толерантность: иммунная система делает все возможное, чтобы не атаковать наполовину «чужой» организм. Особую роль тут играют Т-лимфоциты регуляторы и опять-таки NK-клетки. Они распыляют вокруг «антиагрессин» для прочих патрулей — все полуспят и терпят плод. Беременность развивается.

Вмешиваться в этот процесс с помощью непроверенных иммунных модуляторов с аптечных полок и экранов телевизоров, совсем не рекомендуется.

Но сегодня желание заработать слишком велико, а прославиться еще больше. Тематика невынашивания и неудачных ЭКО — очень чувствительная тема. Женщины готовы искать любые возможности, чтобы забеременеть и выносить здорового малыша. И одна из таких спекулятивных идей как раз затронула эти пресловутые NK-клетки.

Некоторые врачи и ученые стали утверждать, что невынашивание и провалы ЭКО, при отсутствии других распространенных причин, происходят из-за NK-клеток. Мол, их количество слишком велико, они по своей природе убийцы, соответственно, не дают плодному яйцу имплантироваться, сперматозоидам достигнуть цели и т. д. и т. п. Атакуют без разбора, и женщина не может забеременеть/выносить.

Под это дело тут же стали продавать тесты для определения количества NK-клеток, делать иммунограммы, мучить женщин разными видами лечения. Нужно отдельно отметить, что любая действующая терапия, направленная на иммунную систему, — это тяжелая терапия со всевозможными побочными эффектами. Тут налицо принцип «одно лечим — другое калечим».

Доказательств данной теории настолько мало на данный момент, что ни одно авторитетное официальное профессиональное сообщество не рекомендует ни обследовать, ни лечить женщину, а неавторитетные упорно продолжают это делать, потому что выгодно/хочется выпендриться/заточены на деньги. В странах СНГ очень легко написать пару диссертаций и таким образом обосновывать свои назначения и рекомендации, идя в противовес всему миру.

Откуда пошла эта теория? От недопонимания и плохой интерпретации данных.

Чуть выше мы обсуждали, что NK-клетки крови — клетки с большим потенциалом убивать. Некоторые решили, что в матке находятся те же самые NK-клетки, с таким же потенциалом. Все основано на предположении, что естественные клетки-убийцы матки действуют так же, как те, которые циркулируют в кровотоке, что совсем не является правдой. Они, совсем наоборот, к убийству склонны намного меньше и в основном обеспечивают атмосферу терпимости, чтобы зачатие происходило в максимально толерантных условиях. Шутка ли, такая армия чужеродных сперматозоидов ожидается.

Далее, NK-клетки не имеют прямого контакта с плодом, только с плацентой, поэтому атаковать сам плод никак не могут. Вот и вырисовывается у нас совершенно другая картина.

Что касается непосредственно тестов, которые могут быть назначены некоторыми врачами, желающими проверить данную теорию на вас:

- Делают иммунограмму (кровь из вены). Тут проблема в том, что количество клеток в крови и в матке совершенно не коррелирует. Поэтому данный анализ совершенно бесполезен для выявления количества NK-клеток в матке.
- Делают анализ NK-клеток в эндометрии. Данная процедура малоприятна и сложна: требует биопсии эндометрия, что влечет за собой немало неудобств и рисков, поэтому делать ее только ради подсчета естественных киллеров крайне не рекомендуется, тем более что никакого лечения этого состояния нет.

Есть еще одна большая проблема: в домене акушерства и гинекологии верхняя граница нормы маточных NK-клеток (по биопсии эндометрия) не определена. То есть совершенно непонятно, что именно считать «превышением», и интерпретация данного анализа остается целиком и полностью на совести врача, который его назначил. Наукой данный параметр не утвержден. А у разных врачей разные нормы, исходя из своего «опыта», мнения и фантазии.

А надо ли что-то дальше делать с этими NK-клетками и что именно — еще один большой вопрос, ответа на который у нас нет.

В заключение можно сказать одно: не добавляйте себе проблем там, где их нет. Не нужно проверять на себе всевозможные теории, которые выдвигают медицина или некоторые ее представители. Ваши NK-клетки только ваши, и берегите их, не дразните лишний раз ненужными манипуляциями.

Скажу еще одну важную вещь: даже если вы проверили эти клетки в эндометрии, даже если ваш врач каким-то образом вас убедил, что их «очень много» и, по его опыту, именно это краеугольный камень вашей проблемы, знайте — нет безопасного и эффективного лекарства для снижения количества NK-клеток. Никакие интерфероны, индукторы, лизаты матки коровы или любые другие отходы животного производства в суспензиях не сдвинут уровень NK-клеток, пока организм сам не посчитает нужным это сделать. Не подвергайте себя излишней опасности сильнодействующими и тем более мало проверенными лекарствами, когда это совершенно ничем не оправдано.

Интерферон

Важнейшей молекулой, которая хранит женскую половую систему от разного рода патогенов, в частности вирусов, является интерферон 1-го типа.

Иммунные клетки начинают выбрасывать интерферон 1-го типа, как только спецкрючки типа TLR на их поверхности встречают свой лиганд, по-научному антиген. Этим антигеном является кусочек генетического материала вируса. Помимо выброса в ответ на вирусную инфекцию, интерферон выделяется и при вторжении бактерий, антиопухолевом иммунитете, аутоиммунных патологиях. Этим обусловлено его широкое применение в «большой», доказательной медицине.

Система интерферона 1-го типа включает в себя шесть видов, обозначенных греческими буквами. Среди них и самый «любимый» нами интерферон-альфа. Нужно особенно отметить, что существует еще 13 подтипов этого интерферона-альфа.

Интерферон 1-го типа активен в отношении некоторых вирусов и бесполезен в отношении других. Иммунные клетки очень охотно и быстро его выделяют, недостатка именно в этой молекуле, как правило, не бывает.

Интерферон-альфа — это очень сильный стимулятор, большие концентрации которого вызывают гриппоподобный синдром с лихорадкой, ломотой, болями в мышцах. В организме он идет стимулировать соседние клетки, чтобы они начали метать свои бомбы/цитокины — молекулы, которые нужны иммунной системе для защиты от вируса. Словом, это цепная реакция.

Помимо антивирусной активности, интерфероны 1-го типа обладают выраженным иммуномодулирующим действием. Они активируют/блокируют великое множество сигнальных путей, способны повелевать ротами иммунных клеток.

Очень популярные препараты на основе интерферона-альфа либо его индукторы для лечения разнообразных патологий женской половой системы в виде таблеток, свечей или даже кремов/мазей не имеют под собой доказательной базы и, главное, изученного профиля безопасности. Особенно любят эти лекарства назначать при выявлении папилломавируса и прочих инфекций.

Данное «лечение» не оправдывает себя и может наносить вред в долгосрочной перспективе. Давайте порассуждаем почему.

1. Все эти препараты не имеют доказательной базы, не используются и не зарегистрированы ни в одной стране мира для лечения всего того списка диагнозов, которые обозначены в инструкциях. Существует несколько исследований в РФ, но ни одно из них не отвечает международным требованиям доказательности.

2. Данные препараты не проверены тщательно на безопасность. Большинство из них — это продукты старых советских разработок, которые никто не довел до ума. «Сырые» результаты.

3. Например, индукторы интерферона. Какой из 13 подтипов интерферона-альфа они будут провоцировать? Где узнать, что именно этот подтип нужен в этот момент?

4. Почему мы решили, что организму, в частности той армии иммунных клеток в женской половой системе, необходимо еще больше интерферона-альфа, чем у него уже есть? Кто сказал, что организм уже не борется?

5. А если организму хватает самого интерферона, но не хватает рецептора к нему, то есть интерферон есть, а клетка его не видит? Какой смысл вводить еще интерферон или его индукторы?

Иммунная система — это очень сложная сеть взаимодействий множества звеньев. Это целостный механизм, где все завязано не только на «бомбометании» интерферонами, но и на концентрации всех этих интерферонов, дефансинов, интерлейкинов... Например, некоторые вещества, выделяясь из клетки, накапливаются и сами, по обратной связи, блокируют в клетке свое производство, мол, «достаточно! Меня вполне достаточно!». Другие, наоборот, выделяясь из клетки, начинают требовать еще и еще, стимулируя все больший выброс. Вся эта сеть работает слаженно, несмотря на возможные трудности. Нарушать ее, подбрасывая «кота в мешке» в виде непонятного индуктора какого-то из 13 подтипов интерферона-альфа, толком не исследованного ни по эффективности, ни по безопасности, совершенно неразумно.

Иммуномодуляторы на полках аптек и интерфероновый парадокс

Сегодня нас пытаются завлечь красочной рекламой, которая призывает «поднять иммунитет», защитить себя от всего на свете с помощью пары таблеток, что показательно, без побочных эффектов. Всегда стоит задать себе вопрос: как возможно, что лекарство, призванное вмешаться в работу такой сложной системы, как иммунная, не имеет побочных эффектов или они незначительны?

Да, молекулы класса интерферон обладают противовирусной активностью. Их применяют для лечения «тяжеловесных» вирусных инфекций, таких как гепатиты В и С, ВИЧ, делают инъекции в кондиломы, лечат некоторые аутоиммунные болезни или онкологию. Все это по строго выверенным протоколам, дозировкам, рецептурными препаратами с доказанной эффективностью в качественных исследованиях.

Учеными замечен такой феномен, как «интерфероновый парадокс»: при длительном нахождении вируса в организме, так называемом хроническом течении болезни, постоянные стимуляции интерферона 1-го типа вызывают гиперактивацию иммунной системы и по итогу истощают ее, она просто становится инертной, и вирус может продолжать относительно спокойную жизнь.

Поэтому бесконтрольный прием ныне популярных безрецептурных интерферонов, их индукторов и прочих синтетических молекул может привести к непредсказуемым последствиям в долгосрочной перспективе, оставляя без эффекта воздействие на основное заболевание.

Подобное бесконтрольное вмешательство может быть критично в случае такой инфекции, как ВПЧ, обладающий онкогенным потенциалом. Без вмешательств извне, в подавляемом большинстве случаев, ВПЧ-инфекция проходит самостоятельно: иммунная система эффективно справляется с его наличием еще до того, когда он вызовет какую-либо трансформацию в тканях. У некоторых удаления вируса не происходит в силу внешних причин (залечили, стресс, плохое питание, недостаток каких-либо важных молекул в организме (та же нехватка витаминов или анемия), наличие отягчающих факторов в виде курения (активного, пассивного) или алкоголя), вирус преодолевает иммунную защиту и становится сам регулятором процесса, блокируя активацию иммунных солдат и секрецию нужных молекул. Вирус персистирует (живет) в организме, вызывая со временем онкотрансформацию тканей половой системы.

Во избежание подобных проблем существует профилактика в виде вакцины, которая поможет предотвратить внедрение вируса. И поверьте, это намного эффективнее и безопаснее, чем применение непроверенных иммуномодуляторов и прочих псевдоинтерферонов в таблетках и мазях.

Полечим ваши IgG?

Другая очень распространенная проблема в любом домене медицины — и акушерство/гинекология тут в первых рядах — это желание полечить антитела. Какое-то массовое заблуждение на тему: «Ах, я сдала анализы, у меня высокий титр антител IgG к герпесу, что же делать, как лечить?» А если у беременной обнаруживается высокий титр антител IgG к краснухе, пиши пропало. Еще хорошо, если врач не напугает пациентку и не пошлет на аборт преждевременно. Такие случаи есть, и я, даже не будучи ни акушером, ни гинекологом, с ними сталкивалась множество раз.

Ответ на этот вопрос совершенно четкий и однозначный: НИКАК. НИКАК — это значит не лечить антитела. Это не значит наблюдать, не значит пересдавать сто раз анализы, не значит пить иммуномодуляторы, «поддержать» куда-то «падающий» иммунитет… это значит *не лечить никак вообще*.

Когда патоген попадает в организм, его встречает армия иммунных клеток, самых разных. Среди них есть нам уже знакомая троица: Т-лимфоцит, В-лимфоцит и клетка-«сваха». «Сваха» знакомит антиген с Т-лимфоцитом. Т-лимфоцит тут же клонируется много раз и начинает «убивать», параллельно подбадривая В-лимфоцит. В-лимфоцит при поддержке Т-лимфоцита также клонируется много раз и начинает производить антитела: сначала класса IgM, затем IgG. IgM — это коротко живущие антитела, которые появляются в момент инфекции и затем быстро убывают по мере прогрессирования заболевания, отдавая поле боя под шефство антител IgG. IgG-антитела с вами надолго. Очень-очень надолго, порой титр этих антител может определяться всю жизнь, и это не значит болезнь. Это значит иммунная память.

Когда у вас к какой-то инфекции определяются только IgG-антитела, без IgM-антител и симптомов (либо симптомы были, но уже прошли) — это иммунитет и не требует никакого лечения. Либо вы уже болели этой инфекцией ранее, либо вы вакцинированы от нее.

Если у беременной определяются антитела класса IgG к краснухе или любой другой инфекции, нужно радоваться, ведь она защищена от данного вируса/патогена и сможет передать защитные антитела своему ребенку.

Если у вас определяется титр IgG-антител к вирусу Эпштейна — Барр, цитомегаловирусу, вирусу простого герпеса, к папилломавирусу и т. д. и т. п. — это иммунитет, иммунная память, защита организма от данных патогенов.

Эти антитела пробудут с вами очень долго, в некоторых случаях всю жизнь. Лечить их не нужно, отслеживать их значения тоже не нужно.

Если врач говорит: «Милочка, ну что же вы не подготовились к беременности-то, вон инфекция у вас всякая, сколько IgG-антител, лечиться будем сначала, это ж никуда не годится!» — вы можете смело менять врача.

Я ворвалась вихрем в эту очень важную книгу доктора Ольги Белоконь со своим иммунитетом, и мы пронеслись с вами галопом по основным проблемам, с которыми встречается абсолютно каждая женщина и молодая мама. Возможно, некоторые моменты в моем повествовании сложны для восприятия и требуют повторного прочтения. Но я осознанно сделала выбор в пользу некоторого «усложнения», подробностей, дабы показать вам хоть немного, насколько иммунная система многогранна и насколько ее функция не ограничивается исключительно инфекциями. Даже самое сокровенное таинство — зачатие и формирование живого организма — полностью зависит от ее работы. Ведь именно иммунная система обеспечивает ту самую среду «терпимости», тот самый «купол» для плода, чтобы развитие происходило максимально безопасно и под строгим надзором.

Все наши жизненные привычки формируются с самого детства. Привычка жить «правильно», соблюдать «здоровые» ритуалы тем более. Приучайте своих малышей с самого детства любить свою иммунную систему, заботиться о ней. Заботиться — это не значит пичкать таблетками и БАДами, это значит правильно и сбалансированно питаться, приучать есть овощи и фрукты, проветривать помещение, закаливаться, не намывать до стерильности помещения, не бояться животных и не избегать контакта с ними, заниматься спортом для поддержания физической активности, не кутать в сто одежд, не иметь вредных привычек, и главное — поменьше стресса и паники. Хороший психологический климат, без лишних нервов и переживаний, спокойная мама — здоровый малыш.

Очень надеюсь, что хотя бы какие-то ваши страхи, навязанные несовершенством сегодняшней медицины, отступят после прочтения данной главы и книги в целом.

Берегите себя, ваша Тетя Вася.

О БАДах

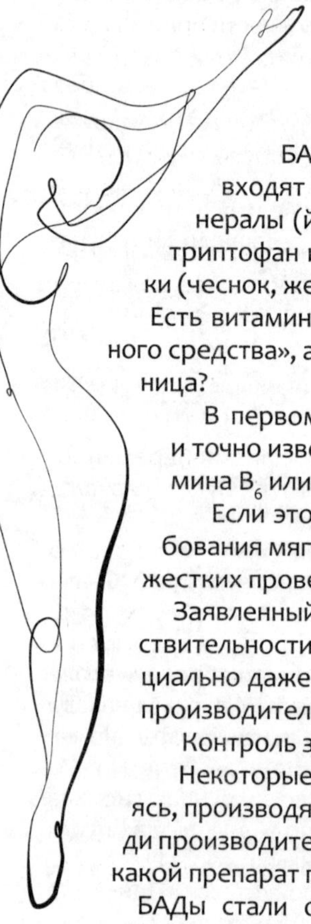

БАД — биологически активные добавки к пище. В эту группу входят самые разные вещества: витамины, антиоксиданты, минералы (йод, магний, цинк и пр.), аминокислоты (лизин, метионин, триптофан и пр.), незаменимые жирные кислоты, диетические добавки (чеснок, женьшень, куркумин и пр.) и даже спортивное питание.

Есть витамины и минералы, которые имеют регистрацию «лекарственного средства», а есть те, которые зарегистрированы как БАД, — в чем разница?

В первом случае они проходят тщательную проверку на состав, и точно известно, что содержится в таблетке фолиевой кислоты, витамина B_6 или йода и в каком количестве.

Если этот же витамин имеет регистрацию как БАД, то к нему требования мягче и оформить его проще: за три месяца (вместо 9–12), без жестких проверок и получения надлежащих сертификатов качества.

Заявленный состав на упаковке БАДа может не соответствовать действительности, там могут быть другие дополнительные вещества, официально даже не упоминающиеся, так как нет жестких требований к их производителю.

Контроль за качеством БАДов крайне низок.

Некоторые производители, абсолютно не стесняясь и ничего не боясь, производят их «кустарным» способом. Безусловно, я думаю, что среди производителей есть и очень хорошие и добросовестные, но как знать, какой препарат пьете именно вы.

БАДы стали объектом бесконтрольной коммерческой деятельности с совершенно недобросовестной и агрессивной рекламой. Сегодня многие БАДы рекламируются как лекарства или альтернативная замена им, на самом деле этого никогда не было и не будет.

«Реклама должна быть правдивой и не вводить в заблуждение» — это официальное заявление правительственных органов. Но кого это волнует, когда на кону такие деньги? Наказаний не следует — значит, продолжаем в том же духе.

В 2012 году в США было изучено 127 пищевых добавок для похудения и «поддержки» иммунной системы, 20 % из них не соответствовало заявленному составу.

Хорошо изучены небезопасные компоненты БАДов (дубровник, чистотел, кава, мать-и-махеча, метилсинефрин и пр.) и их пагубное влияние на здоровье человека (поражение почек и печени, нарушение работы сердечно-сосудистой системы, возникновение рака, паркинсонизма и пр.). Как быстро у вас возникнут побочные эффекты и возникнут ли — зависит от дозы, длительности приема и исходного состояния здоровья. Я в сториз размещала ссылку на полную версию статьи, сохраню в актуальных, ознакомьтесь!

Ежегодно в США регистрируется 23 000 обращений за неотложной медицинской помощью из-за приема БАДов. Причина — сердце и повреждение печени (токсический гепатит). Летальный исход сильно увлекающихся БАДами людей может быть суровой и печальной реальностью!

Многие БАДы звучат аля натурель, выдержки растений, «правильная» форма витаминов, но «натуральный» — не значит «безопасный». Такие «натуральные» растения могут быть ядовитыми, опасными и оказывать крайне негативное воздействие, вызывать повреждения некоторых органов.

Использование изготовителем термина «стандартизированный» (или «проверенный», или «сертифицированный») не обязательно гарантирует качество или стабильность продукта.

Для обеспечения минимального качества и безопасности покупайте добавки, сертифицированные независимыми структурами, такими как Фармакопея США (USP), NSF International или ConsumerLab.

А нужны ли нам БАДы для здоровья и долголетия? Могут ли они стать заменой лекарствам?

Выше я написала о том, что БАДы не являются лекарственными препаратами, что они могут быть небезопасными, но, несмотря на это, есть БАДы (например, активная форма фолиевой кислоты или имбирь, который мы так любим назначать беременным при токсикозе), аналогов которым нет среди лекарственных препаратов, и поэтому иногда они могут использоваться.

Если есть возможность применения лекарственных препаратов, то предпочтение надо отдавать им, но БАДы никогда не могли и никогда не смогут лечить болезни.

Если вы все-таки принимаете БАДы, попробуйте убедиться в их качестве, и желательно, чтобы они имели официальную регистрацию на территории вашей страны, в этом случае они дополнительно проверены на состав и безопасность.

К сожалению, никакой знак GMP не является знаком качества БАДов, это маркетинг и ничего более.

Теперь давайте поговорим в общем о пользе дополнительного приема витаминов, минералов, антиоксидантов и всего остального.

1. ***Витамины*** — конечно, да, если это фолиевая кислота у женщин репродуктивного возраста в дозе 0,4–0,8 мг и витамин D в профилактической дозе 1000–2000 МЕ.

Все остальное — только при доказанном дефиците, высокие дозы витамина D тоже. Если вы заметили у себя симптомы, хотите провериться с ног до головы — это в конце концов ваши деньги, идите сдавать анализы крови (не волос!) и восполнять потери.

Какие витамины будете принимать (БАД или лекарственный препарат) — вопрос второй. Делайте выбор, мое мнение вы знаете.

Профилактический прием поливитаминов не продлевает жизнь, не сохраняет молодость, не уберегает от болезней. УВЫ.

При плохом питании сдавайте анализы, восполняйте дефициты. И питаться нужно хорошо, об этом ниже.

2. ***Антиоксиданты*** (витамин С, Е, А, селен, каротиноиды и пр.) — вещества, способные предотвращать или замедлять некоторые виды повреждения клеток.

Абсолютно доказано, что рацион с большим количеством овощей и фруктов очень полезен, это лучшие источники антиоксидантов и доказанная профилактика сахарного диабета, инфарктов, инсультов, некоторых видов рака, катаракты, болезни Альцгеймера, и это далеко не полный список.

Значит, антиоксидантные добавки тоже могут быть полезны?

Исследования, в которых приняло участие более 100 000 человек, показали, что не могут. Люди, принимающие добавки антиоксидантов, не живут дольше и не болеют меньше! Более того, добавки могут вызывать болезни.

Была выявлена взаимосвязь между приемом бета-каротина и увеличением риска рака легких, а добавки витамина Е могут увеличивать риск геморрагического инсульта и рака простаты.

Почему рацион оказался полезен, а добавки неэффективны и даже вредны?

- Какое бы количество антиоксидантов с пищей вы ни получили, это безопасно, не может быть превышения среднесуточной нормы.
- Было выявлено, что обычно люди, следящие за своим рационом, также чаще занимаются спортом и меньше курят. Работает комбинация некоторых факторов.
- Благотворное влияние диеты с высоким содержанием овощей и фруктов может на самом деле быть вызвано другими веществами, присутствующими в еде, а не только антиоксидантами.
- Эффект больших доз антиоксидантов, когда вы принимаете добавки, может отличаться от эффектов меньших доз антиоксидантов, потребляемых с пищей.
- Различия в химическом составе антиоксидантов в пищевых продуктах и добавках могут влиять на их воздействие на организм. Например, витамин Е имеет восемь химических форм в пище и, как правило, только одну в добавке (альфа-токоферол).
- Отношения клеток со свободными радикалами куда сложнее, чем считалось ранее.

Поэтому нельзя считать, что БАДы могут быть заменой здорового рациона! Добавки антиоксидантов не полезны без выявленного дефицита и показаний, а просто для здоровья.

Однако многие могут возразить, что, например, на Севере сложно найти хорошие овощи и что сейчас в принципе трудно отыскать здоровые продукты, они напичканы антибиотиками, нитратами и пр.

Никто не отрицает, что могут быть проблемы с рационом, что иногда, в связи с финансовыми и географическими трудностями, сложно купить нормальные продукты. Однако в 99 % случаев на первый план выходит нежелание людей заниматься организацией своего питания, а также пропаганда БАДов их производителями, которые вещают о кошмарной жизни в больших городах и отсутствии в мире нормальных продуктов. А отсюда страстное желание купить эти заветные волшебные таблетки от всех проблем и болезней и просто тешить себя тем, что это прибавит здоровья.

Баночка — это понятно, просто и должно быть очень эффективно.

Наука, поиск адекватной информации, ныряние в дебри нутрициологии/диетологии, приобретение способности в потоке разной информации отличать мух от котлет (глютен — зло, молоко нас убьет), каждый день заморачиваться над своим питанием, а не просто глотать таблетки — это сложно, но возможно, выбор за вами.

Еда, еда, еда, еще раз еда. Все остальное — это все остальное.

3. ***Минералы.***

Из всех минералов обязателен только йод, и то в некоторых ситуациях: во время беременности, на фоне грудного вскармливания (исключение — женщины с тиреотоксикозом), а также дети — консультируйтесь с педиатром.

Все остальное только при доказанном дефиците.

Латентный дефицит железа имеет 80 % женщин репродуктивного возраста. Хорошо, что вы сейчас такие умные и многие об этом знают. Прекрасно, что процент таких женщин уменьшится, я только за.

4. ***Аминокислоты и незаменимые жирные кислоты.***

Здесь обязателен прием омега-3-ПНЖК, если не едите жирную рыбу и морепродукты хотя бы два раза в неделю. Все остальное по показаниям.

Омега, конечно же, чаще всего имеет регистрацию как БАД, ничего не поделаешь, потрудитесь над выбором.

5. ***Диетические добавки*** (куркумин и пр.). 90 % из них абсолютно бесполезны, кроме того, за последнее время участились случаи тяжелого повреждения печени на фоне их приема.

И последнее. Нельзя считать, что БАДы могут быть заменой лекарств и лечить болезни.

Если вдруг кому-то БАДы и помогли, то это значит:

- что не было проблемы, был ложный диагноз;
- проблема/болезнь прошла сама по себе, но вы принимали БАДы, а поэтому считаете, что они вам помогли.

Это непобедимо. Очень показательный был комментарий от женщины, которая утверждала, что ее дочь вылечилась от СПКЯ с помощью БАДов. Я сталкиваюсь с такими историями через день.

Выводы

Относиться к БАДам нужно осторожно, они могут использоваться при отсутствии других альтернатив.

Бесконтрольный прием большого количества БАДов «для здоровья, молодости, долголетия, профилактики» просто недопустим и может быть опасен.

Планирующие беременность женщины, которые имеют трудности с зачатием, будьте осторожны: коктейли из 20–30 БАДов могут вступать друг с другом во взаимодействие, нарушать работу репродуктивных органов и, возможно, еще больше мешать зачатию.

Избавление от системного паразитоза, противокандидные протоколы и схемы «фертильности» — это фантазии, новый вид лечения методами Кашпировского. Нельзя позволять вовлекать себя в чужой бред.

Мыслите критически, эксперименты над своим телом и здоровьем — не самая лучшая затея для будущей мамы.

Поверьте, хороший врач, который хорошо знает фармакологию, причины и механизмы развития различных заболеваний, который действительно является первоклассным специалистом в своей области, в области медицины, никогда и никакой женщине не назначит БАД в качестве лечения чего бы то ни было.

Это делается не от большого ума.

Поверьте на слово человеку, который знает эту кухню «изнутри» и уже много лет в этом «варится».

НЕМНОГО О ТАМПОНАХ, МЕНСТРУАЛЬНЫХ ЧАШАХ И ЕЖЕДНЕВНЫХ ПРОКЛАДКАХ

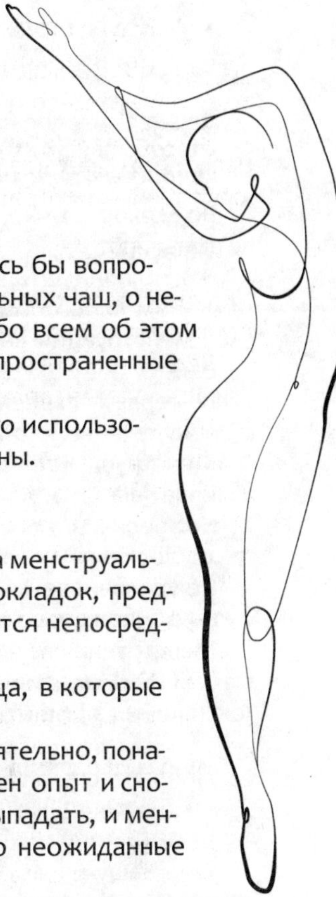

Практически нет такой женщины, которая не задавалась бы вопросом о безопасности использования тампонов и менструальных чаш, о необходимости использования ежедневных прокладок. И обо всем об этом я вам хочу кратко рассказать, ответив на ваши самые распространенные вопросы.

Давайте начнем с новомодного прибора многоразового использования — менструальной чаши, и здесь же я упомяну тампоны.

Менструальные чаши и тампоны

Менструальная чаша — «прибор», созданный для сбора менструальной крови, может использоваться вместо тампонов и прокладок, представляет собой силиконовый колпачок, который помещается непосредственно во влагалище.

Держится он за счет своей формы и стенок влагалища, в которые упирается своими краями.

Менструальную чашу вы вводите и вынимаете самостоятельно, поначалу это может быть технически сложно выполнить, нужен опыт и сноровка. Если чаша установлена неправильно, она может выпадать, и менструальная кровь может протекать, создавая достаточно неожиданные и неприятные ситуации.

Менструальная чаша — это прибор для многоразового использования. Одномоментно чаша может находиться во влагалище до 12 часов (я советую вынимать и стерилизовать ее чаще, ниже поясню почему).

Плюсы

- Возможность многоразового использования. Одна чаша может служить до 10–15 лет.
- Экономичность.
- Забота об окружающей среде (нет прокладок, которые необходимо все время утилизировать).
- Удобство: 9 из 10 женщин, которые хоть раз попробовали менструальную чашу, готовы пользоваться ею дальше.
- Может использоваться 12 часов подряд.

- Нет раздражения в области наружных половых органов.
- Нет неприятного запаха крови.

Влияет ли чаша на влагалищную микрофлору, способствует ли она возникновению бактериального вагиноза, кандидоза, эндометрита, восходящей инфекции?

Во всяком случае, на сегодняшний день таких данных нет, такой взаимосвязи не выявлено.

Важно понимать, что вне зависимости от того, пользуетесь ли вы чашей или тампоном либо вообще ничем не пользуетесь во время менструации, сама по себе менструация повышает риск возникновения этих заболеваний. Каким образом?

Во-первых, во время менструации во влагалище среда «сдвигается» в щелочную сторону, а кровь — отличная питательная среда для роста различных бактерий.

Менструальная чаша не является дополнительным фактором риска и не увеличивает вероятность возникновения кольпитов.

Не увеличивается риск возникновения эндометриоза, миомы матки, эндометрита, воспаления маточных труб или яичников.

Не увеличивается заброс менструальной крови, который в норме есть почти у 70–90 % женщин.

Менструальные чаши тестированы и одобрены в соответствии с руководством FDA. Материалы, из которых сделаны чаши, не оказывали мутагенных или токсических эффектов.

Минусы и ограничения

- Не используются среди женщин со значимым опущением стенок влагалища, она просто не будет удерживаться и будет выпадать.
- Чашу нужно мыть, для этого нужны условия и нормальное отношение женщины к процессу (вынуть, слить содержимое, прокипятить, поставить обратно во влагалище).
- Трудности с введением и правильной установкой чаши, чтобы она не выпадала и не протекала.
- Инородное тело во влагалище, некоторые женщины не могут привыкнуть к этим ощущениям.
- Менструальная чаша не рекомендуется к использованию у женщин с травмами влагалища, опухолями, активными инфекциями, выпадением матки и стенок влагалища.

Увеличивает ли чаша риск синдрома токсического шока?

Ликбез для тех, кто не знает, что это такое.

Синдром токсического шока — опасное осложнение некоторых бактериальных инфекций (чаще всего золотистого стафилококка). Он проявляется внезапной рвотой, диареей, потерей сознания, падением артериального давления, сыпью на теле, слабостью и болью в мышцах.

Грозными осложнениями являются острая почечная недостаточность, шок, возможен даже летальный исход.

Факторы риска синдрома токсического шока — использование супервпитывающих тампонов, контрацептивных губок и диафрагм.

О синдроме токсического шока заговорили еще в 1980-х годах. Было выяснено, что именно супервпитавающие тампоны, находящиеся во влагалище более восьми часов, могут привести к таким последствиям. С тех пор состав и производство тампонов было изменено, и в отношении современных тампонов причинно-следственная связь достоверно не доказана.

Однако я все равно рекомендую менять тампоны каждые 4–6 часов и не пользоваться ими ночью.

Что касается чаш, в 2018 году было проведено новое исследование, где сравнивали 11 типов тампонов и 4 вида менструальных чаш и оценивали их влияние на рост *Staphylococcus aureus*. Это было первое исследование, посвященное выявлению причинно-следственной связи между использованием менструальных чаш и возникновением синдрома токсического шока.

Результаты оказались неожиданными.

Некоторые тампоны оказались способными не просто не повышать, а даже снижать рост *S. aureus* и производство опасного токсина TSST-1. Эти различия зависели от бренда и состава тампонов. А вот в менструальных чашах оказался более высокий рост *S. aureus* и производство токсинов, чем в тампонах.

Это связывают с наличием дополнительного воздуха, который попадает в емкость чаши и вводится во влагалище, когда вы устанавливаете чашу. Воздух способствует росту золотистого стафилококка. Кроме того, было обнаружено, что *S. aureus* может создавать на поверхности чаш биопленку, которую очень трудно смыть. И хотя производители чаш рекомендуют мыть ее теплой водой с мылом, исследователи настаивают на том, что чаша должна стерилизоваться в кипящей воде между каждым использованием в течение минимум 15 минут.

Полученные результаты были опубликованы 20 апреля 2018 года в журнале Applied and Environmental Microbiology.

Сегодняшние тампоны отличаются от тех, которые продавались в 1970-х годах и достоверно были одной из причин возникновения синдрома токсического шока. Они из других материалов и с другими впитывающими способностями.

Тем не менее пользователям тампонов не следует оставлять тампон более чем на 8–12 часов. Чем дольше он остается, тем больше вероятность размножения бактерий. Пользователи тампонов или чаш должны также тщательно вымыть руки с мылом и водой перед любой установкой или удалением этих средств личной гигиены.

Про случай синдрома токсического шока у женщины, использующей менструальную чашу, можно прочитать здесь: https://www.ncbi.nlm.nih.gov/pmc/articles/PMC4556184/.

Ранее проведенное рандомизированное исследование не выявило разницы в частоте возникновения инфекционных осложнений при использовании чаш или тампонов. С ним можно ознакомиться здесь: https://www.ncbi.nlm.nih.gov/pubmed/21673197.

Но во время менструации теплая и влажная среда способствует размножению стафилококка — одинаково при использовании тампонов и менструальной чаши.

Синдром токсического шока — действительно крайне опасное состояние, которое может закончиться летальным исходом.

Синдром токсического шока поражает примерно одну из 100 000 женщин в США каждый год. В 2016 году CDC сообщило только о 323 случаях синдрома токсического шока и 26 смертельных исходах.

Модель Лорен Вассер в свое время попала в заголовки газет, когда рассказала, что потеряла ногу из-за синдрома токсического шока, вызванного использованием тампона.

Нет ничего безопаснее для женщин, чем прокладки. **!**

Но если вы в настоящее время используете менструальную чашу или тампоны, нет необходимости переходить на прокладки. Синдром токсического шока — очень редкое осложнение.

Меры предосторожности при использовании тампонов или чаш

1. Используйте тампоны с наименьшей впитывающей способностью. Хотя французское исследование показало, что некоторые материалы могут быть безопаснее других, «на самом деле все сводится к впитыванию».

2. Меняйте тампон каждые 4–8 часов.

3. Во французском исследовании *S. aureus* реже прилипал к чашам, изготовленным из термопластичного эластомера, чем к чашам, изготовленным из силикона. Но независимо от того, какой из них вы используете, необходимо мыть руки перед тем, как вставлять чашу или вынимать, и использовать ее только около шести часов подряд.

4. Некоторые производители менструальных чаш говорят, что ее достаточно промыть водой с мылом, но исследования показали, что этот метод не удаляет бактерии. Чашу нужно стерилизовать в кипящей воде между каждым использованием в течение 5–10 минут. Поэтому желательно иметь 2–3 чаши, чтобы было время и возможность этим заниматься.

5. Не используйте тампоны или чаши ночью! Пользуйтесь прокладками.

Признаки синдрома токсического шока

Два «красных флажка» — это внезапная высокая температура и головокружение при переходе из положения сидя в положение стоя, которое вызвано резким снижением артериального давления.

Другие симптомы включают тошноту и рвоту, а также сыпь на теле, мышечные боли, спутанность сознания и головную боль.

Если вы испытываете какие-либо из них, прекратите использование тампонов или менструальных чаш и немедленно обратитесь к врачу.

Выбор средства гигиены — дело вкуса и привычек. Я старомодна и люблю прокладки.

Хотите иметь нулевой риск синдрома токсического шока и пользоваться самыми безопасными средствами гигиены — пользуйтесь прокладками.

Если используете тампоны или чаши — соблюдайте правила.

Чаши или тампоны не увеличивают риски возникновения эндометриоза или миомы матки. Это мифы.

Ежедневные прокладки

Что касается ежедневных прокладок, это очень классная вещь для остаточных скудных кровянистых выделений в самые последние дни менструации. В остальное время они не являются необходимостью, хотя и не представляют никакой серьезной опасности для здоровья. Однако они действительно могут создавать «парниковый» эффект, нарушать циркуляцию воздуха во влагалище и, возможно, способствовать возникновению кандидозного вагинита, когда их использование сочетается с тесным бельем и/или одеждой (хотя убедительных доказательств нет).

Читали главу о кандидозе и рекомендации о том, что нужно избегать ношения тесного белья, джинс, леггинсов? В том числе лучше отказаться от ежедневок.

Белье должно быть хлопковым и свободным, дома лучше всего ходить вообще без белья в свободных платьях/шортах/штанах. Если у вас много выделений, во-первых, нужно исключить вагинит (pH влагалища + флороценоз), во-вторых, понять, какие они могут быть в норме, и, в-третьих, отказаться от ежедневок, это иногда помогает. Лучше лишний раз сменить трусы, чем целый день ходить с ежедневной прокладкой.

Основные мои посылы такие:

1. Если вы всю жизнь пользуетесь ежедневками и у вас с ними налажены прекрасные взаимоотношения, можете продолжать, только не забывайте вовремя их менять.

Хотя я все равно не понимаю, зачем они вообще нужны. Здоровья они не добавляют, а дискомфорт причинить могут, лучше сменить трусы и лишний раз ежедневки не использовать.

2. Если у вас рецидивирующие вагиниты, покраснение/раздражение области вульвы/промежности, а это значит, что, возможно, у вас контактный дерматит, — от ежедневок однозначно лучше отказаться.

Научно-популярное издание

16+

Белоконь Ольга Александровна

Я – ЖЕНЩИНА.
ВСЕ О ЖЕНСКОМ ЗДОРОВЬЕ, КОНТРАЦЕПЦИИ, ГОРМОНАХ И МНОГОМ ДРУГОМ

Руководитель направления Е. Полякова
Редактор М. Третьякова
Редактор, корректор Т. Федосова
Технический редактор Т. Тимошина
Компьютерная верстка С. Арутюнян
Компьютерный дизайн обложки Я. Крутий

Подписано в печать 30.09.2020. Формат 70x90/16. Усл. печ. л. 32,76. Печать офсетная.
Гарнитура Candara. Бумага офсетная.
Доп. тираж 15 000 экз. Заказ № 9541.

Общероссийский классификатор продукции ОК-034-2014
(КПЕС 2008): - 58.11.1 – книги и брошюры печатные.

Произведено в Российской Федерации.
Изготовлено в 2020 г.
Изготовитель: ООО «Издательство АСТ»
129085, Москва, Звездный бульвар, д. 21, стр. 1, к. 705,
пом. I, 7 этаж. www.ast.ru, e-mail: kladez@ast.ru
instagram.com/ast_nonfiction, facebook.com/astnonfiction,
vk.com/ast_nonfiction

«Баспа Аста» деген ООО
Біздің электрондық мекенжайымыз: www.ast.ru
E-mail: astpub@aha.ru
Интернет-магазин: www.book24.kz
Интернет-дукен: www.book24.kz
Импортёр в Республику Казахстан ТОО «РДЦ-Алматы».
Қазақстан Республикасындағы импорттаушы «РДЦ-Алматы» ЖШС.
Дистрибьютор и представитель по приему претензий
на продукцию в республике Казахстан: ТОО «РДЦ-Алматы»
Қазақстан Республикасында дистрибьютор
және өнім бойынша арыз-талаптарды қабылдаушының
129085, Мәскеу қ., Звёздный бульвары, 21-үй,
1-құрылыс, 705-бөлме, I жай, 7-қабат.
Тел.: 8(727) 251 59 89, 90, 91, 92
Факс: 8(727) 251 58 12, вн. 107; E-mail: RDC-Almaty@eksmo.kz
Өнімнің жарамдылық мерзімі шектелмеген.
Өндірген мемлекет: Ресей

Отпечатано в филиале «Тульская типография» ООО «УК» «ИРМА».
300026, Россия, г. Тула, пр. Ленина, 109.